U0397848

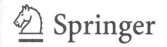

重症肝脏疾病

Hepatic Critical Care

主编　　［美］拉胡尔·南查尔
　　　　Rahul Nanchal
　　　　［美］拉姆·萨勃拉曼尼亚
　　　　Ram Subramanian

主译　　马少林　　朱　峰

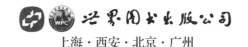

世界图书出版公司

上海·西安·北京·广州

图书在版编目(CIP)数据

重症肝脏疾病/(美)拉胡尔·南查尔,(美)拉姆·萨勃拉曼尼亚主编;马少林,朱峰译. —上海:上海世界图书出版公司,2023.1

ISBN 978-7-5192-9933-0

Ⅰ.①重… Ⅱ.①拉…②拉…③马…④朱… Ⅲ.①肝疾病-诊疗 Ⅳ.①R575

中国版本图书馆CIP数据核字(2022)第197763号

First published in English under the title
Hepatic Critical Care
Edited by Rahul Nanchal and Ram Subramanian
Copyright © Springer International Publishing AG, 2018
This edition has been translated and published under licence from
Springer Nature Switzerland AG.

书　　名	重症肝脏疾病
	Zhongzheng Ganzang Jibing
主　　编	[美]拉胡尔·南查尔　[美]拉姆·萨勃拉曼尼亚
主　　译	马少林　朱　峰
责任编辑	陈寅莹
出版发行	上海世界图书出版公司
地　　址	上海市广中路88号9-10楼
邮　　编	200083
网　　址	http://www.wpcsh.com
经　　销	新华书店
印　　刷	杭州锦鸿数码印刷有限公司
开　　本	889 mm × 1194 mm　1/16
印　　张	22.25
字　　数	550千字
印　　数	1-1700
版　　次	2023年1月第1版　2023年1月第1次印刷
版权登记	图字09-2021-0814号
书　　号	ISBN 978-7-5192-9933-0/R·638
定　　价	300.00元

译者名单

主　译　马少林　朱　峰

译　者　（按姓名拼音排序）

陈小松　江　来　刘　杨　刘晓彬　马琪敏

马少林　石　斌　宋晓华　苏继烽　孙玉明

王飞飞　王学斌　王玉松　吴志雄　叶海燕

尹　希　曾　欣　赵　峰　周丹丹　朱　峰

主编简介

拉胡尔·南查尔（Rahul Nanchal） 南查尔博士是医学副教授，担任弗洛德特和威斯康星医学院的重症监护病房和重症监护奖学金项目的主任。他尤其关注肝脏危重症患者的监护，其研究重点是危重症患者的预后。

拉姆·萨勃拉曼尼亚（Ram Subramanian） 拉姆·萨勃拉曼尼亚博士是美国亚特兰大埃默里大学医学院的医学和外科副教授。他是该医院肝移植中心的主任，并监管埃默里肝移植中心的肝脏重症监护。他的培训奖学金包括肺和重症监护医学、胃肠病学和肝移植学。他将临床和研究热情倾注于肝脏重症监护领域。学术上，他在体外肝脏支持的特定临床和专业研究方面取得了进展。

目　录

第一部分　肝病的生理变化

1　正常肝功能及肝脏生理学 3

阿楚坦·苏里亚纳拉扬（Achuthan Sourianarayanane）

2　肝病的循环生理学 22

凯瑟琳·海因茨,史蒂文·M.霍伦伯格
（Kathleen Heintz, Steven M. Hollenberg）

3　肝病的呼吸生理学 32

保罗·伯格尔,乔纳森·D.特鲁维特
（Paul Bergl, Jonathon D. Truwit）

4　肝病中的胃肠道和肝脏生理学 48

J.P.诺维尔,安贾纳·A.皮莱,玛丽·M.弗林
（J.P. Norvell, Anjana A. Pillai, Mary M. Flynn）

5　肝病中的肾脏生理学 56

凯·辛格巴特尔（Kai Singbartl）

6　肝病中的脑血管生理学 63

杰弗里·德拉沃尔普,明吉·金,托马斯·P.布莱克,艾里·艾
尔·卡法吉（Jeffrey DellaVolpe, Minjee Kim, Thomas P. Bleck,
Ali Al-Khafaji）

第二部分　重症肝病患者的问题表现及管理

7　肝病的定义、流行病学和预后 81

乔迪·奥尔森,帕特里克·卡马特
（Jody C. Olson, Patrick S. Kamath）

8　脑与肝:脑水肿、肝性脑病及相关问题 91

加甘·古玛,阿米特·内加,普雷姆·A.康迪亚（Gagan Kumar,
Amit Taneja, Prem A. Kandiah）

9　急性和慢性肝功能衰竭患者的心血管病变 116

苏赫杰特·辛格,史蒂文·M.霍伦伯格
（Sukhjeet Singh, Steven M. Hollenberg）

10　门静脉高压性消化道出血 134

起亚·萨维亚诺,阿克沙伊·科利,约瑟夫·阿恩
(Kia Saeian, Akshay Kohli, Joseph Ahn)

11　急性和慢性肝病的呼吸系统并发症 152

维贾亚·拉玛林甘,西坎德·安萨里,乔纳森·特鲁威
(Vijaya Ramalingam, Sikander Ansari, Jonathon Truwit)

12　急性和慢性肝病的肾脏并发症 170

康斯坦丁·卡尔维拉,弗朗索瓦·杜兰德,米特拉·纳迪姆,
凯·西格巴特(Constantine J. Karvellas, Francois Durand, Mitra
K. Nadim, Kai Sigbartl)

13　肝病患者的血液学问题 181

R.托德·斯特拉维茨(R. Todd Stravitz)

14　急性和慢性肝功能衰竭的营养治疗 200

潘纳·科德纳,贝丝·泰勒,珍斯·皮特
(Panna A. Codner, Beth Taylor, Jayshil J. Patel)

15　细菌感染 213

迈克尔·G·伊森,玛德琳·赫尔德曼
(Michael G. Ison, Madeleine Heldman)

16　危重症中的肝脏问题 225

泰莎·W.达姆,高拉夫·达加尔,大卫·J.克莱默
(Tessa W. Damm, Gaurav Dagar, David J. Kramer)

17　急性和慢性肝病的药理学考量 236

威廉佩·J.帕德,爱丽·J.基利安,安妮·N.比斯伯尔
(William J. Peppard, Alley J. Killian, Annie N. Biesboer)

18　非移植手术的考量:肝脏手术和肝脏外伤 263

托马斯·卡弗,尼古拉·查齐扎查阿里亚斯,T.克拉克·甘布林
(Thomas Carver, Nikolaos Chatzizacharias, T. Clark Gamblin)

19　非肝移植肝脏手术围术期的麻醉管理 290

伦道夫·斯特德曼,辛那蒙·沙利文(Randolph Steadman,
Cinnamon Sullivan)

20　肝移植:围术期的注意事项 306

马克·T.基根(Mark T. Keegan)

21　急性和慢加急性肝功能衰竭的体外肝脏支持治疗 332

康斯坦丁·卡尔维拉,乔迪·奥尔森,拉姆·萨勃拉曼尼亚
(Constantine J. Karvellas, Jody C. Olson, Ram M. Subramanian)

22　重症患者的肝功能评估 343

米希尔·莎,拉胡尔·南查尔(Mihir Shah, Rahul Nanchal)

第一部分

肝病的生理变化

正常肝功能及肝脏生理学

1

阿楚坦·苏里亚纳拉扬（Achuthan Sourianarayanane）

摘　要

肝脏是人体最大的内脏器官，在代谢等多个方面发挥着重要的作用。肝脏具有独特的双重血液供应系统，其大部分血液来自门静脉系统。门静脉、肝动脉（滋养肝脏）、肝静脉（回流肝脏血液）和胆管（输出胆汁）呈一独特的结构分布。该结构影响肝脏的许多代谢过程、肝脏相关疾病发生以及外科介入手术方式选择，因此十分重要。肝脏具有合成和代谢碳水化合物、蛋白质和脂类的复杂功能。肝脏在将蛋白质和药物合成可被身体利用的生物活性形式方面发挥着重要作用；此外，肝脏还参与解毒和药物排泄。由于肝脏参与的生理过程众多，迄今为止，尚无可全面评估其功能的理想试验或工具。

关键词

转氨酶；肝功能；肝脏解剖；门脉循环；胆道系统；脂蛋白；氨；肝脏组织学

学习目标

- 了解肝脏解剖及功能；了解肝脏血管和胆管分布的重要性；
- 了解肝脏在碳水化合物、脂类和蛋白质的合成及代谢中的生理功能及胆汁酸合成及其转运机制；
- 了解评估肝功能的生化试验及其优缺点。

1.1　简介

　　肝脏位于门静脉和体循环之间，在血液进入体循环之前接受几乎所有胃肠道器官的血液供应。它的主要功能包括从胃肠道中获取营养物质，以及在进入体循环前代谢自胃肠吸收的各种物质。肝脏还具有转化从肠道吸收的药物，从而降低其毒性的独特作用。在这一过程中，肝脏不断暴露于诸多免疫活性物质中，维持着免疫平衡。因此，肝脏是一个功能多样的复杂器官，难以用单独的某个检验进行评估。肝脏具有独特的双重血供系统，门静脉引流肠道血流、体循环中的肝动脉血流均进入肝脏,最终均通过肝静脉回到体循环。此外,肝脏还通过胆道系统将代谢产物排入肠道。这种复杂的解剖结构在许多疾病的发生发展和外科手术选择中具有重要意义。肝脏是重要的代谢器官,易受到各种因素的侵害,肝脏中的任何一个功能受损,都会诱发人体罹患疾病。

1.2　肝脏解剖

　　肝脏是人体最大的器官,位于右上腹,膈肌下方;其上缘位于右锁骨中线第五肋间,下缘位于右侧肋缘;左右缘分别从右侧腹壁延伸至左侧脾脏附近。女性肝脏质量约 1 400 g,男性约1 800 g,约占人体质量的2.5%[1~4]。

　　肝脏被其他器官和结构包围,如膈肌、右肾、十二指肠和胃。使得肝脏表面形成凹痕。肝裂是肝脏中较深的沟槽,是肝外血管在肝脏发育过程中穿过肝脏形成的。脐切迹是包括门静脉左支横部、静脉导管(肝静脉韧带裂)和脐静脉(肝圆韧带裂)形成的裂隙。肝脏表面覆盖一层纤维包膜(Glisson包膜)并与毗邻这些结构的横膈膜相连,成为脏腹膜。结缔组织与之相连构成壁腹膜。该纤维包膜也覆盖脐切迹血管,形成韧带结构(肝镰状韧带)。肝镰状韧带、Glisson包膜及其延伸到横膈的部分以及肝圆韧带将肝脏固定在适当的位置。在解剖学上,通过肝镰状韧带将肝脏分为左右两叶,并包绕肝脏方叶[5]。

　　部分肝脏在解剖学上存在差异。血管(肝动脉和门静脉)、淋巴管、神经和胆管在肝门处出入肝脏。肝包膜包覆这些结构,形成肝十二指肠韧带。肝十二指肠韧带覆盖门静脉和胆管、淋巴管等,并沿着管道系统到达其最小分支。

1.2.1　外科/功能/节段解剖

　　肝镰状韧带和脐切迹在解剖学上将肝脏分为左右叶,但此分区不符合血管和胆管的分布,

可能影响外科手术切除。根据血液供应和胆管引流,肝脏可分为左、右半肝。右半肝占肝质量的50%～70%。根据门静脉、肝动脉和胆管的分布,肝脏可以进一步分为八段(图1-1)。这种划分对外科手术有参考价值,有助于外科手术尽可能保留邻近的肝段及其功能[5~6]。

1.2.2　血流

　　肝后段(尾状叶)肝脏通过肝门接受门静脉和肝动脉血液供应,肝静脉将肝脏血流引流至下腔静脉(IVC)(图1-2)。

1.2.2.1　门静脉

　　门静脉是肝脏营养的主要来源通道。它供应肝脏75%～80%的血液和20%～25%的氧[7~8]。门静脉在胰颈后方由脾静脉和肠系膜上静脉汇合而成。其中脾静脉由胃短静脉、胰腺静脉、肠系膜下静脉和胃网膜左静脉汇聚而来。门静脉引流整个消化道、脾脏、胰腺和胆囊的血液。这些区域的血流也会影响门静脉回流和肝脏血液供应。由于脾静脉与左肾静脉在解剖上位置非常接近,因此脾静脉可以与左肾静脉吻合,形成脾肾分流,是食管胃静脉曲张的重要分流方式[3,9]。

1.2.2.2　肝动脉

　　肝总动脉是腹腔动脉的第二分支[10]。它发出两个分支,左肝动脉和右肝动脉,分别供应左半肝和右半肝。肝左右动脉可以进一步分成两个分支。右肝动脉供应肝脏右前段和右后段,左肝动脉则供应肝脏左内侧段和左外侧段两部分。肝方叶位于胆囊窝和脐静脉之间,由肝中动脉供血。肝中动脉可起源于肝右动脉或肝左动脉。胆囊动脉是肝右动脉的分支,其中浅支供应胆囊表面覆盖的脏腹膜,深支供应胆囊和邻近的肝组织[11]。

　　右、中、左肝动脉的小分支之间有广泛的交通支。肝动脉的这些交通和变异对肝段切除可能产生影响[10,12]。

图1-1　肝脏结构及分布

经许可转载自Agur AMR, Dalley II AF, editors, Grant's Atlas of Anatomy 14th ed. Philadelphia: McGraw-Hill; 2017

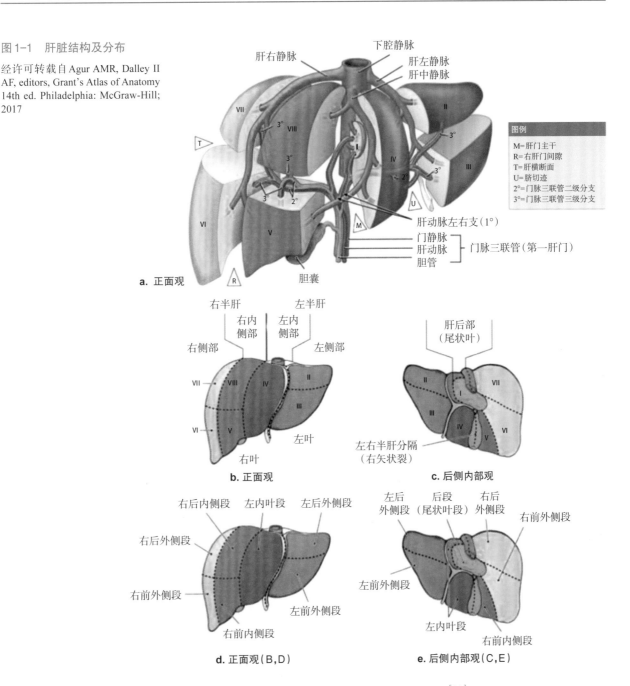

a. 正面观

b. 正面观

c. 后侧内部观

d. 正面观（B,D）

e. 后侧内部观（C,E）

1.2.2.3　肝静脉

　　肝静脉将肝脏血流引流到下腔静脉。人体的肝静脉主要有三根：肝右静脉、肝中静脉、肝左静脉。在65%～85%个体中，肝左静脉和肝中静脉在进入下腔静脉前汇合[13]。肝尾状叶的血液通常由一条或两条小静脉直接引流进入下腔静脉。由于这种特殊的血管分布，累及肝静脉的疾病，包括血栓或阻塞，通常会导致尾状叶代偿性肥大。在门脉高压症患者中，不同肝静脉的分支

之间可能存在交通支[14]。

1.2.2.4　与肝脏和肝病相关的其他血液循环

　　门静脉引流大部分腹腔脏器的静脉血，是肝脏的主要供血血管，在不同的部位与体循环相互交通和吻合[15～16]。门静脉和体循环之间常见的交通部位包括：食管黏膜下静脉丛、脐旁静脉、脾肾分流和直肠黏膜下静脉丛[15～16]。当门脉循环压力增加，出血风险升高时，这些交通变得尤其

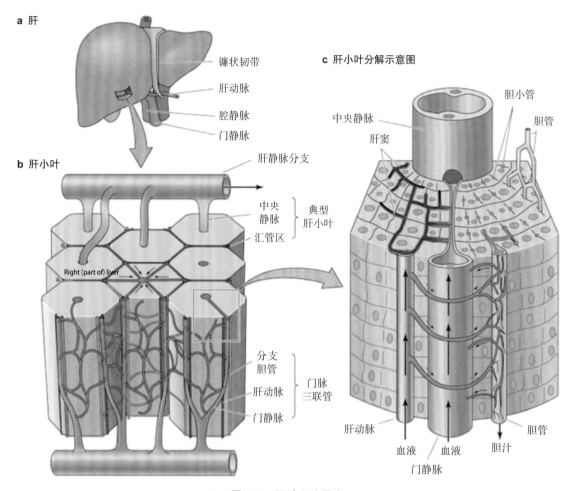

图 1-2　肝脏血流供应

经许可转载自 Suchy F. Hepatobiliary Function. In: Boron W, Boulpaep E, editors. Medical Physiology. 3rd ed. Philadelphia: Elsevier, 2017

重要，形成侧支循环。在门脉高压症患者中，门静脉分支和肝静脉之间也可能存在肝内交通[17]。

1.2.2.5　淋巴管

肝脏的淋巴回流分为浅部和深部。深部淋巴引流网平行于门静脉和肝静脉。近80%的肝淋巴液沿汇管区引流至肝门附近的肝淋巴结。邻近肝静脉的淋巴管引流入腔静脉附近的淋巴结[18]。

1.2.3　神经

肝脏由交感神经和副交感神经共同支配。这些神经来自下胸神经节、腹腔神经丛、迷走神经和右膈神经，在门静脉、肝动脉和胆管周围形成神经丛，通过肝门进入肝脏。肝脏动脉由交感神经支配，而胆管由副交感神经和交感神经共同支配[19]。

1.2.4　胆管

胆道系统包括肝内和肝外胆管，大小从直径<0.02 mm的胆小管到直径0.4 ～ 12 mm大胆管[20]。每个肝段均由一段胆管引流至右肝管或左肝管（分别对应于右半肝或左半肝）。左右肝管汇合为肝总管。肝总管与胆囊的胆囊管一起汇合成胆总管[21]。胆总管通过Oddi括约肌进入十二指肠第二段（降段）。Oddi括约肌

既有环形肌又有纵形肌，受胆囊收缩素影响，并调控胆汁的释放[22]。胆囊是胆汁浓缩的部位，每天浓缩约 1 L 胆汁。胆囊收缩素可刺激胆汁释放。

诸多肝内胆管的疾病可导致慢性肝病和肝硬化。例如，原发性胆汁性胆管炎和原发性硬化性胆管炎就是由免疫反应介导的，是侵及不同大小胆管的慢性肝病。其中，原发性硬化性胆管炎可同时累及大、小肝内胆管和肝外胆管[3]。

1.3　肝脏功能

肝脏是脂肪、碳水化合物和蛋白质合成及其代谢的重要场所。肝脏还参与机体的免疫过程、胆汁的合成和运输以及包括药物在内的各种物质代谢[23]。

1.3.1　脂质代谢

脂蛋白和脂类在肝内合成，对于细胞代谢意义重大。

脂质：脂质主要在肝脏代谢，以胆固醇、甘油三酯和磷脂的形式存在于体内。胆固醇是细胞膜的重要组成部分，也是许多类固醇激素和胆汁酸的前体。胆固醇可在几乎所有人体组织中合成，但肝脏是其合成的重要部位。肝内的胆固醇主要由溶酶体从肠道吸收的乳糜微粒残余物中提取，也可由肝细胞微粒体中的乙酰辅酶 A 和细胞质中的 3-羟基-3-甲基戊二酰辅酶 A 还原酶合成。3-羟基-3-甲基戊二酰辅酶-A 还原酶主要存在于汇管区周围细胞中，这也是大部分胆固醇合成的部位[24]。使用某些药物（消胆胺，类固醇）、胆道梗阻和回肠末端切除可增加胆固醇合成。也有一些药物（如他汀类、烟酸）以及胆汁酸增加、禁食可减少胆固醇的合成[25]。甘油三酯是附着在甘油基上的游离脂肪酸。它们将脂肪酸从肠道运输至肝脏和其他组织。甘油三酯发挥着能量储存的作用。磷脂除了甘油基上的脂肪酸外，还有一个或多个磷酸基（胆碱或乙醇胺）。磷脂是所有细胞膜的重要组成部分。

脂蛋白：脂蛋白由载脂蛋白、磷脂和胆固醇构成。不同的脂蛋白可以通过密度和相关的载脂蛋白来区分。脂蛋白表面亲水，内部疏水。脂蛋白参与血浆中脂质的运输和新陈代谢[26]，是肠道吸收的脂质（乳糜微粒）和内源性合成的脂质（VLDL、LDL、HDL）转运所必需的物质[4]。

肝病：胆汁淤积性肝病患者的总胆固醇和游离胆固醇水平升高。原发性胆汁性胆管炎患者的胆固醇水平升高，但并不增加患冠心病的风险[27]。严重营养不良和失代偿期肝硬化患者血清胆固醇降低。酒精性脂肪肝患者甘油三酯升高[28]。某些药物可以通过减少载脂蛋白的合成和甘油三酯输出，诱发肝细胞脂肪变性，从而导致肝实质细胞损伤。

1.3.2　碳水化合物代谢

肝脏担负着碳水化合物代谢的重任。进餐状态下，糖原合成首先发生在肝腺泡 3 区（中央静脉周围）肝细胞；而禁食状态下，糖原分解和糖异生发生在肝腺泡 1 区（汇管区周围）肝细胞（表 1-1）[29]。当糖原储备补充完成后，多余的葡萄糖可能转化为乳酸，乳酸可再次作为汇管区周围肝细胞糖异生的底物。肝脏同时也是果糖和半乳糖代谢的场所[30]。

肝病：肝硬化患者在禁食状态下，碳水化合物提供的能量减少，原因可能与糖原储备减少和肝脏葡萄糖释放受损相关。在急性肝衰竭患者中，碳水化合物合成显著减少，可诱发低血糖。在肝硬化患者中可观察到，相对胰岛素抵抗和糖耐量试验异常。此外，与胰岛素分泌无关的半乳糖耐量试验也可用于评估肝细胞功能和监测肝血流量。

表1-1 肝细胞代谢活性功能的异质性[29]

	肝腺泡1区	肝腺泡3区
碳水化合物	糖异生	糖酵解
蛋白质	白蛋白、纤维蛋白原合成	白蛋白、纤维蛋白原合成
脂质合成	−	++
胆汁形成		
胆盐依赖性	++	−
非胆盐依赖性	−	++
氨代谢：谷氨酰胺合成酶	−	+
氧供	+++	+
酒精、缺氧及药物导致损伤	−	++
细胞色素氧化酶P450	+	+
苯巴比妥刺激后	+	++++
谷胱甘肽	++	−

1.3.3 蛋白质代谢

氨基酸代谢

来自食物和组织分解的氨基酸通过门静脉进入肝脏，经窦状隙膜进入肝细胞[31]。之后，氨基酸通过Kreb柠檬酸循环（三羧酸循环）等多种途径转氨或脱氨为酮酸。肠道细菌在肠道内代谢蛋白质，将其转化为氨。氨通过门静脉进入肝脏，在汇管区周围细胞中通过线粒体中的Krebs-Henseleit循环（鸟氨酸循环）代谢为尿素。任何多余的氨都会在肝细胞中转化为谷氨酰胺。

肝脏疾病中的氨基酸代谢：急性肝功能衰竭时可出现Kreb循环功能障碍，伴随氨代谢异常生成过量谷氨酰胺，导致脑水肿。

1.3.4 蛋白质合成

血浆蛋白在肝细胞核糖体的粗面内质网中生成[32]。肝细胞参与诸多蛋白质的合成，包括白蛋白，α1-抗胰蛋白酶，α-甲胎蛋白、凝血酶原和α2-微球蛋白等。肝细胞也合成急性期反应物，如纤维蛋白原、铜蓝蛋白、补体成分、结合珠蛋白、铁蛋白和转铁蛋白。肝脏对细胞因子维持足够的急性时相反应，即便慢性肝病进展或是进展到肝硬化，这种急性时相反应的水平仍可能保持正常[33~34]。

白蛋白：白蛋白是肝脏合成的最重要的血浆蛋白之一。健康人每天合成12～15 g白蛋白，以维持500 g的平均白蛋白池量。肝硬化患者每天合成的蛋白质可低至4 g，导致人血清白蛋白水平下降。白蛋白的半衰期约为22天，故急性肝损伤时，人血清白蛋白水平无显著降低。因此，人血清白蛋白水平无法即时反映疾病的严重程度[35~38]。

铜蓝蛋白：铜蓝蛋白是一种结合铜的糖蛋白，每个分子含有六个铜原子。在纯合型Wilson病患者中浓度很低[39]。

转铁蛋白：转铁蛋白是一种铁转运蛋白，与机体铁状态呈负相关。它在将铁以三价离子状态转运入细胞膜过程中发挥重要作用。铁蛋白也是一种急性时相反应蛋白，参与铁储存[40~41]。

α-甲胎蛋白：α-甲胎蛋白是一种糖蛋白，在健康人类胚胎和胎儿中存在。该蛋白在出生后浓度较低，但在肝细胞癌患者中浓度很高，但也有不升高者。在慢性肝炎，尤其是病毒性肝炎患者中也可升高。

抗凝因子和促凝因子：诸多抗凝因子和促凝因子也在肝脏合成。肝脏合成除血管性血友病因子和Ⅷc因子外的所有抗凝因子，包括维生素K依赖性凝血因子，如凝血因子Ⅱ、Ⅶ、Ⅸ和Ⅹ，以及非维生素K依赖性凝血因子Ⅴ、Ⅷ、Ⅺ和Ⅻ、纤维蛋白原和纤维蛋白稳定因子ⅩⅢ。肝脏中合成的促凝因子包括抗凝血酶Ⅲ（ATⅢ）、蛋白C、蛋白S和肝素辅因子Ⅱ。肝病患者可以出现上述抗凝及促凝因子合成紊乱，因此，出血或血栓性状态均不少见[42~44]。

补体C3：肝硬化患者补体C3呈下降趋势。补体C3在酒精性肝硬化或急性肝衰竭中浓度也很低，可能是由于肝脏合成减少所致。相反，在无肝硬化的原发性胆汁性胆管炎患者中，补体C3可能增加[45]。

肝脏合成的其他蛋白质：包括α1、α2、β、γ球蛋白，糖蛋白和激素结合球蛋白等。与血清白蛋白相似，由于慢性肝病时合成减少，上述的血清蛋白质多数降低。在α1球蛋白中，近90%是α1抗胰蛋白酶，α1球蛋白的降低多见于抗胰蛋白酶缺乏症。α1抗胰蛋白酶在肝细胞内质网合成。其缺乏可导致对于胰蛋白酶和其他蛋白酶的拮抗作用缺失，引起靶器官（肺和肝）损伤。α1抗胰蛋白酶减少见于α1-抗胰蛋白酶基因突变患者。α2球蛋白和β球蛋白，包括脂蛋白，与肝病患者的血脂水平相关。肝脏疾病，尤其是肝硬化患者的γ球蛋白生成增加、浓度升高[25,41]。

免疫球蛋白：免疫球蛋白IgM、IgG和IgA由淋巴系统的B细胞合成。肝硬化合并菌血症患者中，上述免疫球蛋白水平非特异性升高。特异性免疫球蛋白升高可能与某些慢性肝病有关。例如：自身免疫性肝病患者可见IgG水平升高；原发性胆汁性胆管炎患者IgM升高；在酒精性肝病患者IgA水平升高。胆汁淤积性疾病与较大的胆管梗阻相关，其免疫球蛋白水平也会升高[46]。

1.3.5　胆汁合成和转运

胆汁酸主要在肝脏合成[47~48]。它们以初级和次级胆汁酸以及胆盐的形式存在。初级胆汁酸（胆酸和鹅去氧胆酸）由胆固醇转化合成。胆固醇在肝脏7α胆固醇羟化酶或其他组织细胞（如内皮细胞）27α胆固醇羟化酶作用下合成初级胆汁酸。胆汁酸的合成由细胞色素P450酶介导[49]。一旦合成，胆汁酸即与氨基酸（牛磺酸或甘氨酸）结合形成胆盐。胆盐通过胆盐输出蛋白（胆盐输出泵）逆浓度梯度泵入胆管中，随后进入肠腔，随后被硫酸化或葡萄糖醛酸化并通过粪便排出。在肠腔中，初级胆汁酸被结肠细菌转化为次级胆汁酸（脱氧胆酸和石胆酸）[50]。

健康人体一天约生成4～6 g胆汁酸，其中250～500 mg胆汁酸随粪便被排泄。通常胆盐储存在胆囊中，随着进餐释放入小肠。胆汁酸与脂肪的结合有助于改善肠腔脂肪的消化和吸收。脂肪与胆汁酸在小肠上段结合产生微泡和微囊，乳化脂肪并促进其吸收。近95%的胆盐通过主动转运在回肠末端和近端结肠被吸收，随后经门脉系统在肝窦由肝细胞的基底外侧膜被吸收到肝脏中。而后，在肝脏重新代谢并排泌到胆汁中。一天中，这样的肠肝循环可能经历2～12次[50~51]。

血清胆盐浓度取决于诸多因素，包括肝血流量、肝胆汁摄取效率、肠动力及胆盐分泌情况等[52]。胆汁分泌异常与胆结石和脂肪泻的发生进展有关。胆汁淤积性肝病患者肝内胆盐代谢降低；小肠细菌过度生长时，胆汁酸去结合作用增强，小肠对游离胆汁酸吸收增加。肠道胆汁酸的减少和游离胆汁酸的相对增加，可使脂肪吸收效率减低，导致脂肪泻。被吸收的游离胆汁酸进入肠肝循环。当回肠末端切除术后，肠肝循环被中断，胆汁酸吸收障碍并随粪便排出，导致腹泻和全身总胆汁酸含量减少[53]。

1.3.6　免疫功能

肝脏尽管不属于胸腺、脾脏或淋巴结这种类型的淋巴器官，但同样具有强大的免疫功能。肝脏细胞中，近1/3是各种不同的非实质细胞，包括胆管细胞、肝窦内皮细胞（LSEC）、库普弗细胞（KC）、肝星状细胞和肝内淋巴细胞。淋巴细胞主要存在于门静脉周围，但也散布于整个肝实质内。肝脏也是机体免疫调节和针对来源于肠道和其他部位的不同抗原发生免疫耐受的重要器官[54]。

肝脏中的淋巴细胞包括参与获得性免疫的传统T细胞和B细胞，以及参与先天性免疫的自然杀伤（NK）细胞和自然杀伤T细胞（NKT）。NK细胞占肝脏淋巴细胞总数的20%～30%，而在外周血中比率<5%[54~55]。NK细胞通常介导先天性免疫，但也可以参与获得性免疫。NK细

可获取抗原特异性受体并产生长期存活的记忆细胞。同样，NKT细胞通过分泌多种细胞因子，也在调节先天性和适应性免疫中发挥重要作用。NKT细胞通过多种机制参与肝脏损伤后的炎症再生和纤维化。肝脏在免疫方面的独特性还表现在存在某些抗原呈递细胞，如LSEC，KC和肝树突状细胞。LSEC和KC主要分布于肝窦，肝树突状细胞分布于门脉三联管（常规或非常规的）和中央静脉周围。这些抗原呈递细胞识别抗原，并参与免疫识别和耐受。暴露于消化道来源的抗原会增加肝脏免疫系统过度激活而可能对身体产生损害。肝脏在对上述抗原的免疫耐受同样发挥着重要作用；同时，肝脏还具有将对上述抗原的应对从耐受状态转变为反应性免疫状态的能力[54]。

1.4　肝脏组织学和显微解剖

1.4.1　肝活检及肝脏组织学评估

肝活检通常在超声引导下经皮在右侧肋间隙或经肋下入路进行。每次获得的肝脏组织通常很小，约占肝脏总体积的1/50 000[56]。肝穿刺也可通过经静脉途径穿刺，该法不仅可降低出血风险，而且可同时评估肝静脉和门静脉压力。因此，经静脉途径的穿刺方法可以更好地评估肝脏疾病，但缺点是获得的供分析的组织样本通常更小。

1.4.2　正常肝脏组织学

正常肝组织由汇管区、终末肝小静脉和肝实质组成。汇管区包含肝动脉、门静脉、胆管、神经和结缔组织间质，门静脉结构被包裹居中。汇管区由呈肝板结构的肝实质分隔包绕。肝细胞排列成单细胞板状结构，即肝板，相邻肝板之间的腔隙形成肝窦。终末肝小静脉位于肝板中央，与周围各汇管区的距离相当（图1-3、图1-4）。汇管区周围的结缔组织中也含有大量巨噬细胞、淋巴细胞和其他免疫活性细胞[57]。

1.4.2.1　肝细胞

肝细胞是肝组织中的主要细胞，约占肝脏

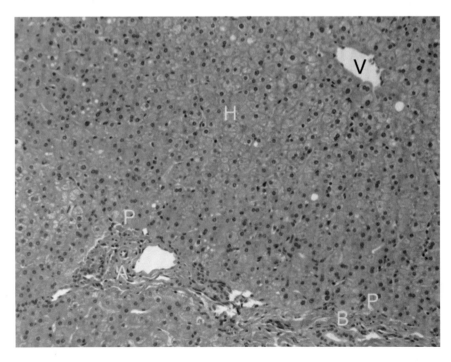

图1-3　肝脏显微解剖

A. 肝动脉；B. 汇管区胆管；H. 肝细胞在汇管区和中央静脉之间呈肝板排列；P. 汇管区；V. 中央静脉（显微照片提供：K Oshima博士，威斯康星州密尔沃基威斯康星州医学院病理学系副教授）

图1-4　肝脏组织结构

经许可转载自Suchy F. Hepatobiliary Function. In: Boron W, Boulpaep E, editors. Medical Physiology. 3rd ed. Philadelphia: Elsevier; 2017

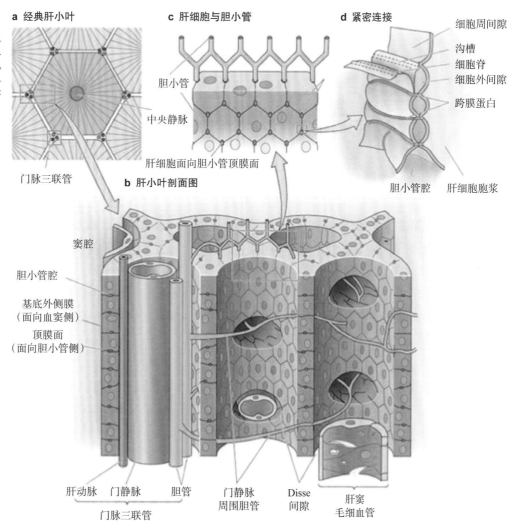

a 经典肝小叶

门脉三联管

c 肝细胞与胆小管

胆小管
中央静脉
肝细胞面向胆小管顶膜面

b 肝小叶剖面图

d 紧密连接

细胞周间隙
沟槽
细胞脊
细胞外间隙
跨膜蛋白

胆小管腔　肝细胞胞浆

窦腔
胆小管腔
基底外侧膜（面向血窦侧）
顶膜面（面向胆小管侧）

肝动脉　门静脉　胆管
门脉三联管

门静脉周围胆管
Disse间隙
肝窦毛细血管

细胞总数的60%，肝体积的80%～90%[8]。肝细胞是呈单细胞板状排列的多面体细胞，两侧有肝窦分隔。肝细胞两侧面相互连接，而另两侧为肝窦。其他侧壁上有小管凹槽，与邻近肝细胞紧密连接形成胆小管。胆小管汇入汇管区。在肝细胞的窦侧有许多微绒毛，有利于微粒的吸收和滤过[57]。

1.4.2.2　肝窦内皮细胞和肝窦

肝窦窦腔由内皮细胞覆盖，形成血管外Disse间隙。肝窦内皮细胞间的窗孔便于物质通过，帮助吸收和滤过。通过内皮细胞滤过的物质取决于微粒的大小、窗孔、微粒附带的电荷[58]。

1.4.2.3　胆管

胆小管由相邻的肝细胞紧密连接，通过肝管汇入胆管。胆管系统、肝动脉和门静脉一起包绕于门脉三联管的结缔组织基质中。小胆管由肝动脉在汇管区的末梢支供应[59]。

1.4.2.4　肝星状细胞

肝星状细胞（Ito细胞）位于Disse间隙，储存维生素A和脂肪。当肝星状细胞激活后，转化为肌成纤维细胞样细胞并促进肝纤维化的进程[60]。

1.4.2.5　巨噬细胞

Kupffer细胞和其他巨噬细胞参与了对损伤、

毒物和传染性病原体的各种免疫反应[61]。

种腺泡分区模式有助于了解肝脏的血流动力、血管性疾病、胆管引流和肝组织疾病[63]。

1.4.3 肝脏结构

肝细胞、血管和胆管的结构可按小叶或腺泡分区。肝小叶为六边形柱状结构,中心为肝静脉,外围有六个门脉三联管,为中间的肝实质细胞提供血液和营养。腺泡结节是一小群集中包绕在终末肝动脉、门静脉周围的肝实质细胞,与门脉三联管中的其他结构相邻。因此,简单的肝腺泡是位于两个或更多的末梢肝小静脉之间,由血管和胆道相隔的部分[62]。供应邻近小叶和腺泡的门静脉、肝动脉和胆管可以延伸到不同的肝小叶内。肝动脉和门静脉附近的区域比最远的区域(肝静脉附近)有更佳的血供和氧合。根据血流情况,腺泡分为 1~3 区,靠近肝动脉和门静脉的区域为 1 区;3 区为距离最远、血供最少的区域,即肝小静脉周围区域。因此,每个腺泡就是一个肝脏生理功能单位。每个腺泡区域中的肝细胞可以出现在相邻的小叶中,并具有镰刀形细胞结构(图 1-4、图 1-5)[3,62]。

腺泡结节参与代谢过程,如糖异生、糖酵解、氨代谢和胆汁酸合成。肝脏中发生的代谢与基于腺泡分区的血液供应和氧合有关(表 1-1)。这

1.5 肝功能试验

1.5.1 肝脏生化试验

肝脏生化检查,即通称的肝功能检查,是一组与肝组织损伤或肝脏功能有关的血清学指标检查。这些生化测试指标仅代表肝脏在一个静态的时间点的状态,并未评估肝脏的真正功能。然而,"肝功能测试"这个术语已经被用来表示以下指标检测:天冬氨酸氨基转移酶(AST)、丙氨酸氨基转移酶(ALT)、碱性磷酸酶(ALP)、γ-谷氨酰转移酶(γ-GT)、乳酸脱氢酶(LDH)和胆红素(总胆红素和直接胆红素)。这些测试涉及肝组织损害和功能的不同方面,通常用于肝脏疾病评估[64~68]。

氨基转移酶(既往称为转氨酶)是一组参与转移氨基酸基团到酮基的酶,与糖异生相关。AST 参与天冬氨酸向草酰乙酸的转移,而 ALT 则参与丙氨酸向丙酮酸的转移。由于这些酶常规存在于肝细胞中,肝细胞损伤或疾病可导致这些

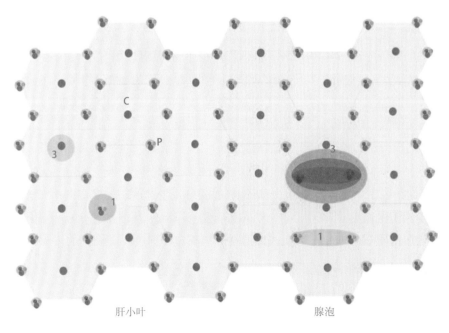

肝小叶   腺泡

图 1-5 肝脏功能结构

左侧图描绘按肝小叶分布的腺泡 1 区与 3 区肝结构。右图显示腺泡结构区域分布(1~3)与中央静脉和门脉三联体的关系(改编自 Suchy F. Hepatobiliary Function. In: Boron W, Boulpaep E, editors. Medical Physiology. 3rd ed. Philadelphia: Elsevier; 2017 及参考文献[55])

指标升高。

天冬氨酸氨基转移酶（AST）：旧称血清谷草转氨酶（SGOT）。存在于大多数组织细胞的细胞质和线粒体中；但在肝脏，AST 主要存在于门静脉周围肝细胞的线粒体中（80%）。因此，AST 升高反映肝细胞线粒体损伤。AST 的血清半衰期为 17 小时[67]，急性损伤（如缺血或药物暴露）时，升高后快速下降。患有巨天冬氨酸氨基转移酶血症的患者 AST 与免疫球蛋白结合而不能被正常清除，故 AST 在患有巨天冬氨酸氨基转移酶血症的患者中可能被误认为增高[69]。AST 在慢性血液透析患者中可假性降低，并伴有吡哆醇缺乏。

丙氨酸氨基转移酶（ALT）：旧称血清谷丙转氨酶（SGPT）。存在于肝组织的胞质中。ALT 升高一般能正确提示肝细胞损伤，与 AST 相比，ALT 在其他器官中的表达较少。血清 ALT 半衰期为 47 小时[67]。

碱性磷酸酶（ALP）：结合于肝细胞小管膜，与胆汁淤积性疾病有关。ALP 催化磷酸酯的水解。镁和锌是其重要的辅助因子，缺乏会导致 ALP 水平的相对降低。ALP 也存在于其他组织中，如胎盘、骨、小肠、肾脏。80% 以上的 ALP 来源于肝脏和骨组织，通过分析其同工酶可以区分。ALP 半衰期为 3 天，该指标升高通常与合成增多或通过胆小管进入血窦的分泌增加相关[65,70]。

1.5.2 肝脏合成能力试验

胆红素：胆红素是血红蛋白的分解产物。在肝脏中，不溶于水的非结合胆红素通过 UDP-葡萄糖醛酸转移酶与葡萄糖醛酸结合形成可溶于水的结合胆红素，并通过胆汁分泌。当胆红素的产生超过结合能力时（如溶血），血清非结合胆红素升高。肝脏摄取、结合非结合胆红素减少时，该指标同样升高。例如，在 Gilbert 综合征患者中，由于 UDP-葡萄糖醛酸转移酶缺陷可导致继发显著的高非结合胆红素血症。

正常情况下，血清胆红素处于较低水平。病毒性肝炎、药物性肝损伤或其他急性肝病过程中，血清胆红素可能升高，并伴随其他肝脏指标异常，如转氨酶升高。胆红素在胆汁淤积性肝病中也可升高，并伴有 ALP 升高。胆红素还可与白蛋白结合为 δ 胆红素。由于白蛋白的半衰期较长，故疾病的临床表现虽已改善但胆红素仍未下降[72]。

白蛋白：合成白蛋白是肝脏的重要功能之一，肝脏每天合成 12～15 g 白蛋白以维持体内平衡。肝硬化患者的肝脏白蛋白合成减少，而血清白蛋白水平与肝病严重程度相关[36]。因此，白蛋白水平用于 Child-Pugh 评分系统并具有预后评估价值。不过，人血清白蛋白水平易受其他因素，如营养状况、分解代谢、肾脏或胃肠道损失以及激素水平等的影响。

凝血酶原时间（PT）测定：反映凝血因子 Ⅱ、Ⅴ、Ⅶ 和 Ⅹ 等水平。上述因子均由肝脏合成，并受维生素 K 的影响。PT 延长可反映肝脏合成能力下降、维生素 K 缺乏；此外使用抗凝剂，如华法林时，PT 也可延长。INR 是 PT 的标准化测量，可用于评估疾病的严重程度和预测肝病预后[42～44]。

1.5.3 其他肝脏试验

γ-谷氨酰转移酶（γ-GT）：是一种膜结合酶，催化 γ 谷氨酰胺基（如：谷胱甘肽）转移至其他氨基酸。γ-GT 主要分布于胆管上皮周围。高 γ-GT 血症可见于胆汁淤积性疾病，此时 γ-GT 常与 ALP 升高平行。γ-GT 的升高可以证实 ALP 来源于胆道。然而，某些胆汁淤积性疾病（进行性家族性肝内胆汁淤积症 Ⅰ 型和 Ⅱ 型以及良性复发性肝内胆汁淤积症 Ⅰ 型）并不伴有 γ-GT 升高。饮酒和服用某些药物产生的酶诱导作用也可导致 γ-GT 升高[73]。

乳酸脱氢酶（LDH）：具有五种同工酶，存在于细胞质中。在缺血性肝炎和肝脏受累的肿瘤患者中，可非特异性升高。

5′核苷酸酶（5′NTD）：是一种细胞膜上的糖蛋白，催化核苷-5-磷酸酯释放无机磷酸盐。

5′NTD存在于许多组织中,在梗阻性黄疸、器质性肝病、转移性肝癌和骨病时可升高。5′NTD与ALP相关。与γ-GT在ALP升高相关疾病鉴别中的价值类似,当ALP和5′NTD同时升高时,ALP升高可能由肝脏疾病导致[74]。

氨:肠道细菌代谢蛋白质产生氨后进入血液循环,并参与尿素循环。肝病患者中,氨在尿素循环中的转化率降低,血清氨水平升高。急性肝衰竭患者的脑水肿与血氨水平 > 200 μg/dL有关[75]。慢性肝病肝硬化患者氨也可显著升高。然而,单一静脉的血氨水平仅是肝功能的静态表现,与肝性脑病的分期无关;因此,血氨水平测试的临床应用价值有限。

胆汁酸:胆汁酸经过肠道重吸收,通过肝肠循环经门静脉回到肝脏。肝脏首过时大部分胆汁酸被摄取。未被摄取的胆汁酸逃逸到血清中,通过检测逃逸至血液的胆汁酸含量可间接反映肝脏功能。尽管这一检测评价肝功能并不敏感,但血清胆汁酸升高与肝胆疾病相关是明确的[25]。

1.5.4　肝功能试验异常:类型和原因

已有的生化测试并无肝脏疾病特异性。因此,建立并识别区分肝功能异常的模式类型和提供充分的临床信息对肝脏疾病的诊断至关重要。肝功能试验异常通常可分为以下几种类型:肝细胞型(以ALT和AST升高为主)、胆汁淤积型(以ALP升高为主)、混合型或浸润型。胆红素升高可以发生所有类型中,但孤立性胆红素升高十分罕见。

肝细胞型肝损伤(转氨酶升高为主)见于酒精性肝病、非酒精性肝病、自身免疫性肝炎、药物性肝损伤和病毒性肝炎。在慢性肝病中,转氨酶多呈轻度至中度升高(<5 ～ 10倍正常值上限U)。在急性肝损伤,如对乙酰氨基酚诱导的药物损伤、缺血性损伤和急性肝炎过程中,可以发现转氨酶迅速升高到20倍以上。除转氨酶外,胆红素也会同时或随后升高。肝细胞疾病可出现不同程度的AST和ALT升高,这与肝细胞损伤的

类型及AST和ALT的来源有关。酒精性肝病中,AST升高常较ALT明显;而在非酒精性肝病中,直到肝硬化发生前ALT都会更高[64,67～68]。

胆汁淤积型肝损伤(ALP升高为主)见于原发性胆汁性胆管炎、原发性硬化性胆管炎、肝内外胆汁淤积性疾病(胆石症、胆管癌)、浸润性疾病(淋巴瘤、淀粉样变)和心力衰竭等。当γ-GT和(或)5′NTD升高和ALP升高平行时,常提示ALP升高原因为肝源性。在许多情况下,高胆红素血症常伴有ALT和AST的轻微升高。相反的,伴有溶血、先天性磷酸酶过低、恶性贫血、缺锌和严重肝功能不全的肝豆状核变性患者ALP水平降低[64,67,76](表1-2、图1-6)。

当单一肝生化试验指标升高而没有其他相关典型肝脏疾病临床表现时,应评估这种实验室异常的其他来源。例如:胆红素升高的其他原因可能是溶血;AST的升高可能由骨骼肌或心肌损伤造成,ACP升高可来源于胎盘、肾脏或骨骼。

1.5.5　肝功能评估

1.5.5.1　基于临床和生化指标的评分

肝功能试验提供有关肝脏功能的相关信息。肝脏生化检查和临床表现相结合能更好地评估肝功能、预测疾病预后和疾病转归。其中,结合生化指标和临床资料用于肝功能评价的最常用工具是Child-Pugh评分和终末期肝病模型(MELD)评分。

Child-Pugh评分以腹水和脑病作为评价临床严重程度的指标,还包括血清白蛋白、胆红素和PT三项生化指标。该评分是预测肝硬化患者长期生存的有效工具,有助于指导各种临床状态下肝硬化患者的处理,例如:术后处理。

MELD评分是血清胆红素、肌酐和INR的组合,最初被设计用于评估肝硬化患者行经静脉肝内门体分流术(TIPS)的风险。此后,MELD评分被证明可预测肝硬化患者90天病死率,目前常规用于肝移植术前评估和肝移植优先序列安

表1-2　血清肝功能试验在肝功能及病理评价中的作用

类　型	指　标	合成部位及定位	功　能	非肝脏来源	出现异常的肝病
肝细胞型					
	天冬氨酸氨基转氨酶（AST）	肝细胞线粒体酶腺泡3区>1区	催化天冬氨酸的氨基转移，使其进入柠檬酸循环	心脏骨骼肌，肾脏、脑、红细胞	<5 U：脂肪肝，慢性病毒性肝炎 5～20 U：急性病毒性肝炎，慢性病毒性肝炎，酒精性肝炎、自身免疫性肝炎 >20 U：急性病毒性肝炎、药物或中毒性肝炎、缺血性肝病
	丙氨酸转氨酶（ALT）	肝细胞胞质腺泡1区>3区	催化丙氨酸的氨基转移，使其进入柠檬酸循环	肌肉、脂肪组织、肠道、前列腺和大脑	
胆汁淤积型					
	碱性磷酸酶（ALP）	肝细胞胆小管膜面	催化有机磷酸酯水解的锌金属酶	骨骼、肾脏、肠道、白细胞、胎盘	结石或肿瘤引起的胆道梗阻、硬化性胆管炎或胆管狭窄、浸润性疾病（包括结节病、肝脓肿、结核和转移癌等）
	γ-谷氨酰转肽酶（γ-GT）	肝细胞和胆管上皮细胞微粒体	催化γ-谷氨酰胺基从多肽到其他氨基酸	肾脏、胰腺、肠道、脾、心脏、脑和精囊	与ALP升高平行反映肝源性；慢性饮酒和药物（如利福平和苯妥英钠等）引起的酶诱导
	5'-核酸酶（5'NTD）	胆小管及肝窦膜	催化核苷酸的水解	肠道、脑、心脏、血管和胰腺内分泌部	与ALP升高平行反映肝源性
	胆汁酸	合成：脾脏和肝脏网状内皮细胞转运：结合后	肝细胞摄取的红细胞破坏分解产物，结合后呈水溶性从胆汁中排泄		与ALP的相关性可区分肝脏或肝外疾病；在慢性肝病中，升高提示肝功能减退；单独升高代表胆汁酸转运、结合障碍或溶血
肝脏合成功能					
	血清白蛋白	肝内mRNA多聚核糖体	肝脏白蛋白合成	饮食、肠道和肾脏丢失增加	当与肝病相关时，反映肝功能减退
	凝血酶原时间（PT）	几乎所有促凝因子和抗凝因子都是在肝脏合成			与肝病相关时，反映肝功能减退 抗凝剂使用时

U：正常值上限；ALP：碱性磷酸酶

排[77]。MELD评分与肝功能呈反比，被认为能较好地预测各种状况下的终末期肝病患者预后。

1.5.5.2　动态肝功能试验

肝脏生化检测均属于肝脏功能异常的静态评估方法。而动态肝功能试验在特定的时间段内进行，通常通过输注或摄入活性药物，然后定量评估一段时间内肝脏代谢和（或）清除这些药物的情况，以动态评估肝脏功能。常用动态肝功能试验包括孟加拉红、吲哚氰绿、溴代酚、咖啡

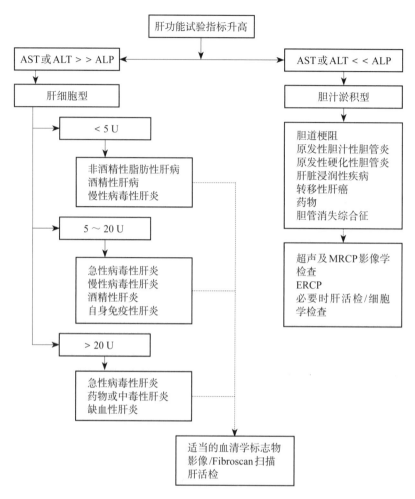

图1-6 肝功能试验异常和肝脏疾病分类

ULN：正常值上限；AST：天冬氨酸氨基转移酶；ALT：丙氨酸氨基转移酶；ALP：碱性磷酸酶；NAFLD：非酒精性脂肪肝；ALD：酒精性肝病；US：超声；MRCP：磁共振胰胆管造影；ERCP：内镜逆行胰胆管造影

因、氨基酸排泄试验、半乳糖清除能力试验、单乙基甘氨酸二甲苯胺试验（利多卡因代谢物生成试验）和氨基比林试验等。

1.5.5.2.1　孟加拉红试验（Rose Bengal Test）

在输注[131]I孟加拉红染料后，在第4分钟和第8分钟检测评估肝脏对该染料的摄取。血清中[131]I孟加拉红浓度升高表明肝脏摄取减少，提示肝功能障碍。孟加拉红试验是最早使用的动态肝功能检测方法之一，但后来被新的检测方法取代[78]。

1.5.5.2.2　吲哚氰绿清除试验（Indocyanine Green Clearance Test）

吲哚氰绿几乎完全被肝脏清除，在体内无代谢分解和生物转化、无肝肠循环，在静脉滴注后8分钟内即出现于胆汁酸中。静脉注射吲哚氰绿后，其清除率和血浆衰减率可通过经皮系统无创评估。正常人吲哚氰绿清除率大于700 mL/min/m²，血浆衰减率大于18%/min。肝功能不全或感染性休克患者上述清除率及衰减率降低。该试验可用于预估患者对肝切除的耐受性及评价肝移植潜在供体的肝功能[79]。

1.5.5.2.3　溴磺酞清除试验（Bromosulphthalein Clearance Test）

溴磺酞静脉注射后，可快速、完全被肝脏摄取。在正常人中，静脉注射溴磺酞30分钟后血清中残留<10%，45分钟时<5%。肝脏摄取和清除溴磺酞的速度与肝血流量和胆管胆汁转运蛋白功能有关。肝病时溴磺酞摄取速度减慢；肝切除术后若溴磺酞注射后15分钟滞留率增加，提示

预后不良。此外,溴磺酞清除试验可用于 Dubin-Johnson 综合征和 Rota 综合征的鉴别[79]。

1.5.5.2.4 氨基比林试验

口服放射性元素标记的氨基比林后,定期定量呼出空气中的 $^{14}CO_2$ 可通过评价肝微粒体(去甲基化)作用评估肝功能。此试验可能受肝功能外的多种因素影响,如胃肠动力和基础代谢率等,该试验的价值有限[79]。

1.5.5.2.5 咖啡因试验

咖啡因试验被认为可定量反映肝细胞微粒体活性。它与溴磺酞清除试验和氨基比林试验有良好的相关性。咖啡因试验的优势在于可口服。口服一定量(300 mg)的咖啡因后,定期监测血液中的咖啡因和咖啡因代谢物水平可定量反映肝细胞功能。研究发现,肝硬化患者的咖啡因清除更慢,咖啡因代谢物与咖啡因的比率降低[79]。

1.5.5.2.6 其他试验

其他动态肝功能试验也使用类似的血浆清除原理来定量评估肝功能。其中包括氨基酸清除试验,即在输注标准化剂量氨基酸后观察其周期性血浆清除率;半乳糖清除试验评估半乳糖的清除率及肝脏将半乳糖转化为其磷酸化形式:半乳糖-1-磷酸的能力。半乳糖清除试验不受胰岛素分泌的影响,也可用于肝血流量测定的方法之一。上述试验在临床开展均很少。

总之,肝脏在物质代谢过程,包括从肠道吸收营养、代谢活性物质,同时维持自身免疫力中发挥至关重要的作用。肝脏拥有独特复杂的血流供应和引流结构模式,便于自身发挥功能;而在代谢物质中持续暴露也可能损害肝功能。鉴于肝脏功能的强大和复杂性,通过单一或者一小组试验准确评估肝功能十分困难。

1.6 习题

1. 一名 36 岁的女性因腹痛加重至医院就诊。就诊前尽管每天服用 30 片对乙酰氨基酚(每片 500 mg),腹痛仍呈加重趋势。体格检查除腹部不适外无其他异常发现。实验室检查显示 AST 3 278 IU,ALT 2 968 IU,胆红素 34.2 μmol/L,INR 5.2,肌酐 70.7 μmol/L。患者的 AST 和 ALT 在最初几天有所改善,但此后一直处于高位。拟对患者进行肝组织活体组织检查以寻找 AST 和 ALT 持续升高的原因。下列哪项肝活检特点与对乙酰氨基酚引起的药物损伤一致:

   a. 腺泡 3 区坏死伴小叶塌陷

   b. 浆细胞弥漫浸润

   c. 肝脏严重脂肪改变

   d. 肝硬化

   答案: a

2. 经治疗后,3 周内转氨酶恢复正常(AST 11 IU,ALT 18 IU)。在家庭医生对她进行 12 个月随访时发现,她的 AST 再次升高到 84 IU,ALT 40 IU。她的医生应该考虑:

   a. 糖尿病或高甘油三酯血症引起脂肪肝

   b. 导致早期肝损伤家族性肝病

   c. 过量饮酒

   d. 对乙酰氨基酚中毒

   答案: c

3. 该患者失访 10 年后,因黄疸、腹胀和踝部水肿急诊就诊。肝脏超声显示:脂肪肝伴腹水。一位医学生对她进行的初步 MELD 和 Child-Pugh 评分分别为 22 分和 10 分。本次该患者实验室检查: AST 312 IU,ALT 121 IU,ALP 124 IU,胆红素 95.8 μmol/L,INR 2.1,肌酐 53.0 μmol/L。以下哪项与该患者相符?

   a. 有 90 天死亡率高的风险

   b. 她继续酗酒导致了目前的肝病

   c. 患有慢性肝病并失代偿

   d. 以上都是

   e. 以上都不是

   答案: d

4. 该患者因急性酒精性肝炎住院接受治疗,顺利出院被医嘱要求戒酒。她的家庭医生定期对她进行随访，一年后该患者复诊结果为：AST 42 IU，ALT 39 IU，ALP 124 IU，胆红素 27.4 μmol/L，INR 1.1，肌酐 53.0 μmol/L。无腹水或其他需要治疗的并发症。与之前相比，该患者目前的状况是：

a. 预期生存延长

b. 预期生存缩短

c. MELD 评分及 Child-Pugh 评分降低

d. MELD 评分及 Child-Pugh 评分升高

e. A 和 C

f. B 和 D

答案：e

参考文献

1. Mathuramon P, Chirachariyavej T, Peonim AV, Rochanawutanon M. Correlation of internal organ weight with body weight and length in normal Thai adults. J Med Assoc Thail. 2009; 92(2): 250-258.

2. Garby L, Lammert O, Kock KF, Thobo-Carlsen B. Weights of brain, heart, liver, kidneys, and spleen in healthy and apparently healthy adult danish subjects. Am J Hum Biol. 1993; 5(3): 291-296.

3. Wanless IR. Physioanatomic considerations. In: Schiff's diseases of the liver. Hoboken, NJ: Wiley-Blackwell; 2011. p.87-119.

4. Suchy F. Hepatobiliary function. In: Boron W, Boulpaep E, editors. Medical physiology. 3rd ed. Philadelphia, PA: Elsevier; 2017. p.944-971.

5. Goldsmith NA, Woodburne RT. The surgical anatomy pertaining to liver resection. Surg Gynecol Obstet. 1957; 105(3): 310-318.

6. Bismuth H. Revisiting liver anatomy and terminology of hepatectomies. Ann Surg. 2013; 257(3): 383-386.

7. Eipel C, Abshagen K, Vollmar B. Regulation of hepatic blood flow: the hepatic arterial buffer response revisited. World J Gastroenterol. 2010; 16(48): 6046-6057.

8. Bioulac-Sage P, Saric J, Balabaud C. Microscopic anatomy of the intrahepatic circulatory system. In: Okuda K, Benhamou J, editors. Portal hypertension: clinical and physiological aspects. Tokyo: Springer Japan; 1991. p.13-26.

9. Douglass BE, Baggenstoss AH, Hollinshead WH. The anatomy of the portal vein and its tributaries. Surg Gynecol Obstet. 1950; 91(5): 562-576.

10. Michels NA. Newer anatomy of the liver and its variant blood supply and collateral circulation. Am J Surg. 1966; 112(3): 337-347.

11. Lunderquist A. Arterial segmental supply of the liver. An angiographic study. Acta Radiol Diagn (Stockh). 1967; Suppl 272: 1.

12. Daseler EH, Anson BJ. The cystic artery and constituents of the hepatic pedicle; a study of 500 specimens. Surg Gynecol Obstet. 1947; 85(1): 47-63.

13. Honda H, Yanaga K, Onitsuka H, Kaneko K, Murakami J, Masuda K. Ultrasonographic anatomy of veins draining the left lobe of the liver. feasibility of live related transplantation. Acta Radiol. 1991; 32(6): 479-484.

14. Tavill AS, Wood EJ, Kreel L, Jones EA, Gregory M, Sherlock S. The Budd-Chiari syndrome: correlation between hepatic scintigraphy and the clinical, radiological, and pathological findings in nineteen cases of hepatic venous outflow obstruction. Gastroenterology. 1975; 68(3): 509-518.

15. Okuda K, Matsutani S. Portal-systemic collaterals: anatomy and clinical implications. In: Okuda K, Benhamou J, editors. Portal hypertension: clinical and physiological aspects. Tokyo: Springer Japan; 1991. p.51-62.

16. Philips CA, Arora A, Shetty R, Kasana V. A comprehensive review of portosystemic collaterals in cirrhosis: historical aspects, anatomy, and classifications. Int J Hepatol. 2016; 2016: 6170243.

17. Popper H, Elias H, Petty DE. Vascular pattern of the cirrhotic liver. Am J Clin Pathol. 1952; 22(8): 717-729.

18. Trutmann M, Sasse D. The lymphatics of the liver. Anat Embryol (Berl). 1994; 190(3): 201-209.

19. Timmermans JP, Geerts A. Nerves in liver: superfluous structures? A special issue of the anatomical record updating our views on hepatic innervation. Anat Rec B New Anat. 2005; 282(1): 4.

20. Nakanuma Y, Hoso M, Sanzen T, Sasaki M. Microstructure and development of the normal and pathologic biliary tract in humans, including blood supply. Microsc Res Tech. 1997; 38(6): 552-570.

21. Dowdy GS Jr, Waldron GW, Brown WG. Surgical anatomy of the pancreatobiliary ductal system. observations. Arch Surg. 1962; 84: 229-246.

22. Boyden EA. The anatomy of the choledochoduodenal junction in man. Surg Gynecol Obstet. 1957; 104(6):

641–652.

23. Corless JK, Middleton HM III. Normal liver function. A basis for understanding hepatic disease. Arch Intern Med. 1983; 143(12): 2291–2294.

24. Russell DW. Cholesterol biosynthesis and metabolism. Cardiovasc Drugs Ther. 1992; 6(2): 103–110.

25. Mukherjee S, Gollan JL. Assessment of liver function. In: Sherlock's diseases of the liver and biliary system. Chichester: Wiley-Blackwell; 2011. p.20–35.

26. Mansbach CM II, Gorelick F. Development and physiological regulation of intestinal lipid absorption. II. Dietary lipid absorption, complex lipid synthesis, and the intracellular packaging and secretion of chylomicrons. Am J Physiol Gastrointest Liver Physiol. 2007; 293(4): G645–650.

27. Solaymani-Dodaran M, Aithal GP, Card T, West J. Risk of cardiovascular and cerebrovascular events in primary biliary cirrhosis: a population-based cohort study. Am J Gastroenterol. 2008; 103(11): 2784–2788.

28. Sacks FM. The apolipoprotein story. Atheroscler Suppl. 2006; 7(4): 23–27.

29. Lefkowitch JH. Anatomy and function. In: Sherlock's diseases of the liver and biliary system. Chichester: Wiley-Blackwell; 2011. p.1–19.

30. Rui L. Energy metabolism in the liver. Compr Physiol. 2014; 4(1): 177–197.

31. Moseley RH. Hepatic amino acid transport. Semin Liver Dis. 1996; 16(2): 137–145.

32. Morgan MY, Marshall AW, Milsom JP, Sherlock S. Plasma amino-acid patterns in liver disease. Gut. 1982; 23(5): 362–370.

33. Tavill AS. The synthesis and degradation of liver-produced proteins. Gut. 1972; 13(3): 225–241.

34. Herlong HF, Mitchell MC. Laboratory tests. In: Schiff's diseases of the liver. Hoboken, NJ: Wiley-Blackwell; 2011. p.17–43.

35. Tavill AS, Craigie A, Rosenoer WM. The measurement of the synthetic rate of albumin in man. Clin Sci. 1968; 34(1): 1–28.

36. Barle H, Nyberg B, Essen P, Andersson K, McNurlan MA, Wernerman J, Garlick PJ. The synthesis rates of total liver protein and plasma albumin determined simultaneously in vivo in humans. Hepatology. 1997; 25(1): 154–158.

37. Rothschild MA, Oratz M, Schreiber SS. Serum albumin. Hepatology. 1988; 8(2): 385–401.

38. Rothschild MA, Oratz M, Zimmon D, Schreiber SS, Weiner I, Van Caneghem A. Albumin synthesis in cirrhotic subjects with ascites studied with carbonate-14C. J Clin Invest. 1969; 48(2): 344–350.

39. Terada K, Kawarada Y, Miura N, Yasui O, Koyama K, Sugiyama T. Copper incorporation into ceruloplasmin in rat livers. Biochim Biophys Acta. 1995; 1270(1): 58–62.

40. Pietrangelo A. Physiology of iron transport and the hemochromatosis gene. Am J Physiol Gastrointest Liver Physiol. 2002; 282(3): G403–414.

41. Dinarello CA. Interleukin-1 and the pathogenesis of the acute-phase response. N Engl J Med. 1984; 311(22): 1413–1418.

42. Olson JP, Miller LL, Troup SB. Synthesis of clotting factors by the isolated perfused rat liver. J Clin Invest. 1966; 45(5): 690–701.

43. Mattii R, Ambrus JL, Sokal JE, Mink I. Production of members of the blood coagulation and fibrinolysin systems by the isolated perfused liver. Proc Soc Exp Biol Med. 1964; 116: 69–72.

44. Rapaport SI, Ames SB, Mikkelsen S, Goodman JR. Plasma clotting factors in chronic hepatocellular disease. N Engl J Med. 1960; 263: 278–282.

45. Ellison RT III, Horsburgh CR Jr, Curd J. Complement levels in patients with hepatic dysfunction. Dig Dis Sci. 1990; 35(2): 231–235.

46. Fukuda Y, Nagura H, Asai J, Satake T. Possible mechanisms of elevation of serum secretory immunoglobulin A in liver diseases. Am J Gastroenterol. 1986; 81(5): 315–324.

47. Hofmann AF. Bile acids: Trying to understand their chemistry and biology with the hope of helping patients. Hepatology. 2009; 49(5): 1403–1418.

48. Lester R, Schmid R. Bilirubin metabolism. N Engl J Med. 1964; 270: 779–786.

49. Pikuleva IA. Cytochrome P450s and cholesterol homeostasis. Pharmacol Ther. 2006; 112(3): 761–773.

50. Wolkoff AW, Cohen DE. Bile acid regulation of hepatic physiology: I. Hepatocyte transport of bile acids. Am J Physiol Gastrointest Liver Physiol. 2003; 284(2): G175–179.

51. Raymond GD, Galambos JT. Hepatic storage and excretion of bilirubin in man. Am J Gastroenterol. 1971; 55(2): 135–144.

52. Carulli N, Bertolotti M, Carubbi F, Concari M, Martella P, Carulli L, Loria P. Review article: effect of bile salt pool composition on hepatic and biliary functions. Aliment Pharmacol Ther. 2000; 14(Suppl 2): 14–18.

53. Robb BW, Matthews JB. Bile salt diarrhea. Curr Gastroenterol Rep. 2005; 7(5): 379−383.

54. Racanelli V, Rehermann B. The liver as an immunological organ. Hepatology. 2006; 43(2 Suppl 1): S54−62.

55. Bogdanos DP, Gao B, Gershwin ME. Liver immunology. Compr Physiol. 2013; 3(2): 567−598.

56. Cholongitas E, Senzolo M, Standish R, Marelli L, Quaglia A, Patch D, Dhillon AP, et al. A systematic review of the quality of liver biopsy specimens. Am J Clin Pathol. 2006; 125(5): 710−721.

57. West AB. The liver. An atlas and text of ultrastructural pathology. By M. J. Phillips, S. Poucell, J. Patterson and P. Valencia, 585 pp. New York: Raven Press, 1987. $95.00. Hepatology. 1989; 9(4): 659.

58. Wisse E, Braet F, Luo D, De Zanger R, Jans D, Crabbe E, Vermoesen A. Structure and function of sinusoidal lining cells in the liver. Toxicol Pathol. 1996; 24(1): 100−111.

59. Roskams TA, Theise ND, Balabaud C, Bhagat G, Bhathal PS, Bioulac-Sage P, Brunt EM, et al. Nomenclature of the finer branches of the biliary tree: canals, ductules, and ductular reactions in human livers. Hepatology. 2004; 39(6): 1739−1745.

60. Mathew J, Geerts A, Burt AD. Pathobiology of hepatic stellate cells. Hepato-Gastroenterology. 1996; 43(7): 72−91.

61. Bioulac-Sage P, Kuiper J, Van Berkel TJ, Balabaud C. Lymphocyte and macrophage populations in the liver. Hepato-Gastroenterology. 1996; 43(7): 4−14.

62. Rappaport AM. Hepatic blood flow: morphologic aspects and physiologic regulation. Int Rev Physiol. 1980; 21: 1−63.

63. Lamers WH, Hilberts A, Furt E, Smith J, Jonges GN, van Noorden CJ, Janzen JW, et al. Hepatic enzymic zonation: a reevaluation of the concept of the liver acinus. Hepatology. 1989; 10(1): 72−76.

64. Green RM, Flamm S. AGA technical review on the evaluation of liver chemistry tests. Gastroenterology. 2002; 123(4): 1367−1384.

65. Gowda S, Desai PB, Hull VV, Math AA, Vernekar SN, Kulkarni SS. A review on laboratory liver function tests. Pan Afr Med J. 2009; 3: 17.

66. Rochling FA. Evaluation of abnormal liver tests. Clin Cornerstone. 2001; 3(6): 1−12.

67. Giannini EG, Testa R, Savarino V. Liver enzyme alteration: a guide for clinicians. CMAJ. 2005; 172(3): 367−379.

68. Kasarala G, Tillmann HL. Standard liver tests. Clin Liver Dis. 2016; 8(1): 13−18.

69. Caropreso M, Fortunato G, Lenta S, Palmieri D, Esposito M, Vitale DF, Iorio R, et al. Prevalence and long-term course of macro-aspartate aminotransferase in children. J Pediatr. 2009; 154(5): 744−748.

70. Weiss MJ, Ray K, Henthorn PS, Lamb B, Kadesch T, Harris H. Structure of the human liver/bone/kidney alkaline phosphatase gene. J Biol Chem. 1988; 263(24): 12002−12010.

71. Elias E. Jaundice and cholestasis. In: Sherlock's diseases of the liver and biliary system. Chichester: Wiley-Blackwell; 2011. p.234−256.

72. Fevery J, Blanckaert N. What can we learn from analysis of serum bilirubin? J Hepatol. 1986; 2(1): 113−121.

73. Rollason JG, Pincherle G, Robinson D. Serum gamma glutamyl transpeptidase in relation to alcohol consumption. Clin Chim Acta. 1972; 39(1): 75−80.

74. Eschar J, Rudzki C, Zimmerman HJ. Serum levels of 5′-nucleotidase in disease. Am J Clin Pathol. 1967; 47(5): 598−606.

75. Clemmesen JO, Larsen FS, Kondrup J, Hansen BA, Ott P. Cerebral herniation in patients with acute liver failure is correlated with arterial ammonia concentration. Hepatology. 1999; 29(3): 648−653.

76. Agrawal S, Dhiman RK, Limdi JK. Evaluation of abnormal liver function tests. Postgrad Med J. 2016; 92(1086): 223−234.

77. Kamath PS, Wiesner RH, Malinchoc M, Kremers W, Therneau TM, Kosberg CL, D'Amico G, et al. A model to predict survival in patients with end-stage liver disease. Hepatology. 2001; 33(2): 464−470.

78. Lowenstein JM. Radioactive rose bengal test as a quantitative measure of liver function. Proc Soc Exp Biol Med. 1956; 93(2): 377−378.

79. Sakka SG. Assessing liver function. Curr Opin Crit Care. 2007; 13(2): 207−214.

拓展阅读

Schiff's diseases of the liver. 11th ed. Wiley-Blackwell; 2011.

Sherlock's diseases of the liver and biliary system. 12th ed. Wiley-Blackwell; 2011.

Boyer TD, Manns MP, Sanyal AJ, editors. Zakim and Boyer's hepatology. 6th ed. Saint Louis, MI: W.B. Saunders; 2012.

肝病的循环生理学 2

凯瑟琳·海因茨,史蒂文·M.霍伦伯格
(Kathleen Heintz, Steven M. Hollenberg)

摘 要

肝硬化门脉高压患者的主要血流动力学异常是全身血管扩张,并伴有高动力循环综合征,表现为心输出量和心率增加,全身血管阻力降低。这是由内脏循环中的结构性变化(减少循环血容量)和体液变化(几种血管活性物质的释放降低了体循环中的动脉张力)所介导的。处于这种高动力循环状态,心脏功能可能不正常;深入研究发现了一些心血管异常,包括舒张功能障碍、对压力的收缩反应迟钝和电生理异常,这些都被称为"肝硬化心肌病"。

关键词

肝硬化心肌病;门脉高压;内脏血管扩张;一氧化氮;一氧化碳;大麻素

2.1 简介

人们对肝脏疾病高动力循环的观察已有50多年的历史。1953年,Kowalski和Abelman形容酒精性肝硬化患者为"四肢发热、皮肤血管蜘蛛样、脉压增大和甲床毛细血管搏动"[1]。肝功能受损和肝硬化的病理生理学与显著的血流动力学和心血管改变有关。肝硬化患者的正常肝脏结构被扭曲,导致内脏循环发生改变,但体液改变也会降低体循环中的动脉张力[2]。由于全身血管扩张,门脉高压与一种高动力循环综合征有关,在这种综合征中,心输出量和心率增加,全身血管阻力降低。肠系膜动脉阻力的降低是由几种血管活性物质的释放介导的,其中一氧化氮(NO)起主要作用,但也有其他分子参与。有效循环量的减少触发了压力感受器介导的交感神经系统(SNS)和肾素-血管紧张素-醛固酮系统(RAAS)的激活,导致钠和水滞留,最终形成腹水。尽管心脏处于高动力循环状态,但心脏可能出现异常;深入研究发现了一些心血管异常,包括舒张功能障碍、对压力的收缩反应迟钝和电生理异常,这些都被称为"肝硬化心肌病"。

越来越多的证据表明,肝硬化相关的心血管异常在多种危及生命的并发症的发病机制中起主要作用,包括肝肾综合征、腹水、自发性细菌性腹膜炎、胃食管静脉曲张和肝肺综合征[3]。本章概述了肝硬化导致的心功能不全和肝硬化性心肌病的进展特点。

2.2　初始循环变化

门静脉高压症定义为门静脉压力病理性升高,当肝静脉压力梯度高于正常范围(1~5 mmHg)时被诊断为门静脉高压[4]。肝硬化是西方国家门静脉高压症最常见的病因。当肝静脉压力梯度增加到10 mmHg或更高时,肝硬化门脉高压最终导致严重并发症,包括腹水、肝肾综合征、肝性脑病和潜在的静脉曲张出血[4]。循环变化由多种病理生理机制引起,包括神经源性、体液和血管失调[3]。进行性血管扩张导致门脉高压、多器官受累和最终血流动力学崩溃。慢性肝病患者在终末期肝硬化性心肌病临床表现出来之前,就已经形成了高动力循环和适应不良的全身改变。

2.3　肝硬化心肌病与心源性肝硬化

肝硬化心肌病不应与类似的术语"心源性肝硬化"混淆,后者描述的是继发于右心衰的充血性肝病,症状常较轻。对右心衰通过有效治疗后,病情将得到改善。心源性肝硬化,也称为充血性肝病,是右心衰竭引起的肝功能障碍。心衰引起的充血性肝病的识别和诊断是重要的,因为心脏功能改善后,肝功能将发生改善甚至恢复。心源性肝硬化的主要机制是由右心室充盈压增高引起的被动充血。右心衰导致充血性肝病的特征性变化是水肿,腹水和肝肿大。实验室数据通常显示胆汁淤积伴有碱性磷酸酶和胆红素升高,而转氨酶可能仅轻度升高。

肝硬化心肌病描述的是晚期肝病患者的心血管功能障碍。由于部分肝硬化患者心排血量

高,常认为心功能正常。一些患者出现心功能障碍,但多年来都是由酒精性心肌病引起的。在过去的20年里,已经有研究表明,非酒精性肝硬化患者存在心功能不全,而他们没有已知的心脏病,甚至可能出现肝肾综合征等并发症[6]。尽管静息时高动力循环,但研究显示,心脏对压力或运动的反应迟钝,这表明存在潜在的心功能障碍[7]。表2-1总结了这种综合征,称为肝硬化心肌病。要充分了解循环生理学变化的复杂性,必须掌握全身、肝和内脏的循环。健康的肝脏是一个顺应性很低的器官。腹腔动脉和肠系膜上、下动脉为腹部的主要器官提供血液。内脏循环在腹腔器官的体循环之间起着平行的循环蓄水池的作用,在血液返回下腔静脉,最后流入心脏之前,流入门静脉和肝脏。内脏循环通过血管扩张和收缩的能力来调节循环血容量和血压。例如,在急性低血容量的情况下,内脏循环明显减少,使血液分流到心脏和大脑。在一顿大餐的情况下,内脏循环的容量通常超过1 000 mL/min,可以加倍以适应消化功能。这些变化是由代谢、血管反应和化学调节来完成的。许多因素导致肝脏疾病的慢性循环变化和最终的心血管衰竭。

表2-1　肝硬化心肌病的特征

- 压力增高导致左室收缩功能受损

- 诊断肝功能衰竭前无任何已知的心脏疾病

- 左室肥大

- 左室舒张功能不全

- 电生理学异常

2.4　门静脉高压的过程

包括门静脉在内的内脏循环,负责将腹部器官的血液运输到肝脏。肝的功能单位是肝腺泡[8~9]。肝脏大约有10万个腺泡。腺泡是一簇直

径约 2 mm 的实质细胞，内衬有 Kupffer 细胞，Kupffer 细胞是特化的吞噬巨噬细胞，可分解血红蛋白。Kupffer 细胞约占机体巨噬细胞总数的 80%。它们参与清除体内毒素。它们也能够分泌介质，如细胞因子、内皮素和一氧化氮，对炎症做出反应[10]。

腺泡聚集在肝小动脉和门脉的末端分支周围[11]。腺泡被比作挂在脉管柄上的一簇簇浆果。脉管柄进入腺泡中心，即所谓的"轮轴"。"来自肝动脉和门静脉的血液通过这个中心血液供应系统进入腺泡，然后流向周围，产生强大的氧气和其他物质交换的流量梯度。"在腺泡内的流动被分为几个区。离维管束柄最近的 1 区流动最强。1 区实质细胞接受最丰富的氧气和营养供应。1 区也存在着更高浓度的药物和毒素。3 区位于外围，由已经流经 1 区和 2 区的血液供给。3 区有着丰富的微粒体酶[10]。肝硬化时，若肝脏发生病变，胶原沉积在肝腺泡内，使窦腔变窄。这限制了肝窦的横截面积，导致血流缓慢，肝阻力增加[2]。门静脉血流的初始血管阻力取决于两个因素：肝内阻力和侧支循环产生的阻力[4]。

在晚期门脉高压症中，与肝硬化心肌病相一致的特征包括心率和静息心输出量增加，动脉血压降低，全身血管阻力相应降低，心肌对应激条件的反应降低，以及心腔的组织学改变，电生理异常，血清标志物提示有心脏应激反应。在没有已知心脏病的情况下，这些异常被描述为肝硬化心肌病[12]。

2.4.1　早期肝硬化

门静脉高压主要是由于肝内血管阻力增加所致[13]。传统上，肝内血管结构的扭曲，由于纤维化、瘢痕和血管血栓形成，一直被认为是肝内血管阻力增加的唯一原因。其他研究表明，以肝血管床的收缩元件为代表的动态成分可能导致肝内血管张力增加[14]。

多种肝血管活性物质可导致门脉高压症恶化。血管收缩剂的产生增加，而血管扩张剂的释放不足。这与对血管收缩剂的过度反应以及肝血管床的血管舒张反应受损相结合，导致肝内血管阻力的动态成分增加[15]。内皮素（ET）在肝血管张力增强中起重要作用。

2.4.2　晚期肝硬化

在中重度门静脉高压中，出现广泛的侧支循环，在进入门静脉之前，内脏血流量出现明显的门静脉—全身分流[13]。启动内脏扩张的信号是门脉压的增加，这触发了启动血管扩张刺激的分子机制[17]。全身血管阻力可能由于内脏分流引起的动静脉交通、循环血管扩张剂的增加、对血管收缩剂的阻力减少以及对血管扩张剂的敏感性增加而降低。血管扩张剂可避免因肝脏病变引起的退化，或通过门体侧支循环逃逸。

2.5　肝硬化的循环

内脏血管床周围血管阻力的变化被心排血量的增加所补偿。门静脉高压症的发展是渐进的。血流向内脏循环重新分配，而远离体循环。早期门静脉高压症常被忽视。正是疾病的缓慢发展导致了功能失调的代偿机制的发生，这也常常被忽视。这种再分配导致有效血容量降低。低有效血容量和动脉低血压导致交感神经系统的容量和压力感受器激活，如肾素血管紧张素醛固酮系统[12]。钠和水潴留，血浆体积膨胀，并加重本已高动力状态的血循环[13]。该过程的原理图如图 2-1 所示。

由肝硬化造成的心血管受损是由一系列因素引起的，包括心肌细胞质膜改变，刺激通路减弱，抑制系统功能增强等。心室对压力的反应减弱。活动时心脏反应迟钝。在压力测试中，肝硬化患者射血分数不增加，变时性功能不全，心脏指数降低[18]。这些表现发生在酒精性和非酒精性肝硬化患者中，严重程度取决于肝衰竭程度。生理学改变包括心脏重量增加、心腔肥厚增大。

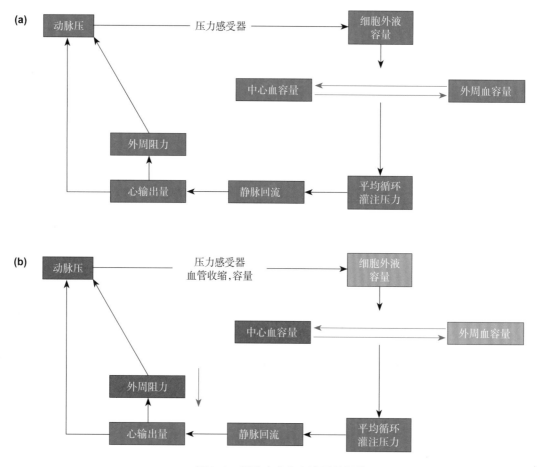

图2-1　肝脏疾病患者液量的调节

（a）正常–动脉压是心输出量和周围血管阻力的函数。心输出量依赖于静脉向心脏的回流，这是平均循环充盈压力的函数。压力感受器调节细胞外液量以响应动脉压的变化。细胞外液量依次分布在中央和外周液量之间。（b）肝脏疾病–血管舒张引起的外周阻力降低了动脉压。这刺激了血管代偿性收缩和容量潴留，从而增加细胞外液量。肝脏疾病中白蛋白水平的降低和血管通透性的增加使液体优先分布到细胞外腔室，因此即使细胞外容量增加，中心血容量也会减少。中央血容量的减少导致高动力状态，心输出量增加

结构性改变有心肌细胞水肿伴纤维化。这些改变是由循环因素引起，将在下文中详细叙述。

肝硬化心肌病的特异性诊断标准仍未明确，因此确切的发病机制也未明确。肝硬化心肌病的特征性改变见表2.1。

2.5.1　心脏收缩改变

心室收缩功能由前负荷、收缩力和后负荷决定。心室舒张末期的血容量决定了肌纤维上的前负荷，影响心室收缩的强度，以及每次搏动喷射的血容量。收缩是心肌纤维的固有特性。后负荷是心室必须克服的阻力，以便将其容量输出

到外周循环。较低的后负荷允许心室在每次跳动时更有力的收缩。在固定的前负荷和后负荷下，收缩力的增加导致更大的心输出量[20]。

在肝硬化患者中，静息性心排血量增加是高动力循环的一部分。这被认为是心率和心室搏出量的增加。矛盾的是，心脏对压力的反应可能会减弱[20]。这种异常反应与最初认为的酒精摄入对心脏的影响无关。研究表明运动时心脏自搏指数降低[21]。

反应迟钝也表现在缩血管药物使用中，包括血管紧张素、异丙肾上腺素和多巴酚丁胺，这可能是由于β-肾上腺素能受体脱敏[20]。在健康心脏中，β-肾上腺素能刺激可观察到变时反应与正性

肌力增加。在肝脏疾病患者中，β-肾上腺素能受体密度的下调导致对β-肾上腺素能刺激的变时性反应减弱[22]。在一些肝硬化患者中，机电收缩的总持续时间由于收缩时间间隔的延长而延长，可能是由于肾上腺素能驱动的反应减少[23]。心肌储备减少和氧提取受损可能是由于局部一氧化氮（NO）产生和功能的失衡。下面将更详细地讨论这些变化。最终，心脏收缩功能恶化，肝功能衰竭加剧。与舒张功能障碍不同，收缩期功能障碍不受腹水影响，穿刺也并不改善其功能[23]。

2.5.2 心脏舒张期的变化

心脏舒张功能障碍也可发生在肝硬化中，对尸体研究分析显示，左室壁厚度增加，斑片状纤维化和心内膜下水肿[24]。硬化通常有明显的舒张充盈血流动力学变化。心室舒张期是心动周期的一部分，此时心室舒张，充满血液。舒张期充盈由两部分组成。舒张早期是一个主动的过程，而舒张晚期充盈是一个被动的过程。早期舒张依赖于心室舒张、弹性反冲以及心房和心室的被动弹性特征[20]。后期取决于心房收缩的强度和心室的硬度。当心肌质量增加和细胞外胶原的改变导致心肌被动弹性特性降低时，就会发生舒张功能障碍[20]。这可导致偏心性肥厚，伴随顺应性降低和较高的舒张压，导致压力逆行传导至左心房，导致肺水肿[20]。

慢性肝病的心脏舒张功能障碍可表现为无高血压、冠状动脉或心脏瓣膜病[20]。这可能与肌钙蛋白释放钙的速率以及钙返回肌浆网的速

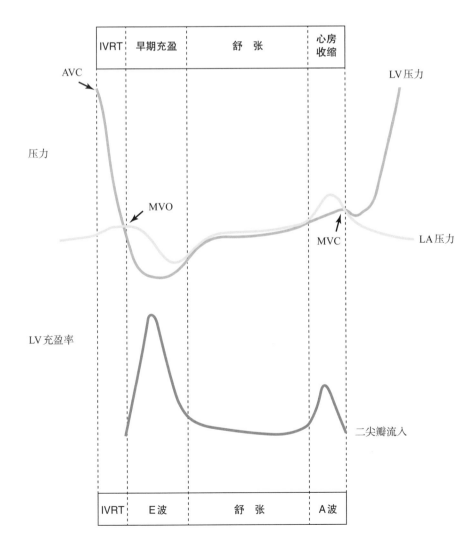

图2-2 舒张期压力和充盈率

在等容舒张过程中，左心室压力下降，但二尖瓣仍然关闭。当左心室压力降至左房压力以下时，二尖瓣打开。从房室关闭到MV开放的时间为等容松弛时间。在充盈早期，左心室和左心房之间的压力梯度决定了左心室充盈率，并反映在二尖瓣E波的高度上。在舒张期，左心室和左心房之间压力梯度较低，充盈较少。随着心房收缩，梯度增大，出现晚期充盈，这反映在二尖瓣A波的高度上

率有关[23]。舒张顺应性可以通过经胸超声心动图测量，在收缩功能改变之前，异常往往就已经存在。舒张期充盈是通过在舒张期二尖瓣叶尖端测量从左心房到左心室的血流速度来评估的。"E"波的高度代表了心脏舒张早期血液波动流入心室的情况，由 LA 到 LV 的压力梯度决定，"A"波在舒张中晚期，代表心房收缩。在这两者之间有一个分离期。在舒张初期，左心室压力下降，由此产生一个早期舒张压力梯度，从左心室顶端延伸至左心室。如果这个压力下降幅度足够大，心脏可以迅速充盈而不需要升高左房压[25]。由于在舒张早期左心室压力持续下降，而其容量增加，正常左心室早期即通过吸力充盈[25]。肝硬化和门脉高压时，这种压力梯度可降低。在舒张中点，左心房和左心室之间的压力平衡，二尖瓣血流几乎停止。舒张晚期，心房收缩产生第二个左心房到左心室压力梯度，推动血液从左心房到左心室[25]。后一种 A 波代表心房收缩的有力收缩（图 2-2）。

正常情况下，二尖瓣早期峰值速度（E）明显高于心房收缩晚期峰值速度（A）。在硬化的非顺应性心室中可见较低的 E/A 比（<1）[20]。这种低的 E/A 比值在张力性腹水的肝硬化患者中尤为明显。早在 1957 年的尸检研究就显示肝硬化患者左心室肥厚。在一项对 108 名肝硬化患者的尸检研究中，在那些没有高血压、冠状动脉疾病或瓣膜疾病病史的患者中，大约 1/3 有心肌肥厚[20]。在一项关于 27 例伴有张力性腹水的肝硬化患者、17 例既往有腹水的肝硬化患者在穿刺前后左心室舒张功能的研究中，与 11 名健康对照组相比，肝硬化患者的 E/A 比值明显低于对照组[26]。张力性腹水的人表现出最严重的舒张功能障碍。随后的穿刺术改善了舒张期功能障碍。

肝功能衰竭的收缩期和舒张期收缩功能障碍在其他研究中也观察到。研究表明，随着肝硬化程度的加重，肝硬化心肌病的程度趋于恶化[20]。在一项研究中，E/A 比率被证明是经颈静脉肝内门体分流术（TIPS）置入术后预测患者存

活的唯一独立预测因子[27]。

组织多普勒成像（TDI）显示二尖瓣环在舒张早期远离心尖部，产生二尖瓣环舒张期速度（e'），也可以评估舒张功能障碍；数值越高表示运动越多[28]。该值是评价心室舒张功能的灵敏指标。二尖瓣血流 E/E'速度比（E/e'）是一个与左心室充盈模式密切相关的动态标记物，有助于预测心力衰竭事件[28]。

常规超声、多普勒和 TDI 已被用来表征肝硬化门脉高压患者的收缩期和舒张期的变化。在一项有 60 名受试者的研究中，20 名有腹水的肝硬化患者，20 名无腹水的肝硬化患者和 20 名健康对照者。测量左房容积、E/A 比值、e'值、E/e'值、多普勒减速时间。肝硬化腹水患者四个心腔均增大，以左房增大最为突出。有腹水或无腹水的肝硬化患者 E/A 血流速度轻度升高，但差异无统计学意义（P>0.05）。60% 的腹水前肝硬化患者被诊断为舒张功能障碍，80% 的肝硬化伴腹水患者被诊断为舒张功能障碍，而在健康对照组中为 0。与其他组相比，肝硬化腹水患者的 E/e'值升高最为显著。所有研究患者的左心室收缩功能都得到了保护，这些强有力的数据表明，舒张功能异常早在收缩功能障碍之前就出现了[29]。

2.5.3 左心室肥厚

尽管心脏后负荷降低，但高达 30% 的晚期肝病患者出现左心室肥厚[30]。肝硬化患者的这种肥大反应可能归因于血流动力学超负荷（机械应激）或神经激素通路的激活导致心脏重构和纤维化[31]。有趣的是，肝移植后左心室肥厚迅速消退[32]。心肌肥厚的这种消退可能是由于机械应力的减轻，RAAS 和 SNS 的激活减少，或者更有可能是多种机制综合的结果。

2.5.4 电生理异常

心电图上 QT 间期的延长在肝硬化患者中

有很多的记录,这可能是由于质膜流动性的改变和钾离子通道的损害[33～34]。QT间期延长可能导致室性心律失常和心源性猝死[35]。此外,QT间期延长与肝功能衰竭的严重程度有关,随着肝移植后肝功能的改善,QT间期延长似乎趋于正常[36～38]。然而,QT间期延长的临床意义仍不确定;在无结构性心脏病的肝硬化患者中,室性心动过速并不常见。

在肝硬化患者中也观察到对生理和药物刺激的变时性异常反应。许多肝硬化患者可能会出现心动过速,限制了他们在某些生理状态(如脓毒症)下进一步加快心率的能力,并损害了心脏维持适当的心输出量以满足全身需求的代偿能力[39]。然而,对这一发现的解释是不确定的。如果无法以与正常受试者相同的百分比增加心率是由于静息性心动过速与峰值心率相同,那么虽然这可能被描述为变时性功能不全(无法促进心率加快,从而心输出量无法满足需求),但主要的异常是静息性心动过速,而不是无法增加心率。

肝硬化性心肌病也与钠尿肽的产生增加有关。脑钠肽(BNP)已成为肝硬化患者左心室功能不全的敏感指标。血浆BNP和NT-pro BNP水

平与肝硬化和心功能不全的程度有关,肌钙蛋白水平升高也经常与肝硬化心肌病有关[12]。

2.6　循环因子、受体与心血管反应受损

许多循环因素影响心血管反应性,导致β-肾上腺素能受体功能、M受体功能和膜流动性的改变,所有这些都导致心功能不全(图2-3)。

2.6.1　β-肾上腺素能系统

β-肾上腺素能系统由肾上腺素能受体、异三聚体鸟嘌呤核苷酸结合蛋白(G蛋白)和腺苷酸环化酶组成。刺激β-肾上腺素能受体系统增加了心肌细胞的收缩能力。儿茶酚胺对β-肾上腺素受体的刺激导致第二信使cAMP的产生。这是细胞内钙流动的主要触发因素,而细胞内钙的可获得性是心肌收缩力的主要调节因素[3]。环磷酸腺苷促进细胞蛋白的磷酸化和活化,增加细胞内钙离子和正性离子反应。M受体刺激对

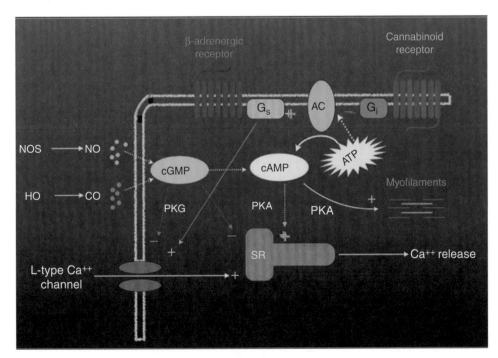

图2-3　肝功能衰竭时心肌细胞中一氧化氮(NO)、一氧化碳(CO)、内源性大麻素和β-肾上腺素能信号转导通路

注:AC:腺苷酸环化酶;G_s:刺激性G蛋白复合物;G_i:抑制G蛋白复合物;cGMP:环鸟苷一磷酸;ATP:三磷腺苷;cAMP:环磷酸腺苷;PKA:蛋白激酶A;PKG:蛋白激酶G;HO:血红素加氧酶;NOS:一氧化氮合酶;SR:肌浆网

心肌产生负性效应来平衡刺激性β-肾上腺素能系统。

一些研究已经证明肝硬化患者的β-肾上腺素能受体密度降低和受损[3]。钙通道功能异常伴随钙释放的改变也可能有助于解释肝硬化患者心肌收缩的异常[19]。肝硬化患者增强的毒扁豆碱张力也可能对心肌造成负离子效应[3]。

在肝硬化患者中,膜流动性,即心脏和其他组织质膜脂质双层中脂质部分的运动,是降低的。这影响了受体-配体的相互作用、受体密度和β-肾上腺素受体功能的信号通路。膜流动性改变也会影响钙和钾离子通道,导致血管张力改变。这也可能影响心室肌细胞的钾通道,从而影响QT间期[3]。

关于肝硬化和门脉高压的其他循环因子的研究已经超过20年[40]。一氧化氮(NO)是一种已知的血管扩张剂,已被认为是动脉和内脏循环中的一个主要因素。一氧化氮的半衰期很短,只有20～30秒,可以在细胞膜上自由扩散,主要通过增加cGMP的产生和随后平滑肌细胞的松弛来发挥作用。一氧化氮是由内皮型一氧化氮合酶(eNOS)、神经型一氧化氮合酶(nNOS)和诱导型一氧化氮合酶(iNOS)三种合酶合成的。eNOS是钙/钙调蛋白依赖的合成酶,需要辅因子才能激活。它受复杂蛋白对蛋白活化的调节,最终产生活性一氧化氮。在内毒素和炎性细胞因子诱导下,iNOS在几种细胞类型中合成,包括巨噬细胞和血管平滑肌细胞[13]。它以脉冲的方式从跳动的心脏中释放出来,调节参与心脏兴奋—收缩偶联的离子通道和转运体的功能[23]。

肝硬化和门脉高压患者的一氧化氮生物利用度增加,主要是因为eNOS活性增加[2]。门静脉高压症早期可检测到eNOS表达上调。血管内皮生长因子、炎性细胞因子和机械切应力等刺激因素刺激门静脉高压症中一氧化氮的产生,导致高动力循环综合征的发生[13]。合成酶nNOS也可能上调,并在维持高动力循环中发挥作用[13]。剪切力的增加可能通过激活体循环中的eNOS来

维持高动力循环。失代偿期肝硬化时,iNOS在肠系膜动脉内上调,可能是对炎性细胞因子和细菌从肠道移位到肠系膜淋巴结的反应[2]。

研究表明,一氧化氮在损伤心脏起搏细胞中起作用,促进乳头肌的负性变力作用,并可能抑制心脏功能[4]。肝硬化动物的实验研究揭示了一氧化氮与钝性心脏反应的关系[23]。

2.6.2　一氧化碳(CO)

一氧化碳(CO):一种内源性气体,起到调节血管张力的作用。一氧化碳是通过血红素加氧酶(HO),由血红素分解成胆绿素。HO有两种亚型,HO-1和HO-2[13]。在胆汁性肝硬化大鼠的主动脉和肠系膜动脉中已发现HO-1亚型[13]。和一氧化氮一样,它激活cGMP,导致血管扩张。协同诱导的血管扩张也是通过激活钙激活的钾通道介导的。

一氧化碳产生过剩将导致肝硬化患者的内脏和动脉血管扩张。一氧化碳还可能由于cGMP增加和钙内流减少而降低心室收缩性[23]。虽然一氧化碳影响心脏和内脏循环,但已被认为在肝硬化相关的肝肺改变中起着更重要的作用。

2.6.3　内源性大麻素(EC)

内源性大麻素(EC)描述了一类新的脂质信号分子。最重要的EC是花生胺。内皮细胞无处不在,与血管内皮细胞中的CB1受体结合,通过血管扩张引起低血压[13]。肝硬化时EC增加,位于肠系膜血管的CB1受体过度激活,导致内脏血管扩张和门脉高压。

2.6.4　其他分子

其他分子可能参与肝硬化。前列环素(PGI$_2$)在肝硬化和门静脉高压症患者中升高,提示其有致病作用[13]。内皮衍生超极化因子(EDHF)似

乎在较小的动脉和小动脉中更为突出,也有助于血管扩张。当一氧化氮被抑制时,其作用更为显著,因为其抑制 EDHF 的释放[13]。肿瘤坏死因子 α(TNF-α)由细菌内毒素激活,是一氧化氮释放的中介物[13]。

2.7 循环功能障碍对晚期肝病的临床影响

尽管处于高动力循环状态,但肝硬化患者即使在这种心血管系统的条件下也可能会出现心脏失代偿。部分是由肝硬化性心肌病引起或加重的。随着肝功能下降,肝硬化患者通常会出现顽固性腹水、感染或静脉曲张出血,此时可能需要干预措施,如放置经颈静脉肝内门体分流术(TIPS)。

肝硬化心肌病患者可能对这些过程和其他形式的应激反应不佳,例如伴有心脏血流动力学突然改变的感染。特别值得一提的是,肝移植术后心血管并发症的发生率很高,包括心力衰竭、心律失常或心肌梗死。一旦移植了新的肝脏,循环中血管活性物质的异常水平就会降低,从而降低了高动力循环的血管扩张状态[5,41]。然而,随之而来的全身血管阻力和心脏后负荷的增加,加上术中过量的液体供应,可能会出现潜在的心功能障碍,并在手术后立即导致肺水肿或显性心力衰竭。

在肝移植后 1 年内,高动力状态消失,舒张功能改善,对运动和身体应激的收缩反应恢复正常,这表明肝硬化心肌病通过肝移植是完全可逆的[7,32]。肝硬化患者的 QT 间期延长在肝移植后也逆转[37～38]。

肝移植能降低高输出量状态,而实施 TIPS 被证明会加剧肝硬化患者的高动力循环状态,因为分流到心脏的容量负荷增加导致前负荷突然增加[42～44]。放置 TIPS 导致显性心力衰竭的发生,且可能受到对增加的前负荷的舒张期反应的影响[45]。在一项研究中,舒张功能障碍预示着 TIPS 术后腹水清除缓慢和病死率增加[43,46～47]。

肝功能衰竭患者的血管内容量评估可能具有挑战性。例如,静脉推注液体来改善低血压可能会突然增加顺应性变差的心室前负荷,在应激期间无法增加心输出量,有可能加剧心力衰竭和低血压。临床上很少单独使用中心静脉压(CVP)来做出液体管理的决策,因为左心室输出量是由左心室舒张末期压(LVEDP)决定的,而不是由右心房压决定的。此外,张力性腹水或右心衰竭的患者在由于腹内压升高或右心压升高而出现容量不足时,中心静脉压可能升高。在这些情况下,持续监测心输出量和充盈压有助于指导容量扩张器、肌力调节剂或血管升压剂的滴定。

当充血性心力衰竭占主导地位时,治疗方案与非肝硬化性心功能不全患者相似——但有一个重要的例外:由于外周血管扩张,大多数肝硬化患者的动脉血压较低,因此可能无法耐受降低前负荷或后负荷的药物[20]。多巴酚丁胺和米力农等具有血管扩张作用的正性肌力药引起的血压下降可能会导致肝病患者的血压急剧下降,从而导致进一步的血管扩张。肝硬化患者对多巴酚丁胺的反应也可能因 β-肾上腺素能受体下调而减弱。因此,去甲肾上腺素是一种有效的血管收缩剂,具有一定的变力作用,可能是治疗心源性休克和低血压患者的首选药物。

管理肝硬化和心功能不全患者可能是具有挑战性的,通常需要多学科的团队治疗[47]。

结 论

肝硬化门脉高压患者的主要血流动力学异常是全身血管扩张,并伴有高动力循环综合征,表现为心输出量和心率增加,全身血管阻力降低。这是由内脏循环中的结构性变化(减少循环血容量)和体液变化(几种血管活性物质的释放降低了体循环中的动脉张力)所介导的。尽管处于这种高动力循环状态,心脏可能并不正常;深入研究发现了一些心血管异常,包括舒张功能障碍、对压力的收缩反应迟钝和电生理异常,这些都被称为"肝硬化心肌病"。这些异常在患者休息时可能不明显,但可能会减少心脏储备,并在血流动力学应激期变得明显。越来越多的证据表明,肝硬化相关的心血管异常在肝肾综合征、腹水、自发性细菌性腹膜炎、胃食管静脉曲张和肝肺综合征等肝病并发症的发病机制中起重要作用。

参考文献

1. Kowalski HJ, Abelmann WH. The cardiac output at rest in Laennec's cirrhosis. J Clin Invest. 1953; 32(10): 1025–1033.

2. Bolognesi M, Di Pascoli M, Verardo A, Gatta A. Splanchnic vasodilation and hyperdynamic circulatory syndrome in cirrhosis. World J Gastroenterol. 2014; 20(10): 2555–2563.

3. Al-Hamoudi WK. Cardiovascular changes in cirrhosis: pathogenesis and clinical implications. Saudi J Gastroenterol. 2010; 16(3): 145–153.

4. Martell M, Coll M, Ezkurdia N, Raurell I, Genesca J. Physiopathology of splanchnic vasodilation in portal hypertension. World J Hepatol. 2010; 2(6): 208–220.

5. Møller S, Bernardi M. Interactions of the heart and the liver. Eur Heart J. 2013; 34(36): 2804–2811.

6. Krag A, Bendtsen F, Burroughs AK, Moller S. The cardiorenal link in advanced cirrhosis. Med Hypotheses. 2012; 79(1): 53–55.

7. Yang YY, Lin H-C. The heart: pathophysiology and clinical implications of cirrhotic cardiomyopathy. J Chin Med Assoc. 2012; 75: 619–623.

8. Pendyal A, Gelow JM. Cardiohepatic interactions: implications for management in advanced heart failure. Heart Fail Clin. 2016; 12(3): 349–361.

9. Ishibashi H, Nakamura M, Komori A, Migita K, Shimoda S. Liver architecture, cell function, and disease. Semin Immunopathol. 2009; 31(3): 399–409.

10. Lautt WW. Hepatic circulation physiology and pathophysiology. Morgan & Claypool Lifesciences: San Rafael, CA; 2010.

11. Rappaport AM, Borowy ZJ, Lougheed WM, Lotto WN. Subdivision of hexagonal liver lobules into a structural and functional unit; role in hepatic physiology and pathology. Anat Rec. 1954; 119(1): 11–33.

12. Pudil R, Pelouch R, Praus R, Vasatova M, Hulek P. Heart failure in patients with liver cirrhosis. Cor Vasa. 2013; 55(4): e391–e396.

13. Iwakiri Y, Groszmann RJ. The hyperdynamic circulation of chronic liver diseases: from the patient to the molecule. Hepatology. 2006; 43(2 Suppl 1): S121–131.

14. Bhathal PS, Grossman HJ. Reduction of the increased portal vascular resistance of the isolated perfused cirrhotic rat liver by vasodilators. J Hepatol. 1985; 1(4): 325–337.

15. Bosch J, Garcia-Pagan JC. Complications of cirrhosis. I. Portal hypertension. J Hepatol. 2000; 32(1 Suppl): 141–156.

16. Moller S, Gulberg V, Henriksen JH, Gerbes AL. Endothelin-1 and endothelin-3 in cirrhosis: relations to systemic and splanchnic haemodynamics. J Hepatol. 1995; 23(2): 135–144.

17. Abraldes JG, Iwakiri Y, Loureiro-Silva M, Haq O, Sessa WC, Groszmann RJ. Mild increases in portal pressure upregulate vascular endothelial growth factor and endothelial nitric oxide synthase in the intestinal microcirculatory bed, leading to a hyperdynamic state. Am J Physiol Gastrointest Liver Physiol. 2006; 290(5): G980–987.

18. Gould L, Shariff M, Zahir M. Cardiac hemodynamics in alcoholic patients with chronic liver disease and a presystolic gallop. J Clin Invest. 1969; 48(4): 754–760.

19. Sawant P, Vashishtha C, Nasa M. Management of cardiopulmonary complications of cirrhosis. Int J Hepatol. 2011; 2011: 280569.

20. Lee RF, Glenn TK, Lee SS. Cardiac dysfunction in cirrhosis. Best Pract Res Clin Gastroenterol. 2007; 21(1): 125–140.

21. Kelbaek H, Eriksen J, Brynjolf I, Raboel A, Lund JO, Munck O, et al. Cardiac performance in patients with asymptomatic alcoholic cirrhosis of the liver. Am J Cardiol. 1984; 54(7): 852–855.

22. Lee SS, Marty J, Mantz J, Samain E, Braillon A, Lebrec D. Desensitization of myocardial beta-adrenergic receptors in cirrhotic rats. Hepatology. 1990; 12(3 Pt 1): 481–485.

23. Zardi EM, Abbate A, Zardi DM, Dobrina A, Margiotta D, Van Tassell BW, et al. Cirrhotic cardiomyopathy. J Am Coll Cardiol. 2010; 56(7): 539–549.

24. Timoh T, Protano MA, Wagman G, Bloom M, Vittorio TJ. A perspective on cirrhotic cardiomyopathy. Transplant Proc. 2011; 43(5): 1649–1653.

25. Little WC, Oh JK. Echocardiographic evaluation of

diastolic function can be used to guide clinical care. Circulation. 2009; 120(9): 802–809.

26. Pozzi M, Carugo S, Boari G, Pecci V, de Ceglia S, Maggiolini S, et al. Evidence of functional and structural cardiac abnormalities in cirrhotic patients with and without ascites. Hepatology. 1997; 26(5): 1131–1137.

27. Cazzaniga M, Salerno F, Pagnozzi G, Dionigi E, Visentin S, Cirello I, et al. Diastolic dysfunction is associated with poor survival in patients with cirrhosis with transjugular intrahepatic portosystemic shunt. Gut. 2007; 56(6): 869–875.

28. Abraham TP, Dimaano VL, Liang HY. Role of tissue Doppler and strain echocardiography in current clinical practice. Circulation. 2007; 116(22): 2597–2609.

29. Dadhich S, Goswami A, Jain VK, Gahlot A, Kulamarva G, Bhargava N. Cardiac dysfunction in cirrhotic portal hypertension with or without ascites. Ann Gastroenterol. 2014; 27(3): 244–249.

30. Batra S, Machicao V, Bynon JS, Mehta S, Tanikella R, Krowka MJ, Zacks S, Trotter J, Roberts KE, Brown RS, Kawut SM, Fallon MB, Pulmonary Vascular Complications of Liver Disease Group. The impact of left ventricular hypertrophy on survival in candidates for liver transplantation. Liver Transpl. 2014; 20(6): 705–712.

31. De Marco M, Chinali M, Romano C, Benincasa M, D'Addeo G, D'Agostino L, deSimone G. Increased left ventricular mass in pre-liver transplantation cirrhotic patients. J Cardiovasc Med (Hagerstown). 2008; 9(2): 142–146.

32. Torregrosa M, Aguadé S, Dos L, Segura R, Gónzalez A, Evangelista A, Castell J, Margarit C, Esteban R, Guardia J, Genescà J. Cardiac alterations in cirrhosis: reversibility after liver transplantation. J Hepatol. 2005; 42(1): 68–74.

33. Ward CA, Ma Z, Lee SS, Giles WR. Potassium currents in atrial and ventricular myocytes from a rat model of cirrhosis. Am J Physiol Gastrointest Liver Physiol. 1997; 273(2): 537–544.

34. Møller S, Henriksen J. Cirrhotic cardiomyopathy a pathophysiological review of circulatory dysfunction in liver disease. Heart. 2002; 87: 9–15.

35. Day CP, James O, Butler TJ, Campbell RW. QT prolongation and sudden cardiac death in patients with alcoholic liver disease. Lancet. 1993; 341(8858): 1423–1428.

36. Bernardi M, Galandra S, Colantoni A, Trevisani F, Raimondo ML, Sica G, et al. Q-T interval prolongation

in cirrhosis: Prevalence, relationship with severity, and etiology of the disease and possible pathogenetic factors. Hepatology. 1998; 27(1): 28–34.

37. Mohamed R, Forsey P, Davies MK, Neuberger JM. Effect of liver transplantation on QT interval prolongation and autonomic dysfunction in end-stage liver disease. Hepatology. 1996; 23(5): 1128–1134.

38. García González M, Hernandez-Madrid A, Lopez-Sanromán A, Candela A, Nuño J, Barcena R. Reversal of QT interval electrocardiographic alterations in cirrhotic patients undergoing liver transplantation. Transplant Proc. 1999; 31(6): 2366–2377.

39. Zambruni A, Trevisani F, Caraceni P, Bernardi M. Cardiac electrophysiological abnormalities in patients with cirrhosis. J Hepatol. 2006; 44(5): 994–1002.

40. Whittle BJ, Moncada S. Nitric oxide: the elusive mediator of the hyperdynamic circulation of cirrhosis? Hepatology. 1992; 16(4): 1089–1092.

41. Therapondos G, Flapan A, Plevris JN, Hayes PC. Cardiac morbidity and mortality related to orthotopicliver transplantation. Liver Transplant. 2004; 10: 1441–1453.

42. Azoulay D, Castaing D, Dennison A, Martino W, Eyraud D, Bismuth H. Transjugular intrahepatic portosystemic shunt worsens the hyperdynamic circulatory state of the cirrhotic patient: preliminary report of a prospective study. Hepatology. 1994; 19(1): 129–132.

43. Fede G, Privitera G, Tomaselli T, Spadaro L, Purrello F. Cardiovascular dysfunction in patients with liver cirrhosis. Ann Gastroenterol. 2015; 28(1): 31–40.

44. Merli M, Valeriano V, Funaro S, Attili AF, Masini A, Efrati C, De Castro S, Riggio O. Modifications of cardiac function in cirrhotic patients treated with transjugular intrahepatic portosystemic shunt (TIPS). Am J Gastroenterol. 2002; 97(1): 142–148.

45. Braverman AC, Steiner M, Picus D, White H. High-output congestive heart failure following transjugular intrahepatic portal-systemic shunting. Chest. 1995; 107: 1467–1469.

46. Rabie RN, Cazzaniga M, Salerno F, Wong F. The use of E/A ratio as a predictor of outcome in cirrhotic patients treated with transjugular intrahepatic portosystemic shunt. Am J Gastroenterol. 2009; 104: 2458–2466.

47. Olson JC, Wendon JA, Kramer DJ, Arroyo V, Jalan R, Garcia-Tsao G, et al. Intensive care of the patient with cirrhosis. Hepatology. 2011; 54(5): 1864–1872.

肝病的呼吸生理学 3

保罗·伯格尔,乔纳森·D.特鲁维特
(Paul Bergl, Jonathon D. Truwit)

摘 要

本章将讨论急性和慢性肝病的肝-肺病理生理相互作用。对肝病如何影响呼吸系统的关键功能的大部分了解都来自对生理极端的研究。依据这些研究数据,可以推断较轻微的肝病是如何导致通气和气体交换异常的。肝病患者的最佳通气常受到腹水、胸腔积液和肝性恶病质引起的呼吸力学改变的干扰。V-Q不匹配可能由腹水或胸腔积液所致的压迫性肺不张、肝肺综合征中的配型不平衡、肺血流增加所致的动态小气道塌陷或任何一种在低氧血症住院患者中常见的各种原因引起或加重。弥散功能异常也有多种原因,弥散能力(DLCO)低而无其他解释可能代表罕见但特征良好的肝肺综合征。此外,急性肝功能衰竭可能并发急性呼吸窘迫综合征(ARDS)。慢性肝病患者也有患ARDS的风险,因为他们容易发生脓毒症和吸入性肺炎。处理ARDS需要特别考虑肝功能衰竭的肝外并发症,如脑内压升高和张力性腹水。

关键词

肝病;呼吸生理学;肺功能测试;呼吸力学;肺顺应性;DLCO;急性呼吸窘迫综合征;急性肝功能衰竭

缩写

ARDS:急性呼吸窘迫综合征
COPD:慢性阻塞性肺疾病
MELD:终末期肝病的模型评分
PCO_2:二氧化碳分压
$PACO_2$:肺泡二氧化碳分压
$PaCO_2$:动脉二氧化碳分压
PaO_2:动脉血氧分压
CCLO:肺一氧化碳弥散能力

HPS:肝肺综合征
PEEP:呼气末正压
V-Q:通气-血流比
ERV:呼气储备量
FEV1:一秒钟用力呼气量
FRC:功能残气量
FVC:用力肺活量
TLC:总肺活量
RV:残气量
VC:肺活量

学习目标

学习本章,学习者能够学到以下知识:

- 肝病患者肺功能测试中出现限制性和阻塞性缺陷的病理生理学机制;
- 肝病患者限制性肺活量模式的机制和导致该人群呼吸系统顺应性差的因素;
- 预测大容量穿刺术后肺容积、肺活量和呼吸系统顺应性的变化;
- 认识神经肌肉无力对肝病患者肺功能的影响;
- 理解为什么在有和无肝肺综合征的肝硬化患者中DLCO通常减少。
- 掌握急慢性肝病患者ARDS的处理原则。

3.1 肺生理学临床评估入门[1~4]

对通气的理解首先需要了解肺体积、肺容量和基本肺活量测试的知识,我们首先简要回顾这些关键的概念。总肺活量(TLC)是肺的最大容气量(图3-1)。有四种呼气末容积和容量与临床相关:肺活量(VC)、功能残气量(FRC)、残气量(RV)和呼气储备容积(ERV)。VC反映最大吸气后呼出的空气量;VC可以在用力呼气时测量(即用力肺活量,FVC),也可以从常规肺容量测试期间的其他测量得出(所谓的慢肺活量,SVC)。FRC反映静息潮气呼吸末期肺气量,分为ERV和RV。RV是最大程度呼气后肺内空气的体积,因此代表活体内肺内所含气体的最小体积。除了FVC和SVC,所有这些措施都需要在肺功能实验室使用身体容积描记术或气体稀释技术进行常规测试[5]。

肺活量测定是量化肺功能的一种简单而有力的手段,许多有关肝病肺部并发症的现有数据都包含了肺活量测定。肺活量测定中最重要的两项测量是一秒钟用力呼气量(FEV1)和FVC。根据这两项指标,出现三种肺功能模式:正常、阻塞性通气障碍、限制性通气障碍(图3-2),有些患者表现出阻塞和受限的混合模式。当FEV1/FVC<70%时为阻塞类型,而FVC<80%为限制性模式,无气流阻塞[6]。然而,按照惯例,限制性肺病需要对TLC进行正式评估[5],因为只有大约

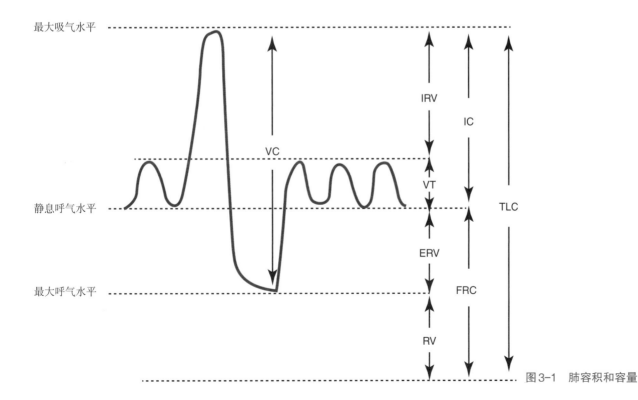

图3-1 肺容积和容量

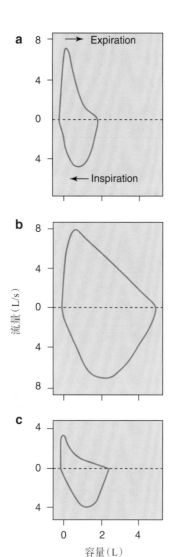

图3-2　三种常见的肺活量模式

正常流量—体积环居中(b)。限制性肺病的特征是肺体积较小，而肺弹性反冲较高，因此在给定的肺体积(a)下会出现高于预期的流速。梗阻性缺损的特征是呼气流量减少，通常是呼气肢体凹陷，反映出远端气道阻塞(c)

60%的肺活量测定发现限制性缺陷的患者有真正的限制性通气障碍，尤其是在FEV1/FVC降低的患者中[7]。

3.2　肝病患者的肺体积和容量

　　呼吸功能障碍在肝硬化患者中相对常见，尽管最常见的是伴发腹水，但并不是腹水患者独有的。例如，在接受肝移植的患者中，限制性通气功能障碍比移植前有很大的改善趋势，即使在没

有腹水的患者中也是如此，这表明肝病及其后果是有因果的，而不仅仅是相互关联的[8]。腹水很显然会导致FVC、FRC和TLC显著降低[9~11]，并极可能在肺活量测定时提示限制性通气[12~14]。肝性胸腔积液同样会产生类似结果[14]。随着腹内静水压力的增加，如腹水，FVC、FRC和TLC进一步降低[12,15]；因此，张力性腹水日益加重与恶化的限制性生理改变有一定的相关性[10,12]。当腹水患者仰卧时，FVC降低[11]，FRC和TLC也可能显著降低[12]。正如预期的那样，大容量穿刺术除了缓解呼吸困难和改善氧合外，还能确切地改善肺功能，包括FVC、FRC和TLC[11,16~19]。虽然对机械通气患者的研究较少，但治疗性穿刺术能有效增加呼气末肺容积[14,20]，是机械通气急性肺损伤患者FRC的替代指标[21]。然而，即使在大量液体清除后，由于残留腹水、肌肉无力或间质性肺水肿，患者也可能达不到肺容量的正常化。与治疗性穿刺相似，积极利尿也能显著改善腹水患者的FVC、FRC和TLC[19]。

　　虽然腹水是慢性肝病患者限制性通气生理的一个明显因素，但在肝脏脂肪变性和慢性肝病患者中，更细微的呼吸系统疾病已被认识到。基于非酒精性脂肪性肝病(NAFLD)患者人群进行的研究发现，肝脏脂肪变性的严重程度与肺功能测试中肺活量测定的限制性通气障碍之间存在联系[22,23]。利用第三次全国健康和营养检查调查(NHANES III)的数据，一组研究人员发现，随着肝脏脂肪变性程度的恶化，肺活量测定限制性通气障碍的患病率有显著增加的趋势[22]。即使在对多个混杂因素(如腰围、体力活动水平和吸烟)进行调整后，这种关联仍然存在。在韩国的一项基于人群的横断面研究中也发现了类似的趋势[23]。同样，在控制了体重指数和心脏代谢危险的其他因素后，研究人员发现FVC和FEV1与肝脏脂肪变性的严重程度呈负相关。这些关联的机制并不完全清楚；肝脏脂肪变性和限制性通气障碍可能是潜在病理生理过程的表象，如腹部脂肪分布[24]、胰岛素抵抗[25]或轻度慢性全身炎

症[26]。在慢性肝炎或Childs-Pugh A级和B级肝硬化患者中，这些患者没有明显的心肺并发症，肝病的严重程度似乎也与FVC的异常显著负相关[27]。然而，当这些患者接受常规的肺容量测试时，按照这一标准，很少有限制性肺部疾病。其他数据表明，虽然肺活量测定的限制性通气障碍在肝硬化中很常见，但只有少数患者在测量TLC时存在着真正的限制性通气障碍[28]。

综上所述，这些数据证实了肺活量测定限制性通气障碍在慢性肝病患者中比普通人群更常见，但大多数慢性肝炎和代偿性肝硬化患者在肺容积测试中没有表现出明显的限制性缺陷。尽管如此，肺活量测定限制性通气障碍与运动耐力差和呼吸困难有关，因此不应被认为是这些人群中的正常变异[29]。此外，肺活量测定限制性通气障碍可用于预测肝移植患者术后肺炎和呼吸衰竭，因此对肝病有重要的预后价值[14]。

在不吸烟的肝硬化患者中，肺活量测定结果显示梗阻性缺陷较少，尽管伴有肝脏和肺部疾病的特殊疾病，如 α-1 抗胰蛋白酶缺乏症（A1ATD）和囊性纤维化（CF），可能会出现阻塞性肺病。在这些人群中，伴发肝病似乎不会明显增加气道阻塞的风险。虽然接受肝移植的 CF 患者比无实质性肝病的 CF 患者 FEV1 有降低的趋势，但其中一些差异在手术前的改善状态的治疗后有所减弱[30]。此外，肝移植对 CF 患者的 FEV1 检测结果显示，临床上对梗阻未见显著影响。同样，具有ZZ 表型的 A1AT 患者在肝移植后 FEV1 没有显著改善[31]。

对未经选择的肝硬化患者的横断面研究表明，即使在没有先前存在的肺部疾病的情况下，肺活量测定显示阻塞型的患病率也较多[8~9]。然而，这一发现在所有关于肝硬化患者肺功能的研究中并不一致，因此在其中一些人群中梗阻模式的增加可能只是反映了未诊断的肺部疾病[28,32]。到目前为止，肝病患者的大气道阻塞尚无可信的、明确的生理学解释，因此肝病患者肺活量测定中阻塞缺陷的风险增加很可能来自

非肝脏因素。此外，由于CF和A1AT患者移植后FEV1没有明显改善，我们可以得出结论，肝病本身并不会导致大气道阻塞性肺疾病。

值得注意的是，不能单独依靠测量FEV1/FVC（目前诊断梗阻的黄金标准）的比值，发现肺部的阻塞性生理学改变[5]。FEV1反映了大气道的气流受限，但在用力呼气期间，气道塌陷可能会导致阻塞。肝硬化患者气流阻塞的主要机制，也是下一章讨论的V-Q不匹配的机制之一，是由于血流动力学改变（如肺血流增加和间质水肿）导致的小气道关闭[32~35]。传统上，小气道闭合是通过肺活量测量来识别的，如不同FVC百分比下的最大用力呼气流量（如肺功能测试中通常报道的$FEF_{25\%~75\%}$）或闭合容积的测量[3,6]。闭合量是基底小气道闭合的点，通常用肺活量的百分比来量化。对于健康的人，关闭的容积应该超过FRC；否则，即使在潮气呼吸期间，小气道也会发生塌陷[3]。几位研究人员记录了肝硬化患者的闭合量显著增加[32,35~37]，特别是那些动脉低氧血症的患者，而且这些闭合量经常超过FRC[32]。此外，在FEV1正常的肝硬化患者中，至少有一组研究人员证明，与$FEF_{50\%}$和FEV1相比，$FEF_{25\%}$显著降低，这一发现支持在肺容量接近FRC时出现动态小气道阻塞[32]。腹水可能增加了小气道塌陷的倾向，与无腹水的肝硬化患者相比，患者的$FEF_{25\%~75\%}$显著降低[13]。

肝硬化患者存在动态小气道疾病，但这些发现的临床相关性仍有待解释。小气道关闭导致V-Q不匹配和动脉低氧血症（参见本章后面和下一章的讨论），但它可能与这些人群的肺功能、呼吸困难或运动耐量的有意义的变化无关。虽然小气道阻塞可能导致哮喘和慢性阻塞性肺疾病（COPD）的一些症状和临床表现[38]，但即使在这些经过充分研究的疾病中，小气道阻塞的最佳治疗也有一个新的和不断发展的证据基础[39~40]。此外，肝病是小气道阻塞中特征最不明确的疾病之一[41]。因此，肝病中轻度小气道阻塞的发现可

能具有学术意义。考虑到可用的数据,肝脏疾病似乎不会给显著的气流阻塞带来明显的风险。

3.3 肝病患者的呼吸系统依从性

无论是通过机械辅助,还是自主呼吸,肺通气都需要克服多种阻力:(1)肺实质、胸壁和腹腔室的综合弹性阻力;(2)空气-表面活性物质界面破裂引起的肺泡弹性回缩力;以及(3)摩擦和惯性引起的非弹性气流阻力[1]。前两种弹性阻力被认为是衡量呼吸系统顺应性的指标;顺应性是弹性的反义词,它描述了肺部接受进入的空气的容易程度。换言之,顺应性由公式$C=\Delta V/\Delta P$测量,其中C是顺应性,ΔV是体积变化,ΔP是压力变化。

由于通过气道的空气运动会产生非弹性阻力,即气道阻力,因此最好在气流为零时测量呼吸系统顺应性。这种测量,更准确地说是静态顺应性,代表了胸廓向外扩张和肺向内回缩的平衡倾向的总和。图3-3描述了肺、胸壁和呼吸系统的容积—压力关系(或肺和胸壁曲线的总和)。由于胸壁软组织的外部重量和腹内压力进一步降低了呼吸系统的顺应性,按照惯例,它们被包括在胸壁顺应性的测量中。在自主呼吸患者中,静态顺应性通常不被测量,但表示为从FRC到TLC吸气所需的ΔP。被动通气患者的类似测量是在屏气时的平台压下进行的,式中$\Delta P=P_{pl}-PEEP$,ΔV是呼吸的潮气量。

在肝病患者中,腹水是改变呼吸力学和静态顺应性的最易研究和了解的并发症。根据对呼吸系统顺应性的了解,先前描述的腹水与肺活量测定限制性缺陷的严重程度之间的关系是可以

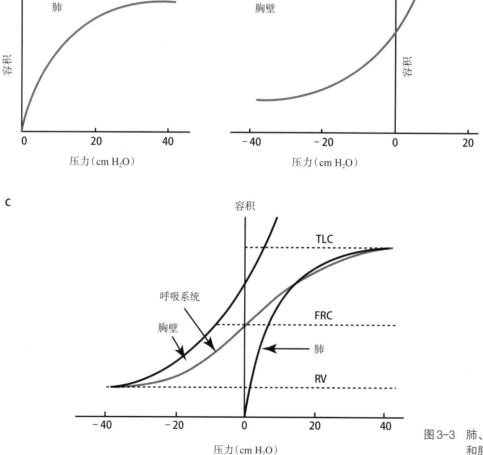

图3-3 肺、胸壁和呼吸系统(胸壁和肺)的容积—压力关系

预测的。FVC的测量不仅依赖于气道阻力和呼吸努力,还取决于肺的弹性和塌陷倾向[42]。当肺部达到TLC时,弹性回缩力达到最大进而达到最大呼气流量。然而,当患者是潮气呼吸,肺部容积接近RV时,即当FRC和ERV降低时,那么呼气流速受限,反映为较低的FVC[43]。腹水造成弹性回缩力机械降低从而降低了FRC。此外,FRC与肺顺应性大致相关,因此在腹水时发现低FRC也就不足为奇了。回想一下,由于FRC的存在,肺的塌陷趋势完美地平衡了胸壁的扩张趋势。随着疾病进程导致肺容积减少和(或)肺顺应性降低,FRC将相应减少[1]。此外,如吸气和呼气顺应性曲线所预测的那样,吸气时的肺顺应性随着肺容积的减少而降低(即肺滞后)(图3-4);因此,任何减少肺容积的因素都会降低肺顺应性[1]。

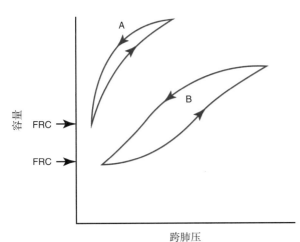

图3-4 肺滞后

由于表面活性剂对表面张力的不同影响,肺的压力—容积关系(即顺应性)在吸气和呼气之间有所不同。急性损伤肺(A)与正常健康肺(B)表现出不同的滞后曲线

众所周知,腹内压的大幅增加会对呼吸系统顺应性产生有害影响[44]。腹胀伴随腹内压力增加,主要通过降低胸壁顺应性对呼吸系统产生负面影响[11,15,45~46]。长期以来,人们一直认为腹水会将横膈和腹壁固定在一个静止的位置,而需要克服顺应性变差的胸廓阻力膈肌位置才会发生变化[11]。这一观点得到以下观察的支持:当腹内静水压力特别高时,当FRC从坐位移至仰卧

位时,FRC相对不受影响[12]。因为FRC本身是腹部顺应性的标志[12],我们可以推断腹壁顺应性在紧张性腹水中相对固定,与身体位置无关。此外,腹水患者的内源性呼气末正压(PEEPi)水平较高,这一发现与之前讨论的小气道关闭假说一致[47]。由于患者必须产生更大的胸腔内负压来克服PEEPi的惰性以使肺部充气,PEEPi是呼吸系统的另一个机械负荷,也是腹水患者呼吸系统顺应性差的另一个因素[48]。

在潮气呼吸时,大量腹水患者的胸膜压力有很大的波动,而腹内压几乎没有变化。这些发现不仅证实了张力性腹水对胸壁运动和腹腔室相对固定的影响,而且还证明腹水导致呼吸功增加[47]。这种机械功的增加反映在即使在安静呼吸时所需的胸膜压和跨膈压的异常大幅波动[47]。使用正压机械通气,理论上腹水患者的呼吸功会减少,而正压通气可能会通过肺泡复张来改善对给定潮气量的顺应性。然而,即使在正压通气时,呼吸系统顺应性也会随着腹内压的增加而显著下降,当腹内压超过PEEP 15 mmHg或更多时,影响最为显著[46,49]。由于腹水的机械负荷在吸气周期中优先转移,临床医生应该有信心使用机械通气腹水患者的平台压来表征胸壁和腹部顺应性下降的严重程度[46]。

可以预见,大容量穿刺会显著改善肺顺应性。对于自主呼吸的患者,排出液体后胸膜压力波动显著改善,并且与排出的液体量直接相关[47]。因此,如前所述,大容量穿刺术后FRC、TLC和FRV的改善反映了呼吸系统顺应性的改善和呼吸功的减少。在有腹水的机械通气患者中,穿刺术可以立即改善肺顺应性,而且这种效果可能在术后至少6小时内持续存在[20,49]。穿刺术后平台压的下降几乎与呼吸系统顺应性的提高成正比,因此可以作为临床参考。因为腹部可以在腹内压力上升之前容纳大量的液体,可能只需要少量的液体排出(大约200 mL)就可以降低腹内静水压力和改善呼吸系统顺应性[12]。实际上,临床医生应该以可行的最大腹水量为穿刺

目标。

肝性胸腔积液和间质性肺水肿是导致肝病患者呼吸系统顺应性差的另外两个因素。虽然还没有专门研究在肝性胸腔积液中呼吸系统顺应性的变化，但它可能与其他渗出性胸腔积液一样，通过增加胸壁机械负荷来降低呼吸系统顺应性。肝性胸腔积液的可能机制是腹水的跨膈移位[50]。我们之前从理论上讨论的腹水中出现的代偿性大的跨胸膜压波动可能会导致肝性胸腔积液，因为胸腔内压的显著下降会促进跨膈液体的转移，从而造成呼吸困难恶化、呼吸功增加和胸壁顺应性变差的恶性循环。这种机制纯粹是推测，因为没有人体或动物研究来证实这一生理学推论。

虽然间质性水肿经常被认为是肝硬化全身水肿的潜在并发症，但间质性肺水肿在肝硬化患者群体中似乎是相对少见[51]。在动物模型中，肝硬化的发展似乎伴随着轻度间质水肿和轻微的肺水增加[52]。间质水肿本身可能不是导致肺顺应性差的主要原因；相反，肺血容量增加和肺泡水肿似乎是罪魁祸首[53～54]。由于肺血管血容量增加和高动力循环伴随心输出量增加是肝肺综合征的特征[55～56]，因此肺顺应性降低是可预测的。一旦肝病患者有明显的肺水肿（通过临床检查或胸片），就应该认为他们的肺顺应性明显降低[54]。

3.4 肝病患者的神经肌力与运动耐量

晚期慢性肝病常伴有恶病质的骨骼肌萎缩，从而导致呼吸肌无力。这些变化通过肺功能测试中较低的最大呼气和吸气压力（MEP 和 MIP）来识别，这两项测试主要反映肌肉力量[57]。不足为奇的是，在等待移植的肝硬化患者中，MEP 和 MIP 的轻度到中度异常经常出现，但在轻度肝硬化患者中较少发现[28,58]。吸气肌力（根据

MIP 测量）在严重肝病患者中可能几乎减半，并与该人群的整体呼吸困难密切相关[28,59]。与 Childs-Pugh A 级或 B 级肝硬化患者相比，Childs Pugh C 级患者呼吸肌力下降更为显著[60]。同样，较高的 MELD 评分与吸气肌无力密切相关[61]。腹水的存在已被证明对吸气肌力有负面的影响[47,59]。最近的证据支持膈肌和腹直肌运动迟缓是肝硬化患者呼吸强度的关键决定因素，而不是非肌肉因素[62]。在重症监护病房中尤为明显，因为吸气肌无力是无法脱离机械通气的主要预测因子[63～65]。MIP 也是肝病的重要预后指标；神经肌力差的患者肝移植后存活率明显降低[66]。

3.5 调节通气和维持酸碱中性

在健康人中，通气是由脑干呼吸中枢调节的，脑干呼吸中枢是一个由髓质内相互连接的神经元组成的复杂网络，在较小的程度上，还包括脑桥[1,67]。这些神经元产生呼吸肌的传出呼吸信号，同时也反射性地合并来自传入通路的反馈，包括桥脑呼吸群、中枢和外周化学感受器、肺和膈肌中的牵张感受器以及大脑皮层。反馈环也调节通气，但中枢化学感受器对脑脊液中细胞外 pH 的反应，本身就是动脉二氧化碳分压的反应是呼吸最强大的调节器。

慢性肝病患者的通气调节通常受到干扰；患者表现为原发性过度通气，伴有低碳酸血症和代偿性呼吸性碱中毒。传统认为，过度通气部分归因于对伴随的轻度动脉低氧血症的补偿[68]。然而，多项研究记录了慢性肝病的过度通气，即使在没有缺氧和潜在的心肺共病的情况下也是如此[69～73]。在急性肝功能衰竭的昏迷患者中也观察到了类似的过度通气现象[74]。在慢性肝病中，过度通气的程度，表现为二氧化碳分压降低，通常与肝硬化的严重程度相关[69,71～73]，尽管并非所有研究者都一致地观察

到了这种模式[75]。

这些患者过度通气所致呼吸性碱中毒的发生和维持涉及多种机制。肝硬化患者的孕激素（一种直接刺激中枢呼吸中心的物质）和雌激素（可增强黄体酮的作用）的循环增加[72,75]。随着肝硬化程度的加重，患者对高碳酸血症的耐受性也会降低，这一概念被称为中枢化学敏感性[71]。化学敏感性不仅与Childs-Pugh分级有关，还与循环中的孕激素和去甲肾上腺素有关[71]。在Childs-Pugh A级肝硬化患者中，过度通气似乎主要是潮气量增加的结果[71]。随着肝硬化程度的加重，患者也会出现中度的呼吸急促，进一步使血液碱化并降低动脉血二氧化碳分压[71]。过度通气的程度也与高动力循环的测量结果相关，如心脏指数增加和全身血管阻力降低[71]。因此，通气模式的改变可能反映了交感神经系统的影响和对循环-肺相互作用，但这一机制尚未被完全了解。有趣的是，尽管经常出现明显的过度通气和低碳酸血症，但由于抵消了低蛋白血症和血液稀释的影响，血清的酸碱状态保持相对中性[71,73]。原发性呼吸性碱中毒在肝移植后消失，证实肝病确与其相关[8]。

3.6 氧的弥散和弥散能力的异常

慢性肝病患者肺功能检查中最一致的异常是一氧化碳弥散能力的异常降低（DLCO）[8,28,35]。DLCO减少是限制性肺部疾病的典型表现，但即使在没有限制性通气障碍的情况下，肝硬化患者也经常出现DLCO减少[28]。与肝病的其他肺部表现一样，DLCO的减少与潜在肝病的严重程度有关[13,76]。异常低的DLCO是肝肺综合征（HPS）的特征[77]，但即使在没有HPS特征性肺内分流的情况下，DLCO也可以观察到相关的变化[28,58,78]。也就是说，一旦患者形成了肺内分流，分流就成为低氧血症和DLCO减少的主要因

素，盖过了潜在的心肺疾病的影响[79]。肺内分流可发展为长期肝病或急性肝病的慢性并发症，例如急性缺血性肝炎[80]。

有关HPS的详细回顾见第11章，因此我们将重点回顾无明显肺内分流的患者DLCO减少的机制，这些患者几乎都没有表现出明显的动脉低氧血症[28]。回想一下，DLCO几乎总是通过单次呼吸一氧化碳测试来测量的，其结果对肺将气体从口腔输送到肺泡并随后进入肺毛细血管床的能力提供了一个非常实用的评估。然而，有几个因素可以改变DLCO，这并不一定反映肺泡—毛细血管界面水平的扩散紊乱。这些因素包括肺容量、动态小气道闭合以及毛细血管血流量和分布的影响。DLCO还受血红蛋白浓度和间质水肿的影响[1,4,81]。在评估DLCO异常的肝病患者时，这些因素都可能受到干扰：肝病患者容易出现肺容积减少、动态气道闭合、软骨病和贫血。事实上，肝硬化患者和健康对照组的DLCO之间的差异很大程度上可能归因于这些因素。此外，DLCO降低可能是伴随疾病的结果，如肺气肿COPD或间质性肺疾病，这两种疾病在慢性肝病患者中发生的频率都可能增加。

在健康人的正常生理状态下，氧气扩散到肺毛细血管中，并在心动周期的前1/3内最大限度地饱和血红蛋白（如图3-5中的正常储备时间所示）。不难看出，DLCO正常且基线血氧水平正常的肝硬化患者在代谢应激（如运动）过程中不会表现出明显的弥散障碍（通过V-Q匹配测量）[82]。由于氧气向肺毛细血管的扩散是一个时间依赖的过程，心率的增加会加重临床上有明显弥散障碍的患者的动脉低氧血症。确实，临床上有明显动脉低氧血症、A-a梯度变宽、基线时DLCO降低的肝硬化患者在运动过程中有病理上的A-a梯度变宽[78]。目前尚不明了这些数据是否表现在重症监护的环境中，但据推测，运动的心肺反应模拟了危重疾病中的许多分布性休克状态。

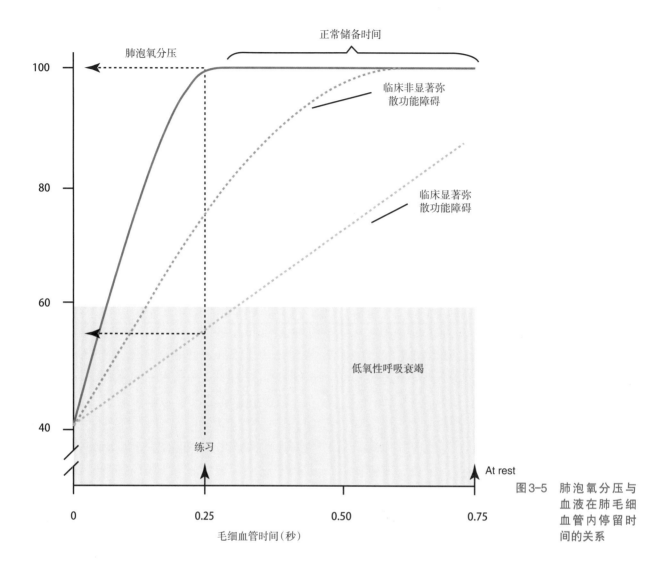

图3-5 肺泡氧分压与血液在肺毛细血管内停留时间的关系

3.7 通气-血流匹配[83]

通气-血流匹配（V-Q匹配）在动脉低氧血症的病理生理学中更具有临床相关性，肝病低氧血症的详细概述超出了本章的范围（读者可参考下一章中的精彩讨论）。然而，我们将简要回顾V-Q匹配的正常生理学，并强调在肝病中发生V-Q不匹配的特定临床场景。

通气和灌注在肺部都有不同的区域分布。通气和血流量的不均匀分布主要归因于肺部不同区域重力的不同影响。在直立的健康受试者中，单位肺泡容积的通气量从肺尖向下到肺基底区域逐渐增加。当患者仰卧或俯卧时，通气和肺血流仍然优先分布到更低的区域。非重力因素

也会影响通气的分布，包括肺泡在肺部不同区域的可变流量和时间常数。最终，肺泡通气和毛细血管血流的不同分布可以简化为三区模型（通常称为西区），如图3-6所示。在第1区，肺泡压（P_A）超过动脉和静脉压，因此该区域的血流量几乎为零。在第2区，肺小动脉压（Pa）超过P_A，肺血流量由肺泡压阻力决定。最后，在第3区，肺血流不依赖于外部肺泡压力，因为静脉压（P_V）超过P_A。在这个模型中，最依赖的区域（3区）对气体交换和V-Q匹配的贡献最大也就不足为奇了。肺循环也受到缺氧性肺血管收缩的积极调节，这代表了通气和灌注相匹配的最已知和最被理解的机制。

在健康状态下，整个肺的通气和灌注是完全

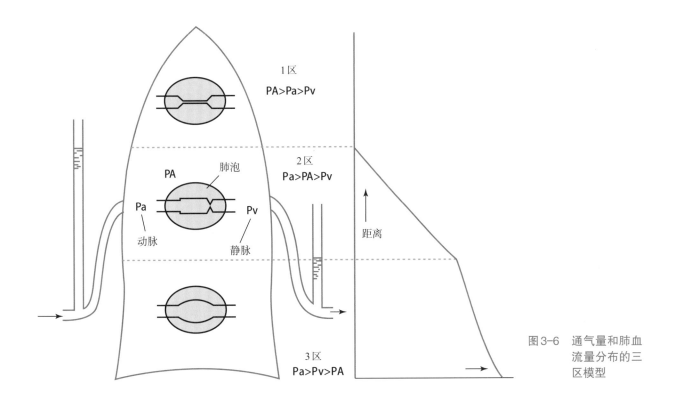

图3-6　通气量和肺血流量分布的三区模型

平衡的,尽管分布不均匀,如上所述。任何影响通气或灌注的紊乱都会造成不匹配,从而导致较差的气体交换。在肝病患者中,几个过程可能导致V-Q不匹配[19,45,49],包括腹水或胸腔积液引起的肺不张[19,45,49],肺内分流和扩散不良导致的肝肺综合征不平衡匹配[77],或者肺血流增加导致的动态小气道塌陷[32,35]。所有这些疾病都倾向于累及3区的肺;因此,这些基底区域的V-Q不匹配会导致更明显的低氧血症。V-Q不匹配也是由其他各种疾病引起的,这些疾病可能会更频繁地影响肝病患者,包括与脑病相关的吸入性肺炎、肝硬化免疫受损状态下的细菌性肺炎,以及由于吸气和呼气肌力不佳而导致的肺不张和黏膜堵塞。

3.8　概念整合:ARDS案例研究

现在要结束我们的讨论了,我们结合主管医师经常遇到的一种情况——急性呼吸窘迫综合征(ARDS),整合和扩展肝脏疾病的呼吸生理学

概念。

一名53岁的有Childs-Pugh C级酒精性肝硬化病史的男子被他的儿子发现躺在肮脏的床上后被送到急诊室。在现场发现几个装烈性酒的空瓶,患者最后一次出现是在三天前。出现呼吸急促,呼吸频率为每分钟32次,静息脉搏氧饱和度为74%。即使通过面罩每分钟吸入15 L氧气,仍无法达到87%以上的氧饱和度。腹部检查有恶病质,黄疸明显,张力性腹水。Glasgow昏迷评分7分,他对胸骨按压的反应很小。便携式胸X片显示双侧肺间质和肺泡浸润和大量右侧胸腔积液。头部CT显示轻度脑水肿。实验室化验,INR为6.7,总胆红素为478.8 μmol/L。

患者因低氧血症和气道保护不足而在急诊科及时插管。呼吸机参数为FiO₂ 100%和PEEP 18 cmH₂O,初始呼吸机设置也包括6 mL/kg理想体重的潮气量。1小时后动脉血气显示pH为7.52,二氧化碳分压为24 mmHg,动脉血氧分压为51 mmHg。患者被转到重症监护病房,拟诊断为急性或慢性肝功能衰竭和继发于吸入性肺炎的急性呼吸窘迫综合征(ARDS)。

尽管持续输注异丙酚和芬太尼，患者仍持续过度呼吸，并表现出明显的不同步。平台压力为43 cmH₂O，患者脉搏血氧饱和度仅为86%。

这位患有ARDS并伴有进展性肝病的患者应该如何处理？

多数ICU医护人员可能熟悉已被证明可降低与ARDS相关的病死率的治疗方法：具体地说，采用低潮气量策略的肺保护性通气[84]，中度ARDS患者的早期神经肌肉阻滞[85]，重度ARDS患者的俯卧位[86]。不幸的是，在患有急性呼吸衰竭或ARDS的肝病患者中，还没有比较最佳通气策略的前瞻性试验。事实上，具有里程碑意义的试验，如最初的ARDSNet试验和ACURASYS神经肌肉阻滞研究，排除了Childs-Pugh C[85,87]的晚期肝硬化患者，顶尖的PROSEVA试验确认了俯卧位通气是一种挽救生命的策略，但仍排除了颅内压升高的患者，然而颅内压增高在急性肝衰竭中很常见。因此，急性或晚期慢性肝病患者ARDS的最佳呼吸机管理需要考虑肝病本身的病理生理学及其对肺生理和肺外器官的多种影响。

肺保护性通气涉及使用低潮气量，许多重症医生可能会有意或下意识地常规使用急性呼吸窘迫综合征网络（ARDSNet）方案以外的其他治疗方法，如目标平台压、PEEP和允许性高碳酸血症。治疗ARDS的所有这些方面在肝病患者中都需要特别考虑。

ARDSNet方案的目标平台压为30 cm H₂O，目的是最大限度地减少过度的肺膨胀。大多数重症监护从业者会认识到，平台压实际上反映了呼吸系统的整体顺应性，而不仅仅是肺顺应性。肝病患者的平台压压力非常高，就像在我们的例子中看到的那样，可能是张力性腹水引起的肺水和腹内高压的结果。因此，在我们的例子中，应该尽一切努力通过排出张力性腹水和肝性胸腔积液（如果安全可行），并限制输液，以最大限度地减少肺水，从而改善肺顺应性和呼吸系统顺应性。ARDSNet方案还允许接受100%FₗO₂的患者

的PEEP达到18～24 cmH₂O。虽然高PEEP对于复张部分实变的肺和改善氧合可能是必要的，但这种水平的PEEP对像我们的测试病例这样的患者可能至少有两种潜在的有害影响。首先，呼气末正压传导到脑静脉压的程度尚未确定，研究人员报告了对机械通气患者的各种影响[88～90]。在有证据显示颅内压升高的患者中避免过高的PEEP可能更加合理，比如我们的病例；其次，高PEEP可能潜在地损害肝—内脏循环，这些担忧可能与腹水引起的腹内高压患者高度相关[91,92]。最后，对于允许性高碳酸血症，临床医生可能会允许医源性呼吸性酸中毒存在。然而，在有脑水肿风险的患者中，比如案例中这位患者，二氧化碳分压的升高可能伴随着颅内压升高的不良影响。

使用肌松药是治疗ARDS难治性低氧血症的一种潜在选择，其益处已在中度ARDS患者中得到证实。神经肌肉阻滞改善预后的确切机制尚不清楚；神经肌肉阻滞的有益效果似乎不是通过改善呼吸系统顺应性或所需PEEP水平来介导的[85]。在我们的例子中，顺阿曲库铵可能有改善呼吸机同步性的作用；可能需要镇静、呼吸抑制剂和神经肌肉阻滞剂的联合使用来克服患者的过度通气倾向。总体而言，顺阿曲库铵似乎即使在终末期肝病中也是安全的[93]。但请记住，晚期肝硬化患者被排除在具有里程碑意义的ACURASYS试验之外[85]。

俯卧位通气改善ARDS患者的气体交换和氧合的效果是可预见的，主要是通过改善肺背部的通气和降低胸膜压力梯度[94]。像案例中这位先生这样的卧床患者需要仔细考虑潜在的好处和明显的缺点。一方面，动物模型已经证明，当伴有腹内高压或容量超负荷时，俯卧位通气可以更显著地改善气体交换[95～96]。因此，如果患者的腹水排出不能显著改善气体交换和呼吸力学，那么俯卧位通气可能会带来额外的好处。此外，虽然俯卧位通气预计会降低胸壁顺应性，但它可能伴随着呼吸系统顺应性的整体改

善，可能是由于先前塌陷的背侧肺区的改善[97]。不幸的是，对于迅速积聚腹水的患者，俯卧位通气可能在逻辑上是困难的，而对于因脑水肿而导致颅内压（ICP）升高的患者，俯卧位通气可能是潜在的危险。由于担心改变颅内压，ICP>30 mmHg或脑灌注压<60 mmHg的患者被排除在最重要的俯卧位通气试验之外[86]。此外，当已经存在腹内高压时，俯卧位通气也会对腹内器官灌注产生有害影响[92]。

综上所述，临床医生在处理并发ARDS的肝衰竭患者时，应该使用成熟的ARDS治疗策略，并且应该关注肝病（如腹水）中呼吸系统生理学的可调节方面。因为穿刺术可以改善呼吸系统的顺应性和氧合，如果可行，一般应该在这些前提下进行。临床医生应该掌握肝脏疾病中常见的呼吸系统以外的生理紊乱，但也必须认识到，此类诸多异常在床边是不容易纠正的。此外，用于支持患者度过ARDS严重生理应激的可行策略可能会对肝功能衰竭患者产生肺外影响，必须将呼吸生理学方面的治疗与这些后果进行权衡。

3.9 习题

1. 一名44岁的自身免疫性肝炎合并Childs-Pugh B级肝硬化的女性正在接受肝移植评估，并接受常规的肺功能测试。她有顽固性腹水和门脉胃病引起的慢性亚急性胃肠道失血的病史。她一生不吸烟，否认有任何心脏病或肺部疾病史。

她在中等强度的运动中会出现呼吸困难。以下哪个发现最有可能出现在她的肺功能测试中？

a. 1秒内用力呼气量降低（FEV1）

b. 异常高的总肺活量（TLC）

c. 异常高的用力肺活量（FVC）

d. 异常降低的弥散量（DLCO）

e. 功能残气量（FRC）增加

答案：d。回想一下，低DLCO是慢性肝病患者PFT上最常见的异常。在这些人群中，DLCO的减少通常反映小气道关闭或肺容积轻度减少，部分原因可能是由于伴发贫血。

FEV1降低不是肝硬化的预期结果，肝硬化患者患阻塞性肺疾病的风险似乎没有明显增加。在慢性肝病面前，TLC、FVC和FRC都普遍降低。

2. 一名61岁男性，有丙型肝炎相关肝硬化病史，因社区获得性肺炎并发急性呼吸窘迫综合征住院。他已经插管8天了，他将接受自主呼吸试验，以评估拔管的准备情况。在今天的检查中，通过叩击和床边超声检查发现他有中度腹水。以下哪种机制最能解释为什么引流腹水有助于成功拔管？

a. 缓解腹水会增加内在的PEEP

b. 肺弹性随着腹内静水压力的降低而提高

c. 腹水排出后跨膈压波动减小，从而减少呼吸功

d. 排出腹水显著提高吸气肌力

答案：c。当腹内静水压力升高时，需要更剧烈的跨膈压波动才能充分通气。减轻腹内压力可以减少上述压力波动，从而改善呼吸功，这并不令人惊讶。腹水减少还可以通过减少内源性PEEP和提高肺顺应性（而不是弹性）来改善呼吸力学。如本章所述，腹水的清除似乎不会影响吸气肌力。

参考文献

1. Lumb AB, Nunn JF. Nunn's applied respiratory physiology. 8th ed. Edinburgh: Churchill Livingstone, Elsevier; 2017: 1 online resource (xii, 556 pages): illustrations (some color). 123Library http://www.123library.org/book_details/?id=46803; ClinicalKey http://www.clinicalkey.com/dura/browse/bookChapter/3-s2.0-C2009055355X;ClinicalKey http://www.clinicalkey.com.au/dura/browse/bookChapter/3-

s2.0-C2009055355X;ebrary http://site.ebrary.com/
id/10537298;EBSCOhost http://search.ebscohost.com/
login.aspx?direct=true&scope=site&db=nlebk&db=
nlabk&AN=973648.

2. Grinnan DC, Truwit JD. Clinical review: respiratory mechanics in spontaneous and assisted ventilation. Crit Care. 2005; 9(5): 472−484.

3. Slonim NB, Hamilton LH. Respiratory physiology. 5th ed. St. Louis, MI: The C. V. Mosby Company; 1987.

4. West JB. Pulmonary pathophysiology: The essentials. 8th ed. Baltimore, MD: Lippincott Williams & Wilkins; 2013.

5. Wanger J, Clausen JL, Coates A, et al. Standardisation of the measurement of lung volumes. Eur Respir J. 2005; 26(3): 511−522.

6. Pellegrino R, Viegi G, Brusasco V, et al. Interpretative strategies for lung function tests. Eur Respir J. 2005; 26(5): 948−968.

7. Aaron SD, Dales RE, Cardinal P. How accurate is spirometry at predicting restrictive pulmonary impairment? Chest. 1999; 115(3): 869−873.

8. Krowka MJ, Dickson ER, Wiesner RH, Krom RA, Atkinson B, Cortese DA. A prospective study of pulmonary function and gas exchange following liver transplantation. Chest. 1992; 102(4): 1161−1166.

9. Yao EH, Kong BC, Hsue GL, Zhou AC, Wang H. Pulmonary function changes in cirrhosis of the liver. Am J Gastroenterol. 1987; 82(4): 352−354.

10. Nagral A, Kolhatkar VP, Bhatia SJ, Taskar VS, Abraham P. Pulmonary function tests in cirrhotic and non-cirrhotic portal hypertension. Indian J Gastroenterol. 1993; 12(2): 36−40.

11. Abelmann WH, Frank NR, Gaensler EA, Cugell DW. Effects of abdominal distention by ascites on lung volumes and ventilation. AMA Arch Intern Med. 1954; 93(4): 528−540.

12. Hanson CA, Ritter AB, Duran W, Lavietes MH. Ascites: its effect upon static inflation of the respiratory system. Am Rev Respir Dis. 1990; 142(1): 39−42.

13. Yigit IP, Hacievliyagil SS, Seckin Y, Oner RI, Karincaoglu M. The relationship between severity of liver cirrhosis and pulmonary function tests. Dig Dis Sci. 2008; 53(7): 1951−1956.

14. Levesque E, Hoti E, Azoulay D, et al. Pulmonary complications after elective liver transplantation-incidence, risk factors, and outcome. Transplantation. 2012; 94(5): 532−538.

15. Mutoh T, Lamm WJ, Embree LJ, Hildebrandt J, Albert RK. Volume infusion produces abdominal distension, lung compression, and chest wall stiffening in pigs. J Appl Physiol (1985). 1992; 72(2): 575−582.

16. Berkowitz KA, Butensky MS, Smith RL. Pulmonary function changes after large volume paracentesis. Am J Gastroenterol. 1993; 88(6): 905−907.

17. Angueira CE, Kadakia SC. Effects of large-volume paracentesis on pulmonary function in patients with tense cirrhotic ascites. Hepatology. 1994; 20(4 Pt 1): 825−828.

18. Chao Y, Wang SS, Lee SD, Shiao GM, Chang HI, Chang SC. Effect of large-volume paracentesis on pulmonary function in patients with cirrhosis and tense ascites. J Hepatol. 1994; 20(1): 101−105.

19. Chang SC, Chang HI, Chen FJ, Shiao GM, Wang SS, Lee SD. Therapeutic effects of diuretics and paracentesis on lung function in patients with non-alcoholic cirrhosis and tense ascites. J Hepatol. 1997; 26(4): 833−838.

20. Levesque E, Hoti E, Jiabin J, et al. Respiratory impact of paracentesis in cirrhotic patients with acute lung injury. J Crit Care. 2011; 26(3): 257−261.

21. Olegard C, Sondergaard S, Houltz E, Lundin S, Stenqvist O. Estimation of functional residual capacity at the bedside using standard monitoring equipment: A modified nitrogen washout/washin technique requiring a small change of the inspired oxygen fraction. Anesth Analg. 2005; 101(1): 206−212. table of contents.

22. Peng TC, Kao TW, Wu LW, et al. Association between pulmonary function and nonalcoholic fatty liver disease in the NHANES III study. Medicine (Baltimore). 2015; 94(21): e907.

23. Jung DH, Shim JY, Lee HR, Moon BS, Park BJ, Lee YJ. Relationship between non-alcoholic fatty liver disease and pulmonary function. Intern Med J. 2012; 42(5): 541−546.

24. Leone N, Courbon D, Thomas F, et al. Lung function impairment and metabolic syndrome: the critical role of abdominal obesity. Am J Respir Crit Care Med. 2009; 179(6): 509−516.

25. Ford ES, Mannino DM, Health N, Study NESE F-u. Prospective association between lung function and the incidence of diabetes: findings from the national health and nutrition examination survey epidemiologic follow-up study. Diabetes Care. 2004; 27(12): 2966−2970.

26. Aronson D, Roterman I, Yigla M, et al. Inverse

association between pulmonary function and C-reactive protein in apparently healthy subjects. Am J Respir Crit Care Med. 2006; 174(6): 626−632.

27. Park MS, Lee MH, Park YS, Kim SH, Kwak MJ, Kang JS. Abnormal gas diffusing capacity and portosystemic shunt in patients with chronic liver disease. Gastroenterol Res. 2012; 5(5): 182−189.

28. Hourani JM, Bellamy PE, Tashkin DP, Batra P, Simmons MS. Pulmonary dysfunction in advanced liver disease: frequent occurrence of an abnormal diffusing capacity. Am J Med. 1991; 90(6): 693−700.

29. Godfrey MS, Jankowich MD. The vital capacity is vital: epidemiology and clinical significance of the restrictive spirometry pattern. Chest. 2016; 149(1): 238−251.

30. Miller MR, Sokol RJ, Narkewicz MR, Sontag MK. Pulmonary function in individuals who underwent liver transplantation: from the US cystic fibrosis foundation registry. Liver Transpl. 2012; 18(5): 585−593.

31. Carey EJ, Iyer VN, Nelson DR, Nguyen JH, Krowka MJ. Outcomes for recipients of liver transplantation for alpha-1-antitrypsin deficiency-related cirrhosis. Liver Transpl. 2013; 19(12): 1370−1376.

32. Furukawa T, Hara N, Yasumoto K, Inokuchi K. Arterial hypoxemia in patients with hepatic cirrhosis. Am J Med Sci. 1984; 287(3): 10−13.

33. Caruso G, Catalano D, Corsaro A, et al. Respiratory function and liver cirrhosis. Riv Eur Sci Med Farmacol. 1990; 12(2): 83−89.

34. Domino KB, Eisenstein BL, Tran T, Hlastala MP. Increased pulmonary perfusion worsens ventilation-perfusion matching. Anesthesiology. 1993; 79(4): 817−826.

35. Ruff F, Hughes JM, Stanley N, et al. Regional lung function in patients with hepatic cirrhosis. J Clin Invest. 1971; 50(11): 2403−2413.

36. Funahashi A, Kutty AV, Prater SL. Hypoxaemia and cirrhosis of the liver. Thorax. 1976; 31(3): 303−308.

37. Hara N, Yoshida T, Furukawa T, Inokuchi K. Abnormalities in maximum flow volume curve and closing volume in patients with hepatic cirrhosis. Jpn J Surg. 1980; 10(4): 265−269.

38. Burgel PR. The role of small airways in obstructive airway diseases. Eur Respir Rev. 2011; 20(119): 23−33.

39. Braido F, Scichilone N, Lavorini F, et al. Manifesto on small airway involvement and management in asthma and chronic obstructive pulmonary disease: an interasma (global asthma association — GAA) and world allergy organization (WAO) document endorsed by allergic rhinitis and its impact on asthma (ARIA) and global allergy and asthma European network (GA2LEN). Asthma Res Pract. 2016; 2: 12.

40. Usmani OS. Small-airway disease in asthma: Pharmacological considerations. Curr Opin Pulm Med. 2015; 21(1): 55−67.

41. Burgel PR, Bergeron A, de Blic J, et al. Small airways diseases, excluding asthma and COPD: an overview. Eur Respir Rev. 2013; 22(128): 131−147.

42. Hayes D Jr, Kraman SS. The physiologic basis of spirometry. Respir Care. 2009; 54(12): 1717−1726.

43. Pride NB, Permutt S, Riley RL, Bromberger-Barnea B. Determinants of maximal expiratory flow from the lungs. J Appl Physiol. 1967; 23(5): 646−662.

44. Cullen DJ, Coyle JP, Teplick R, Long MC. Cardiovascular, pulmonary, and renal effects of massively increased intra-abdominal pressure in critically ill patients. Crit Care Med. 1989; 17(2): 118−121.

45. Mutoh T, Lamm WJ, Embree LJ, Hildebrandt J, Albert RK. Abdominal distension alters regional pleural pressures and chest wall mechanics in pigs in vivo. J Appl Physiol (1985). 1991; 70(6): 2611−2618.

46. Wauters J, Claus P, Brosens N, et al. Relationship between abdominal pressure, pulmonary compliance, and cardiac preload in a porcine model. Crit Care Res Pract. 2012; 2012: 763181.

47. Duranti R, Laffi G, Misuri G, et al. Respiratory mechanics in patients with tense cirrhotic ascites. Eur Respir J. 1997; 10(7): 1622−1630.

48. Smith TC, Marini JJ. Impact of PEEP on lung mechanics and work of breathing in severe airflow obstruction. J Appl Physiol (1985). 1988; 65(4): 1488−1499.

49. Phillip V, Saugel B, Ernesti C, et al. Effects of paracentesis on hemodynamic parameters and respiratory function in critically ill patients. BMC Gastroenterol. 2014; 14: 18. https://doi.org/10.1186/1471-230X-14-18.

50. Lazaridis KN, Frank JW, Krowka MJ, Kamath PS. Hepatic hydrothorax: pathogenesis, diagnosis, and management. Am J Med. 1999; 107(3): 262−267.

51. Malagari K, Nikita A, Alexopoulou E, et al. Cirrhosis-related intrathoracic disease. imaging features in 1038 patients. Hepato-Gastroenterology. 2005; 52(62): 558−562.

52. Furukawa T, Yasumoto K, Inokuchi K. Pulmonary interstitial edema in experimental cirrhosis of the liver in rats. Eur Surg Res. 1984; 16(6): 366−371.

53. Hauge A, Bo G, Waaler BA. Interrelations between pulmonary liquid volumes and lung compliance. J Appl Physiol. 1975; 38(4): 608−614.

54. Noble WH, Kay JC, Obdrzalek J. Lung mechanics in hypervolemic pulmonary edema. J Appl Physiol. 1975; 38(4): 681−687.

55. Fritz JS, Fallon MB, Kawut SM. Pulmonary vascular complications of liver disease. Am J Respir Crit Care Med. 2013; 187(2): 133−143.

56. Khan AN, Al-Jahdali H, Abdullah K, Irion KL, Sabih Q, Gouda A. Pulmonary vascular complications of chronic liver disease: pathophysiology, imaging, and treatment. Ann Thorac Med. 2011; 6(2): 57−65.

57. Evans JA, Whitelaw WA. The assessment of maximal respiratory mouth pressures in adults. Respir Care. 2009; 54(10): 1348−1359.

58. Terziyski K, Andonov V, Marinov B, Kostianev S. Exercise performance and ventilatory efficiency in patients with mild and moderate liver cirrhosis. Clin Exp Pharmacol Physiol. 2008; 35(2): 135−140.

59. Kaltsakas G, Antoniou E, Palamidas AF, et al. Dyspnea and respiratory muscle strength in end-stage liver disease. World J Hepatol. 2013; 5(2): 56−63.

60. Augusto VS, Castro E, Silva O, Souza ME, Sankarankutty AK. Evaluation of the respiratory muscle strength of cirrhotic patients: relationship with child-turcotte-pugh scoring system. Transplant Proc. 2008; 40(3): 774−776.

61. Galant LH, Ferrari R, Forgiarini LA Jr, Monteiro MB, Marroni CA, Dias AS. Relationship between MELD severity score and the distance walked and respiratory muscle strength in candidates for liver transplantation. Transplant Proc. 2010; 42(5): 1729−1730.

62. da Silva AM, Cliquet A Jr, Boin IF. Profile of respiratory evaluation through surface electromyography, manovacuometry, and espirometry in candidates on the liver transplant waiting list. Transplant Proc. 2012; 44(8): 2403−2405.

63. Carlucci A, Ceriana P, Prinianakis G, Fanfulla F, Colombo R, Nava S. Determinants of weaning success in patients with prolonged mechanical ventilation. Crit Care. 2009; 13(3): R97.

64. Martin AD, Smith BK, Davenport PD, et al. Inspiratory muscle strength training improves weaning outcome in failure to wean patients: A randomized trial. Crit Care. 2011; 15(2): R84.

65. Vallverdu I, Calaf N, Subirana M, Net A, Benito S, Mancebo J. Clinical characteristics, respiratory functional parameters, and outcome of a two-hour T-piece trial in patients weaning from mechanical ventilation. Am J Respir Crit Care Med. 1998; 158(6): 1855−1862.

66. Faustini Pereira JL, Galant LH, Rossi D, et al. Functional capacity, respiratory muscle strength, and oxygen consumption predict mortality in patients with cirrhosis. Can J Gastroenterol Hepatol. 2016; 2016: 6940374.

67. Spyer KM, Gourine AV. Chemosensory pathways in the brainstem controlling cardiorespiratory activity. Philos Trans R Soc Lond Ser B Biol Sci. 2009; 364(1529): 2603−2610.

68. HEINEMANN HO, EMIRGIL C, MIJNSSEN JP. Hyperventilation and arterial hypoxemia in cirrhosis of the liver. Am J Med. 1960; 28: 239−246.

69. Moreau R, Hadengue A, Soupison T, et al. Arterial and mixed venous acid-base status in patients with cirrhosis. influence of liver failure. Liver. 1993; 13(1): 20−24.

70. Oster JR, Perez GO. Acid-base disturbances in liver disease. J Hepatol. 1986; 2(2): 299−306.

71. Henriksen JH, Bendtsen F, Moller S. Acid-base disturbance in patients with cirrhosis: relation to hemodynamic dysfunction. Eur J Gastroenterol Hepatol. 2015; 27(8): 920−927.

72. Passino C, Giannoni A, Mannucci F, et al. Abnormal hyperventilation in patients with hepatic cirrhosis: role of enhanced chemosensitivity to carbon dioxide. Int J Cardiol. 2012; 154(1): 22−26.

73. Funk GC, Doberer D, Osterreicher C, Peck-Radosavljevic M, Schmid M, Schneeweiss B. Equilibrium of acidifying and alkalinizing metabolic acid-base disorders in cirrhosis. Liver Int. 2005; 25(3): 505−512.

74. Record CO, Iles RA, Cohen RD, Williams R. Acid-base and metabolic disturbances in fulminant hepatic failure. Gut. 1975; 16(2): 144−149.

75. Lustik SJ, Chhibber AK, Kolano JW, et al. The hyperventilation of cirrhosis: progesterone and estradiol effects. Hepatology. 1997; 25(1): 55−58.

76. Huo YM, Hua R, Chen W, Sun YW. Clinical study on pulmonary diffusion function in patients with chronic liver disease. J Dig Dis. 2010; 11(5): 291−298.

77. Rodriguez-Roisin R, Krowka MJ. Hepatopulmonary syndrome — a liver-induced lung vascular disorder. N Engl J Med. 2008; 358(22): 2378−2387.

78. Lemyze M, Dharancy S, Neviere R, Wallaert B. Cardiopulmonary response to exercise in patients with liver cirrhosis and impaired pulmonary gas exchange. Respir Med. 2011; 105(10): 1550−1556.

79. Martinez G, Barbera JA, Navasa M, Roca J, Visa J, Rodriguez-Roisin R. Hepatopulmonary syndrome associated with cardiorespiratory disease. J Hepatol. 1999; 30(5): 882−889.

80. Fuhrmann V, Madl C, Mueller C, et al. Hepatopulmonary syndrome in patients with hypoxic hepatitis. Gastroenterology. 2006; 131(1): 69−75.

81. Macintyre N, Crapo RO, Viegi G, et al. Standardisation of the single-breath determination of carbon monoxide uptake in the lung. Eur Respir J. 2005; 26(4): 720−735.

82. Agusti AG, Roca J, Rodriguez-Roisin R, Mastai R, Wagner PD, Bosch J. Pulmonary hemodynamics and gas exchange during exercise in liver cirrhosis. Am Rev Respir Dis. 1989; 139(2): 485−491.

83. Powell F, Wagner P, West J. Ventilation, blood flow, and gas exchange. In: Broaddus VC, Mason RJ, Ernst J, King T, et al. , editors. Murray & Nadel's textbook of respiratory medicine. 6th ed. Philadelphia, PA: Elsevier Saunders; 2016. p.44−75.

84. Petrucci N, De Feo C. Lung protective ventilation strategy for the acute respiratory distress syndrome. Cochrane Database Syst Rev. 2013; (2): CD003844. doi: 10.1002/14651858. CD003844. pub4.

85. Papazian L, Forel JM, Gacouin A, et al. Neuromuscular blockers in early acute respiratory distress syndrome. N Engl J Med. 2010; 363(12): 1107−1116.

86. Guerin C, Reignier J, Richard JC, et al. Prone positioning in severe acute respiratory distress syndrome. N Engl J Med. 2013; 368(23): 2159−2168.

87. The Acute Respiratory Distress Syndrome Network, Brower RG, Matthay MA, Morris A, Schoenfeld D, Thompson BT, Wheeler A. Ventilation with lower tidal volumes as compared with traditional tidal volumes for acute lung injury and the acute respiratory distress syndrome. N Engl J Med. 2000; 342(18): 1301−1308.

88. Caricato A, Conti G, Della Corte F, et al. Effects of PEEP on the intracranial system of patients with head injury and subarachnoid hemorrhage: The role of respiratory system compliance. J Trauma. 2005; 58(3): 571−576.

89. Frost EA. Effects of positive end-expiratory pressure on intracranial pressure and compliance in brain-injured patients. J Neurosurg. 1977; 47(2): 195−200.

90. Videtta W, Villarejo F, Cohen M, et al. Effects of positive end-expiratory pressure on intracranial pressure and cerebral perfusion pressure. Acta Neurochir Suppl. 2002; 81: 93−97.

91. Jakob SM. The effects of mechanical ventilation on hepato-splanchnic perfusion. Curr Opin Crit Care. 2010; 16(2): 165−168.

92. Putensen C, Wrigge H, Hering R. The effects of mechanical ventilation on the gut and abdomen. Curr Opin Crit Care. 2006; 12(2): 160−165.

93. De Wolf AM, Freeman JA, Scott VL, et al. Pharmacokinetics and pharmacodynamics of cisatracurium in patients with end-stage liver disease undergoing liver transplantation. Br J Anaesth. 1996; 76(5): 624−628.

94. Scholten EL, Beitler JR, Prisk GK, Malhotra A. Treatment of ARDS with prone positioning. Chest. 2017; 151(1): 215−224.

95. Mure M, Glenny RW, Domino KB, Hlastala MP. Pulmonary gas exchange improves in the prone position with abdominal distension. Am J Respir Crit Care Med. 1998; 157(6 Pt 1): 1785−1790.

96. Mutoh T, Guest RJ, Lamm WJ, Albert RK. Prone position alters the effect of volume overload on regional pleural pressures and improves hypoxemia in pigs in vivo. Am Rev Respir Dis. 1992; 146(2): 300−306.

97. Pelosi P, Tubiolo D, Mascheroni D, et al. Effects of the prone position on respiratory mechanics and gas exchange during acute lung injury. Am J Respir Crit Care Med. 1998; 157(2): 387−393.

肝病中的胃肠道和肝脏生理学　**4**

J.P.诺维尔, 安贾纳·A.皮莱, 玛丽·M.弗林
（J.P. Norvell, Anjana A. Pillai, Mary M. Flynn）

摘　要

门静脉高压症是门脉血流阻力上升, 以及内脏血管舒张引起的门脉血流增加的结果。肝硬化引起的阻力增加是因为血管阻力增加导致结构变化以及由于内皮血管舒张剂（如氧化亚氮）和血管收缩剂（如内皮素1）等不能被灭活而产生的动态变量。尽管门静脉高压症最初是没有症状的, 但其发展是许多与肝病相关的可能致命的并发症的先兆。门脉系统侧支循环以及形成静脉曲张是缓解门脉压力的有效方法但也会导致高发病率与高病死率的食管或胃出血。神经激素调节机制代偿性激活减少有效循环量, 导致水钠潴留而形成腹水, 最终并发肝肾综合征。急性肝衰竭的特征是肝损伤, 肝性脑病和合成功能障碍受损的快速进展, 可导致血流动力学不稳定和多器官系统衰竭。慢加急性肝衰竭是最近定义的一种综合征, 其特征为血流动力学异常伴门脉高压的并发症。

关键词

门静脉高压; 急性肝衰竭; 慢加急性肝衰竭; 一氧化氮; 高动力循环; 静脉曲张; 腹水; 自发性细菌性腹膜炎; 肾脏血管收缩; 肝肾综合征

学习目标

- 了解急性肝衰竭和慢加急性肝衰竭的定义和血流动力学变化;
- 了解门静脉高压进展的定义和机制, 包括相应的血管收缩药物及血管扩张药物的变化;
- 了解导致门静脉高压并发症的机制, 包括胃食管静脉曲张, 腹水以及肝肾综合征。

4.1　正常肝生理

　　肝脏是复杂的器官, 由负责不同生理功能的多种细胞组成, 包括肝细胞, 肝窦间隙内皮细胞, Kuppfer细胞, 肝内淋巴细胞, 胆管细胞和星状细胞。肝脏的重要生理功能包括蛋白质合成和降解, 碳水化合物代谢, 脂质代谢, 排毒以及参与先天免疫系统。本节将侧重于正常门脉循环的生

理学,以便为理解因门脉高压而发生的病理生理紊乱提供基础。

正常门脉循环

正常肝脏的循环系统很独特,其特点是高顺低阻,受严格调节来适应血容量的变化,以防止门脉压力显著增加。肝脏具有门静脉和肝动脉双重血液供应。输送到肝脏的血液在肝窦汇合。总血液供应量被严格调控来保持恒定的肝血流量。代偿性相互作用,是门静脉血流的变化被肝动脉血流的相反变化所抵消,被称为肝动脉缓冲反应[1]。血窦的血流动力学失调会加剧门脉高压的发展。

4.2 急性肝衰竭

急性肝衰竭(acute liver failure,ALF)的定义是在既往无肝病基础且病程<26周的情况下,以合成功能受损(INR>1.5)并引起肝性脑病为特征的快速进展的肝细胞功能障碍。ALF的病因是判断其预后的重要指标。在美国,ALF的主要原因是对乙酰氨基酚肝毒性、不明原因、特殊药物反应和乙型肝炎病毒(按降序排列)[2]。

急性肝功能衰竭具有较高的发病率和病死率,并与多器官功能衰竭有关。临床表现为心血管系统不稳定、循环功能障碍、凝血功能障碍、肺水肿、肾功能衰竭和可能发展为脑水肿的脑病。ALF发生多器官功能衰竭的病理生理机制尚不完全清楚。迄今为止的证据表明,主要机制是通过激活全身炎性反应(SIRS),该反应与脑病恶化以及病死率增加有关[3]。肝细胞死亡后释放促炎因子和损伤相关分子模式(DAMPs),激活免疫细胞,激活全身炎症反应[3]。鉴于此,ALF的治疗是通过调节全身炎症反应来抵抗多器官衰竭的进展。这促使体外肝脏支持系统的发展以及高容量血浆交换的使用[4]。

4.3 慢加急性肝衰竭

慢加急肝衰竭(acute on chronic liver failure,ACLF)是最近定义的一种综合征,与失代偿性肝硬化和急性肝衰竭不同,具有其独特的含义。众所周知,失代偿性肝硬化常伴有肾功能不全、肝性脑病和腹水等并发症。对于ACLF的具体诊断标准,在疾病持续时间和诱因方面[5],不同的科学团体之间存在差异。美国肝病研究协会(AASLD)将其描述为与多器官衰竭和病死率增加相关的预先存在的慢性肝病的急性恶化。亚太肝脏研究协会(American Association for the Study of Liver Diseases,APASL)将其定义为慢性肝病患者的急性肝损伤,表现为黄疸和凝血功能障碍,并在4周内并发腹水和(或)脑病[6]。

随着对ACLF临床和病理生理特征的理解不断加深,使其成为一个活跃的研究领域,公认的是急性肝硬化失代偿常伴多器官衰竭及短期病死率高,28天病死率为30% ~ 40%[7]。ACLF最常见的诱因是细菌感染和酗酒。然而,相当多的情况下没有任何明确的诱因[7]。而是否存在明确诱因似乎与短期病死率无关。

慢急加性肝衰竭是一种动态综合征,病程多样。有些患者病情改善,有些患者病情迅速恶化,并伴有多器官衰竭甚至死亡。一项评估了388例ACLF患者28天临床病程的研究显示,49.5%的患者ACLF病情缓解,30.4%的患者病程稳定,20.1%的患者病情恶化[8]。临床病程的严重程度与短期病死率增加相关。ACLF可在病程中的任何时候发生。一项欧洲大型前瞻性研究(CANONIC研究),1 343名出现失代偿肝硬化的患者,415名符合ACLF的标准,研究发现几乎一半的患者被诊断ACLF之前并没有出现过失代偿或在发生ACLF之前3个月内首次出现失代偿[9]。此外,这些患者的病情比那些有长期失代偿肝硬化病史的患者更严重。

慢加急性肝功能衰竭与多器官功能衰竭及

全身炎症反应综合征相关。来自CANONIC研究的数据显示，与没有发生ACLF的患者相比，发生ACLF的患者白细胞计数和C反应蛋白（CRP）显著升高。炎症标志物的升高程度与ACLF的分级及较差的预后呈正相关[9～10]。这一观察结果为进一步研究ACLF的预后提供了基础，使用潜在的生物标志物，如中性粒细胞明胶酶相关载脂蛋白（neutrophil gelatinase-associated lipocalin，NGAL）。NGAL是lipocalin-2基因（LCN2）的产物，该基因已被证明在炎症与肝损伤时上调。最近一项针对ACLF患者的研究表明，ACLF患者体内LCN2显著上调，尿NGAL水平显著升高。此外，尿NGAL是28天病死率的独立预测因子[11]。这为预测ACLF患者的病死率提供了一种有希望的方法。除了利用SIRS标记来预测预后外，针对SIRS的调节也被评估为ACLF的一种靶向治疗。Mookerjee等人评估了使用非选择性β受体阻滞剂（non-selective beta blockers，NSBBs）作为抑制349例ACLF患者SIRS的手段，证实接受了NSBBs治疗的患者ACLF分级较低，且短期病死率显著降低[12]。

与失代偿性肝硬化一样，ACLF以血流动力学异常为特征，可导致胃食管静脉曲张、腹水、肝性脑病和肝肾综合征等严重并发症的发生。明显的循环功能障碍是肝内阻力增加和外周血管扩张导致的高动力循环状态和门脉高压的结果。门脉高压的病理生理学和临床后果将是本章其余部分的重点。

4.4 门脉高压

4.4.1 门脉高压的血流动力学

门静脉高压是一种重要的临床症状，因门静脉血流阻力增加而加重，可导致致命的临床并发症，如静脉曲张出血、腹水和肝肾综合征。门脉高压的类型可分为肝前型、肝内型或肝后型。在

西方国家，门脉高压好发于肝硬化。门静脉高压是门静脉阻力和门静脉流入量变化的结果，由欧姆定律表示：$P=F \times R$。欧姆定律描述了门脉循环中的压力梯度（P）是整个门静脉系统内门静脉流量（F）和阻力（R）的乘积。对于门静脉高压症，肝内血管阻力的增加和内脏血流量的增加是门静脉压力升高的两个主要因素。

4.4.2 肝内血管阻力上升

在肝硬化所致门静脉高压症中，因结构变化而发生的固定变化以及与肝内血管收缩相关的动态变量共同导致了肝内血流阻力的增加。

有几种结构变化在肝硬化血管阻力增加中起着关键作用。肝星状细胞在肝细胞损伤时被激活，并在激活状态下收缩。这对血窦产生压缩作用，导致管腔狭窄。此外，激活的星状细胞导致胶原在窦状隙腔沉积，导致肝窦面积减少[14～15]。此外，再生结节和门静脉炎症使小叶中央小静脉受压[16]。

此外，由于对血管舒张反应的受损而引起的肝内血管收缩可导致肝内阻力增加。两个主要因素是血管舒张剂一氧化氮（NO）的生成减少和血管收缩剂如内皮素1（ET-1）的生成增加[17～19]。

氧化亚氮是一种有效的血管扩张剂，可导致血窦血管舒张，在门脉高压中具有反常的调节作用。肝硬化时肝内一氧化氮产生减少，从而导致肝内血管阻力增加。一氧化氮由一氧化氮合酶合成，可自由透过细胞膜，激活cGMP依赖的蛋白激酶途径，导致血管舒张[20,21]。内皮型一氧化氮合酶（endothelial nitric oxide synthase，eNOS）是一氧化氮合酶的一种亚型，它在维持内环境稳定中起着关键作用。肝硬化时，eNOS系统功能障碍导致肝内皮细胞产生一氧化氮减少。氧化应激增、caveolin-1、RhoA、血栓素A2、G-蛋白偶联受体激酶-2以及AKT和BH4活性降低都是通过eNOS激活缺陷导致功能障碍的因素[22]。一氧化氮减少导致血管舒张减少以及拮抗诸如ET-1

等收缩因子的能力降低,ET-1促进肝星状细胞的活化和血窦周围血管收缩[23]。

4.4.3　内脏血流量增加

内脏血流量的增加主要是由动脉血管的扩张程度决定的,机制是多因素的,但主要原因是内脏循环中一氧化氮的增加[24]。与肝内一氧化氮相比,内脏血管床有过量的一氧化氮产生。研究表明,在高动力内脏循环发生之前,eNOS上调使肠系膜上动脉内皮释放一氧化氮增加,提示一氧化氮在流入量增加的发生中起到了作用[24,25]。动脉血管舒张导致相对血容量减少,血浆容量增加,最终导致高动力内脏循环状态。

4.4.4　高动力循环

高动力循环状态的特征是全身血管阻力降低和心输出量增加[26]。如上一节所述,肝硬化患者外周内皮细胞在局部产生的血管舒张剂增加,血管对血管收缩剂的反应性降低,从而导致全身和内脏血管扩张,有效循环容量减少。心脏和肾脏压力感受器感受到的压力下降导致交感神经系统、肾素-血管紧张素-醛固酮系统和抗利尿激素的激活。这会导致肾脏水钠滞留,血浆容量增加,这是高动力循环状态的特征[21]。门脉高压和高动力循环的后遗症,包括胃食管静脉曲张、腹水和肝肾综合征,将在后续部分详细讨论。

4.5　静脉曲张

4.5.1　门静脉系统胃食管静脉曲张的形成

侧支血管的形成是降低门脉系统压力的代偿反应,通过开放预先存在的血管以及生成新的血管来实现。门脉高压程度越重、持续时间越长,门体通路越多,而引发侧支循环形成的生理

刺激则相反。传统认为侧支循环的形成是由于门脉高压导致血管通道被动开放[27]。近期的数据表明,门脉压力的变化是由肠道微循环检测到的,从而导致各种血管生成因子的产生,最明显的是血管内皮生长因子(VEGF),驱动侧支循环的形成[27~28]。

门脉高压症患者的整个胃肠道都可能出现静脉曲张。门体分流的常见部位在胃左静脉与食管静脉、胃短静脉与脾静脉、痔上静脉与痔中下静脉、脐旁静脉丛与前腹壁皮下静脉之间[29]。胃左静脉与食道奇静脉、胃短静脉与脾静脉之间的交通是胃食管静脉曲张发生的主要侧支。

肝硬化门脉高压症患者的正常血管关系明显改变。由于压力升高,门静脉系统的血液可能会改变方向,离开肝脏,转而通过门体侧支,称为离肝血流。门脉压力的增加导致侧支血管充盈。这种增加的压力产生背压,通过穿透血管从肠壁内脏侧的食道周围静脉传递到黏膜下和上皮下位置,导致静脉曲张的发展。侧支血管的发展和扩张是导致静脉曲张出血并发症的病理生理过程[30]。

门静脉高压程度对静脉曲张的形成及破裂出血的危险性起着关键作用。肝静脉压力梯度(HPVG)是肝静脉楔压与游离压之差。它是门脉高压严重程度的预测因子,并与静脉曲张形成、出血和预后相关[31]。当HPVG大于12 mmHg时,静脉曲张形成和出血[32]。HPVG>20 mmHg已被证明预示着无法控制出血以及增加早期再出血的风险[31]。

4.5.2　静脉曲张出血的风险

静脉曲张破裂出血是门静脉高压症的严重并发症。随着门脉高压的进展,静脉曲张的血管内压升高,导致血管体积增大,血管壁变薄。当扩张力不再被曲张静脉壁张力所抵消时,会导致静脉曲张破裂和出血。因此,静脉曲张破裂的关键因素是曲张静脉的管壁张力,即静脉曲张管壁

所产生的力,这符合拉普拉斯定律。根据拉普拉斯定律,T=TP×r/w,其中T=壁张力,Tp=跨壁压,R是曲张静脉的半径,w是曲张静脉的宽度或厚度。跨壁压力是曲张静脉的压力和食管腔压力的差值[30]。当壁张力达到临界点时,就会发生破裂和出血。因此,有较大薄壁静脉曲张且门脉压力升高的患者发生静脉曲张出血的风险最高(图4-1)。

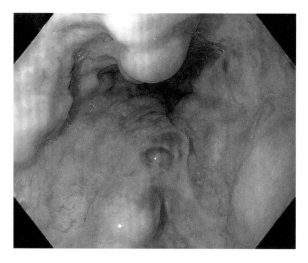

图4-1 食管远端管腔大静脉曲张伴"红纹"征象,提示静脉曲张出血风险高

静脉曲张出血的另一个危险因素是细菌性感染。两者显著相关。一种假说认为,细菌感染会触发细胞因子级联反应,导致静脉曲张压力升高,从而增加静脉曲张出血的风险[33]。

4.6 腹水

4.6.1 腹水的发病机制

腹水是腹腔液体的病理性积聚。在美国,85%的病理性腹水是由门脉高压引起的[34]。其他原因包括恶性肿瘤、心力衰竭、感染和肾病综合征。本次叙述的重点将放在肝硬化导致的腹水上。这是门静脉高压症的常见并发症,高达50%的患者在被诊断为代偿性肝硬化后10年内出现腹水[35]。

解释腹水形成的最公认和最被接受的理论是"动脉血管扩张假说",它将腹水的发展描述为门脉高压的一个组成部分[36~37]。内脏血管扩张和全身血管阻力(systemic vascular resistance,SVR)降低导致平均动脉压(mean arterial pressure,MAP)降低[15]。随着全身血管阻力的显著降低,进行性发展的血管扩张无法通过心输出量(cardiac output,CO)的增加来有效弥补,进而导致有效循环容量减少。颈动脉和肾压力感受器压力降低,肾素-血管紧张素-醛固酮系统、交感神经系统和抗利尿激素代偿性激活。这些神经激素机制导致水钠滞留,细胞外液膨胀。内脏毛细血管静压力的增加和血管壁通透性的增加,以及低白蛋白血症引起的胶体渗透压的降低,都会导致细胞外液在腹腔内积聚[36,38]。

4.6.2 自发性细菌性腹膜炎

腹水的一个潜在致命性并发症是腹水感染,称为自发性细菌性腹膜炎(spontaneous bacte-rial peritonitis,SBP)。自发性细菌性腹膜炎是肝硬化的一种常见感染,与肝脏失代偿和全身炎症反应综合征(SIRS)相关,导致多器官衰竭[39]。在医院,与SBP相关的病死率为30%～50%[40]。70%的培养阳性SBP病例中分离出革兰阴性菌,尤其是大肠埃希菌和克雷伯氏菌,其余分离株中革兰氏阳性链球菌和葡萄球菌占大多数[40]。通过诊断性穿刺对腹水进行分析才能明确诊断,将其定义为多形核细胞计数≥250 cells/mm³。发热、精神状态改变、腹痛,压痛或低血压的患者应怀疑是否有腹水的发生。然而,有其他症状入院的腹水患者也应该接受检测。

尽管尚不完全清楚,SBP的可能发病机制是肠道细菌过度生长和肠壁通透性增强,导致细菌从肠腔转移到肠系膜淋巴结[41~42]。在非肝硬化患者中,局部免疫系统可以杀死定植于淋巴结的细菌。在肝硬化患者中,免疫机制的损害,包括网状内皮系统以及体液和细胞介导的免疫,导致细菌扩散到体循环,然后进入肝淋巴和腹水播撒,导致 SBP[43～44]。此外,循环内毒素水平的升高会导致细胞因子的释放增加,并加剧全身炎症反应,与病死率的增加相关[45～46]。

4.6.3 肾血管收缩和肝肾综合征

肝肾综合征是门静脉高压重要的临床并发症,门脉高压是肾功能衰竭的一种独特形式,与预后不良有关[47]。肝肾综合征的定义为肝硬化伴腹水,血清肌酐大于 132.6 μmol/L,停用利尿剂2天后血清肌酐无改善,容量扩大,无休克,未使用肾毒性药物或潜在的实质性肾脏疾病[34]。肝肾综合征的定义为:肝硬化伴腹水,血肌酐大于132.6 μmol/L,停用利尿剂2天后血肌酐无改善,无休克,无不良肾毒性药物或潜在的实质性肾脏疾病[34]。肝肾综合征不是一种原发的肾脏疾病,而是肾灌注减少的结果。有效循环容量减少导致交感神经系统和肾血管收缩系统的代偿性激活,导致进行性肾灌注不足。肾血流灌注下降与肾小球滤过率降低有关,且可导致肝肾综合征的发生。肠道细菌移位导致慢性炎症状态,在疾病进展中起关键作用。

4.7 习题

1. 一名60岁曾有过静脉吸毒史的患者肝酶升高。进一步检查显示丙肝病毒阳性。肝活体组织检查显示桥样纤维化和肝结节形成。哪种类型的细胞在肝纤维化进展中被激活?

  a. Kupffer 细胞

  b. 星形细胞

  c. 陷窝细胞

  d. 胆管细胞

  e. 窦状细胞

  答案:a。星形细胞激活导致收缩,导致肝窦压

力增加以及窦状隙腔内胶原沉积。

2. 门脉高压的机制是什么?

  a. 内脏血管收缩增加,门静脉流量减少

  b. 内脏血管收缩减少,门静脉流量增加

  c. 内脏血管扩张增加,门静脉流量减少

  d. 内脏血管扩张,门静脉流量增加

  e. 上述都不是

  答案:d。如欧姆定律所定义,内脏血管扩张增加和门静脉流入增加的乘积导致门脉高压。

3. 肝硬化患者应在何时进行诊断性穿刺术?

  a. 入院时

  b. 新发腹水

  c. 体温过低

  d. 精神状态变化

  e. 以上皆正确

  答案:e。所有答案都是诊断性腹腔穿刺的适应证,鉴别自发性细菌性腹膜炎是否存在。

4. 急性肝功能衰竭伴有循环功能障碍和多器官功能衰竭。主要的病理生理学机制中被认为次要的是:

  a. 交感神经系统的激活和细菌易位

  b. 全身炎症反应综合征的激活

  c. Lipocalin-2 基因的下调

  d. 肾素-血管紧张素-醛固酮系统的激活

  e. 压力感受器的上调

  答案:b。在急性肝功能衰竭中,脑水肿和多器官系统衰竭都被认为是由 SIRS 引起的,可导致脓毒症和高病死率。

参考文献

1. Eipel C, Abshagen K, Vollmar B. Regulation of hepatic blood flow: the hepatic arterial buffer response revisited. World J Gastroenterol. 2010; 16(48): 6046–6057.

2. Lee WM, et al. Acute liver failure: summary of a workshop. Hepatology. 2008; 47(4): 1401–1415.

3. Chung RT, et al. Pathogenesis of liver injury in acute liver failure. Gastroenterology. 2012; 143(3): e1–7.

4. Larsen FS, et al. High-volume plasma exchange in patients with acute liver failure: an open randomised controlled trial. J Hepatol. 2016; 64(1): 69–78.

5. Jalan R, et al. Toward an improved definition of acute-on-chronic liver failure. Gastroenterology. 2014; 147(1): 4–10.

6. Sarin SK, et al. Acute-on-chronic liver failure: consensus recommendations of the Asian Pacific Association for the study of the liver (APASL). Hepatol Int. 2009; 3(1): 269–282.

7. Arroyo V, et al. Acute-on-chronic liver failure: a new syndrome that will re-classify cirrhosis. J Hepatol. 2015; 62(1 Suppl): S131–143.

8. Gustot T, et al. Clinical course of acute-on-chronic liver failure syndrome and effects on prognosis. Hepatology. 2015; 62(1): 243–252.

9. Moreau R, et al. Acute-on-chronic liver failure is a distinct syndrome that develops in patients with acute decompensation of cirrhosis. Gastroenterology. 2013; 144(7): 1426–1437. 1437. e1–9

10. Jalan R, et al. Acute-on-chronic liver failure: a distinct clinical condition. Semin Liver Dis. 2016; 36(2): 107–108.

11. Ariza X, et al. Neutrophil gelatinase-associated lipocalin is a biomarker of acute-on-chronic liver failure and prognosis in cirrhosis. J Hepatol. 2016; 65(1): 57–65.

12. Mookerjee RP, et al. Treatment with non-selective beta blockers is associated with reduced severity of systemic inflammation and improved survival of patients with acute-on-chronic liver failure. J Hepatol. 2016; 64(3): 574–582.

13. Cichoz-Lach H, et al. Pathophysiology of portal hypertension. J Physiol Pharmacol. 2008; 59(Suppl 2): 231–238.

14. Reeves HL, Friedman SL. Activation of hepatic stellate cells — a key issue in liver fibrosis. Front Biosci. 2002; 7: d808–826.

15. Iwakiri Y. Endothelial dysfunction in the regulation of cirrhosis and portal hypertension. Liver Int. 2012; 32(2): 199–213.

16. Nagula S, et al. Histological-hemodynamic correlation in cirrhosis — a histological classification of the severity of cirrhosis. J Hepatol. 2006; 44(1): 111–117.

17. Moller S, et al. Endothelin-1 and endothelin-3 in cirrhosis: relations to systemic and splanchnic haemodynamics. J Hepatol. 1995; 23(2): 135–144.

18. Gupta TK, et al. Endothelial dysfunction and decreased production of nitric oxide in the intrahepatic microcirculation of cirrhotic rats. Hepatology. 1998; 28(4): 926–931.

19. Iwakiri Y, Groszmann RJ. Vascular endothelial dysfunction in cirrhosis. J Hepatol. 2007; 46(5): 927–934.

20. Battista S, et al. Hyperdynamic circulation in patients with cirrhosis: direct measurement of nitric oxide levels in hepatic and portal veins. J Hepatol. 1997; 26(1): 75–80.

21. Bolognesi M, et al. Splanchnic vasodilation and hyperdynamic circulatory syndrome in cirrhosis. World J Gastroenterol. 2014; 20(10): 2555–2563.

22. Dimmeler S, et al. Activation of nitric oxide synthase in endothelial cells by Akt-dependent phosphorylation. Nature. 1999; 399(6736): 601–605.

23. Perri RE, et al. Defects in cGMP-PKG pathway contribute to impaired NO-dependent responses in hepatic stellate cells upon activation. Am J Physiol Gastrointest Liver Physiol. 2006; 290(3): G535–542.

24. Wiest R, Groszmann RJ. Nitric oxide and portal hypertension: its role in the regulation of intrahepatic and splanchnic vascular resistance. Semin Liver Dis. 1999; 19(4): 411–426.

25. Cahill PA, et al. Increased endothelial nitric oxide synthase activity in the hyperemic vessels of portal hypertensive rats. J Hepatol. 1996; 25(3): 370–378.

26. Blendis L, Wong F. The hyperdynamic circulation in cirrhosis: an overview. Pharmacol Ther. 2001; 89(3): 221–231.

27. Moreau R. VEGF-induced angiogenesis drives collateral circulation in portal hypertension. J Hepatol. 2005; 43(1): 6–8.

28. Fernandez M, et al. Inhibition of VEGF receptor-2 decreases the development of hyperdynamic splanchnic circulation and portal-systemic collateral vessels in portal hypertensive rats. J Hepatol. 2005; 43(1): 98–103.

29. Sharma M, Rameshbabu CS. Collateral pathways in portal hypertension. J Clin Exp Hepatol. 2012; 2(4): 338–352.

30. Paquet KJ. Causes and pathomechanisms of oesophageal varices development. Med Sci Monit. 2000; 6(5): 915–928.

31. Moitinho E, et al. Prognostic value of early measurements of portal pressure in acute variceal bleeding. Gastroenterology. 1999; 117(3): 626–631.

32. Garcia-Tsao G, et al. Portal pressure, presence of gastroesophageal varices and variceal bleeding.

Hepatology. 1985; 5(3): 419−424.

33. Hou MC, et al. Antibiotic prophylaxis after endoscopic therapy prevents rebleeding in acute variceal hemorrhage: a randomized trial. Hepatology. 2004; 39(3): 746−753.

34. Runyon BA, Committee APG. Management of adult patients with ascites due to cirrhosis: an update. Hepatology. 2009; 49(6): 2087−2107.

35. Gines P, et al. Compensated cirrhosis: natural history and prognostic factors. Hepatology. 1987; 7(1): 122−128.

36. Sola E, Gines P. Renal and circulatory dysfunction in cirrhosis: current management and future perspectives. J Hepatol. 2010; 53(6): 1135−1145.

37. Schrier RW, et al. Peripheral arterial vasodilation hypothesis: a proposal for the initiation of renal sodium and water retention in cirrhosis. Hepatology. 1988; 8(5): 1151−1157.

38. Moore CM, Van Thiel DH. Cirrhotic ascites review: pathophysiology, diagnosis and management. World J Hepatol. 2013; 5(5): 251−263.

39. Such J, Runyon BA. Spontaneous bacterial peritonitis. Clin Infect Dis. 1998; 27(4): 669−674. quiz 675−676.

40. Almeida J, et al. Gut flora and bacterial translocation in chronic liver disease. World J Gastroenterol. 2006; 12(10): 1493−1502.

41. Garcia-Tsao G, Wiest R. Gut microflora in the pathogenesis of the complications of cirrhosis. Best Pract Res Clin Gastroenterol. 2004; 18(2): 353−372.

42. Pascual S, et al. Intestinal permeability is increased in patients with advanced cirrhosis. Hepato-Gastroenterology. 2003; 50(53): 1482−1486.

43. Guarner C, Runyon BA. Spontaneous bacterial peritonitis: pathogenesis, diagnosis, and management. Gastroenterologist. 1995; 3(4): 311−328.

44. Bernardi M. Spontaneous bacterial peritonitis: from pathophysiology to prevention. Intern Emerg Med. 2010; 5(Suppl 1): S37−44.

45. Bolognesi M, et al. Clinical significance of the evaluation of hepatic reticuloendothelial removal capacity in patients with cirrhosis. Hepatology. 1994; 19(3): 628−634.

46. Twilla JD, et al. Severity of systemic inflammatory response syndrome affects outcomes in decompensated cirrhotics with spontaneous bacterial peritonitis. Am J Gastroenterol. 2016; 111(7): 1043−1045.

47. Gines P, et al. Hepatorenal syndrome. Lancet. 2003; 362(9398): 1819−1827.

拓展阅读

Runyon, B. Management of adult patients with ascites due to cirrhosis: update 2012. AASLD practice guideline. http://aasld.org/sites/default/files/guideline_documents/141020_Guideline_Ascites_4UFb_2015.pdf.

Garcia-Tsao, G et al. Portal hypertensive bleeding in cirrhosis: risk stratification, diagnosis, and management: 2016. Practice guidance by AASLD. http://onlinelibrary.wiley.com/doi/10.1002/hep.28906/epdf.

肝病中的肾脏生理学

5

凯·辛格巴特尔（Kai Singbartl）

摘　要

肝肾之间的相互作用是复杂曲折的。许多原发性肝病对肾脏的生理和功能有直接快速的影响。肾损伤和功能障碍是急性肝功能衰竭患者常见的问题。然而，急性肝功能衰竭患者的病因通常是多因素的，涉及的损伤与普通急性肾损伤人群相似。慢性进行性肝病（肝硬化）的发展直接受全身和肾脏血流动力学、炎症反应、肾脏对钠的处理、自由水排泄和其他非血管运动机制的改变的影响。而肝硬化的并发症，如腹水加重、低钠血症、急性肾损伤等，使慢性进行性肝病患者的治疗变化复杂，且增加病死率。本章初步描述慢性肝病对肾功能的影响，为进一步改善慢性进行性肝病患者的治疗提供理论基础。

关键词

急性肝病；慢性肝病；肾功能；低钠血症；腹水

5.1　急性肝功能衰竭与肾脏

大约80%的急性肝功能衰竭患者会并发急性肾损伤[1~2]。他们中几乎有一半最终将需要肾脏替代疗法。这些患者通常有缺血性肝炎或对乙酰氨基酚中毒等潜在病因。

与一般急性肾损伤人群相似，急性肝功能衰竭患者急性肾损伤的病因是多因素的，包括脓毒症、肾毒素、缺血/再灌注损伤和低血容量[3]。然而，对乙酰氨基酚中毒是美国最常见的急性肝功能衰竭的病因，它有直接的肾毒性作用[4]。

扑热息痛的肾毒性表现出与急性肾小管坏死相似的特点：尿液中可见颗粒状管型，尿渗透压与血浆相似，尿钠>20 mmol/L。扑热息痛的肾毒性作用与摄入剂量呈直接相关。随着对乙酰氨基酚剂量的增加，硫酸盐和谷胱甘肽的储存会耗尽，从而将对乙酰氨基酚的代谢途径转移到肝脏和肾脏的CYP-450混合功能氧化酶系统。由此产生的活性中间体，如N-乙酰基对苯醌亚胺，在细胞蛋白上形成加合物，激活半胱氨酸蛋白酶和溶酶体酶，从而启动细胞凋亡或导致细胞坏死[4]。

5.2　慢性肝病与肾脏

　　慢性进行性肝病时肾功能和生理的改变是复杂的循环、炎症和血管舒缩性变化的结果(图5-1)。进展性肝硬化患者表现为血流动力学不稳定,其特征是门脉高压继发脾动脉扩张导致的全身血管阻力降低。激活代偿性血管收缩系统对于维持充足的动脉血压是必要的,但也会对肾脏产生有害影响。这些变化或(过度积极的)药物治疗导致肾脏对处理水钠排泄能力的改变/受损,以及酸碱平衡失调。

　　在疾病进展的后续阶段,代偿性血管收缩机制占据上风,也会触发肾内血管收缩,降低肾小球滤过率,最终导致急性肾损伤(见本书的其他章节)。

　　最近的实验和临床研究也揭示了肠道细菌易位和随后的全身炎症反应可能是晚期肝硬化患者血流动力学不稳定的潜在因素[5～6]。

5.3　全身血流动力学变化

　　动脉和内脏血管扩张为特征的全身血流动力学不稳定是进行性肝病合并门脉高压的典型特征[7]。全身血管阻力进一步下降导致相对动脉血容量减少。最初,由于后负荷减少,心输出量有所增加。随着肝硬化的恶化,部分患者会发展为肝硬化心肌病。肝硬化心肌病的特点是舒张期舒张功能受限,心电图改变(QT延长),左心房扩大,左心室壁增厚,对应激刺激的收缩反应性减弱[8]。通常在左心室后负荷减少以及其他代偿机制无法抵消左心室功能的降低之前,肝硬化性心肌病不会出现明显症状。当心输出

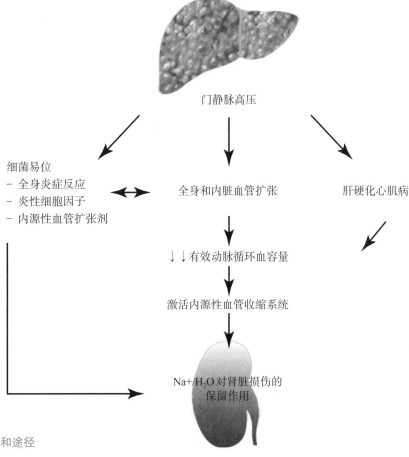

图5-1　肝硬化所致肾功能改变的概念和途径

量逐渐减少,患者开始出现心力衰竭症状。心输出量的下降使肾脏和肝脏面临损害加重的风险。

5.4 血管舒张

循环血管扩张剂,包括前列腺素、胰高血糖素、血管活性肠肽、P物质、血小板活化因子和一氧化氮的合成增强,在进展性肝硬化患者全身动脉和内脏血管扩张的发展中起着至关重要的作用[9,10],且随着肝硬化的恶化而合成增加[5]。早期,全身血管收缩系统被激活。在这种情况下,肾素-血管紧张素-醛固酮系统和交感神经系统是"第一道防线"。抗利尿激素的非渗透性高分泌则发生在晚期。虽然激活血管收缩系统对于稳定有效动脉血容量的和血压是必要的,但它们对肾脏是有害的,特别是在水钠潴留方面(见下文)[5]。

现有证据表明,一氧化氮在进行性肝硬化和门脉高压的内脏血管扩张过程中起着特别重要的作用。一氧化氮既控制肝内血窦循环,又控制全身/内脏循环。

一氧化氮缺乏会增加肝内血流阻力,但全身一氧化氮水平增加则有利于全身的高动力状态[11]。

一氧化氮介导的血管扩张依赖于内皮细胞一氧化氮合酶的激活。这个过程是多因素介导的,例如剪切力、血管内皮生长因子、肿瘤坏死因子 α、脂多糖或细菌DNA[12]。然而,现有的数据表明,在这些情况下,涉及的不同血管活性系统之间的相互作用十分复杂,内脏血管舒张不可能是单因素控制的。

一些研究也指出持续性内毒素血症和随之而来的全身炎症反应在全身性前列环素合成增加中起重要作用。作者认为门体分流和有缺陷的网状内皮细胞系统一定程度上导致了细菌清除障碍,进而造成了菌血症和内毒素血症[6]。抗利尿激素也会引起强烈的局部血管收缩,继而降

低肾小球滤过率[5]。

5.5 抗利尿激素与水平衡

在正常情况下,身体会严格控制全身液体和渗透压平衡。血浆渗透压的主要调节是来自抗利尿激素,也被称为精氨酸加压素,由下丘脑的释放[12]。血浆渗透压和循环血量的变化是抗利尿激素分泌的两个主要刺激因素[12]。血浆渗透压升高或降低分别直接导致抗利尿激素分泌的增加或减少。然而,大多数肝硬化患者表现出较低的血浆渗透压和钠浓度,这种情况下很难增加抗利尿激素的释放。抗利尿激素的非渗透性释放涉及自主神经系统及其压力感受器(见下文)。尿渗透压高于血浆渗透压的事实表明,在生理条件下,肾脏处于抗利尿状态。

抗利尿激素通过调节肾脏集合管的通透性发挥作用。抗利尿激素与沿集合管的上皮细胞基侧膜上的血管加压素2受体结合,促进环磷酸腺苷的产生和蛋白激酶A的激活,然后微管亚基的磷酸化将允许水通道蛋白集合并随后转移到顶端质膜[13]。水通道蛋白有助于从集合管中重吸收水分,从而提高机体的血容量。血浆渗透压降低会导致肾脏水通道失活和稀释性排尿,以保持体内水分/容量状态和血浆渗透压相对稳定。

5.6 慢性肝病的水钠平衡

尽管肝硬化患者的总体血容量在疾病初始阶段不受影响,但体液逐渐向细胞外间隙转移,进而导致血管内容量减少。随后血压降低会刺激颈动脉压力感受器,与肾血流量减少两个因素共同作用,一起激活肾素-血管紧张素-醛固酮和交感神经系统。在这种情况下,抗利尿激素(ADH)的非渗透性释放也会增强(见上文)。高血容量性或稀释性低钠血症是肾脏游离水排出

障碍导致水钠潴留不成比例的结果（图5-2）[14]。

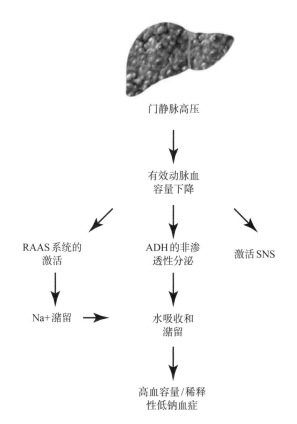

门静脉高压

↓

有效动脉血
容量下降

RAAS系统的
激活   ADH的非渗
透性分泌   激活 SNS

↓   ↓

Na+潴留 →   水吸收和
潴留

↓

高血容量/稀释
性低钠血症

图5-2　肝硬化患者发生高容量/稀释性低钠血症

尽管肝硬化患者低钠血症的机制已经确定，但在评估肝硬化合并低钠血症时还必须考虑其他机制[14]。低血容量性低钠血症可由肾脏（如利尿过多）或肾外损失（如过量使用乳果糖或感染相关性腹泻）引起[15]。肝硬化患者有时也会出现盐和蛋白质摄入不足[16]。这将损害肾脏排泄游离水的能力。内分泌紊乱、心脏病、感染、药物和毒素都可以引起慢性肝病患者的低钠血症，但这些都不是本章的讨论主题[14]。

5.6.1　腹水形成

肝硬化患者水钠潴留若控制不佳会导致腹水的形成。只有持续的管理液体和钠才能防止这种情况的发生。肾血流量减少和肾血管收缩导致肾小球滤过率降低。

同时，抗利尿激素的分泌增加诱导集合管系统上皮细胞内水通道蛋白的形成和细胞内转运。这再加上肾小球滤过率的降低，阻碍了肾脏对游离水的清除，导致低渗性低钠血症。虽然在这种情况下全身容量保持不变，但液体转移到细胞外间隙，导致腹水形成和进一步的血管内低血容量。

5.6.2　低钠血症

高达50%的肝硬化患者血钠水平<135 mmol/L，20%以上的患者血钠水平<130 mmol/L[17]，低钠血症是预后不良的重要标志，尤其是MELD评分低的患者[18～19]。

低钠血症与肝移植前死亡风险增加高达8倍有关。然而，这是肝硬化及其并发症严重程度的标志，而不是不良结果的实际原因。

此类患者通常不会有明显症状，除非血清钠浓度突然大幅下降或低于125 mmol/L。患者最初可能会出现轻微的症状，如恶心、头痛。

慢性进行性肝病患者的低钠血症通常是一个缓慢演变的过程，使得大脑能够适应低钠环境。低钠血症发生的速度而不是低钠血症的程度，决定了神经功能损伤情况。

5.7　酸碱紊乱

代谢性酸中毒是慢性肝病患者的常见并发症[3]。即使在残存的肾单位中也可能发生。慢性肝病患者既有阴离子间隙代谢性酸中毒（酮症酸中毒、乳酸酸中毒），也有非阴离子间隙酸中毒。

5.7.1　乳酸中毒

所谓的A型乳酸酸中毒是组织灌注不足后无氧糖酵解增加的结果。它常见于失代偿期慢性肝病患者,尤其是出血或脓毒症患者[20]。在组织没有低灌注的情况下,可出现B型乳酸酸中毒。这种情况下产生乳酸是正常的,但肝功能障碍会导致乳酸利用率降低,进而导致乳酸酸中毒[20]。

5.7.2　酮症酸中毒

慢性(酒精性)肝病患者常由因摄入过量酒精后呕吐造成热量摄入减少和(或)容量耗竭。乙醇在肝脏被氧化成乙醛。乙醛代谢的最终产物,酮体乙酰乙酸和β-羟丁酸,导致阴离子间隙代谢性酸中毒[21]。

5.7.3　非阴离子隙性代谢性酸中毒

腹泻:乳果糖是治疗肝性脑病的基石。乳果糖治疗门脉高压的不良反应包括腹泻和腹泻导致的碳酸氢盐排泄增加,引起阴离子间隙代谢性酸中毒[20]。

肾小管性酸中毒:如果肾脏不能再排出每日的酸负荷,肾小管性酸中毒就会发展。慢性肝病患者由于先天性远端肾小管酸化缺陷与自身免疫性肝病(如原发性胆汁性肝硬化),可发展为远端肾小管酸中毒[22]。此外,慢性肝病患者的有效循环血容量减少,导致钠向远端肾小管系统的输送减弱。远端肾小管系统钠供应受损导致远端肾小管酸化功能受损。恢复正常的钠向远端肾小管系统的供应将纠正远端肾小管酸化的缺陷[20]。

5.7.4　治疗

慢性肝病患者代谢性酸中毒的治疗与其他患者相似[3]。首要目标是纠正潜在的病因(见上文)。包括停止应用有害的药物、进行复苏以获得足够的全身血流动力学、硫胺素的应用、使用泻药改进治疗,以及碳酸氢钠的应用。

5.8　非血管舒缩性药物对肝硬化住院患者肾功能的影响

5.8.1　胆管型肾病

随着肝功能的恶化,肝硬化患者还表现为血清胆红素和胆汁酸浓度升高。肾内胆管可在这种情况下形成,并损害近端肾小管功能[6,23]。随着肝功能改善和(或)胆汁和胆红素水平恢复正常,肾功能也将得到一定改善。在整个疾病过程中,胆道铸型形成的确切时间点是未知的。胆石性肾病患者胆红素浓度较高(>342 μmol/L)的时间较长。无肝硬化的患者可发生胆管型肾病

由于胆汁性肾病只能通过肾脏活检来诊断,在慢性进展性肝病患者肾功能不全的鉴别诊断中易疏漏。然而,如果不将胆石型肾病作为潜在病因,治疗肝硬化患者肾功能障碍的方法就尚不完整[23]。

5.8.2　腹内高压

将腹内压>12 mmHg定义为腹内高压[24]。其后出现的肾血流灌注下降被认为是腹内高压时肾功能障碍的主要机制[25]。由于自身调节机制,肾小球滤过率最初维持稳定,而肾内血流动力学后期出现的改变也可能导致肾功能的进一步下降。本文认为,肾小球毛细血管静水压的下降(由于肾灌注减少)的同时,肾小囊内静水压升高(由于腹内高压本身)将进一步降低肾小球滤过率[25]。

长期以来,肝硬化和继发性腹水患者的腹内高压和肾功能障碍之间存在联系[6,26]。降低腹内压至12 mmHg以下将改善肾小球滤过率、肾血流量和尿量情况。此外,在有腹水的肝硬化患者中施行腹膜静脉分流术以维持较低的腹内压也能改善肾小球滤过率和肾血流量[26]。然而,在患者存在大量腹水且血流动力学不稳定的情况下,只是简单地降低腹内压,即在穿刺引流大量腹水

期间进行液体复苏,实际上会恶化而不是改善肾功能[27]。

5.8.3 炎症性改变

肝硬化患者全身炎症反应综合征的发展与肾功能障碍的发生和总体预后不良存在密切联系[28]。大量的动物研究和一些临床研究使我们能够确定有两种分子似乎在慢性进行性肝病伴全身炎症的肾功能障碍的发展中起关键作用[6]。

Toll样受体4的激活增加了其他促炎介质的产生。在实验的肝硬化模型中,肾脏Toll样受体4的表达,特别是在近端肾小管的表达上调[29]。肠道细菌的移位被认为促进了Toll样受体4的上调。因此,诺氟沙星选择性治疗肠道感染导致Toll样受体4的表达减少,肾脏病理学和肾功能得到改善[30]。肝硬化患者在感染/炎症过程中肾小管上皮细胞Toll样受体4表达上调[29]。

白细胞介素17A是由T细胞和小肠潘氏细胞在感染/炎症刺激下分泌的。肝脏缺血再灌注的实验模型表明,中和白细胞介素17A可以预防这种情况下的肾功能障碍。

结　论

本文提出了关于急性和慢性肝病对肾脏(病理)生理的影响的传统的和新的、不断改进的概念。现有研究表明,(慢性)肝病的肾脏病理生理学是复杂的,涉及的不仅仅是血管舒缩功能障碍。全身炎症反应已成为肾脏损伤和功能障碍的一个新的关键影响因子。

肝硬化恶化不利于肾功能以及液体和电解质平衡。腹水的形成是肝肾功能障碍的结果。低钠血症是进展性肝硬化患者的严重并发症,是病死率的重要预测因子。然而,低钠血症本身很少是肝硬化患者的死亡原因。因此,只有在出现严重症状或危及生命时才应予以纠正。

参考文献

1. Tujios SR, Hynan LS, Vazquez MA, et al. Risk factors and outcomes of acute kidney injury in patients with acute liver failure. Clin Gastroenterol Hepatol. 2015; 13: 352−359. https://doi.org/10.1016/j.cgh.2014.07.011.

2. O'Riordan A, Brummell Z, Sizer E, et al. Acute kidney injury in patients admitted to a liver intensive therapy unit with paracetamol-induced hepatotoxicity. Nephrol Dial Transplant. 2011; 26: 3501−3508. https://doi.org/10.1093/ndt/gfr050.

3. Regner KR, Singbartl K. Kidney injury in liver disease. Crit Care Clin. 2016; 32: 343−355. https://doi.org/10.1016/j.ccc.2016.03.005.

4. Mazer M, Perrone J. Acetaminophen-induced nephrotoxicity: pathophysiology, clinical manifestations, and management. J Med Toxicol. 2008; 4: 2−6.

5. Solà E, Ginès P. Challenges and management of liver cirrhosis: pathophysiology of renal dysfunction in cirrhosis. Dig Dis. 2015; 33: 534−538. https://doi.org/10.1159/000375344.

6. Adebayo D, Morabito V, Davenport A, Jalan R. Renal dysfunction in cirrhosis is not just a vasomotor nephropathy. Kidney Int. 2015; 87: 509−515. https://doi.org/10.1038/ki.2014.338.

7. Ginès P, Schrier RW. Renal failure in cirrhosis. N Engl J Med. 2009; 361: 1279−1290. https://doi.org/10.1056/NEJMra0809139.

8. Møller S, Bernardi M. Interactions of the heart and the liver. Eur Heart J. 2013; 34: 2804−2811. https://doi.org/10.1093/eurheartj/eht246.

9. Matloff RG, Arnon R. The kidney in pediatric liver disease. Curr Gastroenterol Rep.2015; 17: 36. https://doi.org/10.1007/s11894-015-0457-x.

10. Iwakiri Y. The molecules: mechanisms of arterial vasodilatation observed in the splanchnic and systemic circulation in portal hypertension. J Clin Gastroenterol. 2007; 41(Suppl 3): S288−294. https://doi.org/10.1097/MCG.0b013e3181468b4c.

11. Hu LS. Current concepts on the role of nitric oxide in portal hypertension. World J Gastroenterol. 2013; 19: 1707. https://doi.org/10.3748/wjg.v19.i11.1707.

12. John S, Thuluvath PJ. Hyponatremia in cirrhosis: pathophysiology and management. World J Gastroenterol. 2015; 21: 3197−3205. https://doi.

org/10.3748/wjg.v21.i11.3197.

13. Jung HJ, Kwon T-H. Molecular mechanisms regulating aquaporin-2 in kidney collecting duct. Am J Physiol Renal Physiol. 2016; 311: F1318–1328. https://doi.org/10.1152/ajprenal.00485.2016.

14. Liamis G, Filippatos TD, Liontos A, Elisaf MS. Hyponatremia in patients with liver diseases: not just a cirrhosis-induced hemodynamic compromise. Hepatol Int. 2016; 10: 762–772. https://doi.org/10.1007/s12072-016-9746-1.

15. Liamis G, Filippatos TD, Elisaf MS. Correction of hypovolemia with crystalloid fluids: Individualizing infusion therapy. Postgrad Med. 2015; 127: 405–412. https://doi.org/10.1080/00325481.2015.1029421.

16. Berl T. Impact of solute intake on urine flow and water excretion. J Am Soc Nephrol. 2008; 19: 1076–1078. https://doi.org/10.1681/ASN.2007091042.

17. Angeli P, Wong F, Watson H, et al. Hyponatremia in cirrhosis: results of a patient population survey. Hepatology. 2006; 44: 1535–1542. https://doi.org/10.1002/hep.21412.

18. Kim WR, Biggins SW, Kremers WK, et al. Hyponatremia and mortality among patients on the liver-transplant waiting list. N Engl J Med. 2008; 359: 1018–1026. https://doi.org/10.1056/NEJMoa0801209.

19. Sersté T, Gustot T, Rautou P-E, et al. Severe hyponatremia is a better predictor of mortality than MELDNa in patients with cirrhosis and refractory ascites. J Hepatol. 2012; 57: 274–280. https://doi.org/10.1016/j.jhep.2012.03.018.

20. Ahya SN, José Soler M, Levitsky J, Batlle D. Acid-base and potassium disorders in liver disease. Semin Nephrol. 2006; 26: 466–470. https://doi.org/10.1016/j.semnephrol.2006.11.001.

21. Rehman HU. A woman with ketoacidosis but not diabetes. BMJ. 2012; 344: e1535. https://doi.org/10.1136/bmj.e1535.

22. Komatsuda A, Wakui H, Ohtani H, et al. Tubulointerstitial nephritis and renal tubular acidosis of different types are rare but important complications of primary biliary cirrhosis. Nephrol Dial Transplant. 2010; 25: 3575–3579.

https://doi.org/10.1093/ndt/gfq232.

23. van Slambrouck CM, Salem F, Meehan SM, Chang A. Bile cast nephropathy is a common pathologic finding for kidney injury associated with severe liver dysfunction. Kidney Int. 2013; 84: 192–197. https://doi.org/10.1038/ki.2013.78.

24. Malbrain MLNG, Cheatham ML, Kirkpatrick A, et al. Results from the international conference of experts on intra-abdominal hypertension and abdominal compartment syndrome. I. Definitions. Intensive Care Med. 2006; 32: 1722–1732.

25. Villa G, Samoni S, De Rosa S, Ronco C. The pathophysiological hypothesis of kidney damage during intra-abdominal hypertension. Front Physiol. 2016; 7: 55. https://doi.org/10.3389/fphys.2016.00055.

26. Cade R, Wagemaker H, Vogel S, et al. Hepatorenal syndrome. Studies of the effect of vascular volume and intraperitoneal pressure on renal and hepatic function. Am J Med. 1987; 82: 427–438.

27. Umgelter A, Reindl W, Wagner KS, et al. Effects of plasma expansion with albumin and paracentesis on haemodynamics and kidney function in critically ill cirrhotic patients with tense ascites and hepatorenal syndrome: a prospective uncontrolled trial. Crit Care. 2008; 12: R4. https://doi.org/10.1186/cc6765.

28. Cazzaniga M, Dionigi E, Gobbo G, et al. The systemic inflammatory response syndrome in cirrhotic patients: relationship with their in-hospital outcome. J Hepatol. 2009; 51: 475–482. https://doi.org/10.1016/j.jhep.2009.04.017.

29. Shah N, Mohamed FE, Jover-Cobos M, et al. Increased renal expression and urinary excretion of TLR4 in acute kidney injury associated with cirrhosis. Liver Int. 2013; 33: 398–409. https://doi.org/10.1111/liv.12047.

30. Shah N, Dhar D, Zahraa Mohammed El F, et al. Prevention of acute kidney injury in a rodent model of cirrhosis following selective gut decontamination is associated with reduced renal TLR4 expression. J Hepatol. 2012; 56: 1047–1053. https://doi.org/10.1016/j.jhep.2011.11.024.

肝病中的脑血管生理学

杰弗里·德拉沃尔普,明吉·金,托马斯·P.布莱克,
艾里·艾尔·卡法吉(Jeffrey DellaVolpe, Minjee Kim,
Thomas P. Bleck, Ali Al-Khafaji)

摘 要

急、慢性肝病患者的精神状态改变可能是ICU入院率和病死率的重要原因。与此相关的很多病理改变都与无法维持足够的血流量有关。因此,了解急性和慢性肝功能衰竭的正常脑血管生理学和紊乱的生理学有助于更好地理解和优化对这些危重患者的治疗。

关键词

急性肝功能衰竭;自身调节;脑灌注压;脑水肿;肝性脑病

急慢性肝病患者的精神状态改变可能是ICU入院和病死的重要原因。与此相关的很多病理改变都与无法维持足够的血流量有关。因此,了解急性和慢性肝功能衰竭的正常脑血管生理学和紊乱的生理学有助于更好地理解和改进对这些危重患者的治疗。

6.1 脑血管功能的正常调节

与其他器官系统相比,大脑血供丰富,耗氧量占全身器官的20%[1]。因此,严格保证大脑血供和氧气输送是生存的关键。脑血流量的轻微下降,就会产生有害的影响,即使是轻微下降也会导致大脑蛋白质合成受抑制,谷氨酸和乳酸的细胞外蓄积,细胞液也会发生变化[2]。相反,大脑对高血流量的耐受性相对较差,这是因为血脑屏障破坏,颅内的空间固定,以及充血导致的临床表现,包括精神状态改变,癫痫发作,以及可逆性后部白质脑病综合征。因此,正常的机体调节受到脑血流动力学、自身调节、节段血管阻力和神经星形胶质细胞调节系统的严格控制。

功能性充血的机制

持续充足的脑血流量由多种机制维持。就像所有的血管床一样,整个大脑的局部血流量与流入和流出压力(ΔP)之差除以血流阻力成正比,正如欧姆定律所证明的那样:局部血流量=

流出压力阻力

流出压力与脑血流量相关,是脑灌注压或脑动脉压与脑静脉压之差。脑动脉压由心输出量和平均动脉压所驱动。

脑血流量=(动脉压−静脉压)/脑血管阻力

因为脑静脉压通常相对较低(2 ～ 5 mmHg),受颅内压的影响大,而受中心静脉压的影响较小。因此,在正常情况下:脑血流量=(平均动脉压−颅内压)/脑血管阻力

因此,虽然平均动脉压(mean arterial pressure,MAP)和颅内压(intracranial pressure,ICP)影响脑血流量,但在正常情况下,当这些值在正常范围内时,脑血流量的主要决定因素是脑血管阻力。就像非中枢神经系统的血管床一样,这种阻力可以表征为血管长度(L)、血液黏度(η)的函数,并与半径的四次方成反比,如Pouiseeuille公式所示:$R=L×η/r^4$

这个方程假定层流稳定,但对脑血流量最容易改变和影响的变量是血管半径,如脑血管的扩张和收缩。

6.2 脑血流量调节机制的研究进展

为了适应大脑的高代谢,必须确保血液的持续性灌注,通过血管扩张增加血流量在代谢活跃的区域,通过血管收缩减少血流量在代谢较不活跃的区域。维持不同水平的脑血流机制不同。

6.2.1 神经血管单位

大脑大动脉分支出小动脉和微血管,受血管周围神经严密地支配。这些神经元、微血管和胶质细胞形成了一个紧密的解剖和功能单位[3]。上述单位在几个方面发挥作用,以确保恒定的血流量,并可以增加血流量来保证大脑活动,并防

止血压突然的升高。

6.2.2 直接神经信号通路

活跃的神经元将神经递质释放到细胞外,可以直接或间接地影响血管舒张。谷氨酸和γ-氨基丁酸(GABA)已经证明了这一点。谷氨酸并不直接影响血管扩张,而是通过间接机制发挥作用,包括一氧化氮合酶、环氧合酶-2等。GABA可能在局部血管扩张中起更直接的作用。突触活动还会导致动作电位产生后细胞内钾的释放,这也会通过一氧化氮介导的过程来增加血流量。神经元的非突触部分也可以释放出GABA和谷氨酸以外的神经调节剂和神经肽[4]。

6.2.3 间接神经信号通路

中枢神经系统新陈代谢活跃区域的血流量增加的机制超出了直接神经信号通路所负责的职能。局部血管扩张也是由上游小动脉扩张而引起,这点已在几个组织模型中得到证实[5～6]。此外,神经、血管和星形胶质细胞之间有接触,星形胶质细胞既可以作用于局部,也可以作用于上游,以增加血流量。刺激星形胶质细胞会促进其钙的释放,并使附近的小动脉扩张[7～8]。

6.2.4 大动脉血管阻力

虽然在神经血管单元中存在直接和间接的血流阻力机制,但大的颅内外动脉,如颈动脉和椎动脉,是阻力的主要部位,是整个脑血管阻力中重要的组成部分。这些血管中的阻力最终大于在其他血管床中观察到的阻力。

有一系列的神经体液和直接信号传导机制来调节总的大动脉阻力,包括交感神经的激活和循环加压素和血管紧张素浓度的增加。由于新陈代

谢活动的增加或平均动脉血压的降低,这些阻力
的变化允许血流量增加,避免脑灌注压低[9]。

6.3 自身调节

　　虽然局部血管扩张和收缩对于确保新陈代
谢活跃的神经元有足够的血流量是必不可少的,
但其他防止灌注压波动的机制对大脑也至关重
要。原因包括大脑相对缺乏局部能量储存,不成
比例的高代谢率,以及对能量的需求高。然而,
即使整体脑血流出现微小波动,也会造成严重的
后果。

　　脑灌注压60～160 mmHg时,脑血流量充足
(100 g脑组织约50 mL)[10～11]。在平均动脉压和
颅内压正常的情况下,脑代谢率决定了脑血管阻
力,驱动脑灌注压。脑灌注压通过自身调节保持
稳定,不受平均动脉压波动的影响(表6-1)。

表6-1　脑灌注的决定因素

测　量	定　义
脑血流量	单位时间内血液通过脑血管某横截面积的流量
脑灌注压	压力梯度驱动脑血流
颅内压	颅腔内脑脊液压强
脑代谢率	总耗氧率驱动总血流量
脑血容量	一定数量的脑组织中的血液总量
平均动脉压	全身平均血压与心输出量和全身血管阻力之间的关系

　　自动调节在多个血管床中广泛存在,但在
中枢神经系统中的作用尤为明显。它可以调节
脑血管阻力,使脑血流保持恒定。尽管脑灌注压
(颅内压和平均动脉压)发生改变。当CPP上升
和下降超过临界限值时,自动调节功能丧失,脑
血流量变得与CPP水平相关。

6.3.1　降低灌注压和自身调节

　　当CPP下降后,血管收缩以维持足够的脑
血流量,其机制尚未完全明确,但可能归因于
神经源性、肌源性和代谢反应的综合作用。虽
然还没有完全明确,但这一过程可能是由一氧
化氮和细胞外钾介导的。无论机制如何,这
种反应已经建立了精确的临床预测模型(图
6-1)[12]。

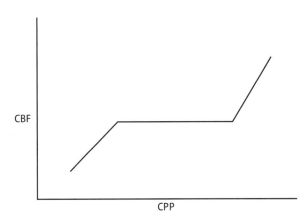

图6-1　自动调节曲线
脑血流量(CBF)、脑灌注压(CPP)

　　肌源性反应是指血管平滑肌张力的改变
引起脑血管收缩,外源性跨壁压力增加,灌注压
较低时血管扩张。这一变化在1～3秒内就会
在脑血管中显现出来,并可能在动脉血压处于
60～160 mmHg范围的情况下,保持一致和充足
的脑血流量[13]。

　　当血流灌注持续减少时,通过释放代谢因子
来维持自身调节。其中涉及的物质包括钾、氢离
子、腺苷和氧[14～15]。随着脑灌注持续下降,缺氧
仍是导致脑血管扩张的主要局部机制[16]。

　　当CPP持续下降时,自动调节功能丧失,导
致脑血流量减少。临床变化在一定程度上是滞
后的,因为大脑代谢率可因氧摄取增加而保持不
变。当脑灌注降至氧摄取的代偿水平以下时,缺
血的临床体征就会出现。这些症状可能包括精

神状态改变、头晕和脑血管梗死。通过颈静脉球导管测量静脉血的含氧量，可以监测大脑耗氧量（见6.7）。然而，脑静脉血的含氧量取决于线粒体利用氧气的能力。

6.3.2　灌注压升高与自身调节

随着脑灌注压的持续升高，脑血流量可能会升高。与脑灌注压降低类似，脑血流的自动调节主要通过跨壁压升高引起的小动脉血管收缩，促进灌注水平的上升。与脑灌注压相关的变化一样，这种血管收缩机制并不被我们完全了解，可能是多因素的。但是，内皮素-1在自身调节的脑血管收缩中有明显的作用[17~18]。

随着平均动脉压的持续升高，脑灌注压持续升高，超过了血管收缩限制脑血流的程度。在临界压力下，肌源性血管收缩功能丧失，导致强制性血管扩张，这被称为是自动调节突破，被认为是导致脑血流量迅速升高的关键事件，出现在自我调节曲线的较高处[19~20]。临床后遗症，如脑水肿、出血、癫痫发作和后部可逆性白质脑水肿（PRES）可迅速接踵而至[21]。

6.4　自身调节与肝病

虽然在脑灌注压升高和降低时，自身调节都可能发生障碍，但急性和慢性肝病的主要原因是由于脑灌注压降低。如前所述，脑灌注压是基于以下关系的平均动脉压和颅内压的结果：

CPP=MAP−ICP

颅内压只能低至生理正常水平（通常在5~15 mmHg之间）。因此，虽然由于动脉压降低或颅内压升高可能导致脑灌注减少，但脑灌注增加只能因为平均动脉压升高造成。

MAP升高在慢性和急性肝功能衰竭中都很少见[22~24]。其原因是多方面的，包括相对血管扩张、高动力循环和加压素缺乏[25]。因此，任何

高颅内血流量的临床证据（颅内出血、癫痫发作、PRES）都应进一步探究其原因。

6.5　肝功能衰竭对脑血管生理的心脏影响

不管肝功能衰竭的时间长短，都会对循环系统和呼吸系统产生生理学影响，而循环系统和呼吸系统对脑血管生理学的影响颇大。

肝病对循环的影响

肝功能衰竭与血管麻痹或亢进有关。进行性全身血管扩张可归因于多种机制。全身血管扩张通常是肝病对循环产生影响的首发表现。最初，血管扩张的效应是通过增加心输出量维持平均动脉压，关系如下：

$$MAP=CO \times SVR$$

此外，内脏血管扩张使醛固酮水平升高，导致水钠滞留，加剧了高动力状态[26]。

肝病的血管舒张并不像血管床扩张，而更像是"内脏窃血"，内脏动、静脉逐渐扩张。门脉高压导致内皮拉伸、切应力和血管内皮生长因子活性升高。这会导致局部血管床中一氧化氮水平升高，血管扩张[27]。内脏动脉和静脉优先扩张的原因尚不完全清楚，但可能反映了肠道细菌移位以及局部的内毒素释放[28]。这会激活神经体液反射，促使外周血管收缩以维持全身血管阻力，最终导致组织灌注减少[29]。

此外，肝功能衰竭与脓毒症、细菌易位、内毒素以及炎性介质如肿瘤坏死因子-α、白细胞介素-1和白细胞介素-6浓度的改变有关。这种脓毒症样状态的介质包括一氧化氮、腺苷、速激肽和降钙素基因相关肽[30]。此类全身性炎症反应能在大多数急性肝功能衰竭患者中观

察到，甚至包括相当一部分未感染的患者也会出现[31]。

肝功能衰竭患者的相对免疫缺陷导致感染和脓毒症容易发生。脓毒症的原因包括肿瘤坏死因子-α的产生和HLA-DR的表达显著降低[32]。此外，Kupffer细胞功能障碍会降低细胞介导的免疫力，导致相对免疫缺陷，并进一步增强肝功能衰竭患者的血管扩张状态[33]。

当这种血管扩张、高动力状态得到代偿时，平均动脉压和脑灌注压得以维持。然而，在急性加重和危重疾病期间，全身血压会急剧下降，导致脑灌注压降低。

6.6　呼吸对肝功能衰竭患者脑血管生理的影响

肝病与呼吸衰竭相联系的机制有许多。包括急性呼吸窘迫、容量超负荷、通气/灌注不匹配、脓毒症、吸入和肺内分流。这些患者几乎都会出现低氧血症。高碳酸血症很常见且在临床上会掩盖和加重潜伏性脑病和脑水肿。

6.6.1　低氧对脑循环的影响

大脑消耗很高比例的身体含氧量；动脉含氧量的减少通过一氧化氮介导的机制影响血液流动[34]。这种机制可能由局部效应主导，局部缺氧导致ATP下降，从而打开平滑肌上的钾通道，导致细胞超极化和血管扩张[35]。

这种血管扩张取决于缺氧的相对程度[36]。动脉血氧分压低于50 mmHg时，脑血流量会增加四倍[36]。缺氧介导的血管扩张机制也被认为是低血压和癫痫发作时血管扩张的主要原因[16]。

6.6.2　高氧对脑循环的影响

由于脑血流量与FiO_2呈负相关，高氧可能以

浓度依赖的方式轻微降低脑血流量。尽管对急性肝功能衰竭的研究尚未明确，但在相似的人群中已经证明了这一点，无论是健康的年轻人[37]，还是严重颅脑损伤的患者[38]。此外，高氧和缺氧都以浓度依赖的方式改变脑氧代谢[39]。

要改善慢性和急性肝功能衰竭的脑氧输送和血流，应以恢复氧合为目标，将PaO_2控制在80 ～ 120 mmHg之间。

6.6.3　高碳酸血症对脑循环的影响

高碳酸血症对脑血流的作用已描述。动脉二氧化碳浓度的增加降低了pH，从而导致脑血管的可逆性扩张，进而大脑血流量增加。这种关系已经建模且可能会用S型函数进行预测（图6-2）[40]。

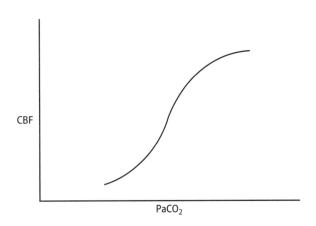

图6-2　肝病患者动脉二氧化碳分压（$PaCO_2$）与脑血流量（CBF）6脑血管生理学的关系

发生酸中毒时，脑血流量和脑血容量均增加，但脑血流量的增加大于脑血容量的增加，这点提示我们血流速度可能也有增加[41]。其机制尚不完全清楚，可能与细胞外氢离子对血管平滑肌的影响有关。

与血氧水平一样，血中碳酸值应尽可能维持在正常水平，避免了高碳酸血症时由于血管扩张导致的CPP下降的影响，以及低碳酸血症时氧气供应减少。

6.7 急性肝功能衰竭时的脑血管改变

6.7.1 定义和流行病学

急性肝功能衰竭存在以急性肝损伤、严重的肝细胞功能障碍和肝性脑病为特征的一系列临床表现。美国每年约有 2 000 人发生急性肝功能衰竭，病死率很高。急性肝衰的预后不良与肝细胞功能障碍后的多器官功能衰竭有关。

脑部的表现是急性肝功能衰竭症状的重要组成部分，是区分急性肝功能衰竭和重症急性肝炎的重要临床表现。颅内表现包括肝性脑病（在下文中讨论）和脑水肿。

6.7.2 急性肝功能衰竭时脑水肿的病理生理学研究

急性肝功能衰竭时的原发性脑血管紊乱与创伤性脑损伤时观察到的脑血管紊乱是一致的，脑炎、脑缺血或恶性肿瘤：脑灌注压下降。然而，急性肝功能衰竭患者有几种独特的病理生理表现。急性肝功能衰竭致脑水肿的机制还不完全清楚，可能的因素有脑充血、谷氨酸水平升高、氨升高、星形细胞肿胀、细胞毒性脑水肿、渗透压应激和血脑屏障破坏[42]。

6.7.3 血脑屏障通透性的变化

血脑屏障是由大脑微血管内皮细胞组成的神经血管单位[43]。包括内皮细胞、星形胶质细胞终足和周细胞。连接紧密维持这一屏障的完整性，并阻止许多化合物进入大脑，在急性肝功能衰竭时这一屏障遭到破坏[44]。

6.7.4 氨和渗透紊乱的毒性作用导致脑水肿

血脑屏障被破坏后有毒物质会流入和积聚，如氨、谷氨酰胺和丙氨酸。这些物质导致星形胶质细胞肿胀，与急性肝功能衰竭脑水肿的中枢神经病理异常机制有关[45]。氨致星形胶质细胞肿胀的机制包括氧化应激、转录因子升高和信号转导激酶。由肿瘤坏死因子-α 水平引起的信号升高也与脑血流量增加和最终颅内压的升高有关[46]。

伴随的炎症反应是由氨、谷氨酸和其他氨基酸蓄积引起的星形胶质细胞渗透压紊乱[47]，这种紊乱是由钠、钾、氯转运体和水通道蛋白-4所介导的水的稳态改变以及星形胶质细胞肿胀所致[48]。

6.7.5 脑水肿对急性肝功能衰竭的临床影响

即使在颅内压不高的情况下，这些病理生理变化也容易出现脑水肿。已明确的危险因素包括血氨水平>150 ～ 200 μmol/L，三级或四级脑病，需要血管增压药来维持血压，以及感染。这些变化见于急性肝功能衰竭而不是慢性肝功能衰竭，以上原因导致脑充血，同时也致大脑代谢率降低，以致肝昏迷。

6.7.6 急性肝功能衰竭时脑血管变化的监测

脑水肿在急性肝功能衰竭患者中的发病率和病死率中占有相当大的比率，因此对所有出现急性肝功能衰竭和精神状态改变的患者中都应警惕。应定期监测脑水肿的临床表现，包括是否过度通气、血流动力学不稳定、瞳孔不对称或对称性扩张、姿势（屈肌或伸肌）、癫痫或缓慢性心律失常。

其他形式的监测经常用于识别和处理潜在的颅内高压。包括有创神经监测、经颅多普勒超声和颈静脉血氧饱和度监测。

6.7.7 有创神经监测

侵入性监测包括在颅内放置导管，以监测和管理升高的颅内压。可以采用脑室造口术或留置导管的形式。

各种装置的精确度和安全性不同[49]。虽然有创监测可以更直接地测量颅内压和更积极地管理颅内压，但也有潜在的缺点，尤其是在肝病相关凝血障碍和感染方面[50]。总体而言，有创监测并不一定能改善结果[51]。

6.7.8　经颅多普勒超声

持续经颅多普勒超声检测脑血流速度可作为检测是否出现早期脑过度灌注或低灌注的标志。经颅多普勒测量脑血流量可以用以下公式估算：血流量=速率×面积

因此，在血管阻力不变的情况下，血流变化与速度的变化成正比。

6.7.9　颈静脉监测

脑血流量也可以以脑部氧气消耗量与所输送氧气的比例来估算，通过Kty-Schmidt方法，该方程式成立的条件是自动调节功能完好：

$$脑血流量=脑代谢率/（动脉氧-静脉氧）$$

急性肝功能衰竭，尤其是肝昏迷时，脑代谢率保持低水平。此时，可以根据以下关系估算脑血流量：

$$脑血流量=1/（动脉氧-静脉氧）$$

假设动脉血氧饱和度正常，颈内静脉血氧饱和度可以作为脑血流量的替代指标。颈静脉血氧饱和度可通过逆行置入颈内静脉的颈静脉球导管测量（图6-3）。

然而，Kty-Schmidt对脑血流量的计算还取决于输送氧气到达线粒体的能力，以及线粒体利用氧气的能力。在脑水肿的情况下，氧的扩散可能受到损害，在许多急性中枢神经系统疾病中，线粒体功能障碍，不能利用氧气进行有氧代谢。因此，动脉含氧量和颈静脉含氧量之间的梯度变窄可能并不反映脑血流量的增加，而是因为无法代谢输送的氧气。因此，不应因为颈静脉含氧量（或饱和度）明显升高而推测过度通气可以安全地用于降低颅内压。

6.8　慢加急性肝功能衰竭（ACLF）

慢加急性肝功能衰竭（ACLF）是一种临床综合征，其特征是CLD患者突发的急性重症肝脏异常。ACLF与失代偿性肝硬化的不同之处在于前者存在肝外器官衰竭，短期病死率高，类似于急

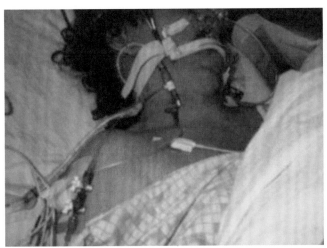
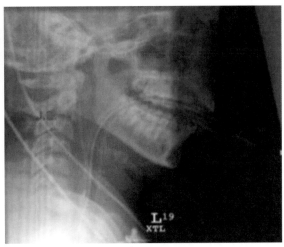

图6-3　颈静脉球导管

性肝功能衰竭（ALF）。

6.8.1　定义的异质性

由于近期人们逐渐认识到ACLF与失代偿性肝硬化和ALF并不一样，是一种新的临床综合征，关键术语"急性""慢性"和"器官衰竭"有所不同，导致了最近一次系统综述中报告的ACLF的定义有所不同[52]。所有现有的定义都强调三个共同点：① 患有慢性肝病；② 理论上可逆的急性肝功能恶化；③ 短期病死率高[53]。缺乏一个普遍被接受的定义在及时识别患者和必要的治疗以改善预后方面都是会出现问题的。

目前，有两个共识定义被广泛使用（表6-2）。由亚太肝脏研究协会（APASL）提出的ACLF的"东方"定义只聚焦肝功能衰竭[54~55]。由美国肝病研究协会（AASLD）/欧洲肝病研究协会（EASL）联盟提出的ACLF的"西方"定义包括并发肝外器官衰竭[56~57]。这两个定义都包括了4周内高病死率。由于CLD的定义不一，很难确定ACLF的准确患病率。根据登记数据，估计24% ~ 40%的肝硬化住院患者会发生ACLF[56,58~62]。

表6-2　ACLF东西方定义的异同

APASL-ACLF	EASL 及 AASLD-ACLF
定义	
急性肝损害，表现为黄疸和凝血障碍，在4周内并发腹水和（或）脑病，患者有先前诊断或未诊断的慢性肝病，4周病死率高	慢性肝病急性恶化，通常与突发性事件有关，并与由于多系统器官衰竭而导致的4周病死率增加有关
差异	
仅限于肝的急性损伤或突发损伤	肝内肝外都可
静脉曲张出血，只有当它导致肝功能衰竭时才被认为是突发性的	静脉曲张出血被认为是导致ACLF的急症

续　表

APASL-ACLF	EASL 及 AASLD-ACLF
脓毒症是肝功能衰竭、持续性炎症、SIRS和CARS的并发症，导致免疫麻痹，因此ACLF的早期诊断具有恢复的潜力	脓毒症是导致ACLF的主要急症，诊断延迟，器官衰竭恢复可能性小
急性损伤至ACLF发展的持续时间为4周	没有特定的持续时间
慢性肝病包括有肝硬化和不伴肝硬化的患者，但不包括失代偿期肝硬化的患者	CLD包括有（ACLF B&C型）和无（ACLF A型）肝硬化伴或不伴既往失代偿的患者
肝功能衰竭的明确界定；既有黄疸（胆红素＞85 mol/L）又有凝血障碍（R＞1.5 mol/L或凝血酶原活动度＜40%）	肝功能衰竭没有明确的界限。由CLIF-SOFA评分中的器官衰竭界值定义。胆红素或INR水平均可作为独立因素诊断肝功能衰竭
未定义疾病严重程度分值	疾病严重程度评分未定义，但可以间接利用器官衰竭评分定义为CLIF-SOFA评分，代表肝性和非肝性ACLF
相似之处	

- ACLF被定义为不同于ALF的独立疾病
- 4周内高病死率
- 需要早期考虑肝移植
- 器官衰竭和脓毒症是导致高病死率的原因

改编自Sarin SK, Choudhury A. Acute-on-chronic liver failure: terminology, mech-anisms and management. Nat Rev Gastroenterol Hepatol 2016; 13: 131-149[63]. AASLD American Association for the Study of Liver Disease, ACLF acute-on-chronic liver failure, ALF acute liver failure, APASL Asian Pacific Association for the Study of the Liver, CARS compensatory anti-inflammatory response syndrome, CLD chronic liver disease, CLIF chronic

为了更好地对肝硬化住院患者进行分类，进行了两项前瞻性观察性研究：① EASL-CLIF联盟肝硬化慢加急性肝衰竭（CANIC）[56]；② 北美终末期肝病研究联盟（NACSELD）[58]。NACSELD的研究人员关注住院的肝硬化感染患者，目的是制定简单的床边临床标准，以准确地对严重程度进行判断，从而实现医疗资源的合理利用[58]。感染相关ACLF（I-ACLF），定义为可疑或有记录的感染的肝硬化患者中两个或两个以上的器官系统衰竭,并且预后较差。另一方面,这项拥有最全面的住院肝硬化急性失代偿患者的研究,旨在根据短期死亡风险对患有ACLF的肝硬化患者进行分层。结果,根据CLIF-ACLF 1级,2级和3级的器官衰竭次数,将ACLF的严重程度分为不同的阶段,并且病死率与ACLF等级相关[56]。重要的是,CLIF-ACLF等级主要受肾功能衰竭和脑功能衰竭影响,后者定义为West-Haven 3或4级肝性脑病(HE)。与ALF和失代偿性肝硬化一样,HE在ACLF中具有重要的预后意义。但是,与ACLF相关的HE似乎与ALF或失代偿性肝硬化中的HE截然不同。

6.8.2 ACLF脑功能衰竭

APASL、EASL和NACSELD的定义都认为大脑是ACLF的主要衰竭器官之一,并将大脑衰竭定义为West-Haven HE 3级或4级(表6-3)。

目前对ACLF的神经系统后遗症的了解仅限于临床观察,然而,ACLF的动物模型和基于影像学的研究更好地描述发生在大脑中的急性事件。虽然被认为只发生在ALF,但在经颈静脉肝内门静脉分流术(TIPS)后,4名肝硬化患者也出现颅内高压和脑水肿[65]。随后12名急性失代偿性肝硬化患者的临床和影像学证实发生了颅内高压和脑水肿[66]。两名接受肝移植治疗的患者表现出临床神经症状的相对好转,这表明对这种致命性疾病可能存在一个可干预的治疗窗。在严重HE的ACLF患者中,MRI可以观察到脑水肿的消退[67]。

据报道,ACLF患者脑衰竭的概率在CANONIC研究中约为25%,在CANONIC研究中约为56%[56,58]。在NACSELD队列中,大脑是最常见的衰竭器官。大脑衰竭概率的差异可能反映了与感染相关ACLF特有的NACSELD研究相比,CANIONIC研究的患者纳入范围更广。感染相关性ACLF的脑衰竭发生率是其他原因ACLF的两倍,这表明局部或全身感染通过触发全身炎症反应在ACLF的HE发病机制中起着重要作用。炎症在HE中的作用将在后续章节进一步讨论。

与其他肝外器官衰竭不同,HE显著增加了

表6-3 肝硬化患者可用器官衰竭定义的例子

衰竭器官	亚太肝功能衰竭定义研究协会[3,4]	欧洲慢性肝功能衰竭器官衰竭定义研究协会[12]	北美终末期肝病器官衰竭定义研究联合会[7]
肝脏	总胆红素≥85.5 μmol/L和INR≥1.5	胆红素水平>205.2 μmol/L	—
肾脏	急性肾损伤网络标准	≥176.8 μmol/L或肾脏替代物的肌酐水平	需要透析或其他形式的肾脏替代疗法
大脑	West-Haven肝性脑病Ⅲ~Ⅳ级	West-Haven肝性脑病Ⅲ~Ⅳ级	West-Haven肝性脑病Ⅲ~Ⅳ级
凝血	INR≥1.5	INR≥2.5	—
循环	—	加压素[特利加压素和(或)儿茶酚胺]的使用	存在休克,定义为平均动脉压<60 mmHg或收缩压较基线下降40 mmHg,尽管有足够的液体复苏和心输出量
呼吸		PaO$_2$/FiO$_2$≤200或SpO$_2$/FiO$_2$≤214或需要机械通气	需要机械通气

摘自Hernaez R, Sola E, Moreau R, Gines P. Acute-on-chronic liver failure: an update. Gut 2017; 66: 541-553[64]. FiO$_2$吸入氧分数、INR国际标准化比率、PaO$_2$动脉血氧分压、SpO$_2$脉搏血氧饱和度

ACLF患者的死亡风险。研究显示[56]HE患者的短期和长期病死率受到年龄、HE严重程度以及与肝功能相关的参数如肌酐、胆红素、INR和Na的影响[68]。ACLF相关HE似乎与无ACLF的HE不同，因为在细菌感染、低钠血症和（或）酒精摄入引起的全身炎症反应情况下，年轻患者更易受到影响。与无ACLF的HE形成对比，后者更易发生在老年患者中，通常出现在先前使用利尿剂治疗的情况下（图6-4）[68]。ACLF中发生HE的唯一独立危险因素是既往的HE病史，HE是一种复发率很高的疾病，有必要开展一级预防策略。

在NACSELD的研究中，脑衰竭患者（Ⅲ级或Ⅳ级HE）的30天存活率明显低于非脑衰竭患者，尽管HE对独立于其他器官衰竭的生存的预测价值尚未报道[58]。

6.8.3 ACLF相关HE的病理生理学

局部和全身因素参与了ACLF相关HE的发病机制，高氨血症、急性炎症和脑血流动力学改变可能参与了其发生和发展，但它们各自的作用尚未明确[70]。

6.8.4 脑水肿

与ACLF相关的HE可迅速发展为颅内高压和脑水肿，导致昏迷和（或）死亡，提示与ALF有共同的病理生理。有争议的是，与ACLF相关的HE患者发生脑水肿的概率是多少。Joshi等人使用CT脑成像技术在同一个HE和ACLF机构住院的患者中，发现脑水肿的发生比例不到5%[71]。然而，这可能被低估了，因为：① 只有临床体征与颅内结构异常有关的患者才接受CT检查；② 许多肝硬化患者有潜在的脑萎缩和不同程度的脑水肿，但没有明显的颅内高压临床表现。如上所述，更先进的磁共振成像技术已显示出成功肝移植后ACLF脑水肿的消退[17]。目前尚不清楚为什么在一些HE和ACLF患者中会出现严重的脑水肿和颅内高压的神经后遗症。可以假设的是，在ACLF中，大脑对急性病理情况的出现［如细菌感染、全身炎症反应综合征（SIRS）等］具有"弹性"。这是由许多因素决定的，包括慢性病理改变（如星形胶质细胞功能障碍、轻度脑炎症环境和脑血管自我调节受损）和急性重症多器

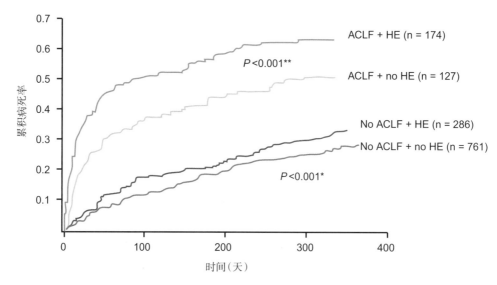

图6-4　住院肝硬化患者的生存曲线显示合并或不合并明显肝性脑病的ACLF患者的病死率

ACLF合并HE患者的病死率明显高于非HE合并ACLF患者。在失代偿性肝硬化中，HE也与病死率增加有关。** 比较无ACLF患者有无HE的p值；** 有ACLF患者有无HE的p值。（改编自Cordoba J., Romero-Gomez M, Romero-Gomez M, et al. Hepatic encephalopathy in patients with acute decompensation of cirrhosis and acute-on-chronic liver failure. J Hepatol 2015; 62: 437–447）[68,69]

官系统衰竭导致的炎症因子风暴。

与ALF一样，氨可能通过谷氨酸-谷氨酰胺循环受损和氧化应激增加等机制，在ACLF患者的星形胶质细胞中增加了细胞内液。低钠血症是ACLF的常见伴随症，由于细胞内和细胞外的渗透压差异，可能会加剧星形胶质细胞肿胀[72]。虽然ACLF患者低钠血症与脑水肿的关系尚未得到系统研究，但它可能进一步增加了ACLF合并HE患者的病死率[68]。

6.8.5 脑血流动力学改变

ACLF患者常出现循环衰竭，定义为平均动脉压降低[56]。正常情况下，通过反应性扩张或收缩大脑阻力血管，脑血流量在较大的平均动脉压范围内保持恒定（脑自动调节）。无创性经颅多普勒超声（TCD）证实ALF患者的脑自我调节功能受损，椎体血流量减少和血管指数增加可能导致脑水肿和颅内高压[73~75]。同样，Kawakami和他的同事报告了TCD发现一名ACLF和3级HE患者的颅内压升高[76]。为了更好地了解ACLF患者的脑血流动力学，特别是关于脑水肿和HE的发生和进展，有必要进行进一步的研究。

6.8.6 全身炎症反应

全身炎症反应是ACLF的一个特征，无论是否有明确的感染[56,77]，在CANONIC中，有ACLF住院的肝硬化患者中，包括IL-6和IL-8在内的促炎细胞因子，比无ACLF的患者高[78]。血浆IL-6和IL-8浓度与ACLF的严重程度和短期病死率相关。在55名肝硬化患者中（26名ACLF患者），健康对照组与非ACLF的肝硬化患者，血浆细胞因子模式存在显著变化，这种变化在合并ACLF的肝硬化患者身上更为显著。ACLF患者体内细胞因子的变化，包括血管细胞黏附分子-1（VCAM-1）水平升高和粒细胞-巨噬细胞集落刺激因子（GM-CSF）水平降低，在功能上与单

核/巨噬细胞免疫反应相关，并与3个月病死率增加相关[79]。另一项研究显示，ACLF患者血浆中前列腺素E2（PGE2）水平升高，这可能会抑制巨噬细胞促炎细胞因子的分泌和细菌的消灭[80]。综上所述，这些发现提示明显的全身炎症反应、先天免疫反应受损和一定程度的免疫抑制在ACLF的病理生理中起作用，导致类似于脓毒症的器官衰竭和血流动力学崩溃。在一项研究中，大约30%的ACLF患者存在主要由自发性细菌性腹膜炎引起的细菌感染，分别在25%和45%的患者中发现了严重的酒精性肝炎和全身性炎症。

6.8.7 协同作用：高氨血症和炎症

氨在HE中的致病性重要性被广泛接受，但氨的浓度与HE严重程度之间的直接相关性的依据有限。虽然ACLF的重度HE患者的血氨浓度高于失代偿期肝硬化的重度HE患者[71]，但血氨浓度与HE进展的相关性较差[70]。在同一项研究中，全身炎症反应综合征（SIRS）的出现和严重程度与ACLF的严重HE有关[70]。在一项对10名有感染临床证据的住院肝硬化患者的研究中，口服氨基酸溶液诱导的高氨血症导致SIRS状态下的神经心理评分显著恶化，但在SIRS缓解后神经心理评分改善并不显著；这一发现表明全身炎症和高氨血症在HE的发病机制中存在协同作用[81]。

6.9 肝性脑病和脑水肿的治疗

虽然下面的建议主要是针对ALF患者的，但证据显示，对ACFL患者也应该采取同样的干预措施。

治疗的目的是限制肠道氨的产生，避免感染、肠梗阻、便秘、消化道出血和其他中枢神经系统抑制剂等加重因素。Ⅲ级和Ⅳ级肝性脑病通常需要气管插管。乳果糖可用于治疗Ⅰ级或Ⅱ级脑病患者；然而，应用乳果糖并不能提高晚期

脑病患者的存活率，其在ALF中的作用尚未在临床试验中得到证实。该药应谨慎使用，因为它可能会引起高钠血症、腹泻引起的脱水、肠胀气扰乱手术视野和肠梗阻。乳果糖灌肠（300 g在700 mL生理盐水中每4～6小时一次）是不能耐受口服或鼻胃给药的患者的一种选择。

　　口服甲硝唑、新霉素和利福昔明针对产氨肠道菌群的治疗策略已被采用。然而，甲硝唑在肝功能衰竭时可能存在神经毒性；新霉素虽然吸收少，但仍可引起肾毒性和耳毒性。利福昔明能有效降低肝性脑病所致的血氨升高，有证据显示可以治疗慢性肝功能衰竭，可以作为辅助治疗。在肝性脑病患者的脑脊液中已发现内源性苯二氮䓬类物质。苯二氮䓬类受体拮抗剂氟马西尼（0.2～20 mg）已成功用于肝性脑病患者的短期改善。L-鸟氨酸-L-天冬氨酸（LOLA）治疗ALF对降低血氨水平或提高存活率无明显作用，并可能导致癫痫发作增加。L-谷氨酸-L-天冬氨酸（LOLA）治疗ALF对降低血氨水平或提高存活率无明显作用。在等待移植期间，L-鸟氨酸苯乙酸仍然是治疗肝性脑病的一种可能有效的临时性药物，但尚未在人类身上得到验证。

　　脑水肿的治疗需要维持平均动脉压（MAP）和颅内压（ICP）之间的微妙平衡，以保持充足的脑灌注（表6-4）。

表6-4　脑水肿和颅内高压的预防和治疗干预（改编自Dellavolpe等，危重护理教科书）[82]

一般措施
床头抬高至30°，保持患者颈部中立
气管插管治疗Ⅲ、Ⅳ级肝性脑病
最大限度地减少触觉和气管刺激，包括吸气
避免低血容量或高血容量
避免高血压
避免高碳酸血症和低氧血症
监测并维持颅内压<15 mmHg

续　表

维持CPP>50 mmHg
监测并保持Svjo2维持在55%～85%之间
经颅多普勒监测在滴定治疗中的应用
颅内压增高的治疗
甘露醇0.5～1.0 g/kg体重
过度换气至二氧化碳分压为28～30 mmHg
诱导性亚低温32～33℃
使血清钠水平达到145～155 mEq/L
丙泊酚或戊巴比妥钠诱导昏迷至5～10个周期/秒的爆发抑制
CVVH治疗少尿高渗（>310 mOsm/L）
其他未经证实的治疗方法
预防性使用苯妥英钠
吲哚美辛25 mg静脉推注
血浆置换
全肝切除术：移植的桥梁

CPP脑灌注压、CVVH持续性静脉—静脉血液滤过、ICP颅内压、Svjo2颈静脉球血氧饱和度

参考文献

1. Cipolla MJ. Control of cerebral blood flow. San Rafael, CA: Morgan & Claypool Life Sciences; 2009.
2. Hossmann KA. Viability thresholds and the penumbra of focal ischemia. Ann Neurol. 1994; 36(4): 557-565.
3. Hawkins BT, Davis TP. The blood-brain barrier/neurovascular unit in health and disease. Pharmacol Rev. 2005; 57(2): 173-185.
4. Drake CT, Iadecola C. The role of neuronal signaling in controlling cerebral blood flow. Brain Lang. 2007; 102(2): 141-152.
5. Ngai AC, Ko KR, Morii SE, Winn HR. Effect of sciatic nerve stimulation on pial arterioles in rats. Am J Physiol Heart Circ Physiol. 1988; 254(1): H133-139.
6. Cox SB, Woolsey TA, Rovainen CM. Localized dynamic changes in cortical blood flow with whisker stimulation corresponds to matched vascular and neuronal architecture of rat barrels. J Cereb Blood Flow

Metab. 1993; 13(6): 899−913.

7. Rusakov DA. Disentangling calcium-driven astrocyte physiology. Nat Rev Neurosci. 2015; 16(4): 226−233.

8. Iadecola C, Nedergaard M. Glial regulation of the cerebral microvasculature. Nat Neurosci. 2007; 10(11): 1369−1376.

9. Faraci FM, Heistad DD. Regulation of large cerebral arteries and cerebral microvascular pressure. Circ Res. 1990; 66(1): 8−17.

10. Lou HC, Lassen NA, Friis-Hansen B. Impaired autoregulation of cerebral blood flow in the distressed newborn infant. J Pediatr. 1979; 94(1): 118−121.

11. Yazici B, Erdogmus B, Tugay A. Cerebral blood flow measurements of the extracranial carotid and vertebral arteries with Doppler ultrasonography in healthy adults. Diagn Interv Radiol. 2005; 11(4): 195.

12. Panerai RB. Cerebral autoregulation: from models to clinical applications. Cardiovasc Eng. 2008; 8(1): 42−59.

13. Osol GE, Halpern WI. Myogenic properties of cerebral blood vessels from normotensive and hypertensive rats. Am J Physiol Heart Circ Physiol. 1985; 249(5): H914−921.

14. Kontos HA, Wei EP. Oxygen-dependent mechanisms in cerebral autoregulation. Ann Biomed Eng. 1985; 13(3−4): 329−334.

15. Paternò R, Heistad DD, Faraci FM. Potassium channels modulate cerebral autoregulation during acute hypertension. Am J Physiol Heart Circ Physiol. 2000; 278(6): H2003−2007.

16. Kontos HA, Wei EP, Raper AJ, Rosenblum WI, Navari RM, Patterson JL. Role of tissue hypoxia in local regulation of cerebral microcirculation. Am J Physiol Heart Circ Physiol. 1978; 234(5): H582−591.

17. Calabrese LH, Dodick DW, Schwedt TJ, Singhal AB. Narrative review: reversible cerebral vasoconstriction syndromes. Ann Intern Med. 2007; 146(1): 34−44.

18. Faraci FM, Heistad DD. Regulation of the cerebral circulation: role of endothelium and potassium channels. Physiol Rev. 1998; 78(1): 53−97.

19. Meyer JS, Waltz AG, Cotoh F. Pathogenesis of cerebral vasospasm in hypertensive encephalopathy I. Effects of acute increases in intraluminal blood pressure on pial blood flow. Neurology. 1960; 10(8): 735.

20. Skinhøj E, Strandgaard S. Pathogenesis of hypertensive encephalopathy. Lancet. 1973; 301(7801): 461−462.

21. Ruland S, Aiyagari V. Cerebral autoregulation and blood pressure lowering. Hypertension. 2007; 49(5): 977−978.

22. Prabhu R, Srinivasan R, Jayanthi V. Prevalence of arterial hypertension in cirrhosis of liver. Saudi J Gastroenterol. 2009; 15(1): 65.

23. Henriksen JH, Moller S. Liver cirrhosis and arterial hypertension. World J Gastroenterol. 2006; 12(5): 678.

24. Bernal W, Wendon J. Acute liver failure. N Engl J Med. 2013; 369(26): 2525−2534.

25. Wagener G, Kovalevskaya G, Minhaz M, Mattis F, Emond JC, Landry DW. Vasopressin deficiency and vasodilatory state in end-stage liver disease. J Cardiothorac Vasc Anesth. 2011; 25(4): 665−670.

26. Schrier RW, Arroyo V, Bernardi M, Epstein M, Henriksen JH, Rodés J. Peripheral arterial vasodilation hypothesis: a proposal for the initiation of renal sodium and water retention in cirrhosis. Hepatology. 1988; 8(5): 1151−1157.

27. Iwakiri Y, Groszmann RJ. The hyperdynamic circulation of chronic liver diseases: from the patient to the molecule. Hepatology. 2006; 43(S1): S121.

28. La Villa G, Gentilini P. Hemodynamic alterations in liver cirrhosis. Mol Aspects Med. 2008; 29(1): 112−118.

29. Newby DE, Hayes PC. Hyperdynamic circulation in liver cirrhosis: not peripheral vasodilatation but 'splanchnic steal'. QJM. 2002; 95(12): 827−830.

30. Ginès P, Fernández-Esparrach G, Arroyo V. 10 Ascites and renal functional abnormalities in cirrhosis. Pathogenesis and treatment. Baillieres Clin Gastroenterol. 1997; 11(2): 365−385.

31. Rolando N, Wade JI, Davalos M, Wendon J, Philpott-Howard J, Williams R. The systemic inflammatory response syndrome in acute liver failure. Hepatology. 2000; 32(4): 734−739.

32. Wasmuth HE, Kunz D, Yagmur E, Timmer-Stranghöner A, Vidacek D, Siewert E, Bach J, Geier A, Purucker EA, Gressner AM, Matern S. Patients with acute on chronic liver failure display 'sepsis-like' immune paralysis. J Hepatol. 2005; 42(2): 195−201.

33. Bilzer M, Roggel F, Gerbes AL. Role of Kupffer cells in host defense and liver disease. Liver Int. 2006; 26(10): 1175−1186.

34. Van Mil AH, Spilt A, Van Buchem MA, Bollen EL, Teppema L, Westendorp RG, Blauw GJ. Nitric oxide mediates hypoxia-induced cerebral vasodilation in humans. J Appl Physiol. 2002; 92(3): 962−966.

35. Johnston AJ, Steiner LA, Gupta AK, Menon DK. Cerebral oxygen vasoreactivity and cerebral tissue

oxygen reactivity. Br J Anaesth. 2003; 90(6): 774-786.

36. Wei EP, Randad RS, Levasseur JE, Abraham DJ, Kontos HA. Effect of local change in O2 saturation of hemoglobin on cerebral vasodilation from hypoxia and hypotension. Am J Physiol Heart Circ Physiol. 1993; 265(4): H1439-1443.

37. Watson NA, Beards SC, Altaf N, Kassner A, Jackson A. The effect of hyperoxia on cerebral blood flow: a study in healthy volunteers using magnetic resonance phase-contrast angiography. Eur J Anaesthesiol. 2000; 17(3): 152-159.

38. Menzel M, Doppenberg EM, Zauner A, Soukup J, Reinert MM, Clausen T, Brockenbrough PB, Bullock R. Cerebral oxygenation in patients after severe head injury: monitoring and effects of arterial hyperoxia on cerebral blood flow, metabolism, and intracranial pressure. J Neurosurg Anesthesiol. 1999; 11(4): 240-251.

39. Xu F, Liu P, Pascual JM, Xiao G, Lu H. Effect of hypoxia and hyperoxia on cerebral blood flow, blood oxygenation, and oxidative metabolism. J Cereb Blood Flow Metab. 2012; 32(10): 1909-1918.

40. Duong TQ, Iadecola C, Kim SG. Effect of hyperoxia, hypercapnia, and hypoxia on cerebral interstitial oxygen tension and cerebral blood flow. Magn Reson Med. 2001; 45(1): 61-70.

41. Ito H, Kanno I, Ibaraki M, Hatazawa J, Miura S. Changes in human cerebral blood flow and cerebral blood volume during hypercapnia and hypocapnia measured by positron emission tomography. J Cereb Blood Flow Metab. 2003; 23(6): 665-670.

42. Blei AT. Brain edema in acute liver failure. Crit Care Clin. 2008; 24(1): 99-114.

43. Abbott NJ, Rönnbäck L, Hansson E. Astrocyte-endothelial interactions at the blood-brain barrier. Nat Rev Neurosci. 2006; 7(1): 41-53.

44. Ballabh P, Braun A, Nedergaard M. The blood-brain barrier: an overview: structure, regulation, and clinical implications. Neurobiol Dis. 2004; 16(1): 1-3.

45. Swain M, Butterworth RF, Blei AT. Ammonia and related amino acids in the pathogenesis of brain edema in acute ischemic liver failure in rats. Hepatology. 1992; 15(3): 449-453.

46. Jalan R, Damink SW, Hayes PC, Deutz NE, Lee A. Pathogenesis of intracranial hypertension in acute liver failure: inflammation, ammonia and cerebral blood flow. J Hepatol. 2004; 41(4): 613-620.

47. Blei AT. The pathophysiology of brain edema in acute liver failure. Neurochem Int. 2005; 47(1): 71-77.

48. Rao KV, Jayakumar AR, Norenberg MD. Brain edema in acute liver failure. Metab Brain Dis. 2014; 29(4): 927-936.

49. Blei AT, Olafsson S, Webster S, Levy R. Complications of intracranial pressure monitoring in fulminant hepatic failure. Lancet. 1993; 341(8838): 157-158.

50. Vaquero J, Fontana RJ, Larson AM, Bass NM, Davern TJ, Shakil AO, Han S, Harrison ME, Stravitz TR, Munoz S, Brown R. Complications and use of intracranial pressure monitoring in patients with acute liver failure and severe encephalopathy. Liver Transpl. 2005; 11(12): 1581-1589.

51. Karvellas CJ, Fix OK, Battenhouse H, Durkalski V, Sanders C, Lee WM. Outcomes and complications of intracranial pressure monitoring in acute liver failure: a retrospective cohort study. Crit Care Med. 2014; 42(5): 1157.

52. Wlodzimirow KA, Eslami S, Abu-Hanna A, Nieuwoudt M, Chamuleau RA. A systematic review on prognostic indicators of acute on chronic liver failure and their predictive value for mortality. Liver Int. 2013; 33: 40-52.

53. Amathieu R, Al-khafaji A. Definitions-of-Acute-On-Chronic-Liver-Failure-The-Past-the-Present-and-the-Future. EMJ Hepatol. 2015; 3: 35-40.

54. Sarin SK, Kedarisetty CK, Abbas Z, et al. Acute-on-chronic liver failure: consensus recommendations of the Asian Pacific Association for the Study of the Liver (APASL) 2014. Hepatol Int. 2014; 8: 453-471.

55. Sarin SK, Kumar A, Almeida JA, et al. Acute-on-chronic liver failure: consensus recommendations of the Asian Pacific Association for the study of the liver (APASL). Hepatol Int. 2009; 3: 269-282.

56. Moreau R, Jalan R, Gines P, et al. Acute-on-chronic liver failure is a distinct syndrome that develops in patients with acute decompensation of cirrhosis. Gastroenterology. 2013; 144: 1426-1437. e9.

57. Jalan R, Yurdaydin C, Bajaj JS, et al. Toward an Improved Definition of Acute-on-Chronic Liver Failure. Gastroenterology. 2014; 147: 4-10.

58. Bajaj JS, O'Leary JG, Reddy KR, et al. Survival in infection-related acute-on-chronic liver failure is defined by extrahepatic organ failures. Hepatology. 2014; 60: 250-256.

59. Escorsell Mañosa À, Mas OA. Acute on chronic liver

failure. Gastroenterol Hepatol. 2010; 33: 126−134.

60. Sargenti K, Prytz H, Nilsson E, Kalaitzakis E. Predictors of mortality among patients with compensated and decompensated liver cirrhosis: the role of bacterial infections and infection-related acute-on-chronic liver failure. Scand J Gastroenterol. 2015; 50: 875−883.

61. Shi Y, Yang Y, Hu Y, et al. Acute-on-chronic liver failure precipitated by hepatic injury is distinct from that precipitated by extrahepatic insults. Hepatology. 2015; 62: 232−242.

62. Li H, Chen L-Y, N-n Z, et al. Characteristics, diagnosis and prognosis of acute-on-chronic liver failure in cirrhosis associated to hepatitis B. Sci Rep.2016; 6: 25487.

63. Sarin SK, Choudhury A. Acute-on-chronic liver failure: terminology, mechanisms and management. Nat Rev Gastroenterol Hepatol. 2016; 13: 131−149.

64. Hernaez R, Sola E, Moreau R, Gines P. Acute-on-chronic liver failure: an update. Gut. 2017; 66: 541−553.

65. Jalan R, Dabos K, Redhead DN, Lee A, Hayes PC. Elevation of intracranial pressure following transjugular intrahepatic portosystemic stent-shunt for variceal haemorrhage. J Hepatol. 1997; 27: 928−933.

66. Donovan JP, Schafer DF, Shaw BW, Sorrell MF. Cerebral oedema and increased intracranial pressure in chronic liver disease. Lancet. 1998; 351: 719−721.

67. García Martínez R, Rovira A, Alonso J, et al. A long-term study of changes in the volume of brain ventricles and white matter lesions after successful liver transplantation. Transplantation. 2010; 89: 589−594.

68. Cordoba J, Ventura-Cots M, Simon-Talero M, et al. Characteristics, risk factors, and mortality of cirrhotic patients hospitalized for hepatic encephalopathy with and without acute-on-chronic liver failure (ACLF). J Hepatol. 2014; 60: 275−281.

69. Romero-Gomez M, Montagnese S, Jalan R. Hepatic encephalopathy in patients with acute decompensation of cirrhosis and acute-on-chronic liver failure. J Hepatol. 2015; 62: 437−447.

70. Shawcross DL, Sharifi Y, Canavan JB, et al. Infection and systemic inflammation, not ammonia, are associated with Grade 3/4 hepatic encephalopathy, but not mortality in cirrhosis. J Hepatol. 2011; 54: 640−649.

71. Joshi D, O'Grady J, Patel A, et al. Cerebral oedema is rare in acute-on-chronic liver failure patients presenting with high-grade hepatic encephalopathy. Liver Int. 2014; 34: 362−366.

72. Córdoba J, García-Martinez R, Simón-Talero M. Hyponatremic and hepatic encephalopathies: similarities, differences and coexistence. Metab Brain Dis. 2010; 25: 73−80.

73. Strauss G, Hansen BA, Kirkegaard P, Rasmussen A, Hjortrup A, Larsen FS. Liver function, cerebral blood flow autoregulation, and hepatic encephalopathy in fulminant hepatic failure. Hepatology. 1997; 25: 837−839.

74. Larsen FS, Ejlersen E, Hansen BA, Knudsen GM, Tygstrup N, Secher NH. Functional loss of cerebral blood flow autoregulation in patients with fulminant hepatic failure. J Hepatol. 1995; 23: 212−217.

75. Abdo A, López O, Fernández A, et al. Transcranial Doppler sonography in fulminant hepatic failure. Transplant Proc. 2003; 35: 1859−1860.

76. Kawakami M, Koda M, Murawaki Y. Cerebral pulsatility index by transcranial Doppler sonography predicts the prognosis of patients with fulminant hepatic failure. Clin Imaging. 2010; 34: 327−331.

77. Bernsmeier C, Pop OT, Singanayagam A, et al. Patients with acute-on-chronic liver failure have increased numbers of regulatory immune cells expressing the receptor tyrosine kinase MERTK. Gastroenterology. 2015; 148: 603−615. e14.

78. Clària J, Stauber RE, Coenraad MJ, et al. Systemic inflammation in decompensated cirrhosis: Characterization and role in acute-on-chronic liver failure. Hepatology. 2016; 64: 1249−1264.

79. Sole C, Sola E, Morales-Ruiz M, et al. Characterization of Inflammatory Response in Acute-on-Chronic Liver Failure and Relationship with Prognosis. Sci Rep.2016; 6: 32341.

80. O'Brien AJ, Fullerton JN, Massey KA, et al. Immunosuppression in acutely decompensated cirrhosis is mediated by prostaglandin E2. Nat Med. 2014; 20: 518−523.

81. Shawcross DL, Davies NA, Williams R, Jalan R. Systemic inflammatory response exacerbates the neuropsychological effects of induced hyperammonemia in cirrhosis. J Hepatol. 2004; 40: 247−254.

82. DellaVolpe J, Amatheu R, Al-Khafaji A. Fulminant hepatic failure. In: Vincent JL, Abraham E, Kochanek P, Moore FA, Fink MP, editors. Textbook of critical care. 7th ed. Amsterdam: Elsevier; 2016.

重症肝病患者的
问题表现及管理

肝病的定义、流行病学和预后　　7

乔迪·奥尔森,帕特里克·卡马特
(Jody C. Olson, Patrick S. Kamath)

摘　要

因肝功能衰竭至重症监护病房就诊的患者可分为两个主要亚型:急性肝功能衰竭患者和有并发症的慢性肝病患者,前者较为罕见,后者常见。在这两类患者中,出现肝衰竭的患者具有多系统(器官)衰竭、炎症反应紊乱的表型特征,给重症监护病房的管理带来了独特的挑战。因为治疗策略明显不同,区分急性肝功能衰竭与慢性肝病相关的肝功能衰竭至关重要。本章将阐述肝功能衰竭的定义、肝病的流行病学以及当前有助于预测肝功能衰竭患者预后的工具。

关键词

肝硬化; 慢加急性肝衰竭; 急性肝衰竭; 终末期肝病模型(mode for end-stage of liver disease,MELD)

7.1　简介

　　因肝功能衰竭转至重症监护室的患者可分为两个主要亚型:急性肝功能衰竭患者和有并发症的慢性肝病患者,前者较为罕见,后者则更为常见。在这两类患者中,出现肝衰竭的具有多系统(器官)衰竭、炎症反应紊乱的表型特征,并对重症监护病房的管理提出了独特的挑战。因为治疗策略明显不同,区分急性肝功能衰竭与慢性肝病相关的肝功能衰竭至关重要。

　　急性肝功能衰竭是一种进展迅速的疾病,有完全康复的可能性,而肝硬化疾病进程是导致最终"终末期"肝功能衰竭的进展性疾病,在没有肝移植的情况下,肝功能衰竭通常是致命的。与肝硬化的疾病进程相比,慢加急性肝功能衰竭是一种独特的临床表现,会导致先前代偿性慢性肝病急性恶化,并伴有较高的短期病死率;然而,它可能是可逆的,并可能对积极的重症监护支持有反应。

　　本章的目的是回顾与肝功能衰竭相关的术语,以及急性和慢性肝脏疾病的流行病学。讨论肝衰竭患者时使用标准术语有助于医务工作者和患者之间就病程和预后进行清晰的沟通。

7.2 急性肝功能衰竭

急性肝功能衰竭(acute liver failure, ALF)是指肝损伤发病26周内且既往无慢性肝病(即肝硬化)的情况下,出现伴随凝血障碍(国际标准化比率≥1.5)的肝性脑病(West Haven标准中的任意级别)[1]。我们从该定义的使用认识到,由于急性肝衰竭的定义与症状持续时间有关,因此存在相当大的可变性,替代定义在描述急性肝衰竭不同亚组的表型差异方面发挥了作用[2]。

急性肝衰竭是一种罕见疾病,发达国家的发病率约小于10例/百万人,美国每年约2 000例[3,4]。与急性肝衰竭发生相关的主要病因包括药物毒性(主要是对乙酰氨基酚)、急性病毒性肝炎(甲型、乙型或戊型)、自身免疫性肝炎、布加综合征、妊娠相关疾病和肝豆状核变性(Wilson病)。在美国,对乙酰氨基酚毒性所致急性肝衰竭仍然是导致急性肝衰竭的主要原因,约占美国国立卫生研究院(NIH)赞助的美国急性肝衰竭研究组(United States Acute Liver Failure Study Group, US-ALF SG)登记病例的46%(图7-1)。

急性肝衰竭的预后在很大程度上取决于病因。对乙酰氨基酚中毒、缺血、甲型肝炎和妊娠相关疾病导致的ALF预后相对较好。

针对ALF,已有几种预后模型[5]。最著名的预测模型包括国王学院标准(King's College Criteria, KCC)(表7-1)和终末期肝病模型[6]。在最近的一项荟萃分析中,对这两种模型在预测急性肝衰竭患者住院病死率方面的表现进行了比较。KCC综合诊断比值比(DOR)为5.3(95%置信区间,3.7~7.6; 57%异质性),MELD的DOR为7(95%置信区间,5.7~9.7; 48%的异质性),反映了模型之间的准确度相似,受试者工作曲线下面积(ROC), KCC为0.76, MELD为0.78[7]。在亚组分析中,KCC在对乙酰氨基酚诱导的急性肝衰竭患者中的表现优于MELD,与MELD的6.6(95%置信区间,2.1~20.2)相比, KCC的DOR为10.4(95%置信区间,4.9~22.1); MELD评分在非对乙酰氨基酚诱导的急性肝衰竭的患者中表现较好, DOR为8.2(95%置信区间,5.98~11.88),而KCC为4.16(95%置信区间,2.34~7.40)[7]。US-ALF SG回顾了1 974例急性肝衰竭患者的数据,开发了一个用于预测非移植急性肝衰竭患者生存率的模型。在此bgstic回归模型中,添加了肝性脑病程度、急性肝衰竭的病因、血管加压药的使用以及血清胆红素和INR值等参数。该模型预测了非移植急性肝衰竭患者的生存率, C统计值为0.84,准确率为66.3%(95%置信区间,63.1%~69.4%)、37.1%的敏感

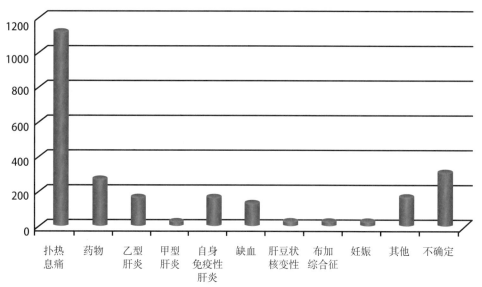

图7-1 美国2 436名急性肝衰竭患者的病因

数据来自美国急性肝衰竭研究小组,由美国国立卫生研究院和国家糖尿病、消化和肾脏疾病研究所赞助(个人交流,犹他州西南医学中心威廉·李博士)

表7-1　国王学院急性肝功能衰竭患者预后不良预测标准

对乙酰氨基酚诱导的急性肝衰竭
- 液体复苏后动脉血 pH<7.30

或以下所有：
- 凝血酶原时间>100 s（国际标准化比值>6.5）
- 血清肌酸酐>259 μmol/L（3.4 mg/dL）
- 3、4级肝性脑病

非对乙酰氨基酚诱导的急性肝衰竭
- 凝血酶原时间>100 s（国际标准化比值>6.5）

或以下任意三项：
- 非甲型、非乙型病毒性肝炎，药物性或病因不明的急性肝衰竭
- 黄疸至肝性脑病时间>7 天
- 凝血酶原时间>50秒（国际标准化比值>3.5）
- 血清胆红素>297.6 μmol/L（17.4 mg/dL）

性（95%置信区间，32.5% ～ 41.8%）和95.3%的特异性（95%置信区间，92.9% ～ 97.1%）[8]。

急性肝病患者的总体预后较以往有改善，这主要是由于对这些高度复杂患者的重症监护支持技术的进步。在一项来自US-ACLF SG的前瞻性观察性队列研究中，比较了两个8年期（1998 ～ 2005年和2006 ～ 2013年）的结果，21天生存率总体上从67.1%上升至75.3%；非移植存活率从45.1%增加到56.1%；移植后生存率也从88.3%提高到96.3%（P<0.01）[4]。

7.3　慢性肝病

肝硬化的严格定义是"由不同原因引起的肝组织弥漫性纤维化、假小叶和再生结节形成为特征的慢性疾病"[9]。导致肝硬化的慢性病理过程包括慢性病毒感染、过量饮酒、非酒精性脂肪性肝病、自身免疫性疾病、铜和铁代谢的遗传性疾病、α-1抗胰蛋白酶缺乏和胆道梗阻等。无论什么类型的肝脏损害，持续的炎症反应通过两种不同但密切相关的病理过程导致慢性肝病。首先，慢性炎症会导致肝星状细胞活化，而肝星状细胞是肝脏内关键的致纤维化效应细胞。星状细胞

的活化导致纤维结缔组织沉积遍及肝脏[10]。纤维结缔组织的进行性沉积导致肝脏血管和微观小叶结构严重破坏，从而导致门静脉高压。其次，随着进行性纤维化和持续的肝细胞损伤，肝细胞会消亡，从而导致肝脏功能性代谢能力下降。

此外，重要的是要认识到肝细胞死亡不等同于慢性肝病。例如，暴露于对乙酰氨基酚等毒素从而诱导的急性肝衰竭可能使肝细胞灾难性死亡并导致肝功能衰竭，但患者可从急性肝衰竭发作中完全恢复；恢复通常是完全的，并且不会导致慢性肝病。本书中的"终末期"是指慢性肝病和肝硬化，不包括急性肝功能衰竭。虽然"终末期"肝病这一术语在医务工作者中经常被用作肝硬化的同义词，但作者不认同，因为肝硬化在合适的情况下，如早期代偿良好时不能说其是"终末期"。因此，这种做法会带来负面的预后影响。

从严格的组织学角度来看，肝硬化是一个"是或否"的诊断。然而，从更实际的角度来看，必须将肝硬化理解为一系列疾病，实际上是一种异质性疾病；临床上肝硬化不是"全或无"现象。事实上，早期肝硬化患者可能几乎没有明显的肝病的临床或生化表现，且肝功能保留良好，而晚期肝硬化患者通常表现为多系统（器官）衰竭。在绝大多数病例中，肝纤维化是进行性的，然而随着许多疾病治疗方法的改进（如慢性丙型肝炎感染的治愈疗法），我们现在认识到纤维化可能被阻止，并且在某些情况下可能是可逆的[11]。

7.4　肝硬化的病因及发病危险因素

7.4.1　病毒感染疾病

乙型肝炎是一种DNA病毒导致急性和慢性肝病，在全球范围内影响3.5 ～ 4亿人，每年导致100万人死于肝脏相关疾病[12]。丙型肝炎病毒是一种RNA病毒，感染3%的世界人口。在中东、亚洲和北非地区患病率较高[13]。据估计，仅在美

国就有300万人受到感染,其中一半人未确诊[14]。改进后的抗病毒治疗可能极大地改变这些疾病的病程。乙型肝炎发展可控且病毒耐药性发生率低。丙型肝炎现在可以通过简化治疗方案使大多数感染患者治愈。然而,惊人的治疗成本使得目前全球大多数乙肝感染者无法获得抗病毒治疗。更复杂的是,数百万人仍未检查,更无从治疗。因此,尽管治疗取得了显著进展,但在可预见的未来,病毒性肝炎仍将是肝硬化发病的主要诱因。

7.4.2 酒精相关疾病

酗酒是全世界慢性肝病发展的重要危险因素之一[15],也是欧洲肝硬化发病的重要危险因素[16]。一般而言,饮酒量和持续时间与肝硬化的发生之间存在剂量反应关系。但值得注意的是,仅15%～35%的重度饮酒者会发展为肝硬化[17～18],这表明酒精性肝病的发病还涉及其他因素。除了遗传因素外,先前的研究还发现了其他因素,当这些因素存在时,会增加因酒精导致肝硬化发病的可能性。这些因素包括女性、肥胖、吸烟、慢性丙型肝炎感染等[19～20]。Askgarrd等最近的一项研究评估了饮酒方式作为肝硬化发生的危险因素,发现与每周仅饮酒2～4天相比,男性每日饮酒的危险比为3.65(95%置信区间: 2.39～5.55)[21]。

7.4.3 非酒精性脂肪性肝病

非酒精性脂肪肝病(non-alcoholic fatty liver disease, NAFLD)是世界上最常见的慢性肝病,这一观点已被普遍接受。非酒精性脂肪肝病包括无肝脏炎症证据的肝脏脂肪变性和非酒精性脂肪肝炎(non-alcoholic steatohepatitis, NASH)。非酒精性脂肪肝炎是非酒精性脂肪肝病中一种更具致病性的形式,会导致纤维化和肝硬化的发生[22]。根据所研究的人群和用于评估肝脏病理学的方法(例如活检与非侵入式成像对比),Vernon等人2011年系统报告了美国非酒精性脂

肪肝病的患病率为30%,全球患病率中位值为20%[23]。非酒精脂肪性肝病和非酒精脂肪性肝炎发病率的增加反映了全球肥胖和代谢综合征的发病趋势[24]。目前非酒精脂肪性肝炎是美国肝移植的第三大病因,如果沿着目前的轨迹继续下去,预计将超过酒精和丙型肝炎成为主要适应证[25]。

除了上述肝硬化发展的主要风险因素外,许多其他疾病状态也会导致肝硬化。

7.4.4 代谢性疾病

遗传性血色病是一种由HFE基因突变引起的铁超载疾病,是影响高加索人的最常见遗传疾病,患病率为220～250人中1人,外显率约为70%[26～27]。血色病患者存在铁代谢异常,由此导致的器官损伤会影响肝脏、心脏、垂体和胰腺。肝硬化和肝细胞癌是受影响个体的晚期并发症。肝豆状核变性(Wilson病)是一种常染色体隐性的铜代谢疾病,全世界每3万人中就有1人受到累及[28]。如果没有适当的治疗,这两种情况都可能导致肝硬化的发展。与遗传性血色病相反,肝豆状核变性可表现为急性或慢性肝功能衰竭。

7.4.5 自身免疫性疾病

许多自身免疫性疾病会导致晚期肝病。原发性硬化性胆管炎(primary sclerosing cholangitis, PSC)是一种肝内和肝外胆管疾病,会导致进行性胆管狭窄,并可能并发肝硬化和胆管癌。虽然PSC被认为是免疫介导的,但疾病发生的确切机制尚未完全阐明[29]。原发性硬化性胆管炎尚无明确的治疗方法。

原发性胆管炎(Primary biliary cholangitis, PBC)也是一种进行性胆汁淤积性胆管疾病(主要是肝内)。原发性胆管炎具有高度特异性的自身免疫特征,90%～95%的患者血清抗线粒体抗体呈阳性,而健康对照者少于阳性者1%[30]。熊去氧胆酸治疗原发性胆管炎有确切效果可延迟

胆道疾病的组织学进展并改善非移植者的存活率[31,32]。

顾名思义，自身免疫性肝炎是由 T 细胞介导的，攻击肝脏抗原导致的炎症和纤维化，通常对免疫调节治疗有反应。瑞典自身免疫性肝炎的时点患病率为 10.7/100 000，其中 76% 的受感染人群为女性[33]。男性更容易复发，而女性更容易死亡或需要肝移植[34]。自身免疫性肝炎的临床病程有很大差异，可表现为急性肝功能衰竭或基本上无症状的疾病，病程缓慢[35]。

7.5 晚期肝病流行病学

晚期肝病对全球健康构成重大负担。在全球范围内，肝硬化是第十二大死亡原因，仅 2012 年就超过 100 万例死亡[36]。然而，如果将病毒性肝炎（乙型和丙型）和肝癌［主要继发于肝硬化和（或）病毒性肝炎］导致的死亡相加，晚期肝病将成为全球第五大死亡原因（图 7-1），每年造成近 200 万人死亡[36]。

Scaglione 等根据 1999 ～ 2010 年的美国全国健康和营养筛查数据（National Health and Nutrition Examination Survey，NHANES），估算美国肝硬化的患病率为 0.27%，相当于超过 630 000 名成人患病[37]。本研究的一个惊人发现是，被确定为潜在肝硬化的患者中，近 70% 不知道自己被诊断为肝病[37]，这表明这种高患病率的疾病仍然被严重忽视。晚期肝病患者经常需要住院治疗，在 2001 ～ 2011 年的 10 年间，肝硬化住院总人数几乎翻了一番，从 371 000 人增至 659 000 人，而与此相关的住院费用攀升至 125 亿美元[38]。

根据美国疾病控制中心（CDC）数据，肝硬化导致的死亡，病死率排名第十二位[39]。区分年龄组的分析显示，肝病在 25 ～ 44 岁成人的死亡原因中排名第七，在 45 ～ 64 岁成人的死亡原因中排名第五[39]。然而，CDC 数据在其估计中对肝病的识别采用了相当狭窄的定义，并且仅使用了死亡证明数据，其中酒精性肝病、慢性肝炎以及肝纤维化和肝硬化被列为死亡原因[39]。在认识到 CDC 数据的缺陷后，阿斯拉尼和他的同事在 2013 年的一项研究中对美国的真实肝脏相关病死率进行了更全面的评估。在本研究中，梅奥诊所的研究人员采用扩展标准来确定可直接归因于晚期肝病的死亡。除了 CDC 应用的定义外，梅奥团队还增加了以下内容：其他肝脏诊断；肝衰竭（非特定的）；肝脏的脂肪变；肝肾综合征；肝病（非特定的）；慢性乙型和丙型肝炎，急性乙型肝炎和肝胆癌[40]。通过应用扩展标准，梅奥团队估算 2008 年因晚期肝病导致的死亡人数为 66 007 例，是 CDC 估计值 29 921 例的两倍多[40]。阿斯拉尼研究的另一个优点是使用罗切斯特流行病学项目对美国明尼苏达州奥姆斯特德县的临床数据进行比较，以验证其识别肝脏相关死亡的方法[41]。

鉴于肝硬化相关的显著发病率，晚期肝病导致大量患者入住重症监护病房也就不足为奇了。以往每年约有超过 26 000 例患者因肝硬化入住重症监护病房，住院病死率约为 50%[42]。重症监护病房住院的平均费用约为 11.6 万美元，每年估计有 30 亿美元的费用与晚期肝病患者的重症监护治疗相关[42]。此外，随着时间的推移，患有多种慢性病的重症监护病房住院人数有所减少，但与肝硬化相关的重症监护病房住院人数保持平稳（数据未公布）。

7.6 晚期肝病的临床意义：慢加急性肝衰竭与失代偿性慢性肝脏疾病

根据晚期肝病的自然病史，该疾病可大致分为两类：代偿性和失代偿性状态。在代偿性肝硬化中，疾病临床表现很少。当肝硬化出现进行性结构破坏和肝功能减退导致的明显症状时，即发生向失代偿性疾病状态的转变。研究表明向失代偿性疾病转变的主要事件是食管静脉曲张、肝性脑病或腹水的发生。从代偿状态向失代偿状态转变的发生率为每年5%～7%[43]，具有重要的预后意义。代偿性疾病状态患者的中位生存期为12年，失代偿后降至2年[43]。失代偿事件的累积也会恶化预后，例如仅上消化道出血患者的5年病死率估计为20%，在发生第二次失代偿事件（如静脉曲张出血后出现腹水）后攀升至88%[44]。肝移植仍然是晚期失代偿性肝硬化的唯一治疗选择。不幸的是，在世界上许多地方，肝移植不能进行，在移植可行的国家，器官的需求远远超过供给。正是由于这些原因，对于绝大多数患者来说，晚期肝硬化是一种终末期疾病。终末期肝病评分模型（MELD）及其改良版MELD-Na评分已被广泛应用于预测晚期肝病患者短期（90天）病死率[45～46]。许多国家现在使用MELD和MELD-Na评分对肝移植等待名单上的患者进行优先排序，从而对短期病死率风险最高的患者给予最高优先级。

除了上述肝硬化的主要表现外，失代偿性肝病几乎影响所有器官系统。包括肾功能障碍，如液体排除异常和明显的肾衰竭（如肝肾综合征）；胃肠问题，如营养不良和消化障碍；伴有高动力循环和全身性低血压的心脏功能障碍，以及结构和功能异常（如肝硬化性心肌病）；内分泌异常导致钠代谢异常、男性乳房发育症、骨质疏松症和葡萄糖代谢失调；包括门静脉—肺动脉高压和肝—肺综合征在内的肺部疾病。尽管病毒性肝炎患者发生肝细胞癌的风险较高，每年为3%～8%，但所有肝硬化患者都有发生肝细胞癌的风险[47]。肝细胞癌是一种可治疗的疾病，可通过切除或肝移植治愈。由于肝脏与所有其他器官系统之间的复杂相互作用，肝硬化危重患者给重症监护治疗团队带来了独特的挑战。

在过去的10年里，人们对慢加急性肝衰竭（ACLF）这一发生在慢性肝病患者中独特的临床类别越来越感兴趣。慢加急性肝衰竭被认为是代偿性或稳定失代偿性肝病患者发生的肝功能急性恶化[48～49]。这种现象经常与突发事件（例

如感染或急性静脉曲张出血）有关，并导致多系统（器官）衰竭，需要重症监护支持，并具有较高的短期病死率[50]。与晚期肝硬化的自然进展（在缺乏移植的情况下最终是致命的）相反，慢加急性肝衰竭在早期被识别和治疗时可能具有可逆性（图7-2）。正是由于这些原因，提高对慢加急性肝衰竭概念的理解对于重症监护病房中肝硬化患者的重症监护治疗尤为重要。这有助于指导治疗，也有助于识别进一步积极治疗仍可能无效的病例。

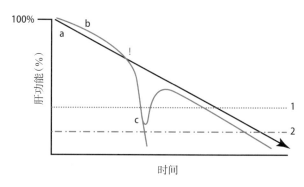

图7-2　慢加急性肝功能衰竭示意图

a线代表有慢性肝病自然病史的患者。b线表示有代偿性肝病的患者遭受急性事件（如感染或重大出血事件）的时间点，标记为"！"和发展成慢加急性肝衰竭。第1行和第2行是在肝功能水平任意绘制的，在该水平下随后出现失代偿（第1行）和器官衰竭/死亡（第2行）。c点表明，尽管许多人康复了，很大一部分慢加急性肝衰竭患者将因此病而死亡

在以前，慢加急性肝衰竭很大程度上是一个缺乏临床研究基础的理论框架。然而，欧洲肝病研究协会-慢性肝功能衰竭联合会（the European Association for the Study of Liver Disease-Chronic Liver Failure Consortium，EASL-CLIF）最近发表的论文对慢加急性肝衰竭进行了更加具有循证依据和务实的描述，并提供了有助于这些危重患者预后的框架[51]。慢加急性肝衰竭定义为既往代偿性肝硬化，急性恶化并伴有相关器官衰竭（根据CLIF-SOFA评分定义）和高的短期病死率（>15%）[52]。在这项针对1 349例因肝硬化并发症住院患者的大型多中心欧洲研究中，在入组时慢加急性肝衰竭的发病率22.6%。在28天内，1 040例入组时原本没有慢加急性肝衰竭的患者

中,有10.8%发生了慢加急性肝衰竭[52]。

慢加急性肝衰竭的严重程度根据累及的衰竭器官而进行分级的。

慢加急性肝衰竭一级的患者包括患者的三个亚组:① 累及单一肾衰竭的患者;② 累及肝脏、凝血系统或呼吸衰竭且血清肌酐在1.5 ～ 1.9 μmol/L之间的患者;或 ③ 血清肌酐在1.5 ～ 1.9 μmol/L之间的单一脑衰竭的患者。

慢加急性肝衰竭二级:包括累及两个器官衰竭的患者。

慢加急性肝衰竭三级:累及三个及以上器官衰竭的患者。

在入组的慢加急性肝衰竭患者中,28天病死率从一级的22.1%到三级的76.7%不等[52]。在EASL-CLIF联盟的一项后续研究中,开发并验证了一种预后评分系统,该系统(CLIF-CACLF)已被证明可有效预测慢加急性肝衰竭患者的短期病死率[53]。CLIF-CACLF评分准确预测了短期(28天)和中期(90天)病死率[51]。此外,该工具还表明,在慢加急性肝衰竭三级和四个及以上器官衰竭以及CLIF-CACLF评分大于64的患者中,180天病死率为100%[51]。使用该评分系统可能有助于确定哪些患者可从紧急肝移植中获益,以及哪些患者的进一步治疗可能无效。可以在http://www.clifconsortium.com找到CLIF-CACL的在线计算器。

尽管欧洲肝病研究协会—慢性肝功能衰竭联合会、亚太肝脏研究协会和美国肝脏研究协会的工作持续推进我们对慢加急性肝衰竭的理解,但区分慢加急性肝衰竭与真正的终末期肝硬化仍然困难,因为没有一个单一的体征或测试可以确定该类型,普通重症监护医师对慢加急性肝衰竭的临床应对仍然是一个巨大的挑战。

7.7 讨论

晚期肝病造成了全球范围内的重大健康负担。病毒性肝炎治疗的进展可能会在未来降低晚期肝病的总体疾病负担,但目前这些治疗方法因成本过高而未得到广泛应用。非酒精脂肪性肝病的发病率也在上升,因此在可预见的未来,肝硬化的全球发病率可能会继续上升。晚期肝病患者出现广泛的并发症,住院率高,且频繁入住重症监护病房。这部分患者对重症监护医师提出了不同的挑战。晚期肝病患者的治疗方案主要是支持性的,唯一确定的治疗方案是肝移植。而需要拯救生命的肝脏移植的人数远远超过了供体数量。

区分哪些患者真正属于"终末期",且不太可能从慢加急性肝衰竭的积极生命支持中获益,仍然很困难。所有到重症监护病房的晚期肝病患者都应咨询移植专家,以确定移植是否是一种潜在的选择。在没有可行的移植方案的情况下,对于正在进行的积极的生命支持未能改善总体状况的患者或进行性器官衰竭的患者,预后令人沮丧。为了使这一困难人群获得最佳预后,需要由重症医学、肝病学和肝移植专家组成团队。

参考文献

1. AASLD Position Paper: The Management of Acute Liver Failure: Update 2011. www. aasld. org/ practiceguidelines/Documents/AcuteLiverFailure Update2011. pdf.
2. Wlodzimirow KA, Eslami S, Abu-Hanna A, Nieuwoudt M, Chamuleau RA. Systematic review: acute liver failure — one disease, more than 40 definitions. Aliment Pharmacol Ther. 2012; 35(11): 1245–1256.
3. Bernal W, Wendon J. Acute liver failure. N Engl J Med. 2013; 369(26): 2525–2534.
4. Reuben A, Tillman H, Fontana RJ, Davern T, McGuire B, Stravitz RT, Durkalski V, Larson AM, Liou I, Fix O, et al. Outcomes in adults with acute liver failure between 1998 and 2013: an observational cohort study. Ann Intern Med. 2016; 164(11): 724–732.
5. Wlodzimirow KA, Eslami S, Chamuleau RA, Nieuwoudt M, Abu-Hanna A. Prediction of poor

outcome in patients with acute liver failure-systematic review of prediction models. PLoS One. 2012; 7(12): e50952.

6. Malinchoc M, Kamath PS, Gordon FD, Peine CJ, Rank J, ter Borg PC. A model to predict poor survival in patients undergoing transjugular intrahepatic portosystemic shunts. Hepatology. 2000; 31(4): 864–871.

7. McPhail MJ, Farne H, Senvar N, Wendon JA, Bernal W. Ability of King's College Criteria and model for end-stage liver disease scores to predict mortality of patients with acute liver failure: a meta-analysis. Clin Gastroenterol Hepatol. 2016; 14(4): 516–525. e515; quiz e543–e545.

8. Koch DG, Tillman H, Durkalski V, Lee WM, Reuben A. Development of a Model to Predict Transplant-free Survival of Patients With Acute Liver Failure. Clin Gastroenterol Hepatol 2016; 14: 1199–1206. e1192.

9. Schuppan D, Afdhal NH. Liver cirrhosis. Lancet. 2008; 371(9615): 838–851.

10. Pinzani M. Pathophysiology of liver fibrosis. Dig Dis. 2015; 33(4): 492–497.

11. Povero D, Busletta C, Novo E, di Bonzo LV, Cannito S, Paternostro C, Parola M. Liver fibrosis: a dynamic and potentially reversible process. Histol Histopathol. 2010; 25(8): 1075–1091.

12. Dienstag JL. Hepatitis B virus infection. N Engl J Med. 2008; 359(14): 1486–1500.

13. Feeney ER, Chung RT. Antiviral treatment of hepatitis C. BMJ. 2014; 348: g3308.

14. Holmberg SD, Spradling PR, Moorman AC, Denniston MM. Hepatitis C in the United States. N Engl J Med. 2013; 368(20): 1859–1861.

15. Rehm J, Mathers C, Popova S, Thavorncharoensap M, Teerawattananon Y, Patra J. Global burden of disease and injury and economic cost attributable to alcohol use and alcohol-use disorders. Lancet. 2009; 373(9682): 2223–2233.

16. Zatonski WA, Sulkowska U, Manczuk M, Rehm J, Boffetta P, Lowenfels AB, La Vecchia C. Liver cirrhosis mortality in Europe, with special attention to Central and Eastern Europe. Eur Addict Res. 2010; 16(4): 193–201.

17. European Association for the Study of Liver. EASL clinical practical guidelines: management of alcoholic liver disease. J Hepatol. 2012; 57(2): 399–420.

18. McCullough AJ, O'Shea RS, Dasarathy S. Diagnosis and management of alcoholic liver disease. J Dig Dis. 2011; 12(4): 257–262.

19. Dam MK, Flensborg-Madsen T, Eliasen M, Becker U, Tolstrup JS. Smoking and risk of liver cirrhosis: a population-based cohort study. Scand J Gastroenterol. 2013; 48(5): 585–591.

20. Torres DM, Williams CD, Harrison SA. Features, diagnosis, and treatment of nonalcoholic fatty liver disease. Clin Gastroenterol Hepatol. 2012; 10(8): 837–858.

21. Askgaard G, Gronbaek M, Kjaer MS, Tjonneland A, Tolstrup JS. Alcohol drinking pattern and risk of alcoholic liver cirrhosis: a prospective cohort study. J Hepatol. 2015; 62(5): 1061–1067.

22. Tilg H, Moschen AR. Evolution of inflammation in nonalcoholic fatty liver disease: the multiple parallel hits hypothesis. Hepatology. 2010; 52(5): 1836–1846.

23. Vernon G, Baranova A, Younossi ZM. Systematic review: the epidemiology and natural history of non-alcoholic fatty liver disease and non-alcoholic steatohepatitis in adults. Aliment Pharmacol Ther. 2011; 34(3): 274–285.

24. Chalasani N, Younossi Z, Lavine JE, Diehl AM, Brunt EM, Cusi K, Charlton M, Sanyal AJ. The diagnosis and management of non-alcoholic fatty liver disease: practice Guideline by the American Association for the Study of Liver Diseases, American College of Gastroenterology, and the American Gastroenterological Association. Hepatology. 2012; 55(6): 2005–2023.

25. Charlton MR, Burns JM, Pedersen RA, Watt KD, Heimbach JK, Dierkhising RA. Frequency and outcomes of liver transplantation for nonalcoholic steatohepatitis in the United States. Gastroenterology. 2011; 141(4): 1249–1253.

26. Allen KJ, Gurrin LC, Constantine CC, Osborne NJ, Delatycki MB, Nicoll AJ, McLaren CE, Bahlo M, Nisselle AE, Vulpe CD, et al. Iron-overload-related disease in HFE hereditary hemochromatosis. N Engl J Med. 2008; 358(3): 221–230.

27. Asberg A, Tretli S, Hveem K, Bjerve KS. Benefit of population-based screening for phenotypic hemochromatosis in young men. Scand J Gastroenterol. 2002; 37(10): 1212–1219.

28. Mak CM, Lam CW. Diagnosis of Wilson's disease: a comprehensive review. Crit Rev Clin Lab Sci. 2008; 45(3): 263–290.

29. Maggs JR, Chapman RW. An update on primary sclerosing cholangitis. Curr Opin Gastroenterol. 2008; 24(3): 377-383.

30. Gershwin ME, Mackay IR, Sturgess A, Coppel RL. Identification and specificity of a cDNA encoding the 70 kd mitochondrial antigen recognized in primary biliary cirrhosis. J Immunol. 1987; 138(10): 3525-3531.

31. Lindor KD, Gershwin ME, Poupon R, Kaplan M, Bergasa NV, Heathcote EJ. Primary biliary cirrhosis. Hepatology. 2009; 50(1): 291-308.

32. Poupon RE, Lindor KD, Pares A, Chazouilleres O, Poupon R, Heathcote EJ. Combined analysis of the effect of treatment with ursodeoxycholic acid on histologic progression in primary biliary cirrhosis. J Hepatol. 2003; 39(1): 12-16.

33. Werner M, Prytz H, Ohlsson B, Almer S, Bjornsson E, Bergquist A, Wallerstedt S, Sandberg-Gertzen H, Hultcrantz R, Sangfelt P, et al. Epidemiology and the initial presentation of autoimmune hepatitis in Sweden: a nationwide study. Scand J Gastroenterol. 2008; 43(10): 1232-1240.

34. Al-Chalabi T, Underhill JA, Portmann BC, McFarlane IG, Heneghan MA. Impact of gender on the long-term outcome and survival of patients with autoimmune hepatitis. J Hepatol. 2008; 48(1): 140-147.

35. Manns MP, Czaja AJ, Gorham JD, Krawitt EL, Mieli-Vergani G, Vergani D, Vierling JM. Diagnosis and management of autoimmune hepatitis. Hepatology. 2010; 51(6): 2193-2213.

36. World Health Organization Global Health Estimates for Cause Specific Mortality 2012. http://www.who.int/healthinfo/global_burden_disease/estimates/en/index1.html.

37. Scaglione S, Kliethermes S, Cao G, Shoham D, Durazo R, Luke A, Volk ML. The epidemiology of cirrhosis in the United States: a population-based Study. J Clin Gastroenterol. 2015; 49: 690.

38. Allen AM, Kim WR, Moriarty JP, Shah ND, Larson JJ, Kamath PS. Time trends in the health care burden and mortality of acute on chronic liver failure in the United States. Hepatology. 2016; 64(6): 2165-2172.

39. Heron M. Deaths: leading causes for 2012. Nat Vit Stat Rep. 2015; 64(10): 1-94.

40. Asrani SK, Larson JJ, Yawn B, Therneau TM, Kim WR. Underestimation of liver-related mortality in the United States. Gastroenterology. 2013; 145(2): 375-382. e371-372.

41. Melton LJ 3rd. History of the rochester epidemiology project. Mayo Clin Proc. 1996; 71(3): 266-274.

42. Olson JC, Wendon JA, Kramer DJ, Arroyo V, Jalan R, Garcia-Tsao G, Kamath PS. Intensive care of the patient with cirrhosis. Hepatology. 2011; 54(5): 1864-1872.

43. D'Amico G, Garcia-Tsao G, Pagliaro L. Natural history and prognostic indicators of survival in cirrhosis: a systematic review of 118 studies. J Hepatol. 2006; 44(1): 217-231.

44. D'Amico G, Pasta L, Morabito A, D'Amico M, Caltagirone M, Malizia G, Tine F, Giannuoli G, Traina M, Vizzini G, et al. Competing risks and prognostic stages of cirrhosis: a 25-year inception cohort study of 494 patients. Aliment Pharmacol Ther. 2014; 39(10): 1180-1193.

45. Kamath PS, Wiesner RH, Malinchoc M, Kremers W, Therneau TM, Kosberg CL, D'Amico G, Dickson ER, Kim WR. A model to predict survival in patients with end-stage liver disease. Hepatology. 2001; 33(2): 464-470.

46. Kim WR, Biggins SW, Kremers WK, Wiesner RH, Kamath PS, Benson JT, Edwards E, Therneau TM. Hyponatremia and mortality among patients on the liver-transplant waiting list. N Engl J Med. 2008; 359(10): 1018-1026.

47. Bruix J, Sherman M. Management of hepatocellular carcinoma: an update. Hepatology. 2011; 53(3): 1020-1022.

48. Jalan R, Gines P, Olson JC, Mookerjee RP, Moreau R, Garcia-Tsao G, Arroyo V, Kamath PS. Acute-on chronic liver failure. J Hepatol. 2012; 57(6): 1336-1348.

49. Olson JC, Kamath PS. Acute-on-chronic liver failure: concept, natural history, and prognosis. Curr Opin Crit Care. 2011; 17(2): 165-169.

50. Olson JC, Kamath PS. Acute-on-chronic liver failure: what are the implications? Curr Gastroenterol Rep. 2012; 14(1): 63-66.

51. Gustot T, Fernandez J, Garcia E, Morando F, Caraceni P, Alessandria C, Laleman W, Trebicka J, Elkrief L, Hopf C, et al. Clinical Course of acute-on-chronic liver failure syndrome and effects on prognosis. Hepatology. 2015; 62(1): 243-252.

52. Moreau R, Jalan R, Gines P, Pavesi M, Angeli P, Cordoba J, Durand F, Gustot T, Saliba F, Domenicali M, et al. Acute-on-chronic liver failure is a distinct syndrome that develops in patients with acute decompensation of cirrhosis. Gastroenterology. 2013;

144(7): 1426−1437. 1437.

53. Jalan R, Saliba F, Pavesi M, Amoros A, Moreau R, Gines P, Levesque E, Durand F, Angeli P, Caraceni P, et al. Development and validation of a prognostic score to predict mortality in patients with acute-on-chronic liver failure. J Hepatol. 2014; 61(5): 1038−1047.

脑与肝：脑水肿、肝性脑病及相关问题   **8**

加甘·古玛，阿米特·内加，普雷姆·A.康迪亚
（Gagan Kumar, Amit Taneja, Prem A. Kandiah）

摘 要

慢性肝病和急性肝衰竭患者常发生脑功能障碍。慢性肝病的脑功能障碍最常见的是肝性脑病，急性肝功能衰竭可出现严重并发症如脑水肿和脑疝综合征。氨似乎在慢性肝病和急性肝衰竭的脑功能障碍发病机制中起着中心作用。本章概述危重肝脏疾病患者脑功能障碍的病理生理学和临床处理。

关键词

肝性脑病；急性肝衰竭；暴发性肝衰竭；慢性肝衰竭；肝衰竭；慢性肝衰竭与急性肝衰竭；肝昏迷；颅内高压

学习目标

- 回顾肝性脑病的分类、机制和神经影像学表现；
- 区分急慢性肝衰竭中肝性脑病的危险因素及意义；
- 认识和区分急慢性肝衰竭危重患者肝性脑病及其并发症的评估和处理方法；
- 概述适用于急慢性肝衰竭的肝性脑病的ICU器官系统分析方法。

8.1 简介

肝性脑病（hepatic encephalopathy, HE）是由肝功能不全或门体分流（portosystemic shunting, PSS）直接引起的脑功能障碍，表现为从亚临床症状到昏迷的广泛的神经和精神异常。

8.2 肝性脑病分类

为了解HE的复杂性和广度，最近的2014年EASL-AASLD联合指南将四个特征因素纳入

HE分类（表8-1）：① 基础疾病；② 严重程度；③ 时间进程；④ 诱发因素。严重程度是基于West Heaven（WH）的标准，并使用了三个较新的定义：轻症肝性脑病，隐性HE和显性HE。本危重病综述中，我们将重点关注显性HE（A型和C型）。虽然WH标准仍然是HE严重程度的分期工具，但在不同疾病类别中，HE分级的含义仍然存在显著差异[1]。

表8-1　肝性脑病的分类和分级[a]

肝性脑病分类	肝性脑病亚组分类	定义特征和描述	
基础疾病[a]	A型	急性肝衰竭	
	B型	无肝细胞损伤的B型门体分流	
	C型	肝硬化门脉高压伴门体分流	
临床表现严重程度[b]	0级	无肝性脑病	无肝性脑病
		无精神改变临床证据的心理或神经心理学改变	轻症肝性脑病或隐匿性肝性脑病
	I级	轻微的意识障碍 激越或焦虑 注意力广度下降 计算能力下降 睡眠节律改变	隐匿性肝性脑病
	II级	嗜睡或冷漠 时间定向障碍 明显的性格改变不适当的行为 呼吸困难 扑翼状震颤	显性肝性脑病
	III级	对刺激有反应的嗜睡到半昏迷 意识混乱 严重定向障碍 行为异常	
	IV级	昏迷	
病程	发作时长	单次超过6个月	
	再发	间隔小于6个月	
	持续	随着肝性脑病的复发和缓解,总是伴行为改变的存在	
诱发因素	无		
		几乎每次肝性脑病发作都可以找到诱发因素,应积极寻找和治疗	

[a]AASLD-EASL肝性脑病指南[2]
[b]引自West Haven标准

8.3 急性肝衰竭（ALF）患者的HE、脑水肿和病死率以及显性C型HE

细胞水平的脑水肿（细胞毒性水肿）或间质水平的脑水肿（血管源性水肿）是急慢性肝衰竭的病理生理特征。慢性肝衰竭患者，脑水肿的发生在宏观上并不明显。因此，常规脑影像学未显示水肿，导致临床医师忽视升高的颅内压（ICP）。在急性肝衰竭中，颅内高压（IH）是临床医师关注的焦点。急性肝衰特有的颅内高压，提示了其因果关系。脑影像学可见弥漫性脑水肿，伴有ICP的升高，如果不经治疗，进一步发展可能出现幕旁疝。

ALF是一种预后不良的疾病，表现为进行性多器官功能衰竭，病死率高达40%～50%。ALF的病情恶化提示预后不佳。Ⅳ级HE表现出脑水肿和颅内高压的进展，最终出现小脑幕裂孔疝。过去在ALF中，进展到小脑幕裂孔疝的患者病死率达75%～80%[4～5]。随着ICU治疗技术的改进，尤其重视了神经系统的保护，近期颅内高压的病死率下降至10%～20%[6]。

没有颅内高压的慢性肝衰患者诊断为HE者1年的病死率高达50%。由于多器官功能衰竭的发生和影响的异质性，C型HE与肝硬化病死率增加之间的关系一直难以确定。慢加急肝衰（acute-on-chronic liver failure，ACLF）仍需进一步精确定义的术语，一部分失代偿肝硬化患者，因多器官衰竭导致短期病死率明显偏高。在最近的欧洲经典研究中，ACLF是由器官功能障碍的顺序和严重程度明确定义的，这使我们能够更好地理解HE在这个危重亚组中的意义[7～8]。HE患者的肝硬化的失代偿和ACLF均与病死率增加相关。然而，HE与ACLF相关的病死率明显低于HE相关的失代偿性肝硬化，因此需要更密切的监测和早期转至ICU[9]。

与急性肝衰不同，失代偿期肝硬化患者不发生颅内高压，但在ACLF中偶见报道[10～11]。这种颅内高压发生与肝的快速损伤严重程度相关，与肝病的慢性严重程度无关[12]。最近的一项回顾性研究指出，4%（3/48）的ACLF患者出现因脑水肿导致的小脑扁桃体疝并死亡[13]。

8.4 病理生理学

HE不是单个病因导致的。它是脑内氨、炎症、神经传递途径改变和脑血流动力学自动调节障碍之间复杂相互作用的结果。高氨血症仍被认为在HE的发病机制中发挥重要作用[14～15]。另外大家认为氨还有细胞毒性以及导致血管源性脑水肿、脑能量衰竭、谷氨酰胺在细胞内的过度积聚以及水通道蛋白-4整体的膜蛋白的改变[16～19]。氨还会引起膜去极化、钙内流、谷氨酸释放、蛋白酶激活和自由基产生，从而导致神经元蛋白质硝基化和线粒体损伤[19～21]。图8-1提供了高氨血症中各种神经毒性机制的图示。氨的稳态是一个依赖于多器官系统的复杂过程。在肠道中产生的氨被肝脏解毒为谷氨酰胺和尿素，其中尿素被肾脏排出。由于急慢性肝衰导致的多器官功能衰竭，肝脏和肾脏对氨的解毒功能下降，这是导致肝性脑病恶化的重要原因。肌肉和大脑（星形胶质细胞）有辅助氨解毒系统，将有毒的氨转化为谷氨酰胺。星形胶质细胞中累积的谷氨酰胺具有渗透活性，进而导致细胞肿胀（细胞毒性水肿）[16,22～23]。因此，在恶病质和呈分解代谢状态的终末期肝硬化患者中，骨骼肌的减少使大脑有更多机会出现氨的超载。测量得到的血浆氨水平只是部分的氨，大部分的氨以谷氨酰胺的形式隐藏在体内。过量的谷氨酰胺只能通过完整的肝肾功能间接清除，否则谷氨酰胺将作为前体产生更多氨[24～26]。图8-2和图8-3提供了该过程的简化图示。

导致颅内高压和脑疝的恶性脑水肿似乎归因于ALF的继发机制。虽然细胞毒性水肿是HE

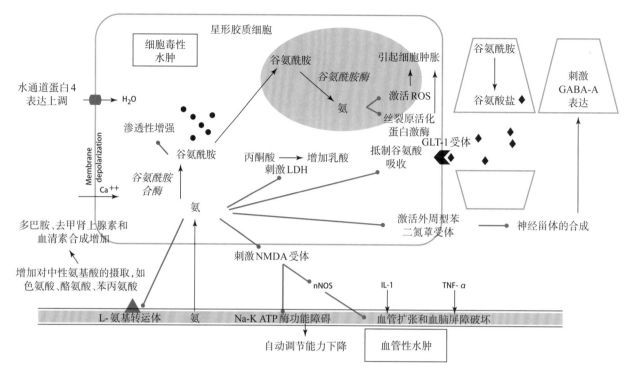

图8-1　高血氨神经毒性机制假设

已经发现提出了多种氨相关神经毒性假设。其中关键的是促使氨转化为谷氨酰胺的星形胶质细胞功能受到了影响。谷氨酰胺对中枢神经系统有多种有害作用。谷氨酰胺导致突触谷氨酸水平升高，并抑制GLT-1受体，从而阻止其再摄取。谷氨酸刺激神经元的突触后受体，引起焦虑、激动和抽搐。谷氨酰胺被星形胶质细胞线粒体吸收，在其中重新转化为氨。这反过来刺激线粒体产生活性氧，随后通过丝裂原活化蛋白激酶引起炎症和细胞肿胀。谷氨酰胺本身具有渗透活性，会加重肿胀。水通道蛋白4被氨和IL-1上调，并与细胞肿胀有关。氨还刺激血脑屏障（Blood Brain Barrier，BBB）中的L-氨转运体，从而增加中性氨基酸（如色氨酸、酪氨酸和苯丙氨酸）的摄取。这些化合物是中枢神经系统中多巴胺、去甲肾上腺素和血清素的组成部分。它还导致NMDA（N-甲基d-天冬氨酸）受体的刺激，后者介导Na-K-ATPase功能障碍，导致自动调节的丧失。氨还会引起膜去极化、钙内流、谷氨酸释放、蛋白酶激活和自由基产生，从而引起神经元蛋白质硝基化和线粒体损伤。氨也刺激乳酸脱氢酶活性，随后形成乳酸和丙酮酸。高氨血症可导致神经甾体生成增加，导致中枢神经系统GABA能张力升高。血脑屏障完整性的丧失导致血管源性水肿的形成。ATPase泵失效引起的充血可导致脑血流自动调节功能丧失。氨中毒引起的神经元型一氧化氮合酶（nNOS）活性增加导致一氧化氮的产生。此外，环氧合酶基因上调导致前列腺素和花生酸的产生增加，这可能导致血管充血和脑血流量增加。也有证据表明急性肝衰中存在小胶质细胞激活，导致TNF-α、IL-1和IL-6的产生增加

的一个明显特征，但其对恶性水肿或颅内高压的直接作用尚不确定。在肝硬化伴HE的患者中，细胞毒性水肿在细胞水平上存在，但在CT成像上通常不易被发现。血管源性水肿被认为晚于细胞毒性水肿，直接和间接归因于氨的作用[27~29]。脑血流量增加和自身调节功能受损而导致的过度灌注似乎是急性肝衰的一个特殊过程，会导致恶性脑水肿和颅内高压的发生。驱动这一过程的机制包括血脑屏障完整性的丧失[18]、ATP酶泵的失效以及脑血管自动调节功能的丧失引起的充血、神经元型一氧化氮合酶活性增加促使NO生成增加，环氧合酶上调，前列腺素和花生酸产生增加，导致充血和脑血流

量增加[30]。低钠血症经常发生在急性肝衰中，可能会导致间质水增多和脑水肿。治疗时，以较高的血浆钠浓度为目标以降低颅内高压发生率。

慢性肝衰竭时，大脑有时间适应慢性氨暴露的有害影响。星形胶质细胞有能力将氨转化为谷氨酰胺。在慢性肝衰竭中，细胞内谷氨酰胺的积累被星形胶质细胞的有机渗透分子（肌醇和牛磺酸）的输出所抵消，从而维持了渗透平衡和减轻细胞毒性水肿的发展。

谷氨酰胺会阻止谷氨酸的再摄取，谷氨酸在突触后积聚。慢性肝功能衰竭时，突触后膜谷氨酸受体代偿性减少，这可能是肝性脑病出现精神

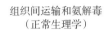

组织间运输和氨解毒
（正常生理学）

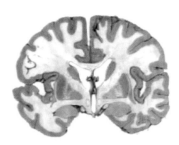

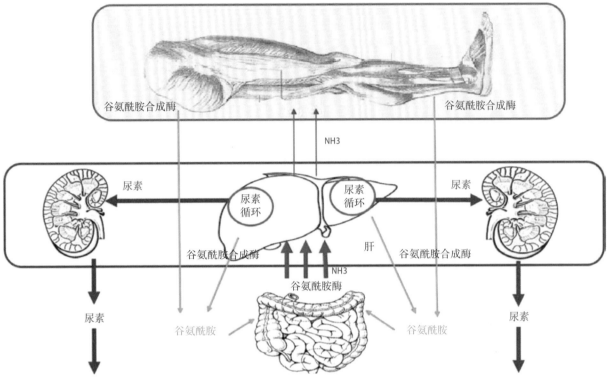

图8-2　正常人体中，氨在器官间转运和解毒的简化模型

饮食和循环中的谷氨酰胺在肠-肝循环中由肠内皮细胞转化为氨。肝功能异常和门体分流可导致大量氨进入体循环，破坏第一级解毒。在终末期肝硬化中，肌肉质量的显著减少进一步损害了第二级的氨解毒，并使大脑暴露于更高浓度的血浆氨中。星形胶质细胞，特别是在大脑皮层灰质的特定区域，具有利用谷氨酰胺合成酶将氨解毒为谷氨酰胺的能力。然而，当被这个过程过负荷时，谷氨酰胺在星形胶质细胞内积聚，导致渗透性增加，引起细胞毒性水肿。请注意，氨解毒产生大量的循环谷氨酰胺只能通过肾脏降解。所以肝硬化中常见的肾功能损害会加重肝性脑病的严重程度和发生率

运动迟缓和嗜睡的原因。HE的其他机制包括通过刺激TGR5受体产生的GABA能张力升高和通过激活外周型苯二氮䓬受体增加神经甾体的产生。

　　肝衰竭引起全身炎症反应，激活免疫系统，释放IL-6、IF-α、TNF-α等细胞因子。这些细胞因子增加的机制包括激活的toll样受体激活Kupffer细胞，激活信号级联和促炎细胞因子的转录。这些细胞因子的释放可以增加脑血流量，增加氨的通透性。虽然这一过程对慢性肝衰竭有益，但在急性肝衰中会诱发HE。

8.5　慢性肝病HE的临床特点

　　未分化合成功能不全的肝衰患者很重要是区分HE是A型（急性肝衰）还是C型（慢性）。这一步骤有助于对肝性脑病的风险进行分层，并予以合适的神经监测和神经保护干预措施。虽然这看起来很直观，但在临床实践中混淆这些诊断

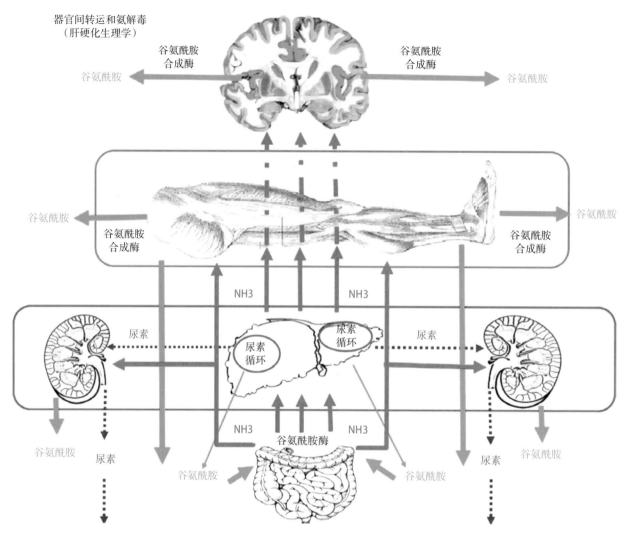

图8-3　肝硬化生理学中氨的器官间转运和解毒的简化概念模型

饮食和循环谷氨酰胺在肠-肝循环中由肠内皮细胞转化为氨。肝功能异常和门体分流导致大量氨进入体循环，破坏第一级解毒。在终末期肝硬化中，肌肉质量的显著减少进一步损害了第二级的氨解毒能力，并使大脑暴露于更高浓度的血浆氨。星形胶质细胞，特别是在大脑皮层灰质的特定区域，具有利用谷氨酰胺合成酶将氨解毒为谷氨酰胺的能力。然而，当这个过程负荷时，谷氨酰胺在星形胶质细胞内积聚，导致渗透性增加，引起细胞毒性水肿。请注意，氨解毒产生大量的循环谷氨酰胺只能通过肾脏降解。所以肝硬化中常见的肾功能损害会加重肝性脑病的严重程度和发生率

的例子并不少见，并常导致不必要的诊断治疗延误，影响患者预后。在自身免疫性肝炎中，由于急慢性肝衰时都存在合成功能紊乱，有时很难区分两者。要鉴别急慢性肝衰，需要仔细询问病史，并对神经状态和综合功能进行纵向监测。在未确定时，应当谨慎地采取急性肝衰管理策略，直到临床医师能够明确地确定该疾病的急慢性。

如果慢性肝功能衰竭的最初表现为不典型或症状严重（Ⅲ级或Ⅳ级肝性脑病），通过准确的病史、体检、实验室检查和脑成像排除因感染、代谢异常、毒物、神经血管事件或癫痫发作引起的其他病因是至关重要的。如果HE（Ⅰ级至Ⅳ级）的精神状态下降具有典型特征，并且确定了一种诱因，则不太需要对另一种病因进行广泛的研究。

8.6　早期HE神经系统评估

通过评估定向力和连续减法来测试患者的注意力，是一个较客观的早期HE评估方法，特别

对于在 WH 分级Ⅰ～Ⅱ级的患者。其他神经评估方法更主观，难以量化和评价趋势。ICU 中使用的更现代的谵妄评估方法（CAM ICU）和激动-镇静量表（RASS）可以为区分神经精神变化和觉醒水平提供一些帮助，不过，这两种方法都没有在 HE 中得到过充分验证[31]。

另一种有效和客观的方法是通过计数 30 秒扑翼样震颤的次数进行分级来监测 HE 进展或恢复情况（表 8-2）[32]。大的肢体抽动或坐立不安虽然在肝脑患者中较常见，但应注意不要误认为是震颤[33]。与扑翼样震颤不同，肌阵挛样抽动常见于阿片类药物中毒和非代偿性呼吸性酸中毒，偶见于严重尿毒症和其他神经系统疾病。

在高级别的 HE 患者中，使用格拉斯哥昏迷量表是有用的、适当的，已在 HE 患者中得到验证，并能提供关于神经学轨迹的更直接的信息。WH 标准以及其他 HE 量表在昏迷患者中使用受限[34,35]。格拉斯哥昏迷评分可以更精确用于 HE 更高阶段（表 8-3）。

表 8-2　监测扑翼状震颤对肝性脑病进展的分级[32]

扑翼状震颤分级	表　现	30 秒震颤次数
0 级	无震颤	0
Ⅰ级	罕见震颤	1～2
Ⅱ级	偶发不规则震颤	3～4
Ⅲ级	常发震颤	5～30

表 8-3　格拉斯哥昏迷量表与改编自 Bernal 等人的改良 West Haven 标准对照[36]

West Haven 标准评分	GCS 评分
Ⅰ	14～15
Ⅱ	12～15
Ⅲ	7～12
Ⅳ	<7

8.7　体格检查

对于重症肝性脑病患者进行完整的神经系统检查很可能会发现定位体征，包括短暂的瞳孔功能障碍、共轭凝视障碍、凝视偏离、眼球摆动、去皮层和去脑姿势、反射亢进、足趾屈曲以及其他不常见的体征。这些体征通常是暂时的，并多在数小时内消失或改变。据报道，严重肝性脑病可以引起的类似中风的可逆性局灶性病变，但并不常见。

8.8　显性 C 型 HE 的脑图像

对于较低级别 HE（WH Ⅰ或Ⅱ级）患者，出现突发性局灶性症状，如面部、手臂和腿部无力，临床上确定的定位体征。如果 CT 结果提示没有出血，则为排除血栓栓塞的可能，应立即进行 CT 血管造影。此时也可快速进行头颅 MRI 检查。由于肝硬化患者存在凝血障碍和较高的出血风险，神经系统的定位体征可能主要是代谢异常而不是血管现象，因此不能仅因 CT 结果阴性就确定脑梗死。

在一项纳入 158 名肝硬化患者的单中心研究中，Joshi 等人对有精神状态改变的患者进行了影像学检查，发现 30% 的患者头部 CT 正常，30% 患者可见脑萎缩，17% 伴有小血管疾病，16% 伴有颅内出血[13]。慢加急肝衰患者颅内出血（ICH）的患病率高于失代偿期肝硬化：分别为 23% 和 9%[13]。鉴于这一发现，是否需要给患者行影像学检查需要医师做好临床判断。如果一个反复发作的肝性脑病患者，出现其通常的肝性脑病症状，那么影像学检查意义就不太大。如果发现无反应的患者跌倒在地，有外伤或有人见证跌伤，或肝性脑病表现不典型，应进行 CT 检查。Joshi 等的研究结果还表明，慢加急肝衰患者应较积极地考虑 CT 检查，由于血小板计数较低、INRs 较高和纤维蛋白原水平较低导致的凝血异常增加颅内出血风险。

肝硬化患者因颅内出血导致脑疝的风险较低，慢加急肝衰患者很少发生颅内出血（4%），且其发生率取决于急性肝损伤的严重程度，而不是慢性肝病的情况[12,13]。因此，一个较年轻，有明显高血氨，血流动力学不稳定，多器官功能障碍，低钠血症，近期有门-体静脉转流手术或容量过多的慢加急肝衰患者神志突然恶化，应当考虑影像学评估是否存在脑水肿和脑疝。

MRI可能有助于查找非典型或难治性肝性脑病的其他原因。近期经MRI发现，在肾功能受损的肝硬化患者中，使用甲硝唑疗程较长

的肝病患者会出现一种仍未被识别的脑内并发症[37~39]。MRI也可能比CT更准确地发现脑水肿，然而，通常怀疑有脑水肿的患者由于病情过于严重而无法耐受MRI。

8.9 C型显性肝性脑病的诱发因素

据报道，80%的肝硬化患者存在可逆的诱发因素。迅速识别诱发因素和常见混杂因素有助于确定可逆原因，并改进检查和治疗方法（表8-4）。除了众所周知的肝性脑病诱发因素外，表8-4还列出了肝硬化患者中常见的重叠混杂因素，

表8-4　肝性脑病的诱发因素、混杂因素和潜在机制

机　制	伴发因素和肝性脑病诱因	需要进行筛查
过多的氮负荷	胃肠道出血 输血 便秘 氮质血症 过量膳食蛋白质 饥饿与糖尿病胰岛素抵抗的蛋白质分解代谢 糖尿病 门体分流（医源性和自发性）	血细胞计数 肌酐和尿素氮 微量营养：维生素 B_{12}、B_6、硫胺素 (B_1)、肉碱 血浆氨水平 血糖和糖化血红蛋白 腹部静脉显像
感染和炎症	感染 细菌性腹膜炎 感染性休克 病毒性或自身免疫性脑炎 隐球菌性脑膜炎 艾滋病毒/艾滋病 胰腺炎	血、尿、脑脊液、痰培养， 艰难梭状菌毒素 腹水细胞计数与培养 $ScvO_2$ 和乳酸 血清和脑脊液隐球菌抗原 HIV血清学检查 脂肪酶和淀粉酶
毒素清除受损	脱水，过度限制液体，利尿剂使用或穿刺，腹泻 急性肾损伤，肝肾综合征 出血或全身血管扩张引起的低血压 严重腹水致腹腔隔室综合征	肾功能 电解质（血清钠） $ScvO_2$ 和乳酸 监测膀胱压力
神经传递和代谢受损	内啡肽和神经类固醇药物 苯二氮䓬的使用 戒酒 阿片类药物使用 精神活性药物 低血糖 低氧血症和高碳酸血症 甲状腺功能不全	尿毒理学 血液酒精水平 血糖 血气分析 TSH

续 表

机 制	伴发因素和肝性脑病诱因	需要进行筛查
急性肝细胞损伤	酒精性肝炎 药物 其他急性肝炎 肝细胞癌的发展 未确诊的威尔森病	肝功能全套 乙酰氨基酚 急性肝炎检查 甲胎蛋白 血清和24小时尿铜，铜蓝蛋白
其他混杂因素：代谢异常，神经损伤	颅内出血（硬膜下出血是最常见的原因） 痴呆 韦尼克脑病 甲硝唑脑病 脑桥中央髓鞘溶解症 脑干中风 严重高血氨症 癫痫	头部CT 脑部磁共振成像 脑电图

ABG：动脉血气；HIV：人类免疫缺陷病毒；ScvO₂：中心静脉血氧饱和度；TSH：促甲状腺素
*慢性肝功能衰竭的促发因素。资料来自美国肝病研究协会、欧洲肝病研究协会。慢性肝病的肝性脑病：2014 practice guideline by the European Association for the Study of the Liver and the American Association for the Study of Liver Diseases. J Hepatol 2014; 61(3): 642-659; and Cordoba J, Ventura-Cots M, Simon-Talero M, et al. Characteristics, risk factors, and mortality of cirrhotic patients hospitalized for hepatic encephalopathy with and without acute-onchronic liver failure (ACLF). J Hepatol 2014; 60(2): 275-281.

当病史和体检认为这些因素与临床相关时，应予以考虑和评估。

最近的欧洲的一项研究发现，感染仍然是偶发性肝性脑病、复发性肝性脑病以及慢加急肝衰中肝性脑病的主要诱因。与先前的研究不同，胃肠道出血似乎是发生肝性脑病较低的风险因素[2,40]。早期内窥镜干预和改善胃肠道出血的治疗策略可能促成了这种结果的转变。更值得注意的是，欧洲规范研究能够确定慢加急肝衰所致肝性脑病患者与失代偿期肝硬化相关肝性脑病患者临床特征的显著差异（表8-5）。大量乙醇的摄入是慢加急肝衰肝性脑病发生的重要因素。表8-5列出了慢加急肝衰和失代偿期肝硬化的肝性脑病临床特征。

表8-5 失代偿期肝硬化与慢加急肝衰典型研究的临床特征和促发因素列表[a]

	失代偿性肝硬化肝性脑病	慢加急肝衰肝性脑病
临床特征	• 老年肝硬化 • 偶尔饮酒者 • 较少肝功能损害 • 较少的炎症反应 • 器官衰竭发生率低 • 低病死率	• 年轻肝硬化患者 • 更经常酗酒 • 肝功能受损更多 • 炎症反应强 • 器官衰竭的发生率高 • 高病死率
诱发因素	• 长期使用利尿剂	• 大量饮酒 • 细菌感染 • 低钠血症

[a] 数据来自Cordoba J, et al. Characteristics, risk factors, and mortality of cirrhotic patients hospitalized for hepatic encephalopathy with and without acute-on-chronic liver failure (ACLF). Journal of hepatology 2014, 60(2): 275-281.

病例 1

55 岁男性，丙型肝炎相关肝硬化患者，因反复发作肝性脑病多次入院。除了肝病外，他还有三期慢性肾病，目前正在接受肝肾联合移植的评估。过去的 12 周里，他每日口服乳果糖、利福昔明、锌和甲硝唑治疗肝性脑病。在过去的一周他意识障碍逐渐加重，本次因癫痫发作送到急诊室，予以 2 mg 的阿维坦控制癫痫，并予以气管插管。

体格检查：心率：90 bpm；呼吸频率：12 bpm；血压：112/70；体温：36.8℃。

神经：瞳孔 3 mm，对光反射(+)。病理征阳性。GCS 7。四肢刺激后可见运动，双侧对称。

心血管系统：心音正常，窦性心律，没有杂音。

肺：双侧听诊清音。

胃肠：有腹水，触诊其他无异常。

四肢：正常脉搏，轻微水肿。

实验室检查：

血氨水平 89 mmol/L。无发热。腹水细胞计数正常。尿液分析有 12 个白细胞，尿液已送去培养。肝功能等生化检查与他上次门诊时没有变化。脑电图显示两个顶叶周期性偏侧放电，对此已使用左乙拉西坦控制。

问题：

• 还需要什么检查检验？

• 如何治疗其肝性脑病？

回答：

• 脑部磁共振成像

• 停用甲硝唑。继续乳果糖和利福昔明。

这是一例甲硝唑引起的脑病（MIE）。由于患者肝肾功能不全，使甲硝唑的清除率降低，从而易患脑病。甲硝唑是不常用于难治性肝性脑病患者。当不加选择地使用时，甲硝唑的累积会引起神经毒性增加，影响周围神经和中央白质。此患者 MRI 显示典型的甲硝唑脑病表现的双侧对称性顶叶白质脱髓鞘和脑水肿。通过停用甲硝唑、抗癫痫治疗以及支持性治疗，大多数患者会逐渐好转。所以应注意肝硬化患者使用甲硝唑的时间尽可能限制在 7 天以内。

8.10　慢性肝衰竭患者 HE 的治疗目标

（1）确定 HE 的病因是失代偿性肝硬化还慢加急肝衰。

慢加急肝衰患者将需要早期转到 ICU，因为短期内死亡风险很大。

（2）多器官衰竭的促发因素治疗与重症监护支持策略。

（3）启动针对 HE 的一级治疗策略。

（a）减少肠道氨的产生和吸收

（b）营养和微量营养素补充

（4）启动针对 HE 的二级治疗策略。

（c）血浆降氨装置与非药物干预

（d）降低大血管的、自发性门体分流（SPSS）

（e）替代途径疗法

（f）神经递质阻滞

慢加急肝衰的特点已经在前面讨论过了，这里不再赘述。绝大多数肝性脑病患者都有诱发因素：常见的诱发因素包括上消化道出血、感染、自发性细菌性腹膜炎、低血容量和过度利尿、低钾血症、代谢性碱中毒、镇静药物的使用，尤其是苯二氮䓬类药物。应积极寻找诱因，并给予最佳的支持性治疗。大多数肝硬化患者存在蛋白质营养不良，因此，限制蛋白质在急性或慢性肝性脑病治疗中不起作用。应注意纠正低钾血症。注意避免低钠血症发生，尤其是在急性肝衰和慢加急肝衰患者中：由于渗透性脱髓鞘综合征的风险，应避免快速纠正血钠。

8.11 ICU内治疗C型肝性脑病的策略

降血氨方案（一线方案）

（1）减少肠道内氨的产生和吸收

（a）乳果糖（β-半乳糖苷果糖）和乳糖醇（β-半乳糖苷醇）

尽管不能降低病死率，但这两种不可吸收的双糖目前都是治疗肝性脑病的一线药物。在美国没有乳糖醇。由于人小肠绒毛膜上缺乏特异性双糖酶，这些双糖可自由到达结肠。在结肠中，它们被结肠细菌分解成酸，从而降低pH值。这种酸化有利于氨（NH_3）转化为离子铵（NH_4^+）。由于其本身的性质，铵离子的渗透性比氨小，吸收到门静脉循环的量也少。此外，乳果糖和乳糖醇都通过缩短转运时间抑制产氨大肠菌群和清除氨。乳果糖效果优于安慰剂和自来水灌肠剂，与新霉素相当[41,42]。

通常给清醒且可以吞咽的患者口服乳果糖。初始剂量30～60 mL，后续可以每小时重复服用一次，直到出现排便；然后剂量滴定到每天2～3次软排便。对于精神状态很差且吸入风险高的患者应谨慎使用。此外，应该认识到，服用乳果糖的目的不是大量腹泻，因为大量腹泻导致的低血容量可能使脑病恶化。最后，在麻痹性肠梗阻患者，乳果糖可引起明显的小肠胀气并使肠梗阻恶化。所以接受乳果糖治疗的危重肝硬化患者应先对腹胀进行评估，明确是肠梗阻还是腹水增多。对于昏迷以及无法吞咽或缺乏肠道通路的患者，也可以使用乳果糖灌肠使用。

（b）聚乙二醇（PEG）

一项小型随机单中心研究表明，与乳果糖的标准治疗相比，口服或经胃管给药4小时后，尽管24小时氨氮差异较小，但口服4 L PEG的肝性脑病患者血氨水平更低。因为PEG的安全性和平衡的电解质，使其成为ICU中乳果糖的替代品。但是需要4 L的容量仍然是一个值得关注的问题，尤其对于HW分级更高的肝性脑病患者更是问题。

（2）降氨抗生素（一线方案）

（a）利福昔明

利福昔明口服吸收率<0.4%。利福昔明对革兰阳性菌群、革兰阴性菌群、需氧菌群和厌氧菌群均有体外抗菌活性。目前AASLD/EASL指南仅建议利福昔明作为预防显性肝性脑病复发的辅助用药。对于利福昔明作为一线治疗或单独治疗显性肝性脑病的数据不足。利福昔明可与乳果糖联合应用于显性肝性脑病患者，数据显示联合作用可使76%的患者病情逆转，而单纯使用乳果糖患者为50.4%。在缺乏更可靠的数据的情况下，利福昔明550 mg，每12小时1次，是治疗重度或难治性肝性脑病的合理辅助用药，特别是因为它比新霉素和甲硝唑有更少的不良反应。利福昔明加乳果糖比单纯乳果糖可以更有效地预防显性肝性脑病[43]。

（b）新霉素

口服新霉素吸收量很小，但长期服用可导致肾毒性和耳毒性。新霉素在肝性脑病中的使用和疗效的证据并不可靠，但FDA批准了这一适应证[43～44]。对于急性肝性脑病，1 g，每6小时1次，持续6天；慢性肝性脑病，每天1～2 g。鉴于其他选择以及证据学的不足，以6小时一次的频率使用新霉素可能不会很广泛。

（c）甲硝唑

FDA未批准使用甲硝唑治疗肝性脑病。一项规模较小的研究显示，其与每天两次250 mg的新霉素有相同的效果[45]。应注意难治梭菌的耐药以及甲硝唑的神经毒性不良反应。肝功能衰竭和肾损害都是甲硝唑脑病（MIE）的易感因素。甲硝唑脑病是新近认识的药物毒性，其在MRI上可有可逆和不可逆的变化[37～39]。

（3）营养和微量营养素补充（一线方案）

（a）锌

一些关于肝硬化患者补锌的小规模研究表

明锌可以降低血氨水平和改善肝性脑病。其原理是锌在尿素循环中是一个辅助因子。最近对肝性脑病中锌的作用进行的两项荟萃分析显示患者的神经精神状况显著改善[46]。在Timbol等以摘要形式发表的荟萃分析中，补充锌显著降低了患者血清氨水平[47]。锌水平与肝功能密切相关。低锌肝硬化患者有较高的肝失代偿和肝性脑病风险。在肝硬化伴低白蛋白血症时，由于血液中80%的锌与白蛋白结合，可以被测定的锌水平较低。因此除非有一种方法来测量血浆游离锌水平，平时不应常规测量锌水平。对于患有肝性脑病的危重患者，包括补充锌有可能改善氨代谢，且不良反应最小。然而应注意，长期服用补锌剂在伴发性肾功能衰竭时确实增加了锌中毒的可能性。

（b）左旋肉碱

关于口服补充左旋肉碱的降氨作用，有许多小型研究报道。肉碱是长链脂肪酸代谢的辅助因子。它通过结合酰基辅酶A分子促进线粒体膜转运，并促进从细胞质到线粒体基质的易位以进行B-氧化。肉碱转运的中断导致脂肪酰辅酶A分子的胞质积聚，可能可以抑制尿素循环[48]。据报道，由于营养不良或肠道短小、丙戊酸钠、有机阳离子转运蛋白基因（OCTN2）突变导致的原发性肉碱缺乏症患者表现为有症状的高氨血症，补充肉碱后症状改善。关于在肝性脑病治疗中常规使用左旋肉碱的证据有限，但是对于有严重营养不良和难治性高氨血症病史的肝硬化患者，测量左旋肉碱水平，如果水平较低，可以补充左旋肉碱，虽然目前缺乏进一步的证据，但这样操作是符合生理变化的，可以提供风险最小的益处。

（c）支链氨基酸（BCAA）补充

此方案改善门诊患者肝性脑病症状，但病死率无改善。现有的证据显示，BCAA与支链氨基酸、乳果糖和新霉素方案之间没有差异，但确实增加了恶心和呕吐的风险。它在重症监护病房中的作用尚未得到证实。对于使用血管升压药或有可能发生肠梗阻的危重患者中，不使用乳果糖，而使用BCAA等替代方案可能受益。

（4）血浆降氨装置和非药物干预（二线方案）

（a）连续性肾脏替代治疗

使用高滤过量（90 mL/kg/h）的连续性静脉-静脉血液滤过是快速降低血清血浆氨水平的有效方法[49～50]。氨的清除率与超滤速率密切相关。很多时候CRRT是用于需要肾脏替代的急性肾损伤患者，而不是高氨血症本身。然而，对于严重的高氨血症，尤其是在急性肝衰或慢加急肝衰中，颅内高压和脑疝的风险明显更高，此时可以进行CRRT治疗。血液透析和CRRT仍然是治疗尿素循环障碍患者高氨血症的主要手段。

（b）分子吸附再循环系统（MARS）

生物-人工装置分子吸附再循环系统（MARS）是一种基于白蛋白透析的血液解毒系统，可去除蛋白质结合的毒素（胆汁酸、胆红素、内源性苯二氮䓬类、一氧化二氮）和水溶性毒素（氨、肌酐）。在美国，MARS被FDA批准用于治疗因药物过量或中毒引起的急性肝衰，以及治疗失代偿期肝硬化的肝性脑病。到目前为止，MARS试验未见提高生存率；然而，结果证实，它在相当安全的基础上满意地改善了肝性脑病状况。因此，MARS是难治性肝性脑病的潜在的选择。在生物人工系统的情况下，体外回路包括装载有肝细胞的生物反应器，理论上也具有改善合成功能的潜力。这些体外肝脏辅助装置到目前为止还远未达到理想状态，并没有广泛使用，目前主要是进行临床研究。

（c）治疗性低温（目标体温34℃）

亚低温治疗慢性肝衰竭的临床经验有限[51]。它在肝脏疾病中的原理在于低体温对抗了氨的许多代谢作用，减缓了蛋白质的分解代谢以及细菌和肾脏产生的氨[52]。在肝硬化患者中使用低温治疗的主要问题是它有可能使出血风险高和易感染的患者的凝血障碍恶化。在极难治性高氨血症的罕见病例中，低温可作为一种短暂的神经保护策略，它可结合其他途径清除血氨。

（5）替代路径治疗（二线方案）

（a）氨清除剂苯甲酸钠，苯乙酸，甘油苯丁酸，鸟氨酸苯乙酸

（b）门冬氨酸鸟氨酸（LOLA）

氨清除剂有助于提高氨清除率，降低血氨浓度。这些化合物提供了一种替代途径，其中氨作为苯乙酰谷氨酰胺在尿液中排出。虽然小规模的随机研究显示了令人鼓舞的结果，但在日常实践中，还需要更大规模的试验来确定其在肝性脑病中的作用。这些疗法的局限性包括需要完整的肾功能来消除苯乙酰谷氨酰胺。透析疗法的疗效尚不清楚。苯甲酸钠是FDA批准的食品添加剂/防腐剂，偶尔在难治性高氨血症和肾功能完整患者的肠内喂养中添加苯甲酸钠，用于治疗难治性高氨血症。然而，这种疗法对肝硬化的疗效尚未在大型试验中得到证实。

门冬氨酸鸟氨酸是尿素循环的底物，刺激残余肝细胞的酶活性，导致尿素排泄增加。与安慰剂相比，门冬氨酸鸟氨酸能显著改善肝性脑病并降低氨的水平；但与乳果糖相比无明显差异。口服门冬氨酸鸟氨酸治疗肝性脑病在美国以外的地区更常见。

（6）神经递质阻断（二线方案）

氟马西尼：在一项系统性的回顾中，共有805名患者的13个对照试验中，氟马西尼的使用与肝性脑病的显著改善有关，但未能显示长期疗效或结果改善[53]。氟马西尼作为一种短效苯二氮䓬类拮抗剂，具有抑制内源性GABA能物质和长效苯二氮䓬的残留效应。肝硬化患者存在苯二氮䓬受体激活的增加，但只有一部分患者会显示对氟马西尼有反应。氟马西尼应在密切监测下使用，因为氟马西尼有可能引发癫痫发作。对于血清氨水平低且对乳果糖没有反应的Ⅲ～Ⅳ期肝性脑病患者，可考虑1～2 mg氟马西尼溶于20 mL 0.9%氯化钠注射液，3～5分钟静脉注射。

（7）手术治疗方案（如适用）（二线方案）

（a）大型门体分流术（PSS）的栓塞

Lyn AM等人对20例难治性肝性脑病患者实施了门体分流栓塞术患者进行了回顾分析，发现在大多数患者肝性脑病得到了缓解，并减少住院日[54]。其中约50%的患者腹水增多。多个病例报告和病例系列证实了这些发现，然而，缺少更大规模，尤其是对ICU患者的研究。PSS栓塞可考虑用于难治性、复发性或持续性肝性脑病患者。目前，这一方案较少使用，是鉴于大型门脉分流的影像学检查通常不用于评估HE。

（b）肝移植

是肝性脑病的最终治疗方法[55]。一线和二线方案都应积极用于符合移植条件的患者，以降低移植前脑病和移植后代谢性脑病。一个清醒的、有方向性的和有反应的候选者也会排在移植名单的靠前位置。

8.12　急性肝衰竭

8.12.1　A型肝性脑病（急性肝衰）的临床和实验室评估

对于急性肝衰引起的A型和C型肝性脑病，肝性脑病的分级标准没有区别（见肝性脑病中的神经检查），包括临床评估WH分级、asterixis分级、GCS。然而，急性肝衰患者进展到Ⅳ级肝性脑病的后果明显更糟，因为颅内高压导致脑疝的风险明显更高。早期确定肝衰竭的严重程度是非常必要的，这将促使患者尽早进入肝移植名单。急性肝衰病情可迅速发展，伴有分布性休克和多器官衰竭，通常病情危重，无移植条件。

8.12.2　急性肝衰中的神经检查

瞳孔功能的监测在WH分级Ⅲ级和Ⅳ级HE中具有重要意义。瞳孔光反应在WH Ⅱ～Ⅲ级患者常由正常进展为反射亢进，而WH Ⅳ级患者则出现反应迟钝[56]。在肝性脑病晚期瞳孔反

射消失可能是一种代谢现象,但也可能意味着由于脑疝导致第三对颅神经睫状纤维出现压迫或拉伸。因此,尽管存在假阳性可能,但急性肝衰时密切监测瞳孔还是很重要的。如果能早期发现,脱水降颅压法治疗肝性脑病的脑疝是可能的。

据报道,高达1/3的WH Ⅳ级急性肝衰患者可能出现亚临床症状。亚临床癫痫发作的存在具有不确定性,但可能导致颅内高压患者颅内压升高。在对有可能发生颅内高压危险的Ⅳ级HE治疗时,应考虑连续监察脑电图。

8.12.3　与急性肝衰中肝性脑病和颅内高压相关的系列实验室客观检查

(1)分析和监测急性肝衰的发病情况和严重程度,并检查肝功能是否自然恢复。脑水肿的风险与肝功能不全和高氨血症的严重程度相似,但脑水肿的缓解可能滞后于肝脏的合成功能。

(2)减缓脑水肿的发展:

(a)监测血钠水平、渗透压、pH、CO_2、血氨水平

(b)纠正低钠血症、严重酸中毒、高碳酸血症

(c)增加血浆钠水平和渗透压

(3)监测其他器官功能,检测与脑灌注和脑水肿相关的感染和血流动力学实验室指标。

(4)在血流动力学明显变差前,根据临床表现和生化指标决策是否肝移植。

8.12.4　急性肝衰发生颅内高压的风险因素

血浆氨水平超过150 ～ 200 µmol/L与急性肝衰中颅内高压的发生有关。最近,Kitzberger等报告,尽管血氨水平相对较低(NH3<146 µmol/L),25%的急性肝衰患者仍发生颅内高压[57]。这些患者的脑外器官衰竭严重程度(SOFA)评分过高,提示了炎症和休克、器官衰竭在脑充血和弥漫性脑水肿发展中的重要作用。颅内压升高的其他常见原因包括低钠血症、容量过负荷、严重高碳酸血症、严重酸中毒、疼痛和呼吸机不同步。

8.12.5　急性肝衰和颅内高压的脑成像

使用颅脑CT评估脑水肿和颅内高压的有效性仍存在疑问,尤其多数情况是在没有前后比较的情况下对CT进行解释。颅脑成像有助于排除其他颅内病变或评估放置颅内装置的并发症[58,59]。在肝性脑病发病前早期进行颅脑成像,对于后期评估是否发生脑水肿和脑疝很有意义[60]。

脑部MRI通常只有在高度怀疑颅高压的情况下才使用,它可能有助于排除中枢神经系统感染、脑干中风、韦尼克脑病、甲硝唑脑病以及CT上看不到的脑桥中央髓鞘溶解症,如果临床不稳定且需要MRI,在整个检查过程中患者应由重症监护室(ICU)临床医生监控。

最近一项与持续性高氨血症相关的MRI发现进一步证实了氨具有神经毒性,而不仅仅是肝性脑病中的一种附带现象[61～62]。轻度时局限于双侧岛叶皮质、扣带回和丘脑(局限性皮质局限性扩散[LCRD]),严重时可累及双侧颞叶、顶叶和额叶,保留枕极(弥漫性皮质局限性扩散[DCRD])。MRI这一发现与严重的高氨血症、认知能力下降,以及下游皮质萎缩和更差的预后相关(图8-4、图8-5)。

8.13　药物治疗方案

急性肝衰竭中肝脑病管理概述

(1)识别和治疗急性肝衰竭的原因,以尽量减少进一步的伤害。

(2)确定病死率和颅内高压的危险因素(表8-6),并评估是否存在高风险,是否是肝移植候选。

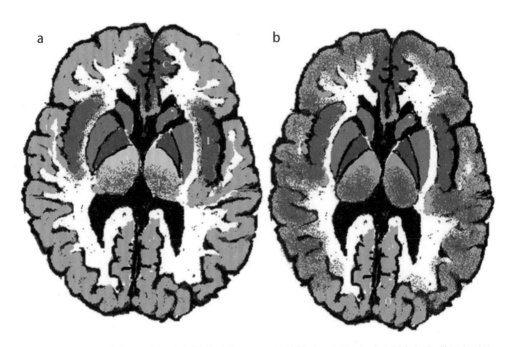

图8-4 （a）严重高氨血症细胞毒性水肿的LCRD初始模式。累及岛叶皮质（I）、扣带回（C）和丘脑（T），预后良好。（b）DCRD弥漫型细胞毒性水肿，预后不一。包括所有皮质灰质和丘脑，保留枕极（O）

（3）选择神经监测策略。

（a）有创：颅内监测装置

（b）无创：GCS、神经检查、瞳孔检查、脑序列成像、经颅多普勒（TCD）、静脉窦氧测量、视神经超声

（4）启动神经保护策略，延缓脑水肿和颅内高压的发展。

（a）床头抬高，颈部不要歪斜

（b）用高渗盐水或甘露醇脱水降颅压

• 危重患者使用高渗性脱水治疗时需要考虑到持续肾替代治疗（CRRT）

• 使用高渗盐水提高血钠水平，目标为145 ～ 150 mmol/L

（c）启动降血氨策略

• 早期启动CRRT

• 亚低温治疗（目标温度35℃）[36,63 ～ 64]

• 避免低钾血症和代谢性碱中毒[65]

• 其他降血氨措施

（d）在脑水肿时针对多器官衰竭的重症监护支持策略（表8-7）

（5）控制高颅压或难治性颅内高压的抢救措施。

（a）保持足够的脑灌注压力

• 抗休克使用血管活性药物

（b）增加镇静作用，以抑制代谢

• 硫戊醇或戊巴比妥作为最后的选择

（c）高渗盐水提高血浆渗透压

• 高渗盐水，目标血钠150 ～ 155 mmol/L

• 20%甘露醇

（d）中心静脉压升高（>20 mmHg）或持续性难治性颅内高压时，予以持续性神经肌肉阻滞剂治疗

（e）目标温度管理（中度低温33 ～ 34℃）

（f）考虑一次性静脉注射吲哚美辛0.5 mg/kg治疗难治性颅内压

（g）用碳酸氢钠输液纠正严重酸中毒

（6）肝移植后或无移植恢复期神经保护治疗的逐渐降级。

• 颅内高压常常晚于肝脏恢复

• 缓慢纠正血钠水平

• 监测水肿的反弹或透析不平衡综合征

• 低温治疗则缓慢复温

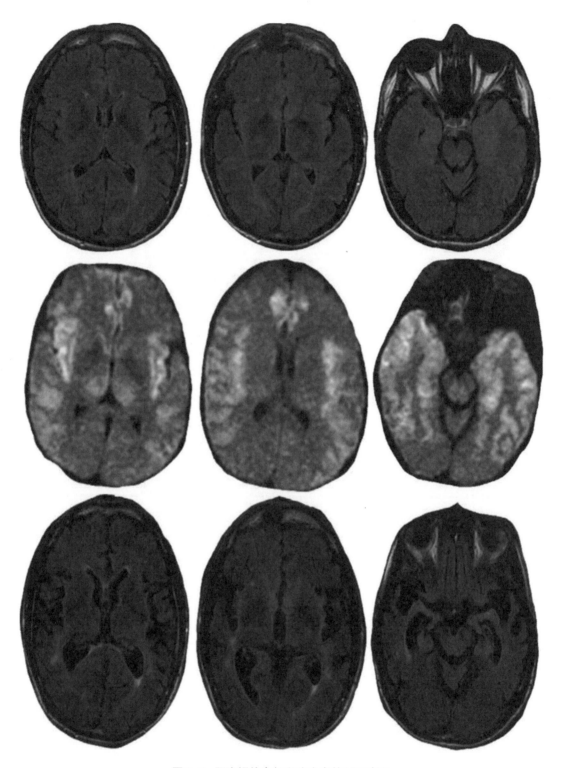

图 8-5　肝衰竭伴高氨血症患者的 MRI 表现

一位 49 岁的丙型肝炎患者，MELD 评分为 17 分，慢性对乙酰氨基酚过量，SOFA 评分为 11 分，血氨峰值 606 mmol/L。血氨浓度 <100 mmol/L 持续 6 天。(上图) 头痛检查前 6 个月门诊 MRI 基线检查结果。(中图) 肝衰竭入院时的弥散加权成像。DCRD 累及双侧扣带回、岛叶皮质、颞叶、额叶和后丘脑。(下图) 9 个月随访 MRI 显示皮质萎缩区域与弥散异常区域相匹配，患者存在中度至重度静态认知障碍 [来自 Kandiah PA, Pandya D, Lynch JR, et al. Catastrophic hyperammonemia: a case series. Neurocritical care 2008; 8(1): 61–232; and Kandiah PA, Pandya D, Nanchal R, et al. Metaanalysis of magnetic resonance imaging findings and neurological outcomes in liver failure and severe hyperammonemia. In: 15th International Society for 肝脑病patic Encephalopathy and Nitrogen Metabolism: 2012. Grenaa, Denmark, 2012. pp.25–26; 引用经允许。]

表8-6 急性肝衰患者颅内高压相关危险因素

颅内高压的危险因素	可 能 的 机 制
符合国王学院标准	与肝损伤的严重程度、炎症引起的脑灌注有关
血浆氨水平>150 μmol/L[28,29,57]	血浆氨的神经毒性作用 • 预测颅内高压的特异性为84%，敏感性为60%
血浆氨水平>200 μmol/L[29]	血浆氨的神经毒性作用
氨或氨化合物分压(pNH3)[57]	血浆氨的神经毒性作用
持续升高血浆氨水平	血浆氨的神经毒性作用
需要CRRT的急性肾功能衰竭[29]	i)容量过载阻碍静脉回流。ii)严重酸中毒。iii)氨和谷氨酰胺清除率降低。
年轻(<35岁)[29]	颅内空间有限，年龄相关性萎缩有限
血管活性药的使用[29]	i)炎症和多器官衰竭导致脑血管源性硬化。ii)容量过多导致的容量过载
器官衰竭的严重程度(SOFA评分)[57]	i)炎症和多器官衰竭导致脑血管源性脑水肿。ii)液体复苏和肾功能衰竭的少尿导致的容量过载。iii)肾功能衰竭时氨清除率降低 • 预测颅内高压的特异性为62%，敏感性为94%

表8-7 针对急性肝衰脑水肿的重症监护支持策略

器官系统	重症监护支持策略
神经系统	插管后使用短效镇静剂和阿片类药物。异丙酚和小剂量芬太尼是首选的镇静剂。避免使用中效或长效的苯二氮䓬类药物
呼吸系统	在严重吸入和肺损伤发生之前，需要在肝性脑病的后期早期考虑气管插管以保护气道 低潮气量肺保护策略预防ARDS。胸内高压导致脑静脉流出受阻[66] 高PEEP→谨慎使用，因为理论上很高的PEEP会增加肝充血 二氧化碳目标：30～40 mmHg→高碳酸血症引起血管扩张
心血管系统	无创方法并疑似颅内高压时→更高的平均动脉压目标(≥80 mmHg) 有创方法→脑灌注压(CPP)应使用血管升压药维持在50到60 mmHg之间[67] 难治性休克→考虑血浆置换以维持最佳CPP。血浆置换与SIRS反应的降低、SOFA评分的降低以及对血管升压药支持需求的下降有关[63,68] CVP目标<20 mmHg→CVP增加可能阻碍脑静脉回流[69]。维持血容量正常。需考虑到血管麻痹
肾脏、酸碱电解质紊乱	早期CRRT→维持正常血容量，增加氨清除率[49]，纠正电解质和酸中毒。制订在CRRT期间维持钠目标(145～150)的策略。选择包括准备高晶体或高渗盐水输注后滤器返回CRRT。注意：对于颅内高压患者和诱导性高钠血症患者，用等渗晶体启动CRRT可引起透析不平衡综合征的反弹性水肿和脑疝 低钾血症和代谢性酸中毒增加肾氨生成 代谢性碱中毒促进(NH4+)生成NH3+，增加其通过血脑屏障的能力(15,16)
肠道、肝脏和营养	腹腔间隔室综合征可间接加重颅内压。乳果糖→在急性肝衰中避免口服或鼻饲乳果糖，因为它可能导致肠扩张、肠梗阻恶化和增加移植手术并发症。乳果糖在急性肝衰中的应用仅有少量证据支持。如果一定使用，直肠给药相对更安全

续　表

器官系统	重症监护支持策略
内分泌	避免低血糖→可能会加重大脑的代谢损伤。在急性肝衰中预先启动10%或20%葡萄糖
血液和免疫系统	弥散性血管内凝血→如果发生DIC,考虑对患者重复头部CT检查,因为可能发生自发性颅内出血

ARDS急性呼吸窘迫综合征,CVP中心静脉压,DIC弥散性血管内凝血,MAP平均动脉压,PEEP呼气末正压,SIRS全身炎症反应综合征

病例2

26岁女性,服用过量对乙酰氨基酚后出现脑水肿,现评级4级脑病,肾功能衰竭,NH3为300 mmol/L。考虑到患者的高风险状态,予以放置脑实质内颅内压监护仪(Camino)。该患者并不在肝移植的候选者列表中。其血流动力学尚稳定,有呼吸机支持,但参数比较低。在给予2单位的FFP、1单位的冷沉淀、1单位血小板,以及重组Ⅶa因子后1小时内,放置了脑实质内导管。其INR为1.4,血小板计数为104。放置颅内压监护仪后,患者颅内压从15 mmHg上升到30 mmHg,尽管使用镇静高渗盐水等脱水降颅压治疗,随后上升到40 mmHg。

你下一步要做什么?

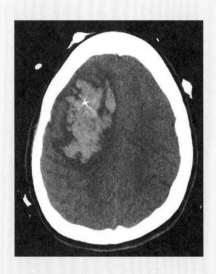

答:急诊头部CT

头颅CT显示右侧大面积脑实质内出血,颅内压探头区域中线移位。即使纠正了凝血障碍仍未能避免出血,其原因可能与脑充血有关。

8.14　急性肝衰的侵袭性神经监测策略

颅内压监测已被积极用于识别和治疗颅内高压,尤其当脑水肿可能直接导致死亡时[28,70]。随着在ICU的有效干预和颅内压的降低,颅内有创监测的应用也在逐步下降。据报道,螺旋弹簧栓塞置入术后颅内出血的可能为2.5%～10%[71,72]。因为还没有观察研究揭示接受颅内压监测的患者的整体生存优势[73,74],在高危脑水肿患者中颅内压监测的获益性仍然不清楚。在手术前重组Ⅶa因子推荐用于纠正与急性肝衰相关的凝血障碍[75,76]。当进行颅内压监测时,应使用加压药将平均脑灌注压力(CPP)维持在50～60 mmHg[67]。

8.14.1　急性肝衰无创神经监测策略

使用无创监测,需要经验性地确定对脑水肿

的监测，无需明确的压力读数：可行方法有：CT 成像[58~59]、经颅多普勒、颈静脉窦血氧测定、瞳孔测量、神经检查是颅内压测量的有效补充。

经颅多普勒超声（TCD）是一种基于近端脑循环脑血流阻力波形特征的无创性颅内压评估方法[77]。它在急性肝衰颅内压检测中的应用尚未得到前瞻性研究的验证，必须谨慎解释。TCD 的趋势对脑灌注情况有提示作用，但目前还没有一种简单的监测方法[78]。其他无创监测方法，如视神经超声、近红外光谱技术和瞳孔测量等，在急性肝衰中的应用还没有得到验证。

8.14.2 急性肝衰的神经保护策略

低钠血症可加重脑水肿，因此应予以处理，但必须注意纠正低钠血症速度不能过快。

一项单中心研究结果表明，预防性使用高渗盐水将血清钠水平提高到 145～155 mmol/L 之间，可降低 III 级和 IV 级肝性脑病患者颅内高压的发生率和病情严重程度[79]。此研究中每小时给予 5～20 mL 30% 高渗盐水，从而维持血清钠水平在 145～155 mmol/L。

高渗透压药物传统上大量用于降低颅内压。其可适用于急性肝衰患者颅内压升高的患者[80]。常用剂量为 20% 甘露醇 0.5～1 g/kg。应注意因为存在肾小管毒性的风险，使用甘露醇时应监测血清渗透压，保持 <320 mOsm/L。然而，尚没有证据证明保持这个水平是正确的[81]。对于急性肾损伤（ARF）患者使用甘露醇应格外注意，甘露醇从机体间质吸取水分可能会导致容量过多。

过度换气可导致低碳酸血症，导致碱中毒，进而脑血管收缩，从而降低脑血流和脑血容量，从而降低颅内压。然而，低碳酸血症引起或加重脑缺血和反跳性脑水肿是一个严重的问题[82]。如果是中度短期过度通气可减少全脑血流量，而不影响大脑氧化代谢[83]。应监测 $PaCO_2$，并将其

目标定在 30～40 mmHg[84]。

在某些病例中，可考虑使用戊巴比妥诱导人工冬眠[85]。已证明硫喷妥钠和戊巴比妥可降低脑氧利用率，然而，在急性肝衰的情况下，若诱导昏迷则无法进行神经评估，肝脏代谢异常而延长药物半衰期，且戊巴比妥与直接心肌抑制效应导致的血流动力学不稳定有关，所以应谨慎使用，并严密监测。肠道运动障碍和伴发小肠梗阻是巴比妥类药物的常见不良反应。因此，在使用巴比妥类药物时应避免使用乳果糖。

研究证明低温治疗可以降低颅内压，并改善肝移植患者预后[86~88]。但由于两项研究（体温 33～34℃）结果显示在急性肝衰中低体温既没有好处也没有坏处，所以其应用仍然存在争议[64,89]。因为其可以持续和显著降低血浆氨水平[87]，以及可以降低颅内压，所以低体温仍然是 ICU 中一个有吸引力的干预措施，可能保留用于治疗难治性颅内高压和高氨血症的患者。

在猪的动物模型中，吲哚美辛通过脑血管收缩降低颅内压[90]。在对 12 例急性肝衰患者的生理学研究中，静脉注射剂量为 0.5 mg/kg 的吲哚美辛可降低颅内压，增加脑灌注压，进而增加脑灌注。对其临床应用目前仍需要进行进一步的研究。吲哚美辛的静脉注射制剂不容易获得。

癫痫发作可加重脑水肿，增加颅内压。由于 1/3 的急性肝衰患者有癫痫发作，因此对镇静和瘫痪的患者应考虑进行连续脑电图监测[91]。在一项小型研究中，苯妥英钠被证明可以减少癫痫发作，而在另一项研究中，预防性使用苯妥英钠没有获益[92]。虽然苯妥英钠可以预防急性肝衰患者的癫痫发作，但由于其不良反应和肝脏诱导作用，不应预防性应用。应考虑使用不良反应较少且不经肝脏代谢的新型抗癫痫药物治疗肝性脑病发作。

相对血液透析，CRRT 对颅内压影响较小，且血流动力学更稳定性，所以 CRRT 是更优选择[93,94]。CRRT 在降低血浆氨水平[49]和纠正低钠血症方面特别有效。在确定目标血清钠水平时，应考

虑到CRRT透析液中的钠浓度和静脉高渗盐水剂量。

8.14.3 急性肝衰患者的血浆氨降低策略

氨在脑水肿和颅内高压的发展中起着重要作用。目前仍缺乏研究表明还原氨法有治疗作用。虽然乳果糖和利福昔明可能起到降低血浆氨的作用,但在预防急性肝衰竭的颅内高压中作用有限。与肝硬化不同的是,急性肝衰患者无法处理高血氨,可能更容易受到氨相关毒性的影响。在实践中,控制血氨水平受到重视,常用的方法有对伴有急性肾功能衰竭患者实行CRRT[49],治疗性低温等[87]。对于肾脏尚有残存功能的患者,早期应用CRRT治疗显著的高氨血症,可能延缓脑水肿的发展。

8.14.4 总结

在过去的30年里,非移植引起的肝衰竭患者的病死率明显持续下降。急性肝衰患者死于脑水肿和脑疝的人数也显著减少。目前尚未明确是哪项干预导致了这种变化。或许是危重病护理水平的改善和细致入微的治疗导致的,还有与对其他器官系统功能障碍的干预,以及临床对大脑代谢和血流动力学生理学的认识的增强有关。

8.15 习题

1. 问:急性肝衰患者血浆NH3水平必须超过150 mmol/L,才有发生颅内高压的危险。是对还是错?

答案:错误。急性肝衰竭时血浆氨水平升高(>150 mmol/L)增加颅内高压的风险;然而,低血氨水平(<146 mmol/L)并不降低多器官衰竭发

生。除了肝细胞死亡产生的细胞因子风暴导致的血浆氨水平升高,脑过度灌注引起的血管源性水肿可独立导致颅内高压。

2. 问题:对于急性或慢性肝衰竭患者,脑影像学评估严重肝性脑病是不必要的;是对还是错?

答案:错误。急性或慢性肝功能衰竭合并明显肝性脑病患者的短期病死率明显偏高,其中脑疝的危险性较小(4%),颅内出血的危险性高(16%)。在这些患者中,因为肝性脑病的不典型表现与出血和脑疝的鉴别,可能需要头颅CT检查。在没有急性多器官衰竭的慢性肝病中,除非特征非常不典型或有外伤史,否则神经影像学的阳性率很低。

3. 问题:慢性肝衰竭时的高血氨症会导致脑病恶化,进而导致昏迷,然而,经过治疗,其对大脑的影响总是可逆的。是对还是错?

答案:错误。氨具有神经毒性,但肝硬化患者对高氨血症有一定耐受性。肝硬化患者严重且持续的高氨血症可导致不可逆的脑损伤,如尿素循环障碍。损伤不可逆转的临界点仍不清楚。高氨血症状态下限制性扩散(细胞毒性水肿)的脑部MRI变化程度与血氨水平和临床预后相关。

4. 问题:诱导性低温通过控制颅内压改善急性肝衰的预后?是对还是错?

答案:错误。治疗性低温可控制颅内压,降低血浆氨水平,是安全的,但对急性肝衰竭患者的病死率没有明显的益处。

5. 问题:使用有创性颅内监护仪监测和治疗急性肝衰患者的颅内压可提高颅内压的控制率,并有明显的病死率优势。是对还是错?

答案:错误。在北美,有创性颅内压监测用于估计20%～30%的急性肝衰竭患者,有2.5%～10%的颅内出血风险。一项回顾性研究中,使用颅内压监护仪的患者接受了更多的颅内压控制干预措施,并增加了镇静,但对降低病死率没有明显的作用。

参考文献

1. Ferenci P, Lockwood A, Mullen K, Tarter R, Weissenborn K, Blei AT. Hepatic encephalopathy — definition, nomenclature, diagnosis, and quantification: final report of the working party at the 11th World Congresses of Gastroenterology, Vienna, 1998. Hepatology. 2002; 35(3): 716–721.

2. American Association for the Study of Liver D. European Association for the Study of the L: Hepatic encephalopathy in chronic liver disease: 2014 practice guideline by the European Association for the Study of the Liver and the American Association for the Study of Liver Diseases. J Hepatol. 2014; 61(3): 642–659.

3. Hoofnagle JH, Carithers RL Jr, Shapiro C, Ascher N. Fulminant hepatic failure: summary of a workshop. Hepatology. 1995; 21(1): 240–252.

4. Ostapowicz G, Fontana RJ, Schiodt FV, Larson A, Davern TJ, Han SH, McCashland TM, Shakil AO, Hay JE, Hynan L, et al. Results of a prospective study of acute liver failure at 17 tertiary care centers in the United States. Ann Intern Med. 2002; 137(12): 947–954.

5. O'Grady J. Modern management of acute liver failure. Clin Liver Dis. 2007; 11(2): 291–303.

6. Bernal W, Hyyrylainen A, Gera A, Audimoolam VK, McPhail MJ, Auzinger G, Rela M, Heaton N, O'Grady JG, Wendon J, et al. Lessons from look-back in acute liver failure? A single centre experience of 3300 patients. J Hepatol. 2013; 59(1): 74–80.

7. Arroyo V, Moreau R, Jalan R, Gines P, Study E-CCC. Acute-on-chronic liver failure: a new syndrome that will re-classify cirrhosis. J Hepatol. 2015; 62(1 Suppl): S131–43.

8. Gustot T, Fernandez J, Garcia E, Morando F, Caraceni P, Alessandria C, Laleman W, Trebicka J, Elkrief L, Hopf C, et al. Clinical Course of acute-on-chronic liver failure syndrome and effects on prognosis. Hepatology. 2015; 62(1): 243–252.

9. Romero-Gomez M, Montagnese S, Jalan R. Hepatic encephalopathy in patients with acute decompensation of cirrhosis and acute-on-chronic liver failure. J Hepatol. 2015; 62(2): 437–447.

10. Donovan JP, Schafer DF, Shaw BW Jr, Sorrell MF. Cerebral oedema and increased intracranial pressure in chronic liver disease. Lancet. 1998; 351(9104): 719–721.

11. Jalan R, Bernuau J. Induction of cerebral hyperemia by ammonia plus endotoxin: does hyperammonemia unlock the blood-brain barrier? J Hepatol. 2007; 47(2): 168–171.

12. Jalan R, Dabos K, Redhead DN, Lee A, Hayes PC. Elevation of intracranial pressure following transjugular intrahepatic portosystemic stent-shunt for variceal haemorrhage. J Hepatol. 1997; 27(5): 928–933.

13. Joshi D, O'Grady J, Patel A, Shawcross D, Connor S, Deasy N, Willars C, Bernal W, Wendon J, Auzinger G. Cerebral oedema is rare in acute-on-chronic liver failure patients presenting with high-grade hepatic encephalopathy. Liver Int. 2014; 34(3): 362–366.

14. Zieve L. Pathogenesis of hepatic encephalopathy. Metab Brain Dis. 1987; 2(3): 147–165.

15. Albrecht J, Jones EA. Hepatic encephalopathy: molecular mechanisms underlying the clinical syndrome. J Neurol Sci. 1999; 170(2): 138–146.

16. Thumburu KK, Taneja S, Vasishta RK, Dhiman RK. Neuropathology of acute liver failure. Neurochem Int. 2012; 60(7): 672–675.

17. Raghavan M, Marik PE. Therapy of intracranial hypertension in patients with fulminant hepatic failure. Neurocrit Care. 2006; 4(2): 179–189.

18. Nguyen JH. Blood-brain barrier in acute liver failure. Neurochem Int. 2012; 60(7): 676–683.

19. Desjardins P, Du T, Jiang W, Peng L, Butterworth RF. Pathogenesis of hepatic encephalopathy and brain edema in acute liver failure: role of glutamine redefined. Neurochem Int. 2012; 60(7): 690–696.

20. Butterworth RF. Pathogenesis of hepatic encephalopathy and brain edema in acute liver failure. J Clin Exp Hepatol. 2015; 5(Suppl 1): S96–S103.

21. Ott P, Vilstrup H. Cerebral effects of ammonia in liver disease: current hypotheses. Metab Brain Dis. 2014; 29(4): 901–911.

22. Cordoba J, Blei AT. Brain edema and hepatic encephalopathy. Semin Liver Dis. 1996; 16(3): 271–280.

23. Wright G, Noiret L, Olde Damink SW, Jalan R. Interorgan ammonia metabolism in liver failure: the basis of current and future therapies. Liver Int. 2011; 31(2): 163–175.

24. Karim Z, Szutkowska M, Vernimmen C, Bichara M. Renal handling of NH3/NH4+: recent concepts.

Nephron Physiol. 2005; 101(4): 77–81.

25. Olde Damink SW, Dejong CH, Deutz NE, Redhead DN, Hayes PC, Soeters PB, Jalan R. Kidney plays a major role in ammonia homeostasis after portasystemic shunting in patients with cirrhosis. Am J Physiol. 2006; 291(2): G189–194.

26. Olde Damink SW, Jalan R, Deutz NE, Redhead DN, Dejong CH, Hynd P, Jalan RA, Hayes PC, Soeters PB. The kidney plays a major role in the hyperammonemia seen after simulated or actual GI bleeding in patients with cirrhosis. Hepatology. 2003; 37(6): 1277–1285.

27. Tofteng F, Hauerberg J, Hansen BA, Pedersen CB, Jorgensen L, Larsen FS. Persistent arterial hyperammonemia increases the concentration of glutamine and alanine in the brain and correlates with intracranial pressure in patients with fulminant hepatic failure. J Cereb Blood Flow Metab. 2006; 26(1): 21–27.

28. Clemmesen JO, Larsen FS, Kondrup J, Hansen BA, Ott P. Cerebral herniation in patients with acute liver failure is correlated with arterial ammonia concentration. Hepatology. 1999; 29(3): 648–653.

29. Bernal W, Hall C, Karvellas CJ, Auzinger G, Sizer E, Wendon J. Arterial ammonia and clinical risk factors for encephalopathy and intracranial hypertension in acute liver failure. Hepatology. 2007; 46(6): 1844–1852.

30. Scott TR, Kronsten VT, Hughes RD, Shawcross DL. Pathophysiology of cerebral oedema in acute liver failure. World J Gastroenterol. 2013; 19(48): 9240–9255.

31. Orman ES, Perkins A, Ghabril M, Khan BA, Chalasani N, Boustani MA. The confusion assessment method for the intensive care unit in patients with cirrhosis. Metab Brain Dis. 2015; 30(4): 1063–1071.

32. Conn H, Bircher J. Quantifying the severity of hepatic encephalopathy. Bloomington, IL: Medi-Ed Press; 1994.

33. Wijdicks EF. Hepatic Encephalopathy. N Engl J Med. 2016; 375(17): 1660–1670.

34. Ortiz M, Cordoba J, Doval E, Jacas C, Pujadas F, Esteban R, Guardia J. Development of a clinical hepatic encephalopathy staging scale. Aliment Pharmacol Ther. 2007; 26(6): 859–867.

35. Conn H. Portal-systemic encephalopathy (PSE) after transjugular intrahepatic portal-systemic stent-shunts (TIPS). Ital J Gastroenterol. 1993; 25(7): 397–399.

36. Bernal W, Wendon J. Acute liver failure. N Engl J Med. 2014; 370(12): 1170–1171.

37. Hobbs K, Stern-Nezer S, Buckwalter MS, Fischbein N, Finley Caulfield A. Metronidazole-induced encephalopathy: not always a reversible situation. Neurocrit Care. 2015; 22(3): 429–436.

38. Kato H, Sosa H, Mori M, Kaneko T. Clinical characteristics of metronidazole-induced encephalopathy: a report of two cases and a review of 32 Japanese cases in the literature. Kansenshogaku Zasshi. 2015; 89(5): 559–566.

39. Sandip S, Afshan I, Khandelwal RK. MR features of metronidazole-induced encephalopathy. BMJ Case Rep.2015; 2015: bcr2015212609.

40. Cordoba J, Ventura-Cots M, Simon-Talero M, Amoros A, Pavesi M, Vilstrup H, Angeli P, Domenicali M, Gines P, Bernardi M, et al. Characteristics, risk factors, and mortality of cirrhotic patients hospitalized for hepatic encephalopathy with and without acute-on-chronic liver failure (ACLF). J Hepatol. 2014; 60(2): 275–281.

41. Als-Nielsen B, Gluud LL, Gluud C. Nonabsorbable disaccharides for hepatic encephalopathy. Cochrane Database Syst Rev. 2004; 2: CD003044.

42. Uribe M, Campollo O, Vargas F, Ravelli GP, Mundo F, Zapata L, Gil S, Garcia-Ramos G. Acidifying enemas (lactitol and lactose) vs. nonacidifying enemas (tap water) to treat acute portal-systemic encephalopathy: a double-blind, randomized clinical trial. Hepatology. 1987; 7(4): 639–643.

43. Conn HO, Leevy CM, Vlahcevic ZR, Rodgers JB, Maddrey WC, Seeff L, Levy LL. Comparison of lactulose and neomycin in the treatment of chronic portal-systemic encephalopathy. A double blind controlled trial. Gastroenterology. 1977; 72(4 Pt 1): 573–583.

44. Strauss E, Tramote R, Silva EP, Caly WR, Honain NZ, Maffei RA, de Sa MF. Double-blind randomized clinical trial comparing neomycin and placebo in the treatment of exogenous hepatic encephalopathy. Hepatogastroenterology. 1992; 39(6): 542–545.

45. Morgan MH, Read AE, Speller DC. Treatment of hepatic encephalopathy with metronidazole. Gut. 1982; 23(1): 1–7.

46. Chavez-Tapia NC, Cesar-Arce A, Barrientos-Gutierrez T, Villegas-Lopez FA, Mendez-Sanchez N, Uribe M. A systematic review and meta-analysis of the use of oral zinc in the treatment of hepatic encephalopathy. Nutr J. 2013; 12: 74.

47. Timbol AB, Razo RI, Villaluna RA, Ong J. 740: Zinc supplementation for hepatic encephalopathy in chronic

liver disease: a meta-analysis. Crit Care Med. 2013; 41(12): A183.

48. Corvi MM, Soltys CL, Berthiaume LG. Regulation of mitochondrial carbamoyl-phosphate synthetase 1 activity by active site fatty acylation. J Biol Chem. 2001; 276(49): 45704−45712.

49. Slack AJ, Auzinger G, Willars C, Dew T, Musto R, Corsilli D, Sherwood R, Wendon JA, Bernal W. Ammonia clearance with haemofiltration in adults with liver disease. Liver Int. 2014; 34(1): 42−48.

50. Cordoba J, Blei AT, Mujais S. Determinants of ammonia clearance by hemodialysis. Artif Organs. 1996; 20(7): 800−803.

51. Chawla R, Smith D, Marik PE. Near fatal posterior reversible encephalopathy syndrome complicating chronic liver failure and treated by induced hypothermia and dialysis: a case report. J Med Case Reports. 2009; 3: 6623.

52. Whitelaw A, Bridges S, Leaf A, Evans D. Emergency treatment of neonatal hyperammonaemic coma with mild systemic hypothermia. Lancet. 2001; 358(9275): 36−38.

53. Als-Nielsen B, Gluud LL, Gluud C. Benzodiazepine receptor antagonists for hepatic encephalopathy. Cochrane Database Syst Rev. 2004; 2: CD002798.

54. Lynn AM, Singh S, Congly SE, Khemani D, Johnson DH, Wiesner RH, Kamath PS, Andrews JC, Leise MD. Embolization of portosystemic shunts for treatment of medically refractory hepatic encephalopathy. Liver Transpl. 2016; 22(6): 723−731.

55. Keays R, Potter D, O'Grady J, Peachey T, Alexander G, Williams R. Intracranial and cerebral perfusion pressure changes before, during and immediately after orthotopic liver transplantation for fulminant hepatic failure. Q J Med. 1991; 79(289): 425−433.

56. Yan S, Tu Z, Lu W, Zhang Q, He J, Li Z, Shao Y, Wang W, Zhang M, Zheng S. Clinical utility of an automated pupillometer for assessing and monitoring recipients of liver transplantation. Liver Transpl. 2009; 15(12): 1718−1727.

57. Kitzberger R, Funk GC, Holzinger U, Miehsler W, Kramer L, Kaider A, Ferenci P, Madl C. Severity of organ failure is an independent predictor of intracranial hypertension in acute liver failure. Clin Gastroenterol Hepatol. 2009; 7(9): 1000−1006.

58. Wijdicks EF, Plevak DJ, Rakela J, Wiesner RH. Clinical and radiologic features of cerebral edema in fulminant hepatic failure. Mayo Clin Proc. 1995; 70(2): 119−124.

59. Munoz SJ, Robinson M, Northrup B, Bell R, Moritz M, Jarrell B, Martin P, Maddrey WC. Elevated intracranial pressure and computed tomography of the brain in fulminant hepatocellular failure. Hepatology. 1991; 13(2): 209−212.

60. Thayapararajah SW, Gulka I, Al-Amri A, Das S, Young GB. Acute fulminant hepatic failure, encephalopathy and early CT changes. Can J Neurol Sci. 2013; 40(4): 553−557.

61. McKinney AM, Sarikaya B, Spanbauer J, Lohman BD, Uhlmann E. Acute hepatic (or hyperammonemic) encephalopathy: diffuse cortical injury and the significance of ammonia. Am J Neuroradiol. 2011; 32(7): E142. author reply E143.

62. JM U-K-I, Yu E, Bartlett E, Soobrah R, Kucharczyk W. Acute hyperammonemic encephalopathy in adults: imaging findings. Am J Neuroradiol. 2011; 32(2): 413−418.

63. Larsen FS, Schmidt LE, Bernsmeier C, Rasmussen A, Isoniemi H, Patel VC, Triantafyllou E, Bernal W, Auzinger G, Shawcross D, et al. High-volume plasma exchange in patients with acute liver failure: an open randomised controlled trial. J Hepatol. 2016; 64: 69.

64. Karvellas CJ, Todd Stravitz R, Battenhouse H, Lee WM, Schilsky ML, Group USALFS. Therapeutic hypothermia in acute liver failure: a multicenter retrospective cohort analysis. Liver Transpl. 2015; 21(1): 4−12.

65. Tapper EB, Jiang ZG, Patwardhan VR. Refining the ammonia hypothesis: a physiology-driven approach to the treatment of hepatic encephalopathy. Mayo Clin Proc. 2015; 90(5): 646−658.

66. Citerio G, Vascotto E, Villa F, Celotti S, Pesenti A. Induced abdominal compartment syndrome increases intracranial pressure in neurotrauma patients: a prospective study. Crit Care Med. 2001; 29(7): 1466−1471.

67. Polson J, Lee WM. American Association for the Study of Liver D: AASLD position paper: the management of acute liver failure. Hepatology. 2005; 41(5): 1179−1197.

68. Larsen FS, Hansen BA, Ejlersen E, Secher NH, Clemmesen JO, Tygstrup N, Knudsen GM. Cerebral blood flow, oxygen metabolism and transcranial Doppler sonography during high-volume plasmapheresis in fulminant hepatic failure. Eur J Gastroenterol Hepatol. 1996; 8(3): 261−265.

69. Scheuermann K, Thiel C, Thiel K, Klingert W, Hawerkamp E, Scheppach J, Konigsrainer A, Morgalla

MH, Leckie P, Proven A, et al. Correlation of the intracranial pressure to the central venous pressure in the late phase of acute liver failure in a porcine model. Acta Neurochir Suppl. 2012; 114: 387−391.

70. Keays RT, Alexander GJ, Williams R. The safety and value of extradural intracranial pressure monitors in fulminant hepatic failure. J Hepatol. 1993; 18(2): 205−209.

71. Vaquero J, Fontana RJ, Larson AM, Bass NM, Davern TJ, Shakil AO, Han S, Harrison ME, Stravitz TR, Munoz S, et al. Complications and use of intracranial pressure monitoring in patients with acute liver failure and severe encephalopathy. Liver Transpl. 2005; 11(12): 1581−1589.

72. Blei AT, Olafsson S, Webster S, Levy R. Complications of intracranial pressure monitoring in fulminant hepatic failure. Lancet. 1993; 341(8838): 157−158.

73. Lidofsky SD, Bass NM, Prager MC, Washington DE, Read AE, Wright TL, Ascher NL, Roberts JP, Scharschmidt BF, Lake JR. Intracranial pressure monitoring and liver transplantation for fulminant hepatic failure. Hepatology. 1992; 16(1): 1−7.

74. Karvellas CJ, Fix OK, Battenhouse H, Durkalski V, Sanders C, Lee WM, Group USALFS. Outcomes and complications of intracranial pressure monitoring in acute liver failure: a retrospective cohort study. Crit Care Med. 2014; 42(5): 1157−1167.

75. Kositchaiwat C, Chuansumrit A. Experiences with recombinant factor VIIa for the prevention of bleeding in patients with chronic liver disease undergoing percutaneous liver biopsies and endoscopic retrograde cholangiopancreatography (ERCP). Thromb Haemost. 2001; 86(4): 1125−1126.

76. Shami VM, Caldwell SH, Hespenheide EE, Arseneau KO, Bickston SJ, Macik BG. Recombinant activated factor VII for coagulopathy in fulminant hepatic failure compared with conventional therapy. Liver Transpl. 2003; 9(2): 138−143.

77. Aggarwal S, Brooks DM, Kang Y, Linden PK, Patzer JF 2nd. Noninvasive monitoring of cerebral perfusion pressure in patients with acute liver failure using transcranial doppler ultrasonography. Liver Transpl. 2008; 14(7): 1048−1057.

78. Abdo A, Lopez O, Fernandez A, Santos J, Castillo J, Castellanos R, Gonzalez L, Gomez F, Limonta D. Transcranial Doppler sonography in fulminant hepatic failure. Transplant Proc. 2003; 35(5): 1859−1860.

79. Murphy N, Auzinger G, Bernel W, Wendon J. The effect of hypertonic sodium chloride on intracranial pressure in patients with acute liver failure. Hepatology. 2004; 39(2): 464−470.

80. Canalese J, Gimson AE, Davis C, Mellon PJ, Davis M, Williams R. Controlled trial of dexamethasone and mannitol for the cerebral oedema of fulminant hepatic failure. Gut. 1982; 23(7): 625−629.

81. Diringer MN, Zazulia AR. Osmotic therapy: fact and fiction. Neurocrit Care. 2004; 1(2): 219−233.

82. Curley G, Kavanagh BP, Laffey JG. Hypocapnia and the injured brain: more harm than benefit. Crit Care Med. 2010; 38(5): 1348−1359.

83. Strauss GI. The effect of hyperventilation upon cerebral blood flow and metabolism in patients with fulminant hepatic failure. Dan Med Bull. 2007; 54(2): 99−111.

84. Ede RJ, Gimson AE, Bihari D, Williams R. Controlled hyperventilation in the prevention of cerebral oedema in fulminant hepatic failure. J Hepatol. 1986; 2(1): 43−51.

85. Forbes A, Alexander GJ, O'Grady JG, Keays R, Gullan R, Dawling S, Williams R. Thiopental infusion in the treatment of intracranial hypertension complicating fulminant hepatic failure. Hepatology. 1989; 10(3): 306−310.

86. Jalan R, Olde Damink SW, Deutz NE, Lee A, Hayes PC. Moderate hypothermia for uncontrolled intracranial hypertension in acute liver failure. Lancet. 1999; 354(9185): 1164−1168.

87. Jalan R, Olde Damink SW, Deutz NE, Hayes PC, Lee A. Moderate hypothermia in patients with acute liver failure and uncontrolled intracranial hypertension. Gastroenterology. 2004; 127(5): 1338−1346.

88. Vaquero J. Therapeutic hypothermia in the management of acute liver failure. Neurochem Int. 2012; 60(7): 723−735.

89. Larsen F. S. Murphy N, Bernal W, Bjerring PN, Hauerberg J, Wendon J. , 2011 EUROALF Group. The prophylactive effect of mild hypothermia to prevent brain edema in patients with acute liver failure: results of a multicenter randomized, controlled trial (abstract). J Hepatol, 54(Suppl 1): S26.

90. Tofteng F, Larsen FS. The effect of indomethacin on intracranial pressure, cerebral perfusion and extracellular lactate and glutamate concentrations in patients with fulminant hepatic failure. J Cereb Blood Flow Metab. 2004; 24(7): 798−804.

91. Ellis AJ, Wendon JA, Williams R. Subclinical seizure activity and prophylactic phenytoin infusion in acute

liver failure: a controlled clinical trial. Hepatology. 2000; 32(3): 536-541.

92. Bhatia V, Batra Y, Acharya SK. Prophylactic phenytoin does not improve cerebral edema or survival in acute liver failure — a controlled clinical trial. J Hepatol. 2004; 41(1): 89-96.

93. Davenport A, Will EJ, Davidson AM. Improved cardiovascular stability during continuous modes of renal replacement therapy in critically ill patients with acute hepatic and renal failure. Crit Care Med. 1993; 21(3): 328-338.

94. William M. Lee, AM Larson, R. Todd Stravitz. AASLD Position paper: the management of acute liver failure: update 2011. 2011.

急性和慢性肝功能衰竭患者的心血管病变　　9

苏赫杰特·辛格,史蒂文·M.霍伦伯格
(Sukhjeet Singh, Steven M. Hollenberg)

摘　要

肝脏、心脏与健康和疾病存在密切关系;肝脏通过肝动脉和门静脉接受25% ~ 30% 的心脏输出的血液。肝病可由右心衰竭引起,由可逆性肝损伤到严重的肝纤维化,最严重的是心源性肝硬化。另一方面,进展性肝病可表现为血管阻力降低的高动力循环状态,且伴有心功能障碍,称之为肝硬化性心肌病。心律紊乱程度与肝功能障碍程度相关,并可引起并发症,如肝肾综合征和肝性脑病。治疗急性失代偿唯一有效方法是尽早识别和干预致病的根本原因。

关键词

肝硬化心肌病;高动力状态;急性肝功能衰竭;慢加急性肝功能衰竭;超声心动图

缩写

ALF:急性肝衰竭

ACLF:慢加急性肝衰竭

ANP:心房钠尿肽

BNP:脑利尿钠肽

CCM:心肌病

CLF:慢性肝衰竭

CLIF:慢行肝衰竭器官功能衰竭

CMR:心脏核磁共振

CO:心输出量

HF:心衰

HTN:高血压

ICU:重症监护室

LT:肝移植

NO:氧化一氮

NOS:一氧化氮合酶

SPECT:单光子发射计算机体层显像仪

SVR:全身血管阻力

TIPS:门体分流术

9.1 简介

循环系统为身体的多个器官提供血液供应,机制复杂。肝脏和心脏对健康和疾病至关重要;肝脏通过肝动脉和门静脉接受心输出量的25%～30%血液。门静脉从肠系膜静脉和脾静脉收集营养丰富的血液,并提供70%的肝脏血流量。门静脉无法自动调节流量,而是依赖于肠系膜循环以及肝、门静脉之间压力梯度的调节[1]。肝脏的其余代谢需要由肝动脉满足,肝动脉是腹腔干的分支。因此,右心衰竭可引起肝脏疾病,临床表现为从轻度可逆性肝损伤至肝纤维化,最严重的是心源性肝硬化[2]。另一方面,肝病晚期可表现为血管阻力降低的高动力循环状态,且伴有心脏功能障碍,称为肝硬化心肌病[3]。

肝脏的双重血液供应和高代谢状态使其特别容易受循环障碍的影响。有许多众所周知的肝脏血管损伤,包括布加综合征、肝窦梗阻、缺血性肝炎和心源性肝硬化。心源性肝硬化(充血性肝病)是包括一系列与中心静脉压升高有关的疾病,但最常见的发病原因是慢性心力衰竭。心源性肝硬化是一种慢性疾病,由缩窄性心包炎、心肌病、三尖瓣和肺动脉瓣病变等病程中引起的中心静脉压升高导致肝脏充血,肝功能缓慢减退,

心源性肝硬化患者可长期存活。**缺血性肝炎**是急性灌注不足导致弥漫性肝损伤的结果。缺血性肝炎的诊断需符合肝脏供氧或新陈代谢减少、血清转氨酶升高以及排除其他肝损伤原因(如药物暴露或病毒性肝炎)[4]。将导致肝硬化的右心衰竭和导致缺血性肝炎的左心衰竭区分开是至关重要的[5]。

肝硬化性心肌病被定义为肝功能衰竭患者出现慢性心功能障碍,和已知潜在心脏疾病的肝硬化患者的应激反应性心肌收缩能力受损有关[6～7]。也可能出现舒张期舒张功能改变和电生理异常[7]。由于高动力循环导致的心脏损害被称为"高排出量性心力衰竭"[3,8]。

尸检显示无冠心病、高血压或瓣膜疾病证据的肝硬化患者心肌细胞水肿和心肌肥大[9]。2005年的专家会议提出了肝硬化心肌病的诊断[7]。标准如图9-1所示。

肝硬化心肌病患病率的数据有限,主要因为这类患者心功能通常在休息时是正常的。只有在应激期间,才会出现心功能不全的症状,疲劳、水肿和运动耐力下降才会变得明显。这些症状也可能与肝病本身有关,使肝硬化心肌病的诊断复杂化[10,11]。据数据推测,多达50%的肝移植患者有不同程度的潜在心功能障碍[11],在肝移植后阶段死于心力衰竭的人数大约为7%～21%[12]。

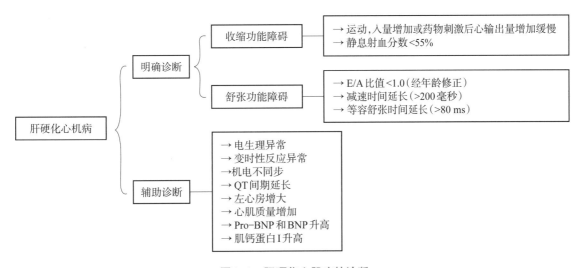

图9-1 肝硬化心肌病的诊断

9.2 病理生理学

肝脏是人体最大的器官,是网状内皮系统的主要组成部分。正常情况下,肝脏是高顺应性低阻的,可以在容纳大量的血液的同时,不增加门静脉压力。肝脏的功能单位可以用两种模型来描述:肝小叶和肝腺泡[13~14]。肝小叶是肝脏的结构和功能单位[15]。它是一个由15~25个肝细胞组成的六角形结构,围绕着肝静脉的分支——中央小静脉。门静脉由位于六角形角落的肝动脉、门静脉、胆管、淋巴管和神经组成。肝腺泡描述了与动脉灌注相关的肝实质。第一区的肝细胞最接近三联体,获得最丰富的氧气和营养。然而,由于1区肝细胞最接近三联体,它们暴露在高浓度的药物和毒素中的风险也比较高。3区肝细胞靠近中央静脉,供氧能力差。这些肝细胞更容易缺氧和静脉瘀血。不同的病理情况影响肝小叶的不同部分。

由心脏疾病引起的急性肝损伤最常见的是缺血性肝炎,也被称为"休克肝"或"缺氧性肝炎"[16]。心输出量减少导致肝动脉灌注减少和肝区小叶中心坏死。充血性心力衰竭导致中心静脉压升高和中枢性缺氧[17]。另一方面,肝硬化是一种由中心静脉压升高导致肝窦扩张、肝窦水肿和肝窦高压的疾病。这些事件会导致3区肝细胞进行性肥大、小叶中心纤维化、门脉高压和腹水。随着窦状隙扩大,肝细胞坏死变得更加明显,导致富含蛋白质的液体通过淋巴管渗漏[5]。纤维化的程度取决于肝窦、肝静脉和门静脉内血栓的局部纤维化效应,程度不同[18]。

肝功能检查可以准确、及时地识别肝病。肝细胞中存在的丙氨酸氨基转移酶(ALT)和天冬氨酸氨基转移酶(AST)的循环水平升高反映了肝细胞的显著损伤或坏死。梗阻性或胆汁性疾病可导致胆红素或碱性磷酸酶升高。肝脏合成功能受损可由低白蛋白和凝血因子产生减少所致,并反映为凝血酶原时间延长[19~21]。

肝功能衰竭会导致心输出量增加的高功力状态,血压降低或接近正常。这种高动力循环背后的主要机制是外周和内脏血管扩张,以及门脉高压[22]。已知可使全身血管扩张的几种介质:一氧化氮、肾上腺髓质素、利钠肽、细胞因子、硫化氢、内皮素和内源性大麻素[23~24]。其中一氧化氮(NO)在20多年前就被认为是肝硬化和门脉高压症内脏血管扩张的关键因素[25]。一氧化氮的半衰期很短(20~30秒),可以很容易地扩散到细胞膜上,主要通过上调鸟苷酸环化酶产生环-GMP,从而导致平滑肌松弛。由于一氧化氮合酶(NOS)活性增加,肝硬化和门脉高压患者的一氧化氮生物利用度增加[26]。已知的NOS有三种亚型:神经元型(nNOS)、诱导型(iNOS)和内皮型(eNOS)。据推测,肝硬化会导致循环细胞因子水平升高,从而导致诱导型一氧化氮合酶(iNOS)的产生增多和一氧化氮(NO)的过量生成[27]。

一氧化氮升高导致平滑肌松弛,致使内脏和肠系膜血管扩张。外周动脉扩张刺激压力感受器使有效循环血容量减少。这反过来激活了肾素-血管紧张素-醛固酮系统,保钠保水。进一步增加了心脏前负荷和心输出量。除了血管扩张,一氧化氮还降低了血管对血管收缩剂的反应性[28]。在肝硬化患者中,心输出量增加独立于肝血流量增加和肝静脉压力梯度增加[29]。有腹水的肝硬化大鼠长期使用NOS抑制剂可使高动力循环参数完全正常化[30]。

除了血管活性物质,门体分流也增加了体循环流量。在肝硬化患者中,门脉压力升高,导致门静脉内血流逆转。当肝静脉压力梯度超过10 mmHg时,门静脉系统和内脏系统之间会出现广泛的侧支循环。侧支循环通过直接降低外周阻力和让血管活性物质绕过肝脏进入体循环而增加动态循环[31]。这些侧支中临床上最常见的是胃食管静脉曲张,几乎50%的肝硬化患者都存在胃食管静脉曲张(图9-2)[32]。

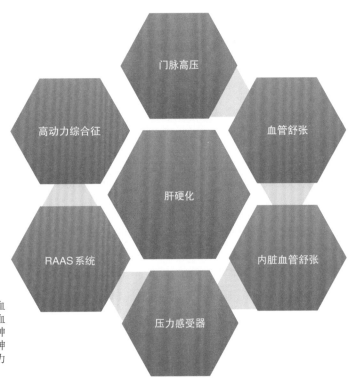

图9-2 导致肝硬化患者高动力循环和腹水的机制

门脉高压导致侧支循环形成以及内脏血管舒张。全身血管舒张由多种循环物质介导；其中首要的是一氧化氮。血管异常舒张导致有效循环量减少，并激活压力感受器。神经激素通路被激活，刺激肾素-血管紧张素醛固酮和交感神经系统。这会导致钠和水潴留增加，并进一步加剧高动力状态

9.2.1 心功能不全致急性肝功能衰竭

急性肝衰竭（ALF）被定义为任何类型的、伴随肝性脑病和凝血异常的急性肝功能障碍，且既往不存在肝病[33]。"急性肝衰竭"已取代旧术语，如暴发性肝衰竭、超急性肝衰竭和亚急性肝衰竭。超急性肝功能衰竭患者被定义为在肝功能障碍发生后的7天内出现脑病，通过药物治疗通常具有较好的预后。亚急性肝功能衰竭定义为在5~26周内发生脑病，通常预后较差。ALF是一个术语，涵盖了肝脏在初始损伤后长达26周内发生的所有形式的肝损伤[34~35]。发达国家ALF的主要原因是对乙酰氨基酚和其他药物的使用[36]。而发展中国家ALF的主要原因是病毒[37]。尽管ALF的临床表现与病因相似，但结果取决于病因，必须强调这一点以进行预后评估[35]。

所有有临床或实验室证据的急性肝炎患者应立即进行凝血酶原时间检测并仔细评估精神状态。如果化验值显示凝血酶原时间延长至4~6秒或以上，INR≥为1.5秒，且精神状态较基线有所改变，则诊断为ALF，并有必要进行住院检查。如果患者发展为Ⅰ级或Ⅱ级肝性脑病（表9-1），则需要转入重症监护病房（ICU），并咨询移植中心[38]。应仔细查阅病史和体检，以确定是否接触过病毒或药物。体格检查可能会发现患者出现疲劳、不适、嗜睡、食欲不振、恶心、呕吐、右上腹疼痛、黄疸或腹水[39]。最初的实验室评估需彻底，以便判断ALF的病因和严重程度。

表9-1 肝性脑病分级

Ⅰ期	轻度意识改变 兴奋或焦虑
Ⅱ期	注意力集中时间缩短 无精打采或冷漠 对时间、空间出现认知障碍程度轻 个性变化 行为改变
Ⅲ期	嗜睡 对言语刺激的反应 意识障碍
Ⅳ期	昏迷

腹部计算机断层扫描（CT）通常表现为肝脏密度高于骨骼肌、肝实质不均匀、肝肿大、腹水、肝静脉阻塞和肝硬化[40]。头部CT可显示脑水肿、脑室缩小和脑沟变平[41]。大约30%的ALF患者会出现肺水肿和（或）肺部感染，在胸部影像上可以显现[42]。如果影像和实验室数据无法揭示肝功能衰竭的原因，就需要进行肝组织活体组织检查。由于该类患者有潜在的凝血功能障碍，最常采用的是经颈静脉入路[38]。

急性肝功能衰竭患者心功能不全的发病机制是高动力循环。这与血管活性物质和全身血管阻力降低有关，后者导致血流动力学和心血管功能障碍。尽管有足够的灌注和足够的氧气输送，组织对氧的摄取能力受到损害，从而导致乳酸酸中毒[43]。乳酸清除率降低也可能是导致其血中的水平升高的原因之一。此外，大约60%的ALF患者存在肾上腺功能不全，这可能会导致肾素-血管紧张素-醛固酮途径功能障碍，从而影响血流动力学稳定[44]。治疗ALF的根本通常是改善心脏和其他器官功能障碍。

成人患者中，有25%的患者接受移植，未移植患者的存活率为45%，病死率为30%[45]。ALF患者的心脏损害通常通过肝移植是可逆的。另一方面，发生ALF前已存在的心功能不全与肝移植后预后较差有关[46]。

9.2.2　心功能不全所致慢性肝功能衰竭

慢性肝功能衰竭会导致肝纤维化和肝硬化。肝硬化是慢性肝病的最终状态，且发生在对慢性伤口愈合的反应中。肝硬化的特点是肝脏结构扭曲和再生结节的形成[47]。在美国，肝硬化最常见的原因是丙型肝炎、酒精性肝病和非酒精性肝病，2004～2013年，这些疾病占肝移植患者的80%[48]。2010年的数据显示，肝硬化导致约49 500人死亡，是当年度第11位的主要死亡原因[49]。

肝硬化的大多数并发症是由于门脉高压和侧支循环形成所致。大多数慢性肝病和中、重度

肝损伤患者至少有一种肝硬化性心肌病的特征性表现，如收缩功能不全、舒张功能不全或心电图异常。45%～56%的肝硬化心肌病患者存在舒张功能障碍[50]。慢性肝功能衰竭时肝硬化心肌病的主要病理生理机制包括刺激性肾上腺素能受体通路受损[51～52]，心肌细胞核和胞质空泡化，以及心肌细胞膜的特性改变等。此外，一氧化氮合酶的过量产生，导致一氧化氮水平升高，对心脏产生负性肌力作用[53～54]。

肝硬化通常被认为不可逆转，尽管它何时出现不可逆转性尚不明确[55]。肝硬化患者治疗的主要目标包括减缓肝病的进展，防止进一步的重叠损伤，以及确定合适且最佳的肝移植时机。针对肝硬化的根本原因进行有针对性的治疗，以阻止疾病的发展。例如，接受抗病毒治疗，并且具有持续性病毒学应答的丙型肝炎和肝硬化患者，与那些没有取得持续病毒学应答的患者相比，肝脏相关病死率较低[56]。在酒精性肝硬化中，戒酒可提高存活率[57]、改善肝纤维化[58]、降低门静脉压力[59]以及减轻腹水[60]。

9.3　肝病患者心功能不全的评估

自1960年以来，肝病的心功能不全已被明确。在此之前，心功能不全常被误认为酒精性心肌病[3,61]。在过去的20年里，两个重要的名词作为肝病与心脏疾病病程发展的主要过程出现了：心源性肝硬化和肝硬化性心肌病。心源性肝硬化，又称充血性肝病，是一种继发于慢性右心中心静脉压升高的肝功能障碍。区分肝硬化和肝硬化性心肌病，明确右心衰竭的严重程度至关重要，因为此类肝功能衰竭的最佳治疗依赖于对患者潜在心力衰竭的治疗。第一步是超声心动图，它可以评估右心室的大小和功能，并得出右心室和肺动脉收缩压的预估值[62]。

肝硬化心肌病的主要特征是心脏对压力或运动的反应迟钝，提示潜在的心脏疾病。过去

20年的研究表明，潜在的心功能障碍甚至可能先于其他众所周知的肝硬化并发症，如肝肾综合征[63]。因为肝硬化患者的循环障碍可能是继发于前负荷增加和后负荷减少的高动力性，静息时左室收缩功能可能正常或增加，可能会导致对正常心脏功能的错误判断。通常，在运动或受压力刺激时，心输出量和收缩力会自主增加以满足代谢需求。然而，由于心肌减少、氧提取受损和心率反应迟钝，心功能可能无法满足代谢需求[64]。另一方面，如果心脏储备被定义为随压力而增加的百分比，并且与正常患者相比，肝功能衰竭时心输出量增加，那么肝功能衰竭增加到与正常患者相同的绝对心输出量，将导致较低的百分比增加。因此，测量肝功能衰竭时心脏储备的降低必须伴有运动耐量降低或生理应激反应性不足的临床表现。

舒张功能障碍也可能是肝硬化心肌病的一个组成部分。舒张功能障碍导致左室舒张期充盈受损，阻碍左室在应激或运动时充分增加每搏输出量的能力。舒张功能障碍可能先于收缩功能障碍，并可能代表肝硬化心肌病的最早表现[65]。另外，在2年的随访中，舒张功能障碍的程度与肝功能衰竭的程度有很强的相关性[10,66]。在人类[67]和动物的肝硬化模型[68]中都有前负荷储备反应降低的报道。当前负荷增加后心输出量未能增加时，前负荷反应就会降低。在这些研究中，心输出量在基线时随着外周血管阻力的降低而增加，但不能随着容量的增加而增加。这种减少的前负荷反应性可能是心肌肥大、斑片状纤维化和内皮下水肿的结果[7]。

肝硬化患者存在心电生理异常，晚期肝硬化患者QT间期延长的发生率超过60%[69]。对肝硬化大鼠的研究表明，这类QT延长异常是由钾通道改变和质膜流动性降低引起的[70~71]。针对这类QT间期延长，通常使用β受体阻滞剂治疗，部分是可逆的[72]，尽管在肝硬化患者使用β受体阻滞剂的适应证是门脉高压，不是电生理异常[73]。此外，肝移植后这些异常会消失[74~75]。

在肝硬化患者中也观察到对运动和其他刺激的变时性无力。尽管肝硬化患者常出现继发于循环儿茶酚胺水平升高而出现的心动过速，但该病的一个特点是在代谢需求增加时不能提高心率以维持足够的心输出量[76]。肝硬化患者变时性心功能不全的临床重要性尚不明确；然而，最近的研究表明，未能充分提高心率可能对穿刺术引起的循环衰竭[77]、自发性细菌性腹膜炎引起的肾功能衰竭[78]以及肝肾综合征[79]有影响。

9.3.1 诊断

肝硬化患者由于外周血管扩张和后负荷减少，心力衰竭的症状常不明显。此外，呼吸困难、疲劳、液体潴留、腹水、体重减轻和运动能力下降的症状很难与潜在的肝病症状区分。腹水直接延伸至胸腔的胸腔积液或大量腹水在没有存在右心衰竭的情况下出现胸腔积液，提示存在肝脏原因。另一方面，肺充血强烈提示是心脏原因[50]。

有黄疸、蜘蛛状血管瘤、男性乳房肥大、腹水、脾肿大、手掌红斑、杵状指和扑翼样震颤的患者应怀疑肝硬化[80]。

血管内容积的微小变化可以对肝病患者的舒张期指数产生深远的影响。用多普勒超声心动图测量舒张功能。超声心动图测量舒张功能的一个指标是二尖瓣早期充盈速度(E)与心房搏动时的速度(A)的比值，即E/A比值。肝硬化患者E/A比值降低，尤其是伴随腹水的患者。此外，研究表明穿刺术后E/A比值有改善[10,81]。虽然E/A是舒张功能的指标，但它高度依赖于前负荷。多普勒组织速度(E')，测量慢速高振幅二尖瓣环组织运动，受前负荷的影响较小，是判断舒张功能障碍的更敏感的指标[82]。肝硬化患者收缩期和舒张期功能障碍的诊断评估总结见表9-2。

需要进行广泛的实验室检查，以评估肝病的诱发因素和疾病进展程度(建议的实验室检查项目，请参见表9-3)。这些应该包括基础化学

表9-2　收缩期和舒张期功能的诊断性评价

收缩功能障碍	舒张功能障碍
• 超声心动图/MRI 　• 容积 　• 射血分数 　• 应激反应(多巴酚丁胺) 　• 室壁运动 • 运动心电图 　• 运动能力 　• 氧耗 • 放射性核素血管造影/ 　心肌灌注成像 　• 射血分数 　• 心脏容积 　• 室壁运动和增厚	• 超声心动图/MRI • E/A 比值 • 减速时间 • 舒张时间

物质,肝脏合成,病毒,酒精,对乙酰氨基酚和其他药物。心源性肝硬化检查结果一般表现为胆汁淤积型,碱性磷酸酶升高,胆红素水平轻度升高[83]。大约1/3的患者血清转氨酶水平升高,但通常不超过正常值上限的2～3倍。然而,缺血性肝炎表现为胆红素水平显著升高,高达256.5～342 μmol/L,血清转氨酶水平是正常上限的10倍以上[19]。急性缺血性肝炎和心源性肝硬化的实验室检查结果比较见表9-4。

9.3.2 标记物

心房利钠肽(ANP)、B型利钠肽(BNP)和心肌肌钙蛋白是已在肝病和左心室功能障碍患者中发现的分子生物标志物。ANP是一种由心房合成的肽,在血管内容量增加和左心室肥大时分泌。由于高动力循环,肝硬化和腹水患者的ANP水平通常升高[84～85]。BNP及前体(NT-proBNP)由心房分泌,继发于心肌细胞伸展或直接细胞损伤。这些激素水平升高的程度与肝硬化和心功能不全的严重程度直接相关[86～87]。建议NT-proBNP>290 pg/mL的患者接受进一步的心脏评估[88]。

肌钙蛋白是心脏损伤的特异性标志物,由三种不同的基因产物编码:肌钙蛋白C、心肌肌钙

表9-3　肝病的初步实验室评估

• 化学物质
  • 钠、钾、氯化物、碳酸氢盐、钙、镁、磷、葡萄糖、肌酐、尿素氮
  • AST、ALT、碱性磷酸酶、GGT、总胆红素、白蛋白
• 动脉血气
• 乳酸
• 全血细胞计数
• 凝血酶原时间/INR
• 血型和筛查
• 对乙酰氨基酚水平
• 尿药筛查
• 病毒性肝炎血清学
  • HAV、HBV、HCV
• 如果怀疑是肝豆状核变性检查铜蓝蛋白水平
• 妊娠试验
• 自身免疫标志物
  • 抗核抗体、免疫球蛋白水平、抗平滑肌抗体(自身免疫性肝炎)
• HIV 1 和 HIV 2 筛查
• 淀粉酶和脂肪酶

表9-4　急性缺血性肝炎与心源性肝硬化的鉴别

	急性缺血性肝硬化	心源性肝硬化
病因	急性心衰(左)	慢性心衰(右)
病理生理	缺氧	窦周水肿
	3区坏死	淋巴管渗漏增加
		3区:坏死和出血交替出现
		窦房结血栓形成
临床表现	无特异性(恶心、呕吐、黄疸)	水肿、腹水、黄疸
临床标记物		
胆红素	↑↑↑	↑
ALT 和 AST	↑↑↑	正常/↑
LDH	↑↑↑	正常/↑
凝血酶原时间	正常或延长	延长
ALP	抬高	正常或轻度抬高
白蛋白	正常	↓↓

续　表

	急性缺血性肝硬化	心源性肝硬化
治疗	氧疗 正性肌力药 血管加压药 利尿剂	ACE抑制剂 β-受体阻滞剂 利尿剂
预后	自限性	渐进性下降

蛋白 I 和 T（cTnT）。酒精性肝硬化患者肌钙蛋白 I 水平升高，与每搏输出量低和左心室质量降低有关。然而，肌钙蛋白 I 水平升高的程度与肝硬化或门静脉高压的严重程度无关[89]。另一方面，cTnT 水平已被证明与肝硬化的疾病严重程度和病死率直接相关[90]。

9.3.3　肝病患者的心脏影像表现

超声心动图是一种基于超声的成像模式，可提供心脏结构、功能和血流动力学的评估。超声心动图无创，且展现了左心室和右心室收缩功能，以及心脏容积和心脏瓣膜。多普勒超声心动图也可以用来预估右室压力。此外，使用三尖瓣速度射流测量右心室收缩压，可以通过将预估的右心房压相加计算出肺动脉收缩压[62]。

多普勒超声心动图也可以用来评估左心室舒张功能。在二尖瓣尖端放置一个容积样本，用脉搏波多普勒测量早期快速被动充盈（E波）和心房收缩（A波）时的左室流入速度。E波速度反映舒张早期左心房-左心室压力梯度。这一梯度受左心室松弛率和左房压力变化的影响。A波速度反映舒张晚期左心房-左心室压力梯度，受左心室顺应性和左房收缩功能的影响。E/A比值<1表示舒张功能不全。E波减速时间（从最大E点到基线的时间，通常小于220毫秒）和等容舒张时间（主动脉瓣关闭和二尖瓣开放之间的时间间隔）也可反映舒张功能是否障碍。舒张功能障碍的特征是E/A比值降低，减速时间延长，等容舒

张时间延长。左心房增大也反映了慢性舒张功能障碍。通常，多普勒速度取决于测量时的充盈压力，而左房容积反映充盈压力随时间的累积效应[91~92]。

心脏磁共振（CMR）成像是测量左室功能的金标准[93]。对比增强 CMR 还有一个额外的优势在于，在患者隐匿性左心室功能不全发生之前，就能显示出其亚临床心肌变化[94]。T2 加权像异常常见于急性心肌损伤和炎症。T1 加权成像是一种较新的技术，它可以通过 T1 弛豫时间来明确弥漫性心肌纤维化或浸润性疾病的存在[95]。弥漫性心肌纤维化已被证明与舒张功能不全密切相关。目前，将 CMR 应用于肝硬化的研究较少。① 在动物模型中，CMR 已被用于显示左心室高动力状态和左心室增厚[96]。② 11 例肝硬化患者在 TIPS 后 24 小时内出现肺楔压升高和心房扩大[97]。③ 19 例轻度肝硬化患者在多巴酚丁胺应激性 CMR 后出现心脏容积增大和舒张功能障碍[98]。④ 在肝硬化性心肌病患者中使用对比增强 CMR 检测到等待肝移植期间的心肌变化，与心肌炎中发现的心肌变化相似[99]。

心脏负荷试验是对等待移植或需要进行其他侵入性治疗的肝硬化患者进行风险评估的重要工具。心脏负荷试验可以通过运动或药物治疗来进行。理想情况下，所选择的测试是基于运动的，因为它提供了重要的预后信息。对于那些不能运动的患者，多巴酚丁胺是首选的试验性药物。多巴酚丁胺是一种合成药物，具有β1（增加心脏收缩力和心输出量）和β2特性（动脉血管扩张剂）。通过使用超声心动图、心脏磁共振成像（CMR）或单光子发射计算机断层扫描（SPECT）的心肌灌注成像，可以评估流向正常心肌和病变区域的血流的差异[100]。尽管多巴酚丁胺负荷实验被广泛用于肝移植前的心血管风险评估[12,101]，但它在检测肝硬化患者冠心病方面的阳性预测价值仍存在争议。由于同时使用β-受体阻滞剂或变时性障碍，25%～56%的患者多巴酚丁胺负荷超声心动图因未能达到目标心率

（85%预测最大心率）而不能得出结论[102]。血管扩张剂负荷试验可诱导冠状动脉扩张，增加心肌血流量，以满足机体的代谢需求。含有重大疾病的冠状动脉床不能扩张和增加血流量，使用SPECT核成像可以看到血流的区域差异。此外，在先前接受过血管重建的患者中，SPECT是首选的检查方式[103]。

肝移植的手术预后取决于肝病的严重程度和是否存在并发症。在移植后阶段，心血管并发症是非移植相关死亡的主要原因[104]。肝移植前的心脏评估应包括心电图和超声心动图。还应常规进行冠心病筛查，进行负荷试验或冠状动脉造影，因为肝硬化患者患冠心病的风险可能比普通人群高。在肝移植候选患者中，13%的患者被发现患有中到重度冠心病，在此之前未发现临床症状[105]。如果超声心动图提示肺动脉高压，右心导管术可能会受到影响。中到重度肺动脉高压患者是肝移植的禁忌证，会显著增加与移植相关的病死率[106]。

9.3.4 重症监护病房评估

随着时间的推移，肝病患者的肝功能恶化，出现门脉高压和肝功能衰竭，导致终末期肝病，最终导致死亡。急性失代偿通常是不可预测的，需要在ICU进行监测。大多数情况下，患者因静脉曲张出血、肝肾综合征、自发性细菌性腹膜炎、黄疸和脓毒症而进入ICU[107]。在美国，每年因肝硬化而入住ICU约为26 000人，大致费用约为30亿美元[108]。入住医院和（或）ICU的肝硬化患者病死率为34% ~ 85%[109]。预后评分系统，如序贯器官衰竭评估（SOFA），入院即刻以及入ICU 24小时内的急性生理学和慢性健康评估（APACHE），常被用于预测患者结局[110]。Child-Pugh终末期肝病模型是最广泛使用的肝脏特异性评分，用于预测等待肝移植的患者的病死率。肝硬化且发生急性失代偿导致器官衰竭的患者被归类为慢加急性肝衰竭（ACLF）[111]。

ACLF的诊断采用慢性肝功能衰竭（CLIF）评分，预后取决于器官衰竭情况（表9-5）。ACLF存在于大约30%的住院肝硬化患者中，这些患者有些存在明确的病因，如病毒感染或药物暴露，有些无法识别病因。出现ACLF的患者28天病死率是无ACLF的肝硬化患者的15倍[111 ~ 112]。最近，由美国移植学会、美国移植外科医生学会和欧洲肝病研究协会批准的关于危重肝硬化患者管理的共识概述了优化ICU管理此类患者的多学科联合策略[113]。

表9-5　慢加急性肝衰竭的器官衰竭情况和病死率

ACLF 分级	特　征	28 天病死率（%）	90 天病死率（%）
只有慢性肝炎	无器官衰竭	4.7	14
等级1	1个器官衰竭	22.1	40.7
等级2	2个器官衰竭	32	52.3
等级3	3个器官衰竭	76.7	79.1

此处的器官衰竭是指肝功能衰竭、肝性脑病、肾功能衰竭、循环功能衰竭或呼吸功能衰竭。来自Moreau, R等人的数据显示，慢加急性肝衰竭是一种在肝硬化急性失代偿患者中发展起来的独特的综合征。胃肠病学,2013; 144: 1426-1437,1437.e1-9

急性失代偿期肝硬化患者的初步评估是围绕血流动力学展开的。由于潜在的心脏功能障碍，多个器官处于危险之中，早期识别和治疗潜在的血流动力学问题可以逆转甚至阻止疾病的进展。ACLF循环功能障碍的病理生理学类似于急性肝功能衰竭，与动脉血管舒张，组织灌注受损有关。广泛的内脏血管舒张导致有效血容量降低、RAAS的激活以及水、钠滞留。RAAS激活导致张力性腹水患者肾功能恶化，继发于血管收缩和腹腔室综合征[114]。血流动力学紊乱导致进一步的肝细胞损伤和炎症，导致肝硬化恶化，显著影响预后[115 ~ 116]。

复苏方式类似于与脓毒症休克，治疗目标相

似,即确保足够的器官灌注,目标平均动脉压≥60 mmHg。不推荐将心室充盈压力、乳酸或ScvO$_2$设立为特定目标值[118]。相反,数据表明,过量的液体摄入可能会产生有害的影响,因为它会加重组织水肿和增加整体容量负荷。结果会使患者出现细胞外水肿、肺水肿和腹水。腹水可导致腹内压升高,导致进一步的肺、心、肾和肝功能障碍[119~121]。对于张力性腹水且临床上有高腹压症状的患者,推荐进行治疗性穿刺术[122]。

对于循环休克患者,尽管分布性休克是最常见的(表9-6),但血流动力学监测可能更有助于全面地观察血流动力学变化。建议放置动脉导管指导复苏,防止容量超负荷[118]。由于其可动态监测,超声心动图被推荐作为循环衰竭初始评估的一线选项[123]。在容量复苏期间连续测量中心静脉压比单次测量能更好地进行评估[124]。然而,CVP可能因腹内压升高而升高,还可能出现CVP升高而心脏前负荷没有改善的情况。临床怀疑右心室功能障碍或肺动脉高压的患者应考虑使用肺动脉(PA)导管进行监测。肺动脉导管在不明类型休克以及评估高压与低压性肺水肿和肺部感染期间效果显著[113]。

抢救分布性休克患者时,晶体液是首选的初始液体,初始剂量为10~20 mL/kg[125]。对于出现氧合受损的容量超负荷迹象,或水肿和腹水急剧进展的患者,应停止补液。CVP可用于检测补液情况(当CVP>12 mmHg时停止补液),但动态测量包括脉压的呼吸变化、腔静脉直径或每搏输出量的变化,是液体输注是否会增加搏出量从而增加心输出量和血压的更可靠的指标。

对肝硬化患者使用白蛋白治疗是基于其生物学特性[126]。在SBP患者中,白蛋白加抗菌药物联合用药已被证明优于单独使用抗生素,在预防1型肝肾综合征方面也表现出更好的效果[127]。白蛋白也被推荐用于预防因穿刺术后引流大量液体(>5 L)导致的心功能障碍[128~129]。试验表明,非SBP感染的肝硬化患者应用白蛋白后,肾功能将得到改善[130~131],但临床试验数据显示,目前尚缺乏使用白蛋白可改善肝功能衰竭患者的可靠依据。

对于容量复苏无效的休克应使用血管活性药治疗。首选药物通常是去甲肾上腺素,它的不良反应比多巴胺或肾上腺素少[132]。血管加压素或特利加压素是使用去甲肾上腺素后仍持续低血压或对去甲肾上腺素耐药的低血压患者的二线药物[133~134]。

病情危重的肝硬化患者发生肾上腺功能不全的风险增加。目前对于肝硬化患者肾上腺功能不全的诊断尚无共识,因为肾上腺功能不全可能是由潜在的肝脏疾病引起的,而不是由危重疾病引起的[135~136]。研究表明,使用皮质类固醇可减少患者对血管加压药的需求并提高休克逆转率[137~138]。然而,对于其结局改善的有效性仅在部分研究[44,139]中显示,而非所有研究[137~138]。对于需要加大血管加压药用量的患者,应考虑分剂量使用氢化可的松200~300 mg/天,并在血流动力学改善后停用[136,140]。

表9-6 不同类型休克的血流动力学变化

	低血容量性休克	心源性休克	分布性休克	梗阻性休克
肺毛细血管契压	正常或晚期下降	高	正常或晚期下降	正常或晚期下降
心输出量	正常或晚期下降	低	高	正常或晚期下降
体循环血管阻力	高	高	低	高
混合静脉血氧饱和度	>65%或晚期<65%	<65%	>65%	>65%

9.3.5 经颈静脉肝内门体分流术

门脉高压（PH）是肝硬化患者出现静脉曲张出血、腹水和死亡等并发症的最常见原因之一[32,141~142]。PH是门静脉血流阻力增加的结果。其定义为门静脉和下腔静脉之间的压力梯度（门静脉压力梯度）高于正常上限5 mmHg。当门静脉压力梯度超过10 mmHg时，PH具有临床意义，正常压力梯度<5 mmHg[143~144]。随着PH恶化，门静脉系统侧支循环形成并将门静脉血流转移到体循环。因此，减少PH引起并发症的主要措施旨在通过药物或外部干预来降低门静脉压力梯度[145]。

经颈静脉肝内门体分流术（TIPS）是一种在门静脉和肝静脉之间经皮建立通道。该手术的主要目的是通过经颈静脉入路在门静脉的肝内部分和肝静脉之间建立一个低阻力通道[145~146]。介入放射学会指南将分流成功的结果分类，包括建立分流和将门静脉压力梯度降低至<12 mmHg[147~148]。在大多数报道中，TIPS减轻门静脉压力的成功率>90%[149~151]。与手术相关的病死率很低，约为1.2%[152]。长期预后取决于患者的状况和TIPS的基本适应证[153]。

由于前负荷和循环容量增加，TIPS会导致血流动力学变化显著。随着大量内脏血流进入体循环，中枢和肺毛细血管楔压升高两倍[97,154]。研究显示，有术后长达1年的心输出量增加[155]以及明显心力衰竭的病例[156]。据报道，在有舒张功能障碍的患者中，TIPS后腹水清除率较低，1年生存率低于无舒张功能障碍的患者[157]。左心室顺应性差无法处理容量的增加，进一步降低了心输出量和中心血容量。血管活性物质绕过肝脏代谢，到达体循环，可能导致进一步的血流动力学失代偿[158]。需要对将要接受TIPS的患者进行仔细评估是否会出现这些并发症。

指南建议TIPS前对有充血性心力衰竭、三尖瓣关闭不全、心肌病或肺高压病史的患者进行评估[159]。根据临床表现和危险因素，评估应包括超声心动图、心内科会诊，可能还包括容量负荷试验。该指南不推荐在没有心脏病病史的情况下进行常规超声心动图检查[159]。然而，由于多达16%的进行肝移植的患者可能患有门脉性肺动脉高压，因此其他专家认为所有患者都应在TIPS之前进行超声心动图检查，这种检查快速且无创[160]。一般来说，有充血性心力衰竭和严重肺动脉高压（平均肺压>45 mmHg）的病史是TIPS的绝对禁忌证[160]。

9.3.6 肝移植

肝移植对心脏的健康影响深远。移植前的主要目标是监测心脏功能，以防止发生术后心力衰竭。术后，由于术中补液和肝静脉的夹闭，前负荷和后负荷发生了显著变化[161]。肝硬化心肌病患者可能无法代偿过多的容量负荷，从而暴露出潜在的心肌功能障碍。另一方面，夹闭主要血管会导致心室前负荷和心输出量降低。

移植后再灌注与急性心肌梗死、高血钾、低体温和其他导致心功能下降的代谢异常有关[12,162]。门脉压力和肝功能的恢复，以及免疫抑制剂对高血压的影响，可以导致体循环血管阻力的急剧增加。这反过来会导致动脉高压和心脏后负荷增加，从而导致急性左心室衰竭和肺水肿。其他与心脏相关的并发症包括再灌注综合征、心律失常、心脏性猝死和心肌梗死[163~165]。

移植前进行心脏评估的目的是评估围术期风险并识别可能导致肝移植禁忌证的心肺疾病指征。尽管继发于全身血管舒张的高血压患病率较低，且由于肝脏合成功能异常，血脂通常较低，但肝移植患者中冠状动脉疾病的发生率不比普通人群低[166]。美国肝病研究协会和美国移植学会的指南建议所有移植前患者都接受无创超声心动图的检测[167]。晚期肝病患者在标准的运动测试中可能达不到所需的目标心率。

此类患者应接受腺苷、双嘧达莫或多巴酚丁胺药物负荷试验，以筛查冠心病。大多数情况下，多巴酚丁胺负荷超声心动图是首选的初始成像方式。

建议对负荷试验阳性的患者进行心导管检查。必须仔细考虑晚期肝病患者，由于潜在的凝血功能障碍而导致血管并发症增加[168]。此外，由于基础肾功能不全，肝硬化患者造影剂所致肾病的发生率也会增加。冠状动脉明显狭窄（>70%）的患者应考虑心脏血运重建。在肝移植前对患者进行血运重建已变得司空见惯[167]。金属支架比药物洗脱支架更受青睐，因为前者所需的双重抗血小板治疗（氯吡格雷和阿司匹林）持续时间较短[169]。最近的研究表明，与之前接受冠状动脉旁路移植术治疗多支血管疾病的患者相比，接受单支血管病变的心脏支架植入术的患者的预后更好[169]。

肺动脉高压，定义为平均肺动脉压 ≥ 25 mmHg，发生在门静脉时称为门脉性肺动脉高压[170]。肺源性HTN的发生与门脉HTN的严重程度及病因无关。门肺HTN出现在4%～8%的肝移植候选患者中[171]。平均肺动脉压（MPAP）与预后直接相关。在梅奥诊所的登记中，MPAP>35 mmHg的病死率为50%，MPAP>100 mmHg的病死率为100%[172]。超声心动图是评估右心室收缩压的初步筛查试验。右心导管术是金标准，所有MPAP>35 mmHg的患者均应经超声心动图检查。此外，右心导管术有助于测量升高的肺血管阻力（≥ 240 dynes.s.cm）和肺毛细血管楔压 ≤ 15 mmHg。在右心导管术联合血管扩张剂治疗期间，如果MPAP可降至<35 mmHg，肺血管阻力降至<400 dynes.s.cm，则肝移植则可能进行[173]。门肺HTN可以通过肝移植得到改善，部分患者可停止使用血管扩张剂治疗[174～175]。肝移植后6个月，在应激状态下，心壁厚度、收缩功能、舒张功能和运动能力在临床上均有显著改善[176]。目前的观点是，心脏功能不全的时间可能为几天也可能持续6个月[177]。

结　论

肝功能衰竭是一个复杂的病理过程，影响范围几乎可以达到身体的每个器官。对于这一疾病的管理需要联合多学科。肝功能衰竭患者的急诊治疗通常在ICU进行，尽管ICU提供了超乎寻常的治疗水平，但病死率仍然很高。慢加急性肝衰竭是一种急性失代偿性疾病，短期预后较差。心功能障碍的程度与肝功能障碍的程度相关，并可能导致其他疾病过程，如肝肾综合征和肝性脑病。治疗急性失代偿这一致命性病程的唯一有效方法是尽早识别和干预致病的根本原因。

参考文献

1. Rychik J, et al. The precarious state of the liver after a Fontan operation: summary of a multidisciplinary symposium. Pediatr Cardiol. 2012; 33(7): 1001–1012.

2. Fang JC, et al. Advanced (stage D) heart failure: a statement from the Heart Failure Society of America Guidelines Committee. J Card Fail. 2015; 21(6): 519–534.

3. Kowalski HJ, Abelmann WH. The cardiac output at rest in Laennec's cirrhosis. J Clin Invest. 1953; 32(10): 1025–1033.

4. Waseem N, Chen PH. Hypoxic hepatitis: a review and clinical update. J Clin Transl Hepatol. 2016; 4(3): 263–268.

5. Ford RM, Book W, Spivey JR. Liver disease related to the heart. Transplant Rev (Orlando). 2015; 29(1): 33–37.

6. Chayanupatkul M, Liangpunsakul S. Cirrhotic cardiomyopathy: review of pathophysiology and treatment. Hepatol Int. 2014; 8(3): 308–315.

7. Moller S, Henriksen JH. Cardiovascular complications of cirrhosis. Gut. 2008; 57(2): 268–278.

8. Levy D, et al. Long-term trends in the incidence of and survival with heart failure. N Engl J Med. 2002; 347(18): 1397–1402.

9. Lunseth JH, Olmstead EG, Abboud F. A study of heart

disease in one hundred eight hospitalized patients dying with portal cirrhosis. AMA Arch Intern Med. 1958; 102(3): 405–413.

10. Pozzi M, et al. Evidence of functional and structural cardiac abnormalities in cirrhotic patients with and without ascites. Hepatology. 1997; 26(5): 1131–1137.

11. Zardi EM, et al. Cirrhotic cardiomyopathy. J Am Coll Cardiol. 2010; 56(7): 539–549.

12. Myers RP, Lee SS. Cirrhotic cardiomyopathy and liver transplantation. Liver Transpl. 2000; 6(4 Suppl 1): S44–52.

13. Pendyal A, Gelow JM. Cardiohepatic interactions: implications for management in advanced heart failure. Heart Fail Clin. 2016; 12(3): 349–361.

14. Ishibashi H, et al. Liver architecture, cell function, and disease. Semin Immunopathol. 2009; 31(3): 399–409.

15. Rappaport AM, et al. Subdivision of hexagonal liver lobules into a structural and functional unit; role in hepatic physiology and pathology. Anat Rec. 1954; 119(1): 11–33.

16. Henrion J, et al. Hypoxic hepatitis: clinical and hemodynamic study in 142 consecutive cases. Medicine (Baltimore, Md). 2003; 82(6): 392–406.

17. Seeto RK, Fenn B, Rockey DC. Ischemic hepatitis: clinical presentation and pathogenesis. Am J Med. 2000; 109(2): 109–113.

18. Fuhrmann V, et al. Hypoxic hepatitis: underlying conditions and risk factors for mortality in critically ill patients. Intensive Care Med. 2009; 35(8): 1397–1405.

19. Alvarez AM, Mukherjee D. Liver abnormalities in cardiac diseases and heart failure. Int J Angiol. 2011; 20(3): 135–142.

20. Gitlin N, Serio KM. Ischemic hepatitis: widening horizons. Am J Gastroenterol. 1992; 87(7): 831–836.

21. Cassidy WM, Reynolds TB. Serum lactic dehydrogenase in the differential diagnosis of acute hepatocellular injury. J Clin Gastroenterol. 1994; 19(2): 118–121.

22. Sola E, Gines P. Renal and circulatory dysfunction in cirrhosis: current management and future perspectives. J Hepatol. 2010; 53(6): 1135–1145.

23. Moller S, Krag A, Bendtsen F. Kidney injury in cirrhosis: pathophysiological and therapeutic aspects of hepatorenal syndromes. Liver Int. 2014; 34(8): 1153–1163.

24. Fede G, et al. Cardiovascular dysfunction in patients with liver cirrhosis. Ann Gastroenterol. 2015; 28(1): 31–40.

25. Whittle BJ, Moncada S. Nitric oxide: the elusive mediator of the hyperdynamic circulation of cirrhosis? Hepatology. 1992; 16(4): 1089–1092.

26. Battista S, et al. Hyperdynamic circulation in patients with cirrhosis: direct measurement of nitric oxide levels in hepatic and portal veins. J Hepatol. 1997; 26(1): 75–80.

27. Lee RF, Glenn TK, Lee SS. Cardiac dysfunction in cirrhosis. Best Pract Res Clin Gastroenterol. 2007; 21(1): 125–140.

28. Lee FY, et al. The role of nitric oxide in the vascular hyporesponsiveness to methoxamine in portal hypertensive rats. Hepatology. 1992; 16(4): 1043–1048.

29. Moller S, et al. Determinants of the hyperdynamic circulation and central hypovolaemia in cirrhosis. Gut. 2011; 60(9): 1254–1259.

30. Niederberger M, et al. Normalization of nitric oxide production corrects arterial vasodilation and hyperdynamic circulation in cirrhotic rats. Gastroenterology. 1995; 109(5): 1624–1630.

31. Prin M, Bakker J, Wagener G. Hepatosplanchnic circulation in cirrhosis and sepsis. World J Gastroenterol. 2015; 21(9): 2582–2592.

32. Garcia-Tsao G, et al. Prevention and management of gastroesophageal varices and variceal hemorrhage in cirrhosis. Hepatology. 2007; 46(3): 922–938.

33. Donnelly MC, Hayes PC, Simpson KJ. Role of inflammation and infection in the pathogenesis of human acute liver failure: clinical implications for monitoring and therapy. World J Gastroenterol. 2016; 22(26): 5958–5970.

34. O'Grady JG, Schalm SW, Williams R. Acute liver failure: redefining the syndromes. Lancet. 1993; 342(8866): 273–275.

35. Ostapowicz G, et al. Results of a prospective study of acute liver failure at 17 tertiary care centers in the United States. Ann Intern Med. 2002; 137(12): 947–954.

36. Bernal W, et al. Acute liver failure. Lancet. 2010; 376(9736): 190–201.

37. Acharya SK, et al. Etiopathogenesis of acute hepatic failure: Eastern versus Western countries. J Gastroenterol Hepatol. 2002; 17(Suppl 3): S268–273.

38. Lee WM, Stravitz RT, Larson AM. Introduction to the revised American Association for the Study of Liver Diseases Position Paper on acute liver failure 2011.

Hepatology. 2012; 55(3): 965–967.

39. Lee WM. Acute liver failure. N Engl J Med. 1993; 329(25): 1862–1872.

40. Shakil AO, et al. Prognostic value of abdominal CT scanning and hepatic histopathology in patients with acute liver failure. Dig Dis Sci. 2000; 45(2): 334–339.

41. Chavarria L, et al. Neuroimaging in acute liver failure. Neurochem Int. 2011; 59(8): 1175–1180.

42. Munoz SJ. Difficult management problems in fulminant hepatic failure. Semin Liver Dis. 1993; 13(4): 395–413.

43. Bihari D, et al. Tissue hypoxia during fulminant hepatic failure. Crit Care Med. 1985; 13(12): 1034–1039.

44. Harry R, Auzinger G, Wendon J. The clinical importance of adrenal insufficiency in acute hepatic dysfunction. Hepatology. 2002; 36(2): 395–402.

45. Lee WM, et al. Acute liver failure: summary of a workshop. Hepatology. 2008; 47(4): 1401–1415.

46. Fouad YM, Yehia R. Hepato-cardiac disorders. World J Hepatol. 2014; 6(1): 41–54.

47. Jiao J, Friedman SL, Aloman C. Hepatic fibrosis. Curr Opin Gastroenterol. 2009; 25(3): 223–229.

48. Wong RJ, et al. Nonalcoholic steatohepatitis is the second leading etiology of liver disease among adults awaiting liver transplantation in the United States. Gastroenterology. 2015; 148(3): 547–555.

49. Murray CJ, et al. The state of US health, 1990-2010: burden of diseases, injuries, and risk factors. JAMA. 2013; 310(6): 591–608.

50. Poelzl G, Auer J. Cardiohepatic syndrome. Curr Heart Fail Rep. 2015; 12(1): 68–78.

51. Sucharov CC. Beta-adrenergic pathways in human heart failure. Expert Rev Cardiovasc Ther. 2007; 5(1): 119–124.

52. Ma Z, Miyamoto A, Lee SS. Role of altered beta-adrenoceptor signal transduction in the pathogenesis of cirrhotic cardiomyopathy in rats. Gastroenterology. 1996; 110(4): 1191–1198.

53. Liu H, Ma Z, Lee SS. Contribution of nitric oxide to the pathogenesis of cirrhotic cardiomyopathy in bile duct-ligated rats. Gastroenterology. 2000; 118(5): 937–944.

54. Pacher P, Batkai S, Kunos G. Cirrhotic cardiomyopathy: an endocannabinoid connection? Br J Pharmacol. 2005; 146(3): 313–314.

55. Iwaisako K, Brenner DA, Kisseleva T. What's new in liver fibrosis? The origin of myofibroblasts in liver fibrosis. J Gastroenterol Hepatol. 2012; 27(Suppl 2): 65–68.

56. Singal AG, et al. A sustained viral response is associated with reduced liver-related morbidity and mortality in patients with hepatitis C virus. Clin Gastroenterol Hepatol. 2010; 8(3): 280–288. 288. e1.

57. Alvarez MA, et al. Long-term clinical course of decompensated alcoholic cirrhosis: a prospective study of 165 patients. J Clin Gastroenterol. 2011; 45(10): 906–911.

58. Niemela O, et al. Markers of fibrogenesis and basement membrane formation in alcoholic liver disease. Relation to severity, presence of hepatitis, and alcohol intake. Gastroenterology. 1990; 98(6): 1612–1619.

59. Reynolds TB, et al. Spontaneous decrease in portal pressure with clinical improvement in cirrhosis. N Engl J Med. 1960; 263: 734–739.

60. Runyon BA. Historical aspects of treatment of patients with cirrhosis and ascites. Semin Liver Dis. 1997; 17(3): 163–173.

61. Regan TJ, et al. Ventricular function in noncardiacs with alcoholic fatty liver: role of ethanol in the production of cardiomyopathy. J Clin Invest. 1969; 48(2): 397–407.

62. Rudski LG, et al. Guidelines for the echocardiographic assessment of the right heart in adults: a report from the American Society of Echocardiography endorsed by the European Association of Echocardiography, a registered branch of the European Society of Cardiology, and the Canadian Society of Echocardiography. J Am Soc Echocardiogr. 2010; 23(7): 685–713. quiz 786–788.

63. Krag A, et al. The cardiorenal link in advanced cirrhosis. Med Hypotheses. 2012; 79(1): 53–55.

64. Yang YY, Lin HC. The heart: pathophysiology and clinical implications of cirrhotic cardiomyopathy. J Chin Med Assoc. 2012; 75(12): 619–623.

65. Moller S, Bernardi M. Interactions of the heart and the liver. Eur Heart J. 2013; 34(36): 2804–2811.

66. Karagiannakis DS, et al. Diastolic cardiac dysfunction is a predictor of dismal prognosis in patients with liver cirrhosis. Hepatol Int. 2014; 8(4): 588–594.

67. Ahmed SS, et al. Cardiac function in alcoholics with cirrhosis: absence of overt cardiomyopathy — myth or fact? J Am Coll Cardiol. 1984; 3(3): 696–702.

68. Ingles AC, et al. Limited cardiac preload reserve in conscious cirrhotic rats. Am J Physiol. 1991; 260(6 Pt 2): H1912–1917.

69. Bernardi M, et al. Q-T interval prolongation in cirrhosis: prevalence, relationship with severity, and etiology of the disease and possible pathogenetic factors.

Hepatology. 1998; 27(1): 28−34.

70. Ward CA, et al. Potassium currents in atrial and ventricular myocytes from a rat model of cirrhosis. Am J Physiol. 1997; 273(2 Pt 1): G537−544.

71. Ward CA, Liu H, Lee SS. Altered cellular calcium regulatory systems in a rat model of cirrhotic cardiomyopathy. Gastroenterology. 2001; 121(5): 1209−1218.

72. Henriksen JH, et al. Acute non-selective beta-adrenergic blockade reduces prolonged frequency-adjusted Q-T interval (QTc) in patients with cirrhosis. J Hepatol. 2004; 40(2): 239−246.

73. Giannelli V, et al. Beta-blockers in liver cirrhosis. Ann Gastroenterol. 2014; 27(1): 20−26.

74. Bal JS, Thuluvath PJ. Prolongation of QTc interval: relationship with etiology and severity of liver disease, mortality and liver transplantation. Liver Int. 2003; 23(4): 243−248.

75. Trevisani F, et al. QT interval prolongation by acute gastrointestinal bleeding in patients with cirrhosis. Liver Int. 2012; 32(10): 1510−1515.

76. Zambruni A, et al. Effect of chronic beta-blockade on QT interval in patients with liver cirrhosis. J Hepatol. 2008; 48(3): 415−421.

77. Ruiz-del-Arbol L, et al. Paracentesis-induced circulatory dysfunction: mechanism and effect on hepatic hemodynamics in cirrhosis. Gastroenterology. 1997; 113(2): 579−586.

78. Ruiz-del-Arbol L, et al. Systemic, renal, and hepatic hemodynamic derangement in cirrhotic patients with spontaneous bacterial peritonitis. Hepatology. 2003; 38(5): 1210−1218.

79. Ruiz-del-Arbol L, et al. Circulatory function and hepatorenal syndrome in cirrhosis. Hepatology. 2005; 42(2): 439−447.

80. Runyon BA. A primer on detecting cirrhosis and caring for these patients without causing harm. Int J Hepatol. 2011; 2011: 801983.

81. Valeriano V, et al. Modification of cardiac function in cirrhotic patients with and without ascites. Am J Gastroenterol. 2000; 95(11): 3200−3205.

82. Nagueh SF, et al. Recommendations for the evaluation of left ventricular diastolic function by echocardiography. Eur J Echocardiogr. 2009; 10(2): 165−193.

83. Sherlock S. The liver in heart failure; relation of anatomical, functional, and circulatory changes. Br Heart J. 1951; 13(3): 273−293.

84. Gines P, et al. Atrial natriuretic factor in cirrhosis with ascites: plasma levels, cardiac release and splanchnic extraction. Hepatology. 1988; 8(3): 636−642.

85. Salerno F, et al. Atrial natriuretic factor in cirrhotic patients with tense ascites. Effect of large-volume paracentesis. Gastroenterology. 1990; 98(4): 1063−1070.

86. Wong F, et al. Brain natriuretic peptide: is it a predictor of cardiomyopathy in cirrhosis? Clin Sci (Lond). 2001; 101(6): 621−628.

87. Henriksen JH, et al. Increased circulating pro-brain natriuretic peptide (proBNP) and brain natriuretic peptide (BNP) in patients with cirrhosis: relation to cardiovascular dysfunction and severity of disease. Gut. 2003; 52(10): 1511−1517.

88. Raedle-Hurst TM, et al. Validity of N-terminal propeptide of the brain natriuretic peptide in predicting left ventricular diastolic dysfunction diagnosed by tissue Doppler imaging in patients with chronic liver disease. Eur J Gastroenterol Hepatol. 2008; 20(9): 865−873.

89. Pateron D, et al. Elevated circulating cardiac troponin I in patients with cirrhosis. Hepatology. 1999; 29(3): 640−643.

90. Wiese S, et al. Cardiac and proinflammatory markers predict prognosis in cirrhosis. Liver Int. 2014; 34(6): e19−30.

91. Nagueh SF, et al. Recommendations for the evaluation of left ventricular diastolic function by echocardiography: an update from the American Society of Echocardiography and the European Association of Cardiovascular Imaging. J Am Soc Echocardiogr. 2016; 29(4): 277−314.

92. Wiese S, Hove JD, Moller S. Cardiac imaging in patients with chronic liver disease. Clin Physiol Funct Imaging. 2017; 37: 347.

93. Lima JA, Desai MY. Cardiovascular magnetic resonance imaging: current and emerging applications. J Am Coll Cardiol. 2004; 44(6): 1164−1171.

94. Lawton JS, et al. Magnetic resonance imaging detects significant sex differences in human myocardial strain. Biomed Eng Online. 2011; 10: 76.

95. Iles L, et al. Evaluation of diffuse myocardial fibrosis in heart failure with cardiac magnetic resonance contrast-enhanced T1 mapping. J Am Coll Cardiol. 2008; 52(19): 1574−1580.

96. Desai MS, et al. Hypertrophic cardiomyopathy and dysregulation of cardiac energetics in a mouse model of biliary fibrosis. Hepatology. 2010; 51(6): 2097−2107.

97. Kovacs A, et al. Short-term effects of transjugular intrahepatic shunt on cardiac function assessed by cardiac MRI: preliminary results. Cardiovasc Intervent Radiol. 2010; 33(2): 290–296.

98. Krag A, et al. Cardiac function in patients with early cirrhosis during maximal beta-adrenergic drive: a dobutamine stress study. PLoS One. 2014; 9(10): e109179.

99. Lossnitzer D, et al. Myocardial late gadolinium enhancement cardiovascular magnetic resonance in patients with cirrhosis. J Cardiovasc Magn Reson. 2010; 12: 47.

100. Salerno M, Beller GA. Noninvasive assessment of myocardial perfusion. Circ Cardiovasc Imaging. 2009; 2(5): 412–424.

101. Rudzinski W, et al. New index for assessing the chronotropic response in patients with end-stage liver disease who are undergoing dobutamine stress echocardiography. Liver Transpl. 2012; 18(3): 355–360.

102. Ripoll C, et al. The heart in liver transplantation. J Hepatol. 2011; 54(4): 810–822.

103. Underwood SR, et al. Myocardial perfusion scintigraphy: the evidence. Eur J Nucl Med Mol Imaging. 2004; 31(2): 261–291.

104. Eimer MJ, et al. Frequency and significance of acute heart failure following liver transplantation. Am J Cardiol. 2008; 101(2): 242–244.

105. Carey WD, et al. The prevalence of coronary artery disease in liver transplant candidates over age 50. Transplantation. 1995; 59(6): 859–864.

106. Murray KF, Carithers RL Jr, AASLD. AASLD practice guidelines: evaluation of the patient for liver transplantation. Hepatology. 2005; 41(6): 1407–1432.

107. Saliba F, et al. Cirrhotic patients in the ICU: prognostic markers and outcome. Curr Opin Crit Care. 2013; 19(2): 154–160.

108. Olson JC, Kamath PS. Acute-on-chronic liver failure: concept, natural history, and prognosis. Curr Opin Crit Care. 2011; 17(2): 165–169.

109. Cholongitas E, et al. Review article: scoring systems for assessing prognosis in critically ill adult cirrhotics. Aliment Pharmacol Ther. 2006; 24(3): 453–464.

110. Thabut D, et al. Model for end-stage liver disease score and systemic inflammatory response are major prognostic factors in patients with cirrhosis and acute functional renal failure. Hepatology. 2007; 46(6): 1872–1882.

111. Jalan R, et al. Bacterial infections in cirrhosis: a position statement based on the EASL Special Conference 2013. J Hepatol. 2014; 60(6): 1310–1324.

112. Jalan R, et al. Acute-on chronic liver failure. J Hepatol. 2012; 57(6): 1336–1348.

113. Nadim MK, et al. Management of the critically ill patient with cirrhosis: a multidisciplinary perspective. J Hepatol. 2016; 64(3): 717–735.

114. Gines P, Schrier RW. Renal failure in cirrhosis. N Engl J Med. 2009; 361(13): 1279–1290.

115. Moreau R, et al. Acute-on-chronic liver failure is a distinct syndrome that develops in patients with acute decompensation of cirrhosis. Gastroenterology. 2013; 144(7): 1426–1437. 1437. e1–9.

116. Jalan R, et al. The CLIF Consortium Acute Decompensation score (CLIF-C ADs) for prognosis of hospitalised cirrhotic patients without acute-on-chronic liver failure. J Hepatol. 2015; 62(4): 831–840.

117. LeDoux D, et al. Effects of perfusion pressure on tissue perfusion in septic shock. Crit Care Med. 2000; 28(8): 2729–2732.

118. Cecconi M, et al. Consensus on circulatory shock and hemodynamic monitoring. Task force of the European Society of Intensive Care Medicine. Intensive Care Med. 2014; 40(12): 1795–1815.

119. Rhodes A, et al. A randomised, controlled trial of the pulmonary artery catheter in critically ill patients. Intensive Care Med. 2002; 28(3): 256–264.

120. Rosenberg AL, et al. Review of a large clinical series: association of cumulative fluid balance on outcome in acute lung injury: a retrospective review of the ARDSnet tidal volume study cohort. J Intensive Care Med. 2009; 24(1): 35–46.

121. National Heart L, et al. Comparison of two fluid-management strategies in acute lung injury. N Engl J Med. 2006; 354(24): 2564–2575.

122. Aspesi M, et al. The abdominal compartment syndrome. Clinical relevance. Minerva Anestesiol. 2002; 68(4): 138–146.

123. McGowan JH, Cleland JG. Reliability of reporting left ventricular systolic function by echocardiography: a systematic review of 3 methods. Am Heart J. 2003; 146(3): 388–397.

124. Monnet X, Teboul JL. Assessment of volume responsiveness during mechanical ventilation: recent advances. Crit Care. 2013; 17(2): 217.

125. Finfer S, et al. A comparison of albumin and saline for fluid resuscitation in the intensive care unit. N Engl J Med. 2004; 350(22): 2247–2256.

126. Arroyo V, Garcia-Martinez R, Salvatella X. Human serum albumin, systemic inflammation, and cirrhosis. J Hepatol. 2014; 61(2): 396–407.

127. Sort P, et al. Effect of intravenous albumin on renal impairment and mortality in patients with cirrhosis and spontaneous bacterial peritonitis. N Engl J Med. 1999; 341(6): 403–409.

128. Sola-Vera J, et al. Randomized trial comparing albumin and saline in the prevention of paracentesis-induced circulatory dysfunction in cirrhotic patients with ascites. Hepatology. 2003; 37(5): 1147–1153.

129. Moreau R, et al. Comparison of outcome in patients with cirrhosis and ascites following treatment with albumin or a synthetic colloid: a randomised controlled pilot trail. Liver Int. 2006; 26(1): 46–54.

130. Guevara M, et al. Albumin for bacterial infections other than spontaneous bacterial peritonitis in cirrhosis. A randomized, controlled study. J Hepatol. 2012; 57(4): 759–765.

131. Thevenot T, et al. Effect of albumin in cirrhotic patients with infection other than spontaneous bacterial peritonitis. A randomized trial. J Hepatol. 2015; 62(4): 822–830.

132. De Backer D, et al. Comparison of dopamine and norepinephrine in the treatment of shock. N Engl J Med. 2010; 362(9): 779–789.

133. O'Brien A, Clapp L, Singer M. Terlipressin for norepinephrine-resistant septic shock. Lancet. 2002; 359(9313): 1209–1210.

134. Delmas A, et al. Clinical review: vasopressin and terlipressin in septic shock patients. Crit Care. 2005; 9(2): 212–222.

135. Fede G, et al. Adrenocortical dysfunction in liver disease: a systematic review. Hepatology. 2012; 55(4): 1282–1291.

136. Tsai MH, et al. Adrenal insufficiency in patients with cirrhosis, severe sepsis and septic shock. Hepatology. 2006; 43(4): 673–681.

137. Harry R, Auzinger G, Wendon J. The effects of supraphysiological doses of corticosteroids in hypotensive liver failure. Liver Int. 2003; 23(2): 71–77.

138. Arabi YM, et al. Low-dose hydrocortisone in patients with cirrhosis and septic shock: a randomized controlled trial. CMAJ. 2010; 182(18): 1971–1977.

139. Fernandez J, et al. Adrenal insufficiency in patients with cirrhosis and septic shock: effect of treatment with hydrocortisone on survival. Hepatology. 2006; 44(5): 1288–1295.

140. Annane D, et al. Effect of treatment with low doses of hydrocortisone and fludrocortisone on mortality in patients with septic shock. JAMA. 2002; 288(7): 862–871.

141. Garcia-Tsao G, Bosch J. Management of varices and variceal hemorrhage in cirrhosis. N Engl J Med. 2010; 362(9): 823–832.

142. Bosch J, et al. The management of portal hypertension: rational basis, available treatments and future options. J Hepatol. 2008; 48(Suppl 1): S68–92.

143. Sanyal AJ, et al. Portal hypertension and its complications. Gastroenterology. 2008; 134(6): 1715–1728.

144. de Franchis R, Primignani M. Natural history of portal hypertension in patients with cirrhosis. Clin Liver Dis. 2001; 5(3): 645–663.

145. Siramolpiwat S. Transjugular intrahepatic portosystemic shunts and portal hypertension-related complications. World J Gastroenterol. 2014; 20(45): 16996–17010.

146. Rosch J, Hanafee WN, Snow H. Transjugular portal venography and radiologic portacaval shunt: an experimental study. Radiology. 1969; 92(5): 1112–1114.

147. Haskal ZJ, et al. Quality improvement guidelines for transjugular intrahepatic portosystemic shunts. SCVIR Standards of Practice Committee. J Vasc Interv Radiol. 2001; 12(2): 131–136.

148. Haskal ZJ, et al. Quality improvement guidelines for transjugular intrahepatic portosystemic shunts. J Vasc Interv Radiol. 2003; 14(9 Pt 2): S265–270.

149. Krajina A, et al. Transjugular intrahepatic portosystemic shunt (TIPS) in the treatment of symptomatic portal hypertension. Cas Lek Cesk. 1996; 135(18): 584–588.

150. Cabrera J, et al. Transjugular intrahepatic portosystemic shunt versus sclerotherapy in the elective treatment of variceal hemorrhage. Gastroenterology. 1996; 110(3): 832–839.

151. Hayek G, et al. Long-term outcome and analysis of dysfunction of transjugular intrahepatic portosystemic shunt placement in chronic primary budd-chiari

syndrome. Radiology. 2017; 283: 280.

152. Tripathi D, et al. Ten years' follow-up of 472 patients following transjugular intrahepatic portosystemic stent-shunt insertion at a single centre. Eur J Gastroenterol Hepatol. 2004; 16(1): 9–18.

153. Jalan R, et al. Prospective evaluation of haematological alterations following the transjugular intrahepatic portosystemic stent-shunt (TIPSS). Eur J Gastroenterol Hepatol. 1996; 8(4): 381–385.

154. Huonker M, et al. Cardiac function and haemodynamics in alcoholic cirrhosis and effects of the transjugular intrahepatic portosystemic stent shunt. Gut. 1999; 44(5): 743–748.

155. Moller S, et al. New insights into cirrhotic cardiomyopathy. Int J Cardiol. 2013; 167(4): 1101–1108.

156. Braverman AC, et al. High-output congestive heart failure following transjugular intrahepatic portal-systemic shunting. Chest. 1995; 107(5): 1467–1469.

157. Cazzaniga M, et al. Diastolic dysfunction is associated with poor survival in patients with cirrhosis with transjugular intrahepatic portosystemic shunt. Gut. 2007; 56(6): 869–875.

158. Trevisani F, et al. QT interval in patients with non-cirrhotic portal hypertension and in cirrhotic patients treated with transjugular intrahepatic porto-systemic shunt. J Hepatol. 2003; 38(4): 461–467.

159. Boyer TD, Haskal ZJ, D. American Association for the Study of Liver. The role of transjugular intrahepatic portosystemic shunt (TIPS) in the management of portal hypertension: update 2009. Hepatology. 2010; 51(1): 306.

160. Hoeper MM, Krowka MJ, Strassburg CP. Portopulmonary hypertension and hepatopulmonary syndrome. Lancet. 2004; 363(9419): 1461–1468.

161. Aggarwal S, et al. Postreperfusion syndrome: hypotension after reperfusion of the transplanted liver. J Crit Care. 1993; 8(3): 154–160.

162. Liu H, Song D, Lee SS. Cirrhotic cardiomyopathy. Gastroenterol Clin Biol. 2002; 26(10): 842–847.

163. Navasa M, et al. Hemodynamic and humoral changes after liver transplantation in patients with cirrhosis. Hepatology. 1993; 17(3): 355–360.

164. Therapondos G, et al. Cardiac morbidity and mortality related to orthotopic liver transplantation. Liver Transpl. 2004; 10(12): 1441–1453.

165. Liu H, Lee SS. What happens to cirrhotic cardiomyopathy after liver transplantation? Hepatology. 2005; 42(5): 1203–1205.

166. McAvoy NC, et al. Prevalence of coronary artery calcification in patients undergoing assessment for orthotopic liver transplantation. Liver Transpl. 2008; 14(12): 1725–1731.

167. Martin P, et al. Evaluation for liver transplantation in adults: 2013 practice guideline by the American Association for the Study of Liver Diseases and the American Society of Transplantation. Hepatology. 2014; 59(3): 1144–1165.

168. Yao FY, et al. Excellent outcome following down-staging of hepatocellular carcinoma prior to liver transplantation: an intention-to-treat analysis. Hepatology. 2008; 48(3): 819–827.

169. Azarbal B, et al. Feasibility and safety of percutaneous coronary intervention in patients with end-stage liver disease referred for liver transplantation. Liver Transpl. 2011; 17(7): 809–813.

170. Safdar Z, Bartolome S, Sussman N. Portopulmonary hypertension: an update. Liver Transpl. 2012; 18(8): 881–891.

171. Kochar R, Nevah Rubin MI, Fallon MB. Pulmonary complications of cirrhosis. Curr Gastroenterol Rep.2011; 13(1): 34–39.

172. Swanson KL, et al. Survival in portopulmonary hypertension: Mayo Clinic experience categorized by treatment subgroups. Am J Transplant. 2008; 8(11): 2445–2453.

173. Fix OK, et al. Long-term follow-up of portopulmonary hypertension: effect of treatment with epoprostenol. Liver Transpl. 2007; 13(6): 875–885.

174. Ashfaq M, et al. The impact of treatment of portopulmonary hypertension on survival following liver transplantation. Am J Transplant. 2007; 7(5): 1258–1264.

175. Hollatz TJ, et al. Treatment with sildenafil and treprostinil allows successful liver transplantation of patients with moderate to severe portopulmonary hypertension. Liver Transpl. 2012; 18(6): 686–695.

176. Torregrosa M, et al. Cardiac alterations in cirrhosis: reversibility after liver transplantation. J Hepatol. 2005; 42(1): 68–74.

177. Henderson JM, et al. High cardiac output of advanced liver disease persists after orthotopic liver transplantation. Hepatology. 1992; 15(2): 258–262.

门静脉高压性消化道出血 **10**

起亚·萨维亚诺,阿克沙伊·科利,约瑟夫·阿恩
(Kia Saeian, Akshay Kohli, Joseph Ahn)

摘　要

本章回顾门静脉高压症的相关并发症,包括食管胃底静脉曲张出血、门静脉血栓形成及其相关影响、腹腔内高压相关性腹水,以及这些并发症的管理,为重症工作者提供特别的指导意义。

关键词

静脉曲张出血;肝静脉压力梯度;门静脉血栓;海绵样变;腹腔内高压

10.1　简介

门静脉高压症是一种常见的临床综合征,其定义为病理性的门静脉压力升高导致门静脉与肝静脉(实际上是下腔静脉)之间的压力梯度升高(hepatic venous pressure gradient, HVPG)。门静脉压力升高导致脾肿大,导致门-体静脉系统广泛侧支形成,使门静脉血液绕过肝脏分流至体循环,形成高动力循环状态。HVPG正常值上限为5 mmHg,当HVPG达到10 mmHg或者以上时,出现腹水、食管静脉曲张、肝肾综合征等临床表现。静脉曲张出血通常见于HVPG ≥ 12 mmHg的患者。

在西方国家,90%以上的门静脉高压症是由肝硬化引起的。肝硬化门静脉高压症是由两个同时发生的血流动力学过程共同引起的[1]:肝硬化和再生结节导致的肝内血流阻力增加,以及内脏血管床扩张导致的内脏血流增加[2],这两个血流动力学过程是动态变化的,是可以被干预的。

门静脉高压时,高达90%的门静脉血流通过门-体静脉侧支循环回流至心脏,使得门静脉压力自然降低,但也导致血流介导的血管重塑和血管扩大。这一过程是由血管内皮生长因子(VEGF)、一氧化氮(NO)驱动的VEGF Ⅱ型受体的表达和血小板来源的生长因子驱动的。门静脉高压性出血可能与食管静脉曲张或胃静脉曲张的发生有关,也可能与门静脉高压性胃病或罕见的消化道其他部位异位静脉曲张的发生有关。当曲张静脉的血管壁的张力超过曲张静脉血管壁的弹性极限时,出现曲张静脉破裂出血。静脉曲张出血是由门静脉压力增高引发的一系列事

件的最后一步,随着静脉曲张的发展,静脉血管逐渐扩张,最终破裂出血。

10.2 流行病学

总的来说,约40%的经组织学确诊的肝硬化患者并发静脉曲张,而已有腹水的患者静脉曲张发生率更高[1]。据估计,每年有5%～15%的肝硬化患者发生出血。

据报道,根据肝病的严重程度,肝硬化患者食管静脉曲张的发生率为30%～70%[2～4],其中9%～36%的患者有所谓的"高风险"静脉曲张。在肝硬化患者中,食管静脉曲张(EV)以每年5%～8%的速度发展,但这些曲张静脉大到足以构成出血风险的仅仅1%～2%。每年大约有5%～30%的小的静脉曲张会发展为大的静脉曲张,因此小的静脉曲张亦存在出血的风险[2,5～7]。

肝硬化患者静脉曲张的发展速度尚未得到深入研究。在一项前瞻性研究中[2],纳入206名肝硬化患者(113名无静脉曲张,93名有小的食管静脉曲张),评价随访了37±22个月,得出的结论为:1年食管静脉曲张的发生率为12%(5.6%～18.4%),3年的食管静脉曲张的发生率为28%(21.0%～35.0%)[2]。

肝硬化患者食管静脉曲张出血的病死率曾高达30%～60%,但在过去几十年中,其病死率显著降低。最近的研究表明,首次静脉曲张出血后6周的病死率为15%～20%[8～9]。在一份法国的回顾性研究中,在综合ICU中住院的肝硬化并发静脉曲张出血的患者,住院病死率从1985年的42.6%下降到2000年的14.5%(P<0.05);再出血率从47%降至13%;细菌感染率从38%降至14%[10]。一项对12项研究的系统回顾分析发现,将肝静脉压力梯度降低到≤12 mmHg时,可以显著降低静脉曲张的出血风险和病死率[11]。另一项评估HVPG与静脉曲张出血之间关系的研究指出,内镜下有静脉曲张证据的患者的HVPG均高于12 mmHg,而有静脉曲张出血的患者没有一个HVPG低于12 mmHg,静脉曲张出血的HVPG平均为20.4 mmHg[12]。然而,大多数临床中心的患者在急性出血情况下,无法测量门静脉压力,测量方法也不标准,因此,除非患者既往已经测量过这些门静脉压力数值,否则在急诊情况下通常不使用门静脉压力来指导初始治疗。

10.3 患者评估

10.3.1 初步评估

对疑似有临床意义的急性上消化道出血患者进行初步评估,首先要进行标准化病史的询问、体格检查、实验室检查(包括全血计数、电解质检查、肝肾功能和凝血功能检查),并进行危险分层。目前不推荐常规胃灌洗。初步评估的目的是评估出血的严重程度,对门静脉高压患者进行危险分层,并采取适当的复苏措施。如果怀疑患者有门静脉高压,在快速稳定病情后,最好在ICU中进行具有治疗目的紧急内镜检查,紧急内镜检查必须在有保护性气管插管、足够的静脉通路和快速液体复苏的情况下完成。

10.3.2 鉴别诊断

在疑似有门静脉高压的肝硬化患者发生急性上消化道出血时,60%～65%的病例是由食管或胃底静脉曲张引起的。除了静脉曲张出血以外,门静脉高压患者仍存在其他原因引起上消化道出血的风险,如食管炎、消化性溃疡、食管贲门黏膜撕裂综合征(Mallory Weiss综合征)、门静脉高压性胃病、胃窦血管扩张症(GAVE)、恶性肿瘤和杜氏病(Dieulafoy)。

10.3.2.1 危险分层

最初的危险分层往往取决于患者的临床因素,而一些较高的危险因素取决于既往内镜评估的结果。如上所述，HVPG的测量并不普遍，因此经常使用其他标准，比如患者有门静脉高压，那么他们应该作为高危急性上消化道出血的患者来治疗。

预测肝硬化患者静脉曲张出血风险的有用因素包括：① 位置；② 大小；③ 静脉曲张的形状；④ 患者临床特征；⑤ 静脉曲张的压力。

食管胃底静脉曲张的内镜评估在危险分层和管理中是至关重要的。目前建议使用的是一个定义静脉曲张大小的简化分级系统，而不是以前的多级分级系统。静脉曲张大小应通过半定量形态学评估或定量估计，建议以直径5 mm作为分界点，静脉直径>5 mm为大的静脉曲张。这种测量应该在内镜下有足够的注气量的情况下进行，以避免静脉尺寸估计过大。大的静脉曲张通常需要干预，小的静脉曲张则可以动态监测。如果静脉曲张在注射后完全变平，则认为是可以根治的。在评估静脉曲张出血风险时[2]，红色征的存在与否也很重要（图10-1、图10-2）。红色征包括：① 蚯蚓征：红色条索状；② 血豆征：樱桃红状；③ 血囊肿征；④ 弥漫性红斑。

胃食管交界处的食管静脉曲张最容易破裂，因为它的支持组织层最薄。这种破裂风险遵循拉普拉斯定律（壁张力=压力梯度×半径/壁厚）。因此，静脉曲张越大，静脉壁越薄，出血的

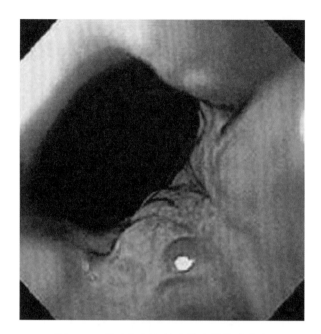

图10-2　伴有蚯蚓征的大的食管静脉曲张

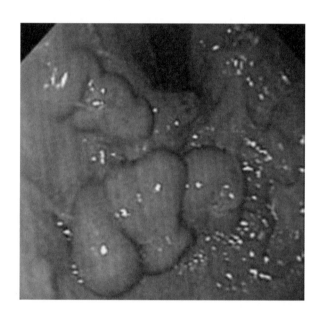

图10-3　大的孤立胃底静脉曲张

风险就越大。肝硬化患者中[13]，胃静脉曲张发生率约17%，虽然其出血发生率低于食管静脉曲张，但其治疗更困难，病死率更高，据报道病死率高达45%。胃底静脉曲张最常用的分类是Sarin分类法，根据其位置和与其他曲张静脉的毗连与否进行分类：

1型食管胃底静脉曲张（小曲度静脉曲张：曲张静脉从食管延伸至胃小弯或贲门处，也称

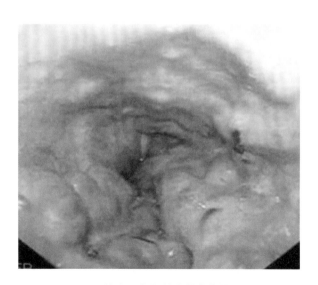

图10-1　伴有红色征的大的食管静脉曲张

GOV1）约75%；

2型食管胃底静脉曲张（大曲度静脉曲张：曲张静脉从食管延伸至胃大弯处，也称GOV2）约21%；

IGV1是孤立型胃底静脉曲张，局限于胃底，与食管静脉曲张没有连接；约4%（图10-3）；

IGV2是位于胃其他部位的孤立胃静脉曲张；约1%。

在一项比较胃和食管静脉曲张的研究中发现胃静脉曲张出血的患者明显少于食管静脉曲张，但一旦出血，平均输血量较高的胃静脉曲张出血患者的病死率更高（输血量：4.8±0.6对2.9±0.3单位/例）[13]。

在评估静脉曲张出血的风险时，虽然大多数学者认可静脉曲张的大小和静脉曲张壁上的红色征，但预后指标如NIEC指数（将内镜下表现与临床表现如Child-Pugh分级等结合）也能可靠地预测首次出血的风险[14]。用内镜压力敏感表可以准确、无创地测量曲张静脉压力[15]。一项评估曲张静脉压对预测首次静脉曲张出血的意义的前瞻性队列研究认为：曲张静脉压是首次静脉曲张出血的重要预测因子[16]，然而这种方法并没有在临床上广泛应用。

肝功能障碍程度是静脉曲张破裂出血的重要预测指标。Child-Pugh分级是基于人血清白蛋白浓度、总胆红素水平、凝血酶原时间、腹水和肝性脑病的肝功能障碍的指标。Child-Pugh分级分值越高，静脉曲张出血的可能性就越大。

既往有静脉曲张出血史的患者再次出血的可能性很大，有超过70%的患者在静脉曲张出血后还会发生静脉曲张出血。根据经验，大约1/3的人会在6周内再出血，另外1/3的人会在6周后再出血。再出血的风险在出血开始后的前48小时最大，随后降低。

10.3.2.2　急性静脉曲张出血的治疗

静脉曲张急性期的治疗分为两个阶段，第一阶段是处理急性活动性出血，第二阶段是预防出

血复发[17]。与非静脉曲张上消化道出血的患者相比，静脉曲张出血的患者中只有50%的患者可以自发性止血。初次出血停止后，在最初的6周内再次出血的风险极高，随后下降，之后再出血风险回到基线水平（即等于从未出血的患者）[14]。

10.3.2.3　特殊注意事项

除出血外，导致死亡的其他主要并发症包括吸入性肺炎、脓毒症、慢加急性肝衰竭、肝性脑病和肾功能衰竭。预防和处理这些并发症是急性静脉曲张出血患者治疗的必不可少的一部分。

10.3.2.4　气道保护

鉴于肝硬化患者较高的误吸风险（发生率为2.4%～3.3%），尤其是肝性脑病和大量出血的患者的误吸风险更高，许多内镜医生要求在内窥镜检查前进行气管插管。然而，一项回顾性研究比较了选择性气管插管和非选择性气管插管的急性静脉曲张出血住院患者，结果显示插管组的预后较差。其原因尚不完全清楚，可能与回顾性研究中固有的选择偏倚或插管技巧有关[18]。然而，目前仍然建议选择性气管插管，尤其对于无法保护气道的肝性脑病患者。放置鼻胃管是否可以防止误吸，目前还没有定论，我们通常在术前使用红霉素来促进胃排空，避免开始手术就使用鼻胃管。

10.3.2.5　限制性液体复苏

过度输血可能会导致门静脉压力升高，从而加重或重新引发门静脉高压出血，因此输血的需求自然趋缓。最近，一项大型随机对照试验中[19]，纳入889名消化道出血患者，被随机分配到自由输血组（血红蛋白水平下降到90 g/L时输血）或限制性输血组（血红蛋白水平下降到70 g/L时输血），其中190例为食管静脉曲张出血患者，并对其进行了为期45天的监测，那些接受限制输血的肝硬化患者，不论Child-Pugh分级如何，均有较好的结果，比例超过2∶1，12%～22%。由

于类似的原因,在这类患者中应避免过度的液体复苏。

10.3.2.6 重组人凝血因子Ⅶa

有小型试验性研究表明,重组人凝血因子Ⅶa(rFⅦa)与改善或恢复凝血酶原时间和控制有凝血障碍患者的出血有关[20～23]。但也有其他研究表明,重组人凝血因子Ⅶa对活动性静脉曲张出血没有明显的益处[24～25]。所以在进一步的评估、确认其益处之前,rFⅦa还不能常规应用于临床。

10.3.2.7 抗生素与感染

约20%因消化道出血住院的肝硬化患者,在住院当时已存在细菌感染,另有50%患者在住院期间发生感染[26]。对8项研究的系统回顾得出结论:对肝硬化并发消化道出血的住院患者预防使用抗生素,可减少患者的死亡和细菌感染,且耐受性良好,应提倡使用[26]。其他多项研究亦表明,肝硬化患者预防使用抗生素与感染并发症的整体减少和病死率的降低相关[27～30]。在急性静脉曲张出血患者中[31],已经发现内镜治疗后预防性使用抗生素可以防止再出血的发生。然而,药物的选择、用药持续时间和最大受益患者的选择仍不清楚。

现已发现Child-Pugh C级和(或)再出血患者是肝硬化患者中消化道出血后感染风险较高的一类,因此全身抗生素预防性治疗对预防细菌感染是非常有效的[29]。但药物的选择、用药持续时间和最佳适应证仍不清楚。通常静脉注射头孢曲松或氟喹诺酮类药物用于门静脉高压症和出血患者,甚至包括那些没有腹水的患者[29]。

10.3.2.8 血管活性药物

可供选择的缩血管药物包括抗利尿激素类似物,如血管加压素和特利加压素,以及生长抑素类似物,如奥曲肽。奥曲肽耐受性很好,在美国广泛使用,但血管加压素由于其多种潜在的不良反应,包括肠系膜和外周血管缺血、心肌梗死和心律失常,通常不在临床使用。特利加压素是唯一在单项研究或荟萃分析中显示出可以降低病死率的药物,但在美国是不可以使用的[32]。2002年的一项来源于8个随机试验的meta分析,比较了生长抑素类似物联合内镜治疗与单独使用内镜治疗急性静脉曲张出血的效果,共纳入939例患者,结果发现联合治疗在早期止血方面有显著的优势,但在病死率和不良事件方面没有差异[33]。缩血管药物的使用显著降低了患者的7天病死率,显著改善出血,降低了输血需求,缩短了住院时间[34]。建议使用奥曲肽50 μg静脉推注,然后立即静脉输注50 μg/h维持,如果内镜下确认有静脉曲张出血,则使用3～5天[35]。非选择性β-受体阻滞剂对急性静脉曲张出血治疗无效。

肝性脑病的治疗不仅应包括乳果糖,还应同时积极寻找可能导致肝性脑病的消化道出血以外的潜在可逆因素。例如,低钾血症可通过增加肾氨的产生而促进肝性脑病的发展[36],同样,代谢性碱中毒也可能促进血氨穿过血脑屏障而促进肝性脑病的发展。

10.3.2.9 戒断症状监测

酗酒者应进行戒断症状监测,并给予注射硫胺素。研究发现,这些患者,特别是营养不良的患者,在输注葡萄糖后导致血清胰岛素浓度升高,进而导致磷酸盐和钾向细胞内转移,故可能发生低磷血症和低钾血症[37]。因此,在管理这类患者时,要时刻重视以上问题。

10.3.2.10 内镜治疗

通常建议患者在充分液体复苏后12小时内进行内镜检查[35],必要时给予气管插管。内镜下治疗活动性食管静脉曲张出血的方法包括内镜下静脉曲张套扎术(endoscopic variceal band ligation, EVL)或内镜下硬化剂治疗(endoscopic sclerotherapy，EVS）。但内镜下静脉曲张硬化剂治疗已经不再受欢迎，部分原因是其不良反应显著，包括胸痛、食管狭窄形成、门静脉血栓形成、穿孔、栓塞、菌血症及溃疡。虽然内镜下静脉曲张套扎术也有胸痛、食管狭窄、溃疡和再出血的风险，但总体上它的耐受性良好，现在已作为常规手术。总的来说，大多数研究表明EVL和EVS的止血效果相当。但是，有一项对179例肝硬化并急性食管静脉曲张破裂出血患者的研究表明，在接受血管活性药物治疗的基础上，入院6小时内接受EVL或EVS治疗，结果显示：EVL的止血效果优于EVS（15%和4%，P=0.02），严重的不良反应小于EVS（4%和13%，P=0.04）和6周生存率优于EVS（83%和67%，P=0.01）[38]。此外[39]，由于内镜下静脉曲张套扎术是预防复发性出血的重要措施，而且所需的内镜检查次数也较少。尽管内镜治疗技术有所提高，但食管静脉曲张患者的早期再出血或出血控制失败的发生率高达20%，胃静脉曲张患者的早期再出血或出血控制失败的发生率高达40%。有许多抢救方法可以使用，各临床中心应该根据专业知识进行选择。

经颈静脉肝内门体静脉分流术（TIPS）是一种常用且非常有效的控制静脉曲张出血的治疗方法，需要经验丰富的介入放射科医师实施。在TIPS放置过程中，使用聚四氟乙烯覆盖支架连接肝静脉分支（通常在右侧）和门静脉，使得HVPG降低，有时可以达到正常水平。TIPS也可用于反复出血或难治性腹水的患者。经TIPS将未过滤的门静脉血流分流至体循环可能会加重肝性脑病，因此需要谨慎使用。此外，TIPS也禁止用于终末期肝病评分模型（MELD）评分高的患者和显著肺动脉高压或心力衰竭的患者，也可能不适用于完全和广泛的门静脉血栓形成的患者。

气囊压迫法是一种临床广泛使用的救治方法，虽然只是一种临时治疗措施，但它对大多数静脉曲张出血的控制是有效的，包括胃静脉曲张出血（GOV-1，GOV-2和IGV-1）。然而，气囊压迫法有很高的并发症发生率，包括食管坏死和破裂，所以它应该作为TIPS等疗效确切的治疗方法的桥接，但必须在气管插管的情况下使用。

内镜下治疗胃静脉曲张的方法非常有限。胃静脉曲张不建议进行静脉曲张套扎治疗。尽管美国FDA还没有批准，但是内镜下注射氰基丙烯酸酯胶治疗GOV2或IGV1具有非常丰富的经验和较高的成功率[40～42]。对于胃静脉曲张出血和复发性胃静脉曲张出血的患者，早期治疗可以使用TIPS，但由于血管解剖学原因，并不是所有的胃静脉曲张都能用TIPS治疗成功。球囊导管阻塞下逆行闭塞静脉曲张术（BRTO）是一种无肝性脑病风险的微创治疗胃底静脉曲张的绝佳选择，自1996年神奈川引进到日本以来，得到了广泛的应用，很可能优于内镜下氰基丙烯酸酯胶注射治疗[44]。

10.4 门静脉血栓形成

10.4.1 简介

门静脉血栓形成（PVT）是指门静脉（PV）腔内因血栓形成而导致闭塞。PVT最常见于肝硬化导致的门静脉高压，但也与遗传性血栓前状态以及获得性疾病（肝细胞癌或骨髓增生性疾病）密切相关。在24 000例尸检中发现1%的患者存在PVT，PVT患者中28%为肝硬化、23%为原发性肝脏恶性肿瘤、10%为感染/炎症、3%为骨髓增生性疾病[45]。在肝硬化患者中，PVT的发生率随着基础肝脏疾病和门静脉高压症的加重而增加，代偿性肝硬化患者PVT的发生率约为1%，而等待肝移植的终末期肝病（ESLD）患者PVT的发生率高达26%，在伴有肝细胞癌（HCC）的肝硬化患者中PVT的发病率更高[46～48]。在ICU中，PVT患者面临一个重大挑战，如果使用抗凝治疗等干预措施可能导致局部和全身的出血并发症，如果不使用抗凝治疗等干预措施，可能出现肠系膜缺血和进行性门静脉高压症相关消化道出血。

本节将回顾PVT患者的病理、临床表现和最佳治疗方案。

10.4.2　病理

门静脉血栓形成可分为急性门静脉血栓形成和慢性门静脉血栓形成。再根据闭塞程度（部分或完全）、其他内脏静脉的延伸或累及、是否存在感染、肝硬化或恶性肿瘤等进一步分类。区分急性和慢性PVT是比较困难的，因为PVT患者可能无症状，而且在没有基线影像资料的情况下，PVT的急性程度难以证实，最终导致在PVT研究中，急性和慢性PVT的定义不统一，从而限制了PVT患者循证管理的完善。尽管如此，在影像学检查中，一个常用的区分点为：急性PVT患者，没有明显的侧支静脉绕过PVT，慢性PVT患者，这些侧支静脉存在，并导致海绵样变或海绵状瘤（图10-4）。其他影像学区分点为，急性PVT患者无门静脉高压的表现［脾肿大和（或）腹部静脉曲张］。一些作者建议将诊断前60天内有症状的患者定为急性PVT，因为6～60天是侧支形成的假设时间窗[49]。

对于急性和慢性PVT患者，注意区分血管是部分或完全闭塞是很重要的，因为部分闭塞的PVT对干预治疗反应更好。血栓延伸到肠系膜

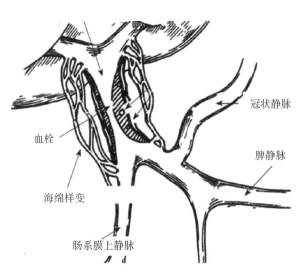

图10-4　海绵样变或海绵状瘤

上静脉（SMV）是非常值得重视的[50]，因为肠系膜上静脉的累及使得肠缺血和多器官功能衰竭的风险更高，详见最常用的分类系统（表10-1）。对于PVT患者，合并脓毒症或感染症状或伴有憩室炎、胆囊炎、阑尾炎或胰腺炎等腹部感染，考虑其受抗生素的需求和持续时间的影响[51]，必须将感染性PVT与非感染性PVT区别开。最后，PVT通常根据肝硬化和恶性肿瘤（最常见的是肝细胞癌）的存在而进一步分类。就治疗而言，PVT的急性程度、向肠系膜静脉延伸与否以及肝硬化的存在与否是指导抗凝决策的最重要因素。

表10-1　门静脉血栓形成的分类系统

分级	表现
1	部分门静脉血栓形成，小于管腔的50%，无论是否延伸到肠系膜上静脉
2	大于50%的门静脉的阻塞（包括全门静脉阻塞），无论是否延伸到肠系膜上静脉
3	门静脉和近端肠系膜上静脉均完全形成血栓（远端肠系膜上静脉开放）
4	门静脉和肠系膜上静脉的近端以及远端均完全形成血栓

Yeredel, Tx 2000; 69: 1873

急性PVT最初为动脉性代偿：肝动脉扩张以维持肝血流；然后，继发静脉性代偿：形成侧支静脉，以绕过PV的阻塞部分，这是海绵样变或海绵状瘤发生的过程[52]。在ICU中，急性PVT可导致缺血性肝炎，特别是伴有全身性低血压或休克时。当PVT扩展延伸到肠系膜上静脉时，可导致肠缺血、乳酸性酸中毒和多器官功能衰竭的发生。急性PVT的长期并发症包括进展为慢性PVT以及伴有食道、胃和其他非典型部位静脉曲张形成的门静脉高压症。一个罕见但经常被忽视的并发症是门静脉胆道病或胆管病，其原因是在称为Petren丛的胆总管附近的PVT形成增大的侧支静脉，导致胆道系统受压，随后发生梗阻和胆管炎。大多数患者没有症状，少数患者出现

在图中的标注文字：血栓、海绵样变、肠系膜上静脉、冠状静脉、脾静脉

胆道并发症,如瘙痒、黄疸、胆管炎和继发性胆汁性肝硬化[53～54]。

众所周知,静脉血栓栓塞的危险因素为Virchow三联征(血液瘀滞、血栓前状态和内皮损伤),PVT的危险因素与之相似,值得注意的是往往多种危险因素同时存在。然而,在多达25%～30%的患者中没有发现PVT的危险因素[55～56]。在PVT评估中,必须考虑遗传性的条件(如凝血因子V莱顿缺乏、凝血酶原基因突变)和获得性条件(如抗磷脂抗体综合征、与JAK2突变相关的骨髓增生性疾病)导致的血栓前状态。众所周知的其他危险因素包括肝硬化或晚期肝病、布加氏综合征导致门静脉血流停滞或减少,或肝细胞癌、胆管癌引起血管的直接侵犯或压迫。据报道,在多达10%的PVT病例中,局部损伤通过腹腔内炎症或感染状态(如胰腺炎、胆囊炎、炎症性肠病或感染)导致血栓前因子内皮细胞活化[56]。

10.4.3　临床表现与诊断

在ICU中的PVT患者,可能由于病情危重而不能提供足够病史,或者只提供腹痛、恶心、不适或厌食等非特异性主诉,也可能只有PVT易感条件的非特异性检查结果,如肝硬化、腹腔内感染或炎症状态(憩室炎、阑尾炎、胰腺炎等)。慢性PVT患者的肝功能检查可能正常,但ICU急性PVT患者的肝功能检查可能非特异性升高,同样是由休克、缺血或随后的多器官衰竭等主要过程驱动的。因此,特别是对于容易形成PVT的患者,如肝硬化、原发性或继发性肝脏恶性肿瘤、腹腔内炎症/感染性病例以及血栓前状态患者,必须坚持监测PVT。在ICU中,影像学检查主要是超声和CT,PVT往往是在评估非特异性临床表现过程中偶然或意外诊断出来的。影像学评估应包括急慢性程度、闭塞程度、是否延伸至SMV或脾静脉、有无肝硬化或恶性肿瘤。在确认PVT后,应对是否存在血栓前状态进行系统评估,特

别是对没有潜在肝脏疾病的急性PVT患者。

在ICU中,PVT可分为两类:①第一类患者的临床表现主要是由PVT直接引起的;②第二类患者的PVT是偶然发现的,而且使得患者的整体治疗复杂化。第一类患者的临床表现包括门静脉炎、肠系膜静脉血栓形成、门静脉高压相关消化道出血和门静脉胆道病。第二类患者的临床表现包括腹部外伤、肝细胞癌破裂或腹痛,这些患者在影像学检查时发现了急性或慢性PVT。

扩展到肠系膜上静脉(SMV)的急性PVT患者,可能会出现肠系膜缺血和严重腹痛、腹泻、恶心和呕吐等非特异性症状[56]。由于肝脏供血减少和腹部缺血的全身后遗症导致继发性缺血性肝炎,导致肝功能检查次数增加。肝脏多普勒超声(US),具有可行性高、价格相对较低、非侵入性和可重复的特点,因此在临床上使用广泛。但它在确定PVT的范围、肠系膜上静脉(SMV)累及与否,以及评估潜在的危险因素方面作用是有限的[57～58]。此外,由于超声检查对操作者有很高的依赖性,以及对明显肥胖、腹围增大、腹水或肠内气体较多的患者诊断价值降低,所以对于怀疑肠系膜缺血的PVT患者,在超声检查阴性后应考虑进行CT扫描以确定是否有肠系膜上静脉累及。CT在评估内脏血管的解剖结构,评估腹部其他器官的状况,寻找易发疾病如肝硬化或肝细胞癌,以及发现并发症如肠梗死或脓肿形成等方面更有价值[59]。MRI与CT扫描具有相当的灵敏度,不适合CT扫描的患者(如少年患者或怀孕患者),可采用MRI[60]。然而,尽管MRI/MRCP在评估是否存在门静脉胆道病变方面优于CT,但是在ICU中实际应用受到限制,其原因为:①由于患者大量腹水导致分辨率和清晰度降低;②ICU患者一般无法耐受MRI检查的过长时间和无法配合MRI优化扫描的指令[61]。如果发现肠系膜上静脉血栓(SMV)形成,尤其当影像学检查表现为肠壁变薄、肠壁无强化、实验室检查结果为乳酸性酸中毒和多器官功能衰竭时,必须考虑肠梗死。

门静脉炎或化脓性、炎症性血栓形成的表现包括腹部脓毒症的非特异性体征和症状。患者可能有严重的腹痛、恶心、呕吐、发热、寒战，以及急腹症的特征，这取决于感染和炎症的来源，最常见的是憩室炎、阑尾炎、胆囊炎和胰腺炎。由于休克和感染的征象是非特异性的，因此必须高度警惕门静脉炎。虽然超声检查可用于诊断PVT，但腹部CT在确诊PVT、同时评估原发性感染或炎症的来源方面更有用。如果有血培养阳性，血培养的病原微生物通常是多种微生物或脆弱拟杆菌种类，再加上影像学确诊有PVT存在，则有助于门静脉炎的诊断。

如本章前几节所述，在慢性PVT和海绵样变的情况下可以看到与PVT相关的消化道出血，其表现为食管胃底静脉曲张出血。在肝硬化合并门静脉高压的情况下发生急性PVT的患者也可能出现食管胃底静脉曲张出血。这就是为什么出现门静脉高压相关消化道出血的患者应该进行PVT、肝硬化和肝细胞癌筛查的原因。

10.4.4 治疗

无论是上述PVT第一类患者，还是第二类患者，都面临抗凝治疗（AC）带来的挑战。与非ICU患者相比，ICU患者往往不太适合抗凝治疗，因为ICU患者可能有更高的抗凝治疗风险。然而，PVT治疗的主要目标不仅是识别和治疗PVT本身，使PV再通，而且要治疗导致PVT的诱因，这包括对门静脉炎、憩室炎、需要外科治疗的阑尾炎、胆囊炎和其他可能导致PVT发展风险的疾病进行适当的选择性延长抗生素治疗。PVT相关的门脉性胆管病/胆管病的患者可能表现为梗阻性胆管炎，应采取与胆总管结石病相似的治疗方法，如经内镜逆行性胆胰管造影（ERCP）和静脉注射抗生素治疗。

PVT治疗次要目标是防止并发症发生，如门静脉高压相关的消化道出血、肠系膜缺血和缺血性肝炎。防止PVT延伸到肠系膜上静脉是很重要的，不仅是为了减少肠缺血发生的风险，而且在肝移植患者筛选中，肠系膜上静脉血栓形成的患者将被排除在外。

重症监护室中PVT患者面临的挑战：同时平衡抗凝治疗后消化道出血的风险与抗凝治疗后复发或进展性血栓形成的风险。抗凝是一种非常有用的方法，与发病率和病死率显著相关。因此，必须如上所述评估患者发生PVT的潜在危险因素，对再通的时机进行分类，并根据抗凝的风险和益处进行分层。PVT患者抗凝治疗的依据是PVT（特别是完全或广泛的PVT）不可能发生自发性再通，所以需要抗凝治疗。抗凝治疗还可以通过减少缺血，减少肠系膜上静脉血栓形成，减慢慢性PVT进展，减少血栓前状态相关的复发性血栓形成，减少食管静脉曲张出血的风险，来帮助改善症状和降低发病率。抗凝治疗也可以维持肝移植候选者的资格。停止抗凝治疗的基本原则是，如患者出现消化道出血，抗凝治疗并发症的直接风险大于其潜在益处。然而，消化道出血的患者在没有明显禁忌证的情况下，也应考虑抗凝治疗。

慢性PVT患者有形成胃食管静脉曲张风险，静脉曲张可能会增加抗凝治疗后发生消化道出血风险，对于上述患者应采用食管胃十二指肠镜（EGD）进行危险分层。没有肝硬化或进展期肝纤维化的急性PVT患者，因为其潜在静脉曲张的风险低，故不需要强制性的EGD筛查。小型食管静脉曲张（EV）的患者可以进行抗凝治疗，中等食管静脉曲张的患者可以使用非选择性β受体阻滞剂进行预防，大型食管静脉曲张的患者，特别是出血风险较高的患者可以使用食管静脉曲张套扎和（或）β受体阻滞剂进行治疗，以降低抗凝相关消化道出血的风险[62]。如果进行静脉曲张套扎，通常可以在套扎2周后考虑抗凝治疗，以减少套扎溃疡出血的风险[63]。关键是要评估抗凝治疗中患者出血的风险与抗凝治疗中患者血栓事件或PVT进展的风险。

对抗凝治疗时机的研究有限，但建议如考虑

抗凝治疗，应在确认抗凝适应证及抗凝的相关风险改善后尽快开始治疗。急性PVT抗凝治疗存在治疗窗口，随着急性PVT时间的延长，再通率降低[52,63~64]。在无慢性血栓前状态和危险因素为可逆或自限性的情况下，抗凝时间通常至少为3~6个月。在有血栓前状态或肠系膜上静脉（SMV）累及的患者需要接受终身抗凝治疗[65]，除非有其他禁忌证。

一旦决定抗凝治疗，抗凝药物必须在普通肝素、低分子肝素（LMWH）、维生素K拮抗剂（VKA）和直接口服抗凝药物（DAAC）之间进行选择。在抗凝治疗PVT，尤其是PVT合并慢性肝病的患者或者慢性PVT的患者，由于缺少相关临床数据和抗凝治疗的经验，因此对于哪一个治疗方案更有优势，目前没有一个共识。在ICU，肝素可能是最合理的初始选择，因为患者的临床状态通常是变化的，而且需要随时开始和随时停止抗凝治疗。低分子肝素也因其易于给药和不需要监测INR而得到更广泛的应用。然而，在PVT患者中使用低分子肝素的数据有限，特别是在肝硬化或肾功能不全的患者中，因为这部分患者可能有液体超载或者水肿，会限制低分子肝素从皮下吸收。此外，肾功能障碍患者可能需要调整剂量，而抗Ⅹa活性的监测可能不可靠，尤其是那些有肝硬化的患者[66~67]。

PVT患者低分子肝素初始治疗后，传统上用维生素K拮抗剂（VKA）华法林来桥接，用于PVT患者的长期治疗。然而，在ICU中，VKA的使用是有限的，如果考虑使用VKA，也是用于临床状态稳定的患者，选择VKA是因为它相对于LMWH和DAAC的成本更低，并且如果VKA过量，可使用新鲜冷冻血浆（FFP）快速逆转其药效。VKA治疗PVT的缺点是，对于INR基线水平升高的患者，尤其是肝硬化患者，很难使用INR来监测VKA疗效。此外，VKA对INR（MELD评分的一部分）的影响可能会对已登记的肝移植患者的候选资格产生不良后果。

直接抑制凝血酶或激活的X因子的直接口服抗凝药物（DAAC），如利伐沙班或阿哌沙班，在PVT患者或肝硬化患者中尚未开展广泛研究。然而，由于它们的应用便利性，如固定剂量、口服配方、不需要实验室监测疗效、对INR或MELD评分没有直接影响，使用方便，引起医务人员兴趣[68~69]。然而，直接口服抗凝药物（DAAC）通常不推荐用于PVT患者，特别是ICU患者，因为缺乏大规模的研究，缺乏FDA批准的拮抗剂（正在研发中），以及有报道称药物可能导致肝损伤[70~71]。

美国肝病研究协会（AASLD）和美国胸科医师学会（ACCP）实践指南建议对无肝硬化的急性PVT患者进行抗凝治疗。多项研究报道了AC的整体再通率（部分和完全）为60%~90%，完全再通率高达35%~45%[56,72~73]。不良事件非常低（0%~5%），主要并发症为与门静脉高压无关的出血[53,64,74]。

对于有肝硬化的急性PVT患者，AASLD推荐在血栓前状态、肠系膜上静脉血栓形成和等待肝移植的患者中考虑抗凝治疗的个性化方案。在开始抗凝治疗之前，建议对上述胃食管静脉曲张出血进行适当的风险分层和改善。多个小型研究表明，肝硬化合并PVT患者，抗凝治疗的安全性和有效性，与非肝硬化急性PVT患者相似但略低[71,76~77]。少量研究报告，在肝硬化合并PVT患者中抗凝治疗相关出血的风险略高于无肝硬化的PVT患者[66,77]。

如果慢性PVT患者被诊断为不可纠正的血栓前疾病、进展性或延伸性PVT，特别是有症状的患者，只要近期或目前没有活动性消化道出血、没有未经治疗的食管静脉曲张等禁忌证，应考虑使用抗凝治疗。一般来说，合并肝硬化的慢性PVT患者，只有存在其他危险因素的情况下（血栓前状态或肝细胞癌），在通过食管曲张静脉套扎或β受体阻滞剂治疗，适当降低现有食管静脉曲张的风险后并等待肝移植时才考虑抗凝治疗。然而，目前尚未得到关于慢性PVT接受抗凝治疗的不良事件或并发症发生率的可靠数据。

在ICU中，PVT患者溶栓治疗的问题很多，积极输注溶栓药物使PVT破碎再通的想法很有吸引力，然而，溶栓再通率低，出血的不良事件发生率高。溶栓药无论是通过肠系膜上动脉间接输注还是直接注入门静脉，溶栓治疗的出血和并发症的风险似乎大于快速再通的潜在好处[73,78]。因此，PVT不推荐溶栓治疗。

由于在门静脉闭塞的情况下，TIPS的放置存在技术上的困难，所以PVT曾是TIPS放置的禁忌，目前仍然没有可靠的数据来比较TIPS和抗凝治疗。但最近有多个研究，在广泛和慢性PVT的情况下成功放置了TIPS[79~82]。值得注意的是，这些研究选择的PVT患者是等待肝移植的患者，维持这些患者PVT的血流通畅，使得这些患者维持肝移植候选资格，即使在没有全身抗凝治疗的情况下，结合机械取栓和通过分流术恢复血流，也能使得静脉血流再通。因此，在ICU中，如果有丰富经验的介入放射治疗团队来治疗伴有门静脉高压相关消化道出血的PVT患者，以及需要再通血管以维持有等待肝移植资格的患者，可以考虑TIPS。然而，TIPS常见的并发症仍然存在，包括技术导致治疗失败、TIPS功能障碍和发展为TIPS相关肝性脑病的风险。

最后，肝移植是慢性肝病合并PVT患者的最终治疗方法。1985年之前，与TIPS的情况类似，PVT曾是肝移植的禁忌证。由于手术技术的改进、早期诊断、围术期处理使慢性肝病的PVT患者的肝移植获得了成功。尽管如此，越来越多的证据表明，虽然PVT不是病死率增加的标志，但它对肝移植后1年生存率是有负面影响的[47,83~86]。在ICU中，肝移植后第一周内通常需要行超声检查密切随访PVT。在肝移植后短期抗凝治疗已有报道，但没有进行过深入的研究或者与已报道的低剂量抗血小板药物的使用进行比较。

总的来说，关于PVT患者的长期治疗结果或预后的数据非常有限。然而，由于对PVT的广泛认识和成像诊断技术的进步，现在患者可能在PVT形成的早期阶段就被发现。通过尽早抗凝治疗，提高干预治疗成功的可能性，从而改善整体预后。可以确定的是，急性PVT是向慢性PVT发展的一个步骤，在这一点上，慢性PVT的治疗结果、风险和最佳实践还不太明确。因此，在完成适当的风险分层后，应尽早治疗PVT。图10-5概述了ICU PVT的建议管理流程。

10.5 腹水和腹腔高压

10.5.1 简介

腹腔高压（IAH）的定义是腹腔间隔室内压力升高，导致腹腔间隔室综合征（abdominal compartment syndrome, ACS）。ACS在外科专业中是一个广为人知的疾病，但在肝硬化或终末期肝病的重症患者中较少得到重视，例如，大家对创伤患者的ACS有很好的认识，据报道，至少1%的创伤患者存在ACS，但是没有关于腹水患者的类似数据，而且到目前为止还不清楚[87]。然而，不能识别张力性腹水引起的ACS，可能导致全身灌注不足、多器官功能衰竭和死亡风险增加[88~90]。虽然IAH与不良的临床结果相关，但对于ICU中治疗腹水患者的临床医生来说，IAH是一个尚未得到充分认识的重要疾病。

10.5.2 病理学

腹腔高压已被世界腹腔间隔室综合征学会（WSACS）的专家共识定义为持续腹内压（IAP）升高>12 mmHg（正常腹内压<5 mmHg）[91]。这一定义之所以被广泛使用，是因为器官功能障碍往往在这种压力之上表现出来。腹腔间隔室综合征定义为持续腹内压增高>20 mmHg的IAH，伴有新的器官功能障碍或衰竭，伴或不伴腹腔灌注压（APP）<60 mmHg（其中APP=平均动脉压−腹内压）。然而，在临床上，ACS被定义为与

图 10-5 门静脉血栓形成
治疗流程图

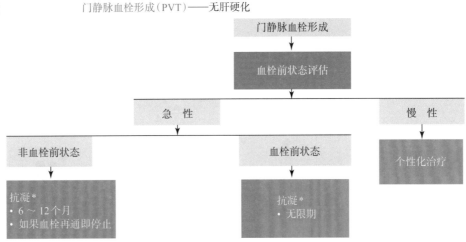

门静脉血栓形成（PVT）——无肝硬化

```
门静脉血栓形成
    ↓
血栓前状态评估
    ↓
  急 性 ─────────────────────── 慢 性
    ↓                              ↓
非血栓前状态      血栓前状态      个性化治疗
    ↓               ↓
  抗凝*           抗凝*
• 6～12个月       • 无限期
• 如果血栓再通即停止
```

*维生素 K 拮抗剂(VKA)或低分子肝素(LMWH)

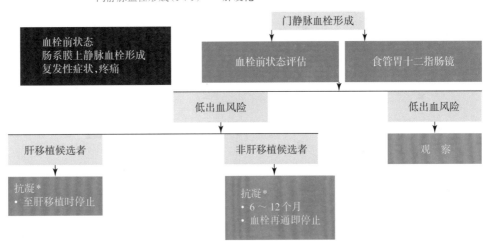

门静脉血栓形成（PVT）——肝硬化

```
                    门静脉血栓形成
                        ↓
血栓前状态          血栓前状态评估    食管胃十二指肠镜
肠系膜上静脉血栓形成      ↓               ↓
复发性症状，疼痛      低出血风险       低出血风险
                    ↓                   ↓
肝移植候选者    非肝移植候选者        观 察
    ↓               ↓
  抗凝*           抗凝*
• 至肝移植时停止   • 6～12个月
                  • 血栓再通即停止
```

IAH 相关的新的器官功能障碍，导致器官功能衰竭的腹内压值没有严格的阈值，因为 IAH 在不同患者间存在差异。图 10-6 显示了从正常腹内压到 ACS 的演变图[92]。WSACS 进一步将 IAH 分为四个等级，并根据其发病时间进行了区分。表 10-2 概述了这些分类。

腹内压是腹内容积与腹壁顺应性平衡的反映。腹壁顺应性的定义是，当施加力时，腹壁的柔韧性能产生弹性，在慢性腰围增大的患者，如肥胖、妊娠或反复腹水患者中增加[93]。IAH 发生的直接危险因素是腹部的直接损伤或腹部疾病，如腹水、创伤或腹部手术，IAH 也可能是继发性的，继发的危险因素是腹部以外的病因，如脓

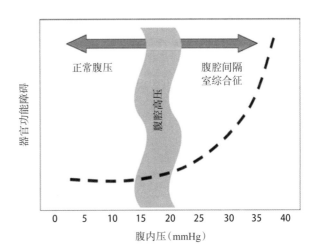

图 10-6 从正常 IAP 到 IAH 到 ACS 的演变图

表10-2　腹腔高压分类表

等　级	腹内压（mmHg）
正常	<12
Ⅰ	12～15
Ⅱ	16～20
Ⅲ	21～25
Ⅳ	>25

类　型	时　间	举　例
超急性	瞬时,秒	打喷嚏
急性	数小时	创伤、出血
亚急性	数天	腹水
慢性	数月	肥胖,怀孕

表10-3　腹腔高压对器官/系统的影响

器官/系统	机　制	临床结果
心血管系统	静脉回流减少,心室顺应性和收缩力受损,心输出量减少	低血压
肺	胸壁顺应性降低,自主潮气量减少	低氧血症、高碳酸血症
肾脏	肾静脉受压,肾动脉血管收缩	少尿
消化系统	肠系膜血流量减少,肠水肿,低灌注,肠缺血,细菌移位	乳酸性酸中毒,脓毒症,腹泻
肝脏	门静脉和肝动脉血流量减少	缺血性肝炎
中枢神经系统	颅内压升高	精神状态变化

毒症、严重烧伤和快速液体复苏[94～95]。肝病患者在高容量、休克（脓毒症、出血性、烧伤）快速液体复苏、腹水或大的肝细胞癌引起腹部内容物增加的情况下,可发展为IAH[96]。腹水增加导致的IAH可以对多个器官/系统产生不利影响,如表10-3所示。

10.5.3　临床表现和诊断

在ICU中,腹水并伴有IAH的患者可能只有不适、虚弱、头晕、呼吸困难、腹胀或腹痛等非特异性症状。这些症状很容易被漏诊或误诊为别的疾病（以上述症状为典型表现的疾病）。这些患者可能由于病情危重、脑病、气管插管或药物的影响而无法沟通。所以对于腹水患者发生IAH要保持较高的警惕性,这些患者与通常公认的ACS患者（创伤、烧伤或术后状态）不同。

对于IAH患者的体格检查不能准确发现或诊断ACS。观察到腹水引起的"腹部紧张"并不能预测ACS的发生[97～98]。然而,临床观察到张力性腹水的情况,如出现心脏不稳定伴低血压、心动过速伴机械通气需求增加、少尿以及低灌流的迹象（如皮肤发凉、昏迷、烦躁不安）,临床医师应警惕患者发生IAH和ACS的可能。一般而言,腹部影像学检查对诊断IAH并无帮助,因为影像学对IAH无特异性,但可用于评估出血导致的腹膜积血或临床代偿失调的其他潜在腹内原因。

IAH可以通过间接的腹腔压力监测来诊断,传统上间接的腹腔压力监测是通过导尿管进行的膀胱内测压法[98]。经膀胱内测量膀胱压力与直接测量腹内压力有很好的相关性[99～100]。其他可能的方法包括使用胃内、结肠内或下腔静脉导管测量,但这些都不实用或未广泛应用。IAP膀胱内测量的典型步骤是[92]:

- 夹闭foley导尿管的引流管。
- 通过吸入口向膀胱内注入25 mL无菌生理盐水。
- 将压力传感器连接到吸入口。
- 仰卧位于呼气末时测量压力,以腋中线为0点。可使用商用三通管,以避免重复刺穿吸入口。

10.5.4　治疗

并发IAH的腹水患者治疗比一般的ACS患

者更简单，因为治疗的重点是缓解腹水引起IAP和优化全身灌注。不同于腹部创伤、腹部术后或严重烧伤的患者可能需要手术减压来缓解IAH，腹水患者可以通过治疗性腹腔穿刺术进行经皮腹水清除，以缓解IAH。事实上，大容量穿刺术（LVP）既可以诊断也可以治疗IAH，因为IHA对患者的临床表现有影响，通过观察患者的心脏指数、尿量和肺部状况看到患者临床状态的改善[101~102]。然而，肝硬化或终末期肝病患者腹水经常会再次出现迅速积聚，所以LVP在ICU的应用是有局限性的，它不是一种根治方法，而是一种暂时性的治疗方法。然而，LVP仍然是治疗张力性腹水和IAH的基石。

对在ICU治疗肝硬化、终末期肝病或肝移植后患者的临床医生必须记住，IAH可能比人们想象的更常见，而且由于缺乏常规的IAP监测，可能低估了其患病率。早期诊断和识别IAH是至关重要的，以便及时考虑给予大容量穿刺术（LVP），并防止发病率和病死率的进一步增加。鉴于体检结果可能不准确，也不能预测IAH，所以必须保持高度的警惕性。重要的是，ICU内针对各种常见的原因（如出血或脓毒症）而进行的过度的液体复苏可能导致腹水患者出现IAH，因此对这类患者需要谨慎调节液体复苏速度。最后，当有疑问时，应对ICU内临床不稳定的患者进行穿刺，以评估自发性细菌性腹膜炎等感染，并缓解潜在的IAH。

参考文献

1. Ja I. F K. Primary prophylaxis of variceal bleeding. Gastroenterol Clin North Am. 2014; 43(4): 783–794.

2. Merli M, Nicolini G, Angeloni S, Rinaldi V, De Santis A, Merkel C, et al. Incidence and natural history of small esophageal varices in cirrhotic patients. J Hepatol. 2003; 38(3): 266–272.

3. Bosch J, Berzigotti A, Garcia-Pagan JC, Abraldes JG. The management of portal hypertension: rational basis, available treatments and future options. J Hepatol. 2008; 48: S68–92.

4. Esophageal varices. | National Guideline Clearinghouse [Internet]. [cited 2017 Mar 23]. Available from: https://www.guideline.gov/summaries/summary/47781/esophageal-varices?q=+esophageal+varices.

5. Merkel C, Marin R, Angeli P, Zanella P, Felder M, Bernardinello E, et al. A placebo-controlled clinical trial of nadolol in the prophylaxis of growth of small esophageal varices in cirrhosis. Gastroenterology. 2004; 127(2): 476–484.

6. Zoli M, Merkel C, Magalotti D, Gueli C, Grimaldi M, Gatta A, et al. Natural history of cirrhotic patients with small esophageal varices: a prospective study. Am J Gastroenterol. 2000; 95(2): 503–508.

7. de Franchis R. Evaluation and follow-up of patients with cirrhosis and oesophageal varices. J Hepatol. 2003; 38(3): 361–363.

8. Chalasani N, Kahi C, Francois F, Pinto A, Marathe A, Bini EJ, et al. Improved patient survival after acute variceal bleeding: a multicenter, cohort study. Am J Gastroenterol. 2003; 98(3): 653–659.

9. Thomopoulos K, Theocharis G, Mimidis K, Lampropoulou-Karatza C, Alexandridis E, Nikolopoulou V. Improved survival of patients presenting with acute variceal bleeding. Prognostic indicators of short- and long-term mortality. Dig Liver Dis. 2006; 38(12): 899–904.

10. Carbonell N, Pauwels A, Serfaty L, Fourdan O, Lévy VG, Poupon R. Improved survival after variceal bleeding in patients with cirrhosis over the past two decades. Hepatology. 2004; 40(3): 652–659.

11. D'Amico G, Garcia-Pagan JC, Luca A, Bosch J. Hepatic vein pressure gradient reduction and prevention of variceal bleeding in cirrhosis: a systematic review. Gastroenterology. 2006; 131(5): 1611–1624.

12. Garcia-Tsao G, Groszmann RJ, Fisher RL, Conn HO, Atterbury CE, Glickman M. Portal pressure, presence of gastroesophageal varices and variceal bleeding. Hepatology. 1985; 5(3): 419–424.

13. Sarin SK, Lahoti D, Saxena SP, Murthy NS, Makwana UK. Prevalence, classification and natural history of gastric varices: a long-term follow-up study in 568 portal hypertension patients. Hepatology. 1992; 16(6): 1343–1349.

14. de Franchis R, Primignani M. Why do varices bleed? Gastroenterol Clin North Am. 1992; 21(1): 85–101.

15. Bosch J, Bordas JM, Rigau J, Viola C, Mastai R, Kravetz D, et al. Noninvasive measurement of the pressure of esophageal varices using an endoscopic gauge: comparison with measurements by variceal puncture in patients undergoing endoscopic sclerotherapy. Hepatology. 1986; 6(4): 667–672.

16. Nevens F, Bustami R, Scheys I, Lesaffre E, Fevery J. Variceal pressure is a factor predicting the risk of a first variceal bleeding: a prospective cohort study in cirrhotic patients. Hepatology. 1998; 27(1): 15–19.

17. Graham DY, Smith JL. The course of patients after variceal hemorrhage. Gastroenterology. 1981; 80(4): 800–809.

18. Koch DG, Arguedas MR, Fallon MB. Risk of aspiration pneumonia in suspected variceal hemorrhage: the value of prophylactic endotracheal intubation prior to endoscopy. Dig Dis Sci. 2007; 52(9): 2225–2228.

19. Villanueva C, Colomo A, Bosch A, Concepción M, Hernandez-Gea V, Aracil C, et al. Transfusion strategies for acute upper gastrointestinal bleeding. N Engl J Med. 2013; 368(1): 11–21.

20. Bosch J, Thabut D, Bendtsen F, D'Amico G, Albillos A, González Abraldes J, et al. Recombinant factor VIIa for upper gastrointestinal bleeding in patients with cirrhosis: a randomized, double-blind trial. Gastroenterology. 2004; 127(4): 1123–1130.

21. Chuansumrit A, Chantarojanasiri T, Isarangkura P, Teeraratkul S, Hongeng S, Hathirat P. Recombinant activated factor VII in children with acute bleeding resulting from liver failure and disseminated intravascular coagulation. Blood Coagul Fibrinolysis. 2000; 11(Suppl 1): S101–105.

22. Ejlersen E, Melsen T, Ingerslev J, Andreasen RB, Vilstrup H. Recombinant activated factor VII (rFVIIa) acutely normalizes prothrombin time in patients with cirrhosis during bleeding from oesophageal varices. Scand J Gastroenterol. 2001; 36(10): 1081–1085.

23. Kaliciński P, Kamiński A, Drewniak T, Ismail H, Szymczak M, Markiewicz M, et al. Quick correction of hemostasis in two patients with fulminant liver failure undergoing liver transplantation by recombinant activated factor VII. Transplant Proc. 1999; 31(1–2): 378–379.

24. Bosch J, Thabut D, Albillos A, Carbonell N, Spicak J, Massard J, et al. Recombinant factor VIIa for variceal bleeding in patients with advanced cirrhosis: a randomized, controlled trial. Hepatology. 2008; 47(5): 1604–1614.

25. Martí-Carvajal AJ, Karakitsiou D-E, Salanti G. Human recombinant activated factor VII for upper gastrointestinal bleeding in patients with liver diseases. Cochrane Database Syst Rev. 2012; 3: CD004887.

26. Soares-Weiser K, Brezis M, Tur-Kaspa R, Leibovici L. Antibiotic prophylaxis for cirrhotic patients with gastrointestinal bleeding. Cochrane Database Syst Rev. 2002; 2: CD002907.

27. Soriano G, Guarner C, Tomás A, Villanueva C, Torras X, González D, et al. Norfloxacin prevents bacterial infection in cirrhotics with gastrointestinal hemorrhage. Gastroenterology. 1992; 103(4): 1267–1272.

28. Pauwels A, Mostefa-Kara N, Debenes B, Degoutte E, Lévy VG. Systemic antibiotic prophylaxis after gastrointestinal hemorrhage in cirrhotic patients with a high risk of infection. Hepatology. 1996; 24(4): 802–806.

29. Bernard B, Grangé JD, Khac EN, Amiot X, Opolon P, Poynard T. Antibiotic prophylaxis for the prevention of bacterial infections in cirrhotic patients with gastrointestinal bleeding: a meta-analysis. Hepatology. 1999; 29(6): 1655–1661.

30. Fernández J, Navasa M, Gómez J, Colmenero J, Vila J, Arroyo V, et al. Bacterial infections in cirrhosis: epidemiological changes with invasive procedures and norfloxacin prophylaxis. Hepatology. 2002; 35(1): 140–148.

31. Hou M-C, Lin H-C, Liu T-T, Kuo BI-T, Lee F-Y, Chang F-Y, et al. Antibiotic prophylaxis after endoscopic therapy prevents rebleeding in acute variceal hemorrhage: a randomized trial. Hepatology. 2004; 39(3): 746–753.

32. Ioannou GN, Doust J, Rockey DC. Terlipressin for acute esophageal variceal hemorrhage. Cochrane Database Syst Rev. 2003: CD002147. Available from: http://onlinelibrary.wiley.com/doi/10.1002/14651858. CD002147/abstract.

33. Bañares R, Albillos A, Rincón D, Alonso S, González M, Ruiz-del-Arbol L, et al. Endoscopic treatment versus endoscopic plus pharmacologic treatment for acute variceal bleeding: a meta-analysis. Hepatology. 2002; 35(3): 609–615.

34. Wells M, Chande N, Adams P, Beaton M, Levstik M, Boyce E, et al. Meta-analysis: vasoactive medications for the management of acute variceal bleeds. Aliment Pharmacol Ther. 2012; 35(11): 1267–1278.

35. de Franchis R. Expanding consensus in portal hypertension: report of the Baveno VI Consensus Workshop: stratifying risk and individualizing care for portal hypertension. J Hepatol. 2015; 63(3): 743−752.

36. Artz SA, Paes IC, Faloon WW. Hypokalemia-induced hepatic coma in cirrhosis. Occurrence despite neomycin therapy. Gastroenterology. 1966; 51(6): 1046−1053.

37. Knochel JP. Hypophosphatemia in the Alcoholic. Arch Intern Med. 1980; 140(5): 613−615.

38. Villanueva C, Piqueras M, Aracil C, Gómez C, López-Balaguer JM, Gonzalez B, et al. A randomized controlled trial comparing ligation and sclerotherapy as emergency endoscopic treatment added to somatostatin in acute variceal bleeding. J Hepatol. 2006; 45(4): 560−567.

39. Laine L, Cook D. Endoscopic ligation compared with sclerotherapy for treatment of esophageal variceal bleeding. A meta-analysis. Ann Intern Med. 1995; 123(4): 280−287.

40. Lo GH, Lai KH, Cheng JS, Chen MH, Chiang HT. A prospective, randomized trial of butyl cyanoacrylate injection versus band ligation in the management of bleeding gastric varices. Hepatology. 2001; 33(5): 1060−1064.

41. Oho K, Iwao T, Sumino M, Toyonaga A, Tanikawa K. Ethanolamine oleate versus butyl cyanoacrylate for bleeding gastric varices: a nonrandomized study. Endoscopy. 1995; 27(5): 349−354.

42. Sarin SK, Jain AK, Jain M, Gupta R. A randomized controlled trial of cyanoacrylate versus alcohol injection in patients with isolated fundic varices. Am J Gastroenterol. 2002; 97(4): 1010−1015.

43. Kanagawa H, Mima S, Kouyama H, Gotoh K, Uchida T, Okuda K. Treatment of gastric fundal varices by balloon-occluded retrograde transvenous obliteration. J Gastroenterol Hepatol. 1996; 11(1): 51−58.

44. Hong CH, Kim HJ, Park JH, Park DI, Cho YK, Sohn CI, et al. Treatment of patients with gastric variceal hemorrhage: endoscopic N-butyl-2-cyanoacrylate injection versus balloon-occluded retrograde transvenous obliteration. J Gastroenterol Hepatol. 2009; 24(3): 372−378.

45. Ogren M, Bergqvist D, Björck M, Acosta S, Eriksson H, Sternby NH. Portal vein thrombosis: prevalence, patient characteristics and lifetime risk: a population study based on 23,796 consecutive autopsies. World J Gastroenterol. 2006; 12(13): 2115−2119.

46. Okuda K, Ohnishi K, Kimura K, Matsutani S, Sumida M, Goto N, et al. Incidence of portal vein thrombosis in liver cirrhosis. An angiographic study in 708 patients. Gastroenterology. 1985; 89(2): 279−286.

47. Ponziani FR, Zocco MA, Senzolo M, Pompili M, Gasbarrini A, Avolio AW. Portal vein thrombosis and liver transplantation: implications for waiting list period, surgical approach, early and late follow-up. Transplant Rev (Orlando). 2014; 28(2): 92−101.

48. Llovet JM, Bruix J. Prospective validation of the Cancer of the Liver Italian Program (CLIP) score: a new prognostic system for patients with cirrhosis and hepatocellular carcinoma. Hepatology. 2000; 32(3): 679−680.

49. Khanna R, Sarin SK. Non-cirrhotic portal hypertension-diagnosis and management. J Hepatol. 2014; 60(2): 421−441.

50. Yerdel MA, Gunson B, Mirza D, Karayalçin K, Olliff S, Buckels J, et al. Portal vein thrombosis in adults undergoing liver transplantation: risk factors, screening, management, and outcome. Transplantation. 2000; 69(9): 1873−1881.

51. Kanellopoulou T, Alexopoulou A, Theodossiades G, Koskinas J, Archimandritis AJ. Pylephlebitis: an overview of non-cirrhotic cases and factors related to outcome. Scand J Infect Dis. 2010; 42(11−12): 804−811.

52. Handa P, Crowther M, Douketis JD. Portal vein thrombosis: a clinician-oriented and practical review. Clin Appl Thromb. 2014; 20(5): 498−506.

53. Condat B, Vilgrain V, Asselah T, O'Toole D, Rufat P, Zappa M, et al. Portal cavernoma-associated cholangiopathy: a clinical and MR cholangiography coupled with MR portography imaging study. Hepatology. 2003; 37(6): 1302−1308.

54. Harmanci O, Bayraktar Y. How can portal vein cavernous transformation cause chronic incomplete biliary obstruction? World J Gastroenterol. 2012; 18(26): 3375−3378.

55. DeLeve LD, Valla D-C, Garcia-Tsao G. American Association for the Study Liver Diseases. Vascular disorders of the liver. Hepatology. 2009; 49(5): 1729−1764.

56. Plessier A, Darwish-Murad S, Hernandez-Guerra M, Consigny Y, Fabris F, Trebicka J, et al. Acute portal vein thrombosis unrelated to cirrhosis: a prospective multicenter follow-up study. Hepatology. 2010; 51(1): 210−218.

57. Bach AM, Hann LE, Brown KT, Getrajdman GI, Herman SK, Fong Y, et al. Portal vein evaluation with

US: comparison to angiography combined with CT arterial portography. Radiology. 1996; 201(1): 149−154.

58. Parvey HR, Raval B, Sandler CM. Portal vein thrombosis: imaging findings. AJR Am J Roentgenol. 1994; 162(1): 77−81.

59. Tublin ME, Dodd GD, Baron RL. Benign and malignant portal vein thrombosis: differentiation by CT characteristics. AJR Am J Roentgenol. 1997; 168(3): 719−723.

60. Shah TU, Semelka RC, Voultsinos V, Elias J, Altun E, Pamuklar E, et al. Accuracy of magnetic resonance imaging for preoperative detection of portal vein thrombosis in liver transplant candidates. Liver Transpl. 2006; 12(11): 1682−1688.

61. Wallner B, Edelman RR, Finn JP, Mattle HP. Bright pleural effusion and ascites on gradient-echo MR images: a potential source of confusion in vascular MR studies. AJR Am J Roentgenol. 1990; 155(6): 1237−1240.

62. Sarin SK, Gupta N, Jha SK, Agrawal A, Mishra SR, Sharma BC, et al. Equal efficacy of endoscopic variceal ligation and propranolol in preventing variceal bleeding in patients with noncirrhotic portal hypertension. Gastroenterology. 2010; 139(4): 1238−1245.

63. Delgado MG, Seijo S, Yepes I, Achécar L, Catalina MV, García-Criado A, et al. Efficacy and safety of anticoagulation on patients with cirrhosis and portal vein thrombosis. Clin Gastroenterol Hepatol. 2012; 10(7): 776−783.

64. Senzolo M, Sartori T, Rossetto V, Burra P, Cillo U, Boccagni P, et al. Prospective evaluation of anticoagulation and transjugular intrahepatic portosystemic shunt for the management of portal vein thrombosis in cirrhosis. Liver Int. 2012; 32(6): 919−927.

65. Sharma AM, Zhu D, Henry Z. Portal vein thrombosis: when to treat and how? Vasc Med. 2016; 21(1): 61−69.

66. Cui S, Shu R, Yan S, Wu H, Chen Y, Wang L, et al. Efficacy and safety of anticoagulation therapy with different doses of enoxaparin for portal vein thrombosis in cirrhotic patients with hepatitis B. Eur J Gastroenterol Hepatol. 2015; 27(8): 914−919.

67. Bechmann LP, Sichau M, Wichert M, Gerken G, Kröger K, Hilgard P. Low-molecular-weight heparin in patients with advanced cirrhosis. Liver Int. 2011; 31(1): 75−82.

68. Martinez M, Tandra A, Vuppalanchi R. Treatment of acute portal vein thrombosis by nontraditional anticoagulation. Hepatology. 2014; 60(1): 425−426.

69. Lenz K, Dieplinger B, Buder R, Piringer P, Rauch M, Voglmayr M. Successful treatment of partial portal vein thrombosis (PVT) with low dose rivaroxaban. Z Gastroenterol. 2014; 52(10): 1175−1177.

70. Intagliata NM, Maitland H, Northup PG, Caldwell SH. Treating thrombosis in cirrhosis patients with new oral agents: ready or not? Hepatology. 2015; 61(2): 738−739.

71. Harding DJ, Perera MTPR, Chen F, Olliff S, Tripathi D. Portal vein thrombosis in cirrhosis: controversies and latest developments. World J Gastroenterol. 2015; 21(22): 6769−6784.

72. Sogaard KK, Astrup LB, Vilstrup H, Gronbaek H. Portal vein thrombosis; risk factors, clinical presentation and treatment. BMC Gastroenterol. 2007; 7: 34.

73. Hall TC, Garcea G, Metcalfe M, Bilku D, Dennison AR. Management of acute non-cirrhotic and non-malignant portal vein thrombosis: a systematic review. World J Surg. 2011; 35(11): 2510−2520.

74. Amitrano L, Guardascione MA, Scaglione M, Pezzullo L, Sangiuliano N, Armellino MF, et al. Prognostic factors in noncirrhotic patients with splanchnic vein thromboses. Am J Gastroenterol. 2007; 102(11): 2464−2470.

75. Chawla YK, Bodh V. Portal vein thrombosis. J Clin Exp Hepatol. 2015; 5(1): 22−40.

76. Qi X, Han G, Fan D. Management of portal vein thrombosis in liver cirrhosis. Nat Rev Gastroenterol Hepatol. 2014; 11(7): 435−446.

77. Cerini F, Gonzalez JM, Torres F, Puente Á, Casas M, Vinaixa C, et al. Impact of anticoagulation on upper-gastrointestinal bleeding in cirrhosis. A retrospective multicenter study. Hepatology. 2015; 62(2): 575−583.

78. Hollingshead M, Burke CT, Mauro MA, Weeks SM, Dixon RG, Jaques PF. Transcatheter thrombolytic therapy for acute mesenteric and portal vein thrombosis. J Vasc Interv Radiol. 2005; 16(5): 651−661.

79. Salem R, Vouche M, Baker T, Herrero JI, Caicedo JC, Fryer J, et al. Pretransplant portal vein recanalization-transjugular intrahepatic portosystemic shunt in patients with complete obliterative portal vein thrombosis. Transplantation. 2015; 99(11): 2347−2355.

80. Habib A, Desai K, Hickey R, Thornburg B, Vouche M, Vogelzang RL, et al. Portal vein recanalization-transjugularintrahepatic portosystemic shunt using the transsplenic approach to achieve transplant candidacy in patients with chronic portal vein thrombosis. J Vasc Interv Radiol. 2015; 26(4): 499−506.

81. Qi X, Han G, Yin Z, He C, Wang J, Guo W, et al. Transjugular intrahepatic portosystemic shunt for portal

cavernoma with symptomatic portal hypertension in non-cirrhotic patients. Dig Dis Sci. 2012; 57(4): 1072–1082.

82. Han G, Qi X, He C, Yin Z, Wang J, Xia J, et al. Transjugular intrahepatic portosystemic shunt for portal vein thrombosis with symptomatic portal hypertension in liver cirrhosis. J Hepatol. 2011; 54(1): 78–88.

83. Qi X, Dai J, Jia J, Ren W, Yang M, Li H, et al. Association between portal vein thrombosis and survival of liver transplant recipients: a systematic review and meta-analysis of observational studies. J Gastrointestin Liver Dis. 2015; 24(1): 51–9. 4 p following 59.

84. Englesbe MJ, Schaubel DE, Cai S, Guidinger MK, Merion RM. Portal vein thrombosis and liver transplant survival benefit. Liver Transpl. 2010; 16(8): 999–1005.

85. Ghabril M, Agarwal S, Lacerda M, Chalasani N, Kwo P, Tector AJ. Portal vein thrombosis is a risk factor for poor early outcomes after liver transplantation: analysis of risk factors and outcomes for portal vein thrombosis in waitlisted patients. Transplantation. 2016; 100(1): 126–133.

86. Sringeri R. Incidental portal vein thrombosis: does it impact the surgical outcomes following liver transplantation? Liver Transpl. 2013; 19: S289.

87. Hong JJ, Cohn SM, Perez JM, Dolich MO, Brown M, McKenney MG. Prospective study of the incidence and outcome of intra-abdominal hypertension and the abdominal compartment syndrome. Br J Surg. 2002; 89(5): 591–596.

88. Balogh Z, McKinley BA, Cocanour CS, Kozar RA, Holcomb JB, Ware DN, et al. Secondary abdominal compartment syndrome is an elusive early complication of traumatic shock resuscitation. Am J Surg. 2002; 184(6): 538–543. 544.

89. Cheatham ML, Safcsak K. Is the evolving management of intra-abdominal hypertension and abdominal compartment syndrome improving survival? Crit Care Med. 2010; 38(2): 402–407.

90. An G, West MA. Abdominal compartment syndrome: a concise clinical review. Crit Care Med. 2008; 36(4): 1304–1310.

91. Kirkpatrick AW, Roberts DJ, De Waele J, Jaeschke R, Malbrain MLNG, De Keulenaer B, et al. Intra-abdominal hypertension and the abdominal compartment syndrome: updated consensus definitions and clinical practice guidelines from the World Society of the Abdominal Compartment Syndrome. Intensive Care Med. 2013; 39(7): 1190–1206.

92. Scheppach W. Abdominal compartment syndrome. Best Pract Res Clin Gastroenterol. 2009; 23(1): 25–33.

93. Sugerman HJ. Effects of increased intra-abdominal pressure in severe obesity. Surg Clin North Am. 2001; 81(5): 1063–1075. vi.

94. Maxwell RA, Fabian TC, Croce MA, Davis KA. Secondary abdominal compartment syndrome: an underappreciated manifestation of severe hemorrhagic shock. J Trauma. 1999; 47(6): 995–999.

95. Neal MD, Hoffman MK, Cuschieri J, Minei JP, Maier RV, Harbrecht BG, et al. Crystalloid to packed red blood cell transfusion ratio in the massively transfused patient: when a little goes a long way. J Trauma Acute Care Surg. 2012; 72(4): 892–898.

96. Maluso P, Olson J, Sarani B. Abdominal compartment hypertension and abdominal compartment syndrome. Crit Care Clin. 2016; 32(2): 213–222.

97. Sugrue M, Bauman A, Jones F, Bishop G, Flabouris A, Parr M, et al. Clinical examination is an inaccurate predictor of intraabdominal pressure. World J Surg. 2002; 26(12): 1428–1431.

98. Kirkpatrick AW, Brenneman FD, McLean RF, Rapanos T, Boulanger BR. Is clinical examination an accurate indicator of raised intra-abdominal pressure in critically injured patients? Can J Surg. 2000; 43(3): 207–211.

99. Iberti TJ, Lieber CE, Benjamin E. Determination of intra-abdominal pressure using a transurethral bladder catheter: clinical validation of the technique. Anesthesiology. 1989; 70(1): 47–50.

100. Fusco MA, Martin RS, Chang MC. Estimation of intra-abdominal pressure by bladder pressure measurement: validity and methodology. J Trauma. 2001; 50(2): 297–302.

101. Corcos AC, Sherman HF. Percutaneous treatment of secondary abdominal compartment syndrome. J Trauma. 2001; 51(6): 1062–1064.

102. Savino JA, Cerabona T, Agarwal N, Byrne D. Manipulation of ascitic fluid pressure in cirrhotics to optimize hemodynamic and renal function. Ann Surg. 1988; 208(4): 504–511.

急性和慢性肝病的呼吸系统并发症

维贾亚·拉玛林甘,西坎德·安萨里,乔纳森·特鲁威
(Vijaya Ramalingam, Sikander Ansari, Jonathon Truwit)

摘 要

肝脏疾病可伴有呼吸系统症状。肝肺综合征(hepatopulmonary syndrome, HPS)、门脉性肺动脉高压(portopulmonary hypertension, POPH)和肝性胸腔积液(hepatic hydrothorax, HH)是三个重要的肝病相关的呼吸系统并发症。肝病患者罹患急性呼吸窘迫综合征(acute respiratory distress syndrome, ARDS)并导致死亡的风险也更高。本章就肝病相关的呼吸系统并发症逐作综述。

关键词

缺氧;通气/血流比例失调;弥散障碍;肺内分流;网状内皮系统;血管活性物质;ARDS;肝肺综合征;肝性胸腔积液;自发性细菌性胸膜炎;门脉性肺动脉高压;右心导管插入术;胸腔顺应性;腹压;机械通气;肝移植

学习目标

- 缺氧和呼吸衰竭的机制;
- 肝病相关的呼吸系统并发症: ARDS, HPS, POPH, HH;
- 肝病中出现腹水及胸腔-腹腔顺应性下降的机制。

11.1 缺氧性呼吸衰竭的发生机制

病例1

患者,女性,50岁。既往肝硬化病史。因气短加重5天急诊就诊。生命体征:血压90/60 mmHg,不吸氧条件下氧饱和度85%,心率100次/分,体温37.8℃。患者呼吸急促、呼吸困难明显,辅助呼吸肌活动加强。阳性体征有颈静脉压升高、腹水,以及双侧足部水肿。

- 肝病患者发生缺氧的机制是什么？
- 这个患者出现ARDS并导致死亡的风险升高了吗？
- 这个患者呼吸衰竭的原因是什么？

10%～70%的晚期肝病患者可能合并有动脉缺氧[1~3]。Keys和Snell首次报道了肝硬化患者会出现动脉血氧饱和度下降。他们后来解释了出现这一现象的原因是红细胞中2,3-二磷酸甘油酸（diphosphoglycerate, DPG）的增加降低了血红蛋白对氧气的亲和力[4~5]。准确测定氧分压（partial pressure of oxygen, PaO_2）后发现患者PaO_2下降，说明存在气体交换障碍。肝病患者出现气体交换障碍导致缺氧的原因有：肺内分流、弥散障碍和通气/血流比例失调。肝硬化患者常表现为过度通气，因此肺通气不足不是导致这些患者发生缺氧的原因[6~7]。

Rodman和他的同事们首次报告了通气/血流比例失调是晚期肝病患者出现缺氧的原因之一。通气/血流比例正常时气体交换是最佳的。此时的通气/血流比值约为1[8]。肺泡通气量和血流量的变化造成通气/血流比例失调都会导致缺氧的发生。通气/血流比例失调的原因主要是肺内血管扩张或前毛细血管床异常扩张，导致肺血流量较肺泡通气量异常增加（见下文）。晚期肝病患者还会出现缺氧性肺血管收缩功能下降。在正常生理状态下，缺氧会导致肺血管收缩，通过降低肺血流量来维持正常的通气/血流比例。晚期肝病患者会出现缺氧性肺血管收缩功能减退甚至消失，但是缺氧性肺血管收缩的作用在不同患者中有所不同。

1956年，Hoffbauer和Rydell首次报告了肺内分流现象[9]。肺内分流是指肺动脉内的静脉血未经氧合或未经充分氧合进入动脉血循环。肺内分流的机制包括以下三种：① 静脉血流经通气不足的肺泡引起的生理性分流。如循环超负荷引起的间质性肺水肿和大量胸、腹水引起的肺

扩张不全等。② 肺内动、静脉解剖分流，静脉血绕过肺泡-毛细血管膜而未经氧合。③ 毛细血管及前毛细血管床扩张，弥散的氧气无法与血红蛋白有效结合。晚期肝病患者可出现生理性或病理性肺内分流增加[10~11]。1961年，Abelman等人研究发现肝硬化患者的静脉血掺杂达到8%～20%，高于普通患者7%的最高水平[12]。另一项Williams等人的研究表明，肝硬化患者的静脉血掺杂平均值为9.7%[13]。静脉血掺杂的增加是由于肺动-静脉瘘引起的真性解剖性的心外右向左分流[6]。然而，这一现象并不常见，在14个尸检研究中只有1个发现了其存在[14]。另一种解剖分流可能是门脉系统和肺静脉系统之间存在异常交通。不过，由于通过这些吻合支的血流量较小，且门静脉血氧含量较高，因此不太可能引起缺氧[14~15]。需要注意的是，肝功能异常、腹水、脾肿大、门脉高压或肺动脉高压以及杵状指等症状或者体征也并不一定是肺内分流所致（表11-1）[16]。

表11-1　肝肺综合征患者动脉低氧血症的机制

机　制	原　因	给氧治疗
通气/血流比例失调	<ul><li>肺泡通气不足，如间质水肿、肺不张</li><li>肺毛细血管和前毛细血管异常扩张和数量增加导致血流灌注增加</li><li>肺血管收缩功能受损</li><li>气道过早关闭</li></ul>	动脉缺氧通常是可逆的
肺内分流	<ul><li>肺内分流</li><li>门、肺分流</li><li>胸膜分流</li></ul>	吸氧浓度100%无法改善肺内分流引起的氧合不充分
弥散障碍	<ul><li>弥散-血流灌注失调</li></ul>	给氧治疗可以增加肺泡氧的驱动压力，从而增加氧的扩散，提高血红蛋白饱和度

气道过早关闭引起通气/血流比例失调是导致肝病患者缺氧的另一个原因[16]。在一项纳入10名肝硬化患者的研究中,他们的闭合肺活量高于普通患者,其中8名肝硬化患者的闭合肺活量大于功能残气量,这表明这些患者在静息状态下潮气呼吸时存在气道闭合和气体潴留。从残气量和功能残气量来看,肺底部的气体潴留都更高[17~18]。肝硬化时,气道关闭导致的通气量下降影响了肺底的通气/血流比例。气道过早关闭可能是由于扩张的血管和(或)间质性肺水肿对小气道的机械挤压[16~18]。

弥散障碍是缺氧的另一个重要原因。由于毛细血管和前毛细血管床的显著扩张,弥散的氧气不能与血红蛋白分子有效结合。肺内分流导致心排量增大进一步加重了这种情况[6]。肺内分流时提高氧气浓度无法有效改善氧合。但是,吸氧可以增加肺泡氧的驱动压力,从而增加氧气的弥散,提高血红蛋白饱和度。

11.1.1　肝脏对肺的保护作用

ARDS和多器官功能衰竭的患者具有很高的病死率。在肺外器官中,肝脏在调节急性肺损伤相关的细胞因子中起着重要作用[19]。肝网状内皮系统(hepatic reticuloendothelial system, RES)能清除与急性肺损伤发展有关的血管活性物质[20]。肝细胞和库普弗细胞能够摄取肠道来源和血源性的细菌、内毒素、活化凝血因子和内源性促炎介质,使其被杀灭或者灭活,这对宿主系统性防御也至关重要[21~22]。在患者肝功能异常时,肝脏的这种解毒能力受到损害,导致全身炎症因子爆发[22~23]。Nakao等人研究发现,对大鼠静脉注射内毒素,药物诱导肝衰竭的大鼠血内毒素水平明显高于肝功能正常的大鼠,而两组大鼠在诱导肝衰竭前血内毒素浓度均正常[24]。肝衰竭导致血浆内毒素灭活减少,肝脏清除率下降。

在胆道阻塞的大鼠模型中,肝脏RES对细菌

的清除能力下降,肺内定植的微生物增加[25]。肝移植前和无肝期结束时高血浆内毒素水平与肝移植失败和高病死率相关[26]。在一项肝移植患者的研究中,内毒素血症的发生和术后呼吸机使用也显著相关[27]。

严重的肝功能障碍不仅是ARDS的易感因素,而且肝功能的改善对ARDS的缓解也有显著作用。慢性肝病患者除了发生ARDS的风险增加外,发生重度ARDS并导致死亡的风险也更高[28]。长期酗酒也会耗尽肺中储存的谷胱甘肽(glutathione, GSH)。GSH可以保护肺免受氧化应激损伤。由于肺中谷胱甘肽的耗尽无法清除氧自由基,增加了氧化应激损伤的风险[29~31]。终末期肝病(end-stage liver disease, ESLD)患者的体液免疫和细胞免疫均受损,从而增加感染包括呼吸道感染的风险。肝细胞的弥漫性纤维化使得补体C3的合成减少从而导致机体免疫调节功能缺陷[32]。肺泡巨噬细胞抗菌活性受损会导致呼吸道感染风险增加[33]。肺泡巨噬细胞吞噬微生物,会分泌肿瘤坏死因子-α、白介素(Interleukin, IL)-1β和IL-6,这些细胞因子对肺的免疫防御功能至关重要。而在ESLD患者中肺泡巨噬细胞的吞噬和分泌功能也会减弱[34]。

11.1.2　ARDS与肝脏疾病

一些研究表明,基础肝病患者的ARDS发病率较高。在低潮气量通气时代之前,肝衰竭患者发生ARDS(除非进行肝移植,)病死率接近100%[35~38]。然而,在ICU住院的ESLD患者的总体病死率有所下降,病死率在35%～70%之间[39~43]。

(Tenhoor)等人分析全国病死率的数据发现,ARDS病死率与脓毒症和肝硬化的存在呈正相关。与没有脓毒症和肝硬化的患者相比,有脓毒症和肝硬化的患者更容易死于ARDS[44]。一项回顾性研究发现,29例ESLD患者中有23例(79%)发生ARDS,44例未发

生ESLD的重症监护患者中有3例（6.8%）发生ARDS。无论病因和通气支持如何，23例ESLD患者均出现了不可逆性的ARDS。研究还表明29例ESLD患者，在等待肝移植时出现ARDS，其病死率为93%。

Doyle等的一项前瞻性多中心研究显示，潜在的慢性肝病是急性肺损伤（acute lung injury, ALI）患者生存的第二大不良预后因素。在他们的研究中，慢性肝病患者中ALI导致的病死率（77%）高于无慢性肝病的患者[28]。Montgomery及其同事发现严重的肝功能障碍似乎是ARDS患者死亡的间接原因[37]。在一项对24名ARDS患者的回顾性研究中，Schwartz和他的同事发现急性肝功能障碍与病死率增加相关[45]。另一项研究也发现，肝硬化是ARDS患者预后极差的独立危险因素[46]。

11.2 呼吸衰竭的原因：肝肺综合征

11.2.1 定义和流行病学

肝肺综合征（hepatopulmonary syndrome, HPS）一词最早由Kennedy和Knudson在1977年提出。其特征是动脉血氧合障碍、基础肝病和肺内血管扩张（Intravascular pulmonary vasodilatation, IPVD）三联征（表11-2）[47~48]。HPS的患病率从5%～32%不等[49]。然而，迄今为止还缺乏相关前瞻性多中心的流行病学研究。HPS各年龄段均可发病，白人患病率高于西班牙裔和非裔美国人[50]。

11.2.2 病理生理学

HPS的特点是肺内前毛细血管和毛细血管数量增加，并且血管直径可以从正常范围的$8～15\ \mu m$增加到$15～100\ \mu m$[15,48]。此外，少部分患者还可出现胸膜和肺动、静脉畸形和门、

表11-2 肝肺综合征的三联征

临床特征	定　义
动脉血氧合障碍	A-a梯度≥15 mmHg或不吸氧条件下$PaO_2<80$ mmHg
基础肝病	门脉高压，伴或不伴有肝硬化
肺内血管扩张	经胸对比增强超声心动图检查阳性或肺灌注扫描显示脑摄取异常（>6%）

肺静脉吻合支[15,48]。未充分氧合的静脉血快速或直接通过这些异常吻合支进入肺静脉导致动脉血氧合障碍。血管的异常扩张也会导致真性肺内分流及氧气弥散-血流灌注异常（如上所述）。这些异常的吻合支主要分布于肺基底部，会加重通气/血流比例失调及和肺内分流。再加上缺氧时肺血管收缩功能受损，导致肺血管张力相对固定，无法对重力变化作出反应，这就解释了患者会出现仰卧呼吸和直立性低氧血症（站立时PaO_2下降超过5%或超过4 mmHg）。

目前已经提出了多种机制来解释IPVD。其中肺内一氧化氮（Nitric oxide, NO）的增加起着重要作用[51]。动物实验表明，肺微循环中内皮型一氧化氮合酶（eNOS）和诱导型一氧化氮合酶（iNOS）活性增加[52]。肝移植后，相应地，HPS患者呼出的气体中NO水平升高，但患者肝移植后NO水平恢复正常[51]。NO似乎也通过内皮素（Endothelin, ET）-1介导的eNOS激活而增加。研究发现HPS患者肝脏中ET-1的合成增加，肺血管内皮ET-B受体的表达也上调[53~54]。菌群移位和内毒素血症可以促使表达iNOS的巨噬细胞在肺内聚集，也在增加肺内NO含量中发挥了重要作用[55~56]。有研究表明，TNF-α在HPS发生中也起了重要作用。在动物研究中，乙酮可可碱可以通过抑制TNF-α对血管NOS和血管内巨噬细胞的影响，延缓高动力循环状态和HPS的进展[57~58]。HPS患者体内NO介导的血红素加氧酶-1表达上调和一氧化碳生成增加，也会加重

肺血管收缩功能受损[59~60]。在HPS的实验模型中可以观察到VEGF-A相关血管生成通路被激活，使得肺血管生成增加。乙酮可可碱可下调VEGF-A介导的血管生成通路，抑制肺内血管生成（框11-1）[61]。

框11-1　HPS患者IPVD的机制

1. 肺内NO增加，诱导因素如下：
   • eNOS和iNOS活性增加
   • 肺血管内皮ET-B受体表达增加
   • 肝脏分泌ET-1增加
   • 菌群移位和内毒素血症诱导肺内巨噬细胞聚集
   • TNF-α
2. 血红氧酶表达增加，CO含量增加
3. VEGF相关信号通路的激活导致肺血管生成增加

11.2.2.1　临床表现

HPS没有特定的症状或体征。劳累或静息时呼吸困难是最常见的症状，通常在患有肝病多年后出现。约25%的HPS患者会出现俯卧位呼吸和直立性低氧血症。蜘蛛痣、发绀、杵状指和严重缺氧（$PaO_2<60$ mmHg）则强烈提示HPS。HPS患者白天可只有轻度到中度的缺氧，夜间可能会有明显的缺氧症状。胸X线片检查可以是正常的，也可以表现为双肺基底部结节状或网状影，这是肺血管异常的表现。肺功能检测表现为一氧化碳弥散功能的持续下降。然而，这不是特异性的，也无法在肝移植后恢复正常。基于肺泡-动脉血氧分压差（A-a梯度）和PaO_2可对HPS进行严重程度分级（表11-3）。

表11-3　肝肺综合征的分级

严重程度	未吸氧时PaO_2（mm Hg），A-a梯度 ≥ 15 mmHg
轻　度	≥80
中　度	≥60 ~ <80
重　度	≥50 ~ <60
极重度	<50 吸100%氧气时 <300

11.2.2.2　HPS的诊断

HPS的诊断需要在基础肝病的前提下合并有动脉气体交换功能障碍和肺血管扩张表现。门静脉高压不是诊断HPS的先决条件，因为在任何急、慢性肝病中都可以看到肺血管扩张引起的氧合障碍。对于有基础肺部疾病的患者，可能需要额外的检查来证实缺氧是由HPS所导致。

经胸对比增强超声心动图（Contrast-enhanced transthoracic echocardiogram，CTTE）是IPVD最敏感的检测方法。它是通过在常规经胸超声心动图期间静脉注射震荡0.9%氯化钠来完成的。微气泡通常会被肺泡吸收，但无法通过正常的毛细血管。IPVD的情况下，这些微气泡能够通过异常扩张的肺血管，并在注射后3~6个心动周期出现在左心房。虽然CTTE可以通过直接检测通过肺静脉的微气泡来提高IPVD检测的灵敏度，但它是侵入性检查，也更加昂贵，无法作为常规检查手段。

另一种证明分流的方法是静脉注射大小为20~50 μm的锝标记的聚合人血清白蛋白（macroaggregated albumin，MAA）大颗粒进行放射性核素肺灌注扫描。在健康人体内这些颗粒会被肺微血管系统捕获。在HPS患者体内，它们通过异常的肺血管扩张而分流，分布至脑、肾脏和脾脏等。根据这些颗粒在脑和肺内的定量分布，可以计算出分流程度。虽然MAA扫描不如CTTE敏感，无法区分心内分流和肺内分流，但它有助于评估HPS对合并严重缺氧（$PaO_2<$ 60 mmHg）的原发肺部疾病患者缺氧的程度[62]。MAA扫描检测出分流量大于6%时说明HPS是缺氧的主要原因。MAA扫描的另一个优点是它可应用于肝移植术后患者病死率的分层研究。在非常严重的HPS患者中，MAA扫描检测出分流量大于20%与肝移植术后的高病死率相关[63]。

肺血管造影术是一种更具侵袭性的检测

IPVD的方法，但对诊断HPS的临床价值有限。但可用于评估在严重缺氧的情况下（PaO$_2$<60 mmHg）栓塞治疗对肺动、静脉畸形的价值[64]。

11.2.3 治疗

肝移植是治疗HPS、改善通气的唯一有效方法。未接受肝移植的HPS患者的5年生存率为23%，接受肝移植的患者为76%[65]。与轻、中度HPS患者相比，移植前PaO$_2$<50 mmHg或MAA扫描检测出分流量大于20%的患者肝移植术后病死率增加7.5倍[66~68]。PaO$_2$在50~60 mmHg之间是HPS患者进行肝移植的指征之一，但PaO$_2$<50 mmHg的患者应慎重考虑肝移植[48,69]。

11.3 肝性胸腔积液

> **病例2**
>
> 男性，62岁，既往肝硬化、门脉高压病史，因发热、腹痛2天就诊。体格检查发现右侧呼吸音减弱，腹水阳性。床旁B超显示右侧胸腔积液约1 000 mL。
>
> - 肝硬化患者胸腔积液最常见的原因是什么？
> - 肝性胸腔积液的诊断标准是什么？
> - 患者是否需要进行诊断性胸腔穿刺以排除感染？

肝性胸腔积液（hepatic hydrothorax，HH）性质为漏出液，通常大于500 mL，见于无潜在肺、心脏或胸膜疾病的门脉高压患者。

11.3.1 病理生理学

HH的主要机制是腹水从腹膜腔通过小的膈膜缺损进入胸膜腔，称为胸、腹腔交通。这些缺损通常小于1 cm，主要见于右侧膈肌，这是由于右侧膈肌与左侧膈肌相比肌腱多而肌肉少的缘故[70]。右侧膈肌肌腱更多是因为肝裸区与膈肌的解剖关系密切[71~73]。这可能解释了HH以右侧多见。总人群中有多达20%比率可能存在横膈膜缺损。在肝病患者中，腹水引起的腹压升高和营养不良引起的膈肌变薄也可能增加膈肌纤维之间的间隙。吸气时胸膜腔内负压也会促使腹水从腹膜腔单向流入胸膜腔。

11.3.2 临床表现与诊断

HH是肝硬化患者出现胸腔积液最常见的原因，见于5%~10%的肝硬化患者[74~75]。根据胸腔积液量、积聚速度和潜在的肺储备功能的不同，其症状可为咳嗽、呼吸困难、胸部不适等。胸部X线检查显示HH中70%为单纯的右侧胸腔积液，18%为左侧胸腔积液，12%为双侧胸腔积液[75]。合并基础肝脏疾病的患者出现胸腔积液，特别是右侧胸腔积液，应考虑HH。腹水不是诊断所必需的，高达20%的HH患者可能没有明显的腹水。即使在无腹水的情况下，腹腔内注射的99m锝（Tc）人血清白蛋白或99mTc硫胶体可在胸膜腔内被检测到，这也证实了存在胸、腹腔交通[76~77]。然而，这种方法很少应用于临床。胸X线片可用来检测是否存在胸腔积液。胸腔穿刺可以确定胸腔积液的原因，判断是否是感染性积液，胸腔积液穿刺引流后也可以缓解症状。HH的特征参见框11-2[69,73,78~79]。

框11-2 单纯性肝性胸腔积液的临床特点

> - 多形核细胞计数<250个/mm^3
> - 总蛋白浓度<25 g/L
> - 胸水总蛋白/血总蛋白比值<0.5
> - 胸水乳酸脱氢酶/血乳酸脱氢酶比值<0.6
> - 血清与胸水白蛋白浓度差>11 g/L
> - 胸水淀粉酶浓度<血淀粉酶浓度
> - 胸水胆红素/血清胆红素<0.6
> - 胸水葡萄糖水平与血糖水平相当

11.3.3　治疗

HH是晚期肝病的并发症之一, HH患者可考虑进行肝移植。低钠饮食和利尿剂是HH的一线治疗方案。胸膜腔内的液体引流可能比腹膜腔慢, 导致约20%的患者会出现难治性HH[80]。治疗性胸腔穿刺术适用于症状性HH和难治性HH患者。然而, 它可能会导致出血、感染和蛋白质损失。胸腔穿刺引流量未见相关研究报道[81]。有研究表明: 扩张性肺水肿并不多见, 并且与排出的液体量无关。在没有胸部不适或呼气末胸膜腔内压保持在−20 cm H_2O以下的情况下, 排出大量积液也是安全的[82]。如果患者需要每2～3周进行一次治疗性胸腔穿刺术, 即使有最佳的医疗护理, 也应考虑其他替代治疗方案。留置胸引管可增加体液丢失、蛋白质流失、感染、伤口愈合不良和肾功能衰竭的风险。因此, 在没有脓胸的情况下应尽量避免[83～85]。

经颈静脉肝内门体分流术(transjugular intrahepatic portosystemic shunt, TIPS) 是治疗难治性胸水的标准治疗方法, 有效率可达70%～80%[80,86]。TIPS治疗HH的禁忌证包括肝性脑病、严重肝功能障碍、右心衰、肺动脉高压和完全性门静脉血栓。年龄超过60岁、血肌酐水平升高、MELD评分大于15分、Child-Pugh评分大于10分, 以及TIPS疗效不佳的患者在TIPS术后死亡风险明显增加[80,87～88]。

电视辅助胸腔镜下胸膜固定术只适用于对药物治疗反应不佳且TIPS失败或不适合TIPS的患者。然而, 由于术后胸腔积液会很快复发, 胸膜固定术的疗效不如TIPS。此外有报道称, 术后还可能出现胸膜瘘、脓胸和死亡等并发症。因此, 电视辅助胸腔镜下胸膜固定术被视为一种姑息性治疗手段。

胸膜静脉或腹膜静脉分流术被尝试用于部分难治性腹水患者。LeVeen等人使用了连续腹腔穿刺的方法, 称为腹膜静脉分流术[89]。它通过带单向压力阀的皮下塑料套管将富含蛋白质的腹水回收重新进入体循环。1970年, Kirsch等人将丹佛(Denver)分流术用于治疗。目前这一方法不仅可用于治疗肝硬化性胸、腹水, 还可用于恶性胸、腹水[90]。当腹膜或胸膜腔与静脉系统之间的压力差低于3～5 cm H_2O时, 单向压力阀关闭。当压力差高于5 cm H_2O时, 单向压力阀打开, 促进液体的持续流动。但分流器阻塞、腹水泄漏、感染、出血、气胸和气腹等并发症限制了丹佛分流的临床应用[91]。

11.4　自发性细菌性胸膜炎

自发性细菌性胸膜炎(spontaneous bacterial pleuritis, SBPL), 又叫自发性细菌性脓胸, 是一种尚未明确诊断的发生于肝硬化患者的胸膜相关并发症。它是指在无肺炎情况下HH的自发性感染。

11.4.1　病理生理学

SBPL的发病机制可能有如下两种: ① 感染性腹腔积液经膈肌缺损移位至胸腔。然而, 自发性细菌性腹膜炎(Spontaneous bacterial peritonitis, SBP)并不是诊断SBPL的先决条件, 因为既往存在没有SBP的情况下发生SBPL的病例报道。② 菌血症导致肠道微生物向胸膜腔移位[72,92～93]。

11.4.2　临床表现及诊断

SBPL在肝硬化合并HH的患者中的发病率从10%～16%不等[92～93]。因为患者并不总是表现为发热和胸膜炎性胸痛, 而可能表现为精神状态恶化或肾功能下降, 此时诊断SBPL就有一定难度。SBPL的高危因素包括晚期肝病、较高的Child-Pugh评分、胸水总蛋白(<1 μmol/L)和C3水平低[94]。与SBP类似, 常见的引起SBPL的

细菌包括肠杆菌科(大肠杆菌和肺炎克雷伯菌)、链球菌和肠球菌等。近40%的SBPL患者不合并有SBP,因此对怀疑感染和腹穿阴性的患者应进行胸腔穿刺[83]。

在胸部影像学检查未发现肺炎或其他邻近部位感染的情况下,胸水培养阳性、多形核细胞计数大于250个/mm³或胸水培养阴性、多形核细胞计数大于500个/mm³可以诊断SBPL。胸膜腔中出现脓液对于诊断SBPL不是必需的[93~94]。

11.4.3　治疗

与SBP类似,SBPL的治疗主要使用第三代头孢菌素。SBPL一经诊断,应立即开始抗生素治疗。SBPL患者的病死率约为20%[69]。在不合并脓胸的情况下禁止留置胸引管。

11.5　肝脏疾病中腹水和胸腔-腹腔顺应性下降的机制

> **病例3**
>
> 患者,男性,70岁,因丙肝后肝硬化每周进行治疗性腹腔穿刺,因腹胀急诊就诊。触诊发现腹肌紧张,无发热及寒战。该患者有轻度肝性脑病,静息状态下呼吸困难,辅助呼吸肌活动加强。有低血压和心动过速表现,进一步评估还发现合并有肾功能损伤。
>
> - 腹水、腹压升高是如何导致该患者多器官衰竭的?

腹腔和胸腔之间存在解剖及生理上的联系。胸腔顺应性可以看成肺顺应性和胸廓顺应性,这不难理解,但腹腔顺应性则经常未被考虑到。了解IAP如何影响腹部脏器功能和肺力学特征对于

指导ICU中晚期肝病患者的护理非常重要。

肝病患者腹水会导致腹内容积和IAP增加[95]。IAP增加会对腹壁产生向外的压力,包括前腹壁、膈肌以及腹腔内的脏器。空腔脏器,如大肠和小肠,因为含有较多的气体能够吸收一部分压力。因此与实质性脏器和血管相比,它们更容易被压缩。

这些患者腹水的积累通常是一个渐进的过程,腹水的积累会伴随着IAP的轻度增加。然而,当腹水超过腹部可容纳的限度时,无论是过多的容量还是快速的积累,都会导致张力性腹水,IAP显著升高并可能发展为腹腔间隔室综合征。在这种情况下,升高的IAP会压缩空腔脏器,并导致肠道血供减少。高于20 mmHg的IAP可降低肠道血液灌注,增加肠道缺血损伤和细菌移位的风险[96~98]。持续的IAP增加也会降低肝脏血流灌注而影响肝脏功能;还会增加食管静脉压力,增加其出血的风险[99]。对于肝肾综合征的患者,增加IAP也会减少肾脏血流灌注而导致肾功能损伤。

IAP升高也会影响膈肌,并可将压力传递到胸腔[100]。大约一半的IAP能够通过膈肌传递,增加胸腔内压力[101]。当腹腔内容积增大并向上推动膈肌时,肺部无法正常扩张,潮气量减少。患者需要增加通气,就会导致辅助呼吸肌活动加强。压迫性肺不张和潮气量减少可导致高碳酸血症和缺氧。当这些患者进行有创机械通气时,就需要更高的峰压和平台压。这种压力的升高使得呼吸机适应通气和氧合调整变得困难,特别是有时这种压力的升高会被误认为是ARDS的表现。如果误认为ARDS,可能会选择高呼气末正压(Positive end-expiratory pressure, PEEP)模式,这种模式可以预防ARDS。但较高的PEEP可能反过来增加IAP,因为胸腔内压力升高也可传递至腹腔[102]。

应在密切监测的条件下使用无创正压通气(Non-invasive positive pressure ventilation, NIPPV)。肝病患者在病情危重时易发生肝性脑

病。一旦出现，应立即进行插管和机械通气。目前尚无指南说明哪种呼吸机模式对于IAP增加的肝病患者更好，但应注意将平台压保持在一个不会大幅增加腹内压的范围内，同时又能达到足够的通气和氧合。

在极端情况下，下腔静脉可部分受压，导致全身静脉回流减少，右心室输出量减少。当合并肺动脉高压时，心排出量可显著降低[101,103]。当IAP极度升高时，胸腔内压力可以升高到足以阻断通过颈内静脉的颅内静脉血回流。严重肝性脑病患者出现脑水肿导致颅内压升高时，颅内静脉血回流受阻对患者危害极大[104]。

大多数测量IAP的方法仅限于研究，临床上公认的测量IAP的金标准是测量膀胱内压。正常膀胱内压为0～5 mmHg，危重患者的膀胱内压通常为5～7 mmHg[105]。当膀胱内压高于12 mmHg时，IAP升高所产生的病理效应才开始显现。腹水引起的IAP升高是一个渐进的过程。因此，与胰腺炎或腹部创伤等早期就会出现IAP迅速升高的疾病相比，上述并发症通常发生于晚期肝病患者中[106]。

腹水增加腹内容积，而导致IAP增加。在腹壁顺应性不变的情况下，腹水量和IAP似乎呈线性关系。腹腔穿刺引流可以降低IAP，也可以改善呼吸困难和肺力学特征[107]。穿刺大量引流腹水可能导致血流动力学改变，此时应根据需要补充白蛋白。

其他常规治疗策略还包括鼻胃管减压，以避免大容量复苏导致IAP的上升。床头调高30°是标准做法，更高的角度如45°可能会压迫腹腔，增加IAP[108]。应避免俯卧和使用腹部压缩敷料，因为它们会降低腹部顺应性。患者出现用力呼吸或患者-呼吸机不同步会导致IAP增加，此时可以考虑使用镇静剂和神经肌肉阻滞剂[109]。

肝脏疾病患者的机械通气

急性肝衰竭或慢性肝病患者进入ICU后，许多患者会出现呼吸衰竭。许多患者需要插管和机械通气，以防止肝性脑病的发生。为这类患者选择适当的通气策略似乎不难。但肝病患者接受插管和机械通气的一年病死率很高，有报道称高达80%[110～111]。因ARDS、肺炎、容量超负荷或输血反应需要机械通气的患者，改善氧合及通气难度较大。

重症监护的医生们有许多呼吸机模式可供使用，如传统的容量控制或压力控制模式，其他还包括APRV和比例辅助模式等。既往临床研究未纳入晚期肝病患者，因此并没有针对他们的研究数据。目前仍然缺乏有助于为HPS或门脉性肺动脉高压患者制定有效机械通气策略的相关研究成果。

从正常成人的数据推断，ARDS和肝病患者应使用低于6 mL/kg的低潮气量来预防肺容积伤。PEEP增加也应慎重，以最大限度地减少肺泡塌陷和可能造成的IAP的升高[112～113]。在肾脏损伤和乳酸性酸中毒引起的代谢性酸中毒与肝脏疾病相关的患者群体中，将pH保持在可接受范围内时，允许性高碳酸血症的控制可能是一个挑战[114]。

肝病患者处于代偿期时，呼吸频率加快和每分通气量增加，会导致慢性呼吸性碱中毒[48]。当存在大量胸腔积液导致肺扩张受限时，潮式呼吸也会受到影响。这可能导致呼吸衰竭或机械通气困难。在这种情况下，应考虑治疗性胸腔穿刺。当IAP升高导致呼吸衰竭时，应采取措施减少腹腔内容积，进而降低IAP，如治疗性腹腔穿刺。

和其他插管患者一样，应根据患者的需要进行镇静治疗。肝病患者在选择镇痛和镇静药物时，应考虑药物代谢动力学和药效学的改变，以避免过度镇静和插管时间延长，从而减少资源的浪费和呼吸机相关肺炎的发生[115～118]。如何为肝病患者制订最佳的机械通气策略仍需进一步的研究。

NIPPV已在COPD和CHF患者中进行了

研究,但缺乏专门针对肝病患者的相关研究。NIPPV可用于肝移植术后伴有轻度呼吸衰竭的CHF或COPD患者,但在晚期肝病患者中的使用应格外关注患者的精神状态[119~120]。NIPPV应谨慎使用,必要时及时进行气管插管和机械通气。

11.6 门脉性肺动脉高压

病例4

患者,男性,45岁。自身免疫性肝炎后肝硬化病史。主诉静息时呼吸困难和头晕。肝硬化后一直规律服用药物;使用利尿剂,病情未发展到需要腹腔穿刺。现在,他穿过大厅后就会呼吸急促,他的妻子补充说,当他活动后,他的脸就会变得苍白。他还出现了足部水肿。他没有咳嗽和哮喘,但有时活动后会出现胸痛。胸部X线片显示肺血管扩张,但没有肺水肿。在他最后一次看血液科医生后他就被建议转诊到肝脏移植诊所。

● 他呼吸困难的病因是什么?应该采取什么治疗措施?这将对他接受肝移植的可能性产生何种影响?

门脉性肺动脉高压(POPH)概念最早由Mantz和Craige在1951年提出[121]。尸检结果显示患者存在大、中动脉内膜增厚,肺终小动脉内皮增生。POPH定义为在门静脉高压的情况下,由于肺血管阻力增加而导致的肺动脉压力升高。血流动力学特征为平均肺动脉压>25 mmHg,肺动脉闭塞压<15 mmHg,肺血管阻力>240 dyn/s/cm^5。虽然患者存在门脉高压,但不一定意味着合并有晚期肝病。POPH被归入2013年Nice肺动脉高压分类第一大类[122]。

11.6.1 流行病学

在评估门脉高压患者的呼吸困难或心衰体征时,应考虑是否合并肺动脉高压。一项大型尸检研究显示,肝硬化患者发生肺动脉高压(pulmonary hypertension, PH)的可能性是无肝病患者的5倍。PH在所有患者中患病率为0.13%,但在肝硬化患者中患病率为0.73%[123]。在一项纳入1 235例患者的研究中,66例(5.3%)患有POPH[124]。在一项对507名门静脉高压症患者进行的前瞻性血流动力学研究中,2%的患者被诊断为POPH[125]。在另一项165例患者的前瞻性研究中,10例患者确诊为POPH(6.1%)[126]。在评估早期和长期肺动脉高压疾病管理登记(REVEAL登记)中,5.3%的病例(3 525例中的174例)诊断为POPH[127]。在对1984年至2004年间转诊到法国转诊中心的所有肺动脉高压患者的回顾性分析中,154例(10.4%)被诊断为POPH[128]。

11.6.2 临床表现

POPH的症状和体征与其他类型肺动脉高压相似,取决于右心室衰竭的严重程度。用力时呼吸困难是最常见的症状,可见于80%以上的患者[129]。随着病情进展,患者可表现为乏力、右心室心肌缺血性胸痛和静息时呼吸困难。POPH临床表现类似于PH,当症状轻微时,可能难以及时诊断,并可能被误诊。轻度POPH也很难诊断,除非在特定患者群体中有高度的怀疑。随着病情的进展,可能会出现肺动脉瓣第二心音亢进、左侧胸骨旁隆起、颈静脉怒张以及其他右心衰的表现[130~131]。

11.6.3 发病机制

POPH的确切病因尚不清楚,仍有待研究。其发生可能是多因素共同作用的结果。持续的高血管压力与血管内皮应力可能是病因之一。体循环血管阻力低，为了维持足够的灌注，心输出量增加，这导致更多的血流进入肺循环[132~135]。增加的压力会对血管壁造成损伤，从而产生POPH的病理、生理改变。

内脏血流量增加和门-体分流可能导致绕过肝脏及其代谢功能的血液直接进入肺循环。这会使肺部接触到内皮素1（Endothelin-1，ET-1）、白细胞介素1和6、血管活性肠肽、胰高血糖素、血清素[136]、血栓烷21和肠道菌群产生的其他各种物质和毒素。有研究证实肝移植时62名肝硬化患者的肝脏标本中ET-1水平高于对照组。ET-1，一种强有力的促血管收缩因子，还能通过增加肝星状细胞收缩和肝窦张力加重门脉高压。研究表明，与无POPH的肝硬化患者相比，合并POPH的肝硬化患者全身和内脏的ET-1水平升高。前列环素是一种有效的血管扩张剂及血小板黏附和细胞生长的抑制剂。由于肺组织中内皮型前列环素合成酶的缺乏，POPH患者中前列环素水平下降。ET-1拮抗剂和前列环素类似物在POPH中的治疗效果也进一步证实了ET-1和前列环素在POPH中的作用。上述因素以及其他尚未揭示的机制共同导致了PH特征性的肺血管病理改变[137~138]。

11.6.4　诊断

经胸超声心动图是考虑POPH时的首选检查方法，右心室收缩压超过30～50 mmHg可考虑PH。超声心动图可观察到右心室压力超负荷的结构征象，如D型室间隔，右心房（RA）和右心室（RV）偏移降低了三尖瓣环收缩期位移（TAPSE）。当存在这些征象时，即使右心室收缩压不到30 mmHg，诊断为PH的可能性也会增大。现有数据表明，右心室收缩压为38 mmHg对于诊断PH具有较好的灵敏度，特异度为82%，脉压变异率为22%。如果将右心室扩张这一变量纳入，仍具有较高的敏感性，同时特异性和脉压变异率将

分别提高到92%和41%[139~140]。

超声心动图无法获得肺毛细血管楔压（PCPW）/左心室舒张末压（LVEDP）或肺血管阻力（PVR）等数据，因此右心导管检查在诊断POPH和鉴别POPH、PVR低或正常的肝脏疾病引起的高动力循环状态和容量超负荷方面仍然重要。当平均肺动脉压（mPAP）超过25 mmHg，PCWP低于15 mmHg，PVR高于240 dyn/s/cm^5，结合临床病史可以诊断为POPH，其病理改变主要表现在肺动脉系统。如果PVR低于240 dyn/s/cm^5，即使PCWP较低，mPAP高于25 mmHg，也无法诊断为PH。此时mPAP升高与肝脏疾病引起的高动力循环状态有关（导致肺血管的血流加快），而不是由于POPH及其他PH患者典型的肺动脉重塑所引起[48,141~143]。如果右心导管检查显示PCWP升高，mPAP升高，则可以根据PH的WHO分类第二类诊断为肺静脉充血。

11.6.5　治疗

治疗目标包括缓解症状、提高运动能力、延长生存期，部分患者可考虑进行肝移植。从对PH人群的研究数据来看，氧疗可以避免缺氧。利尿剂可以控制循环容量，降低右心室负荷。POPH患者可使用呋塞米和醛固酮等利尿剂来治疗腹水。但这些患者的静脉血流状态不易控制，静脉回流减少，容易发生肝肾综合征和肾前性氮质血症。

钙拮抗剂只用于部分血管反应试验阳性的特发性肺动脉高压（IPAH）患者。因为可能导致内脏血管舒张，加重门脉高压，钙拮抗剂禁止用于POPH[144]。β受体阻滞剂用于预防静脉曲张出血，但有时避免使用。因为它们对心脏具有负性变时和变力作用，这可能进一步减少心输出量，加重右心室衰竭[145]。如果房颤需要控制心率，则应考虑使用地高辛。由于这些患者可能出现肾功能受损，地高辛如何给药是个问题。

当这些患者确诊为慢性血栓栓塞时，很难确定 PH 属于慢性血栓栓塞性肺动脉高压（CTEPH）还是 POPH。如果证实慢性肺栓塞需要抗凝治疗，则应根据患者的个人特征，如基线 INR 水平等来选择抗凝剂。

给予 PH 患者针对性治疗方案是极其重要的。不当应用血管扩张药无法为患者带来获益，而且增加了患者的经济负担，有时还会加重患者的症状。对于 mPAP 升高、PCWP 正常、PVR 正常（低于 240 dyn/s/cm^5）的患者不应使用肺血管扩张剂。此时肺动脉压升高与肝脏疾病引起的心输出量升高有关，而非肺动脉病变所致。

mPAP 升高、PCWP 正常和 PVR 升高（240 dyn/s/cm^5 以上）的患者可考虑采取 POPH 特异性治疗方案。POPH 不是肝移植的直接适应证，血管扩张药可作为 POPH 的针对性治疗方案，也可以作为肝移植前的过渡治疗方案。静脉给药型、吸入型或皮下给药型前列腺素类药物[146～148]、内皮素受体拮抗剂（ERAs，如波生坦和安立生坦）[149]、磷酸二酯酶 5 抑制剂[150] 在既往的研究中都显示出很好的疗效。值得注意的是，ERAs，尤其是波生坦具有肝脏毒性，使用时患者需要密切监测肝功能。据报道，新的 ERAs 药物马西替坦肝脏毒性较小。

这些治疗 PH 的药物可以单独使用，也可联合使用。药物的选择应根据患者病情严重程度和耐受能力的强弱。患者病情较重时可考虑静脉应用前列腺素类药物。PH 患者世界卫生组织功能分级为 Ⅰ～Ⅲ级时，建议口服或吸入给药。可以选择初始单药治疗，病情进展再联合用药，亦可选择初始即联合给药。世界卫生组织分组 Ⅲ～Ⅳ组的 PH 患者在接受口服和吸入给药治疗时，应考虑前列腺素类药物静脉或皮下给药联合治疗。值得注意的是，患者在整个治疗期间应接受有效的监测和护理。在美国，司来帕格[151] 和口服型前列腺素类药物已于近期获批用于治疗世界卫生组织分组 Ⅰ 组的 PH 患者。该药物临床试验中主要针对的是世界卫生组织功能分级

为 Ⅱ～Ⅲ 级的 PH 患者。尽管司来帕格的适应证为所有世界卫生组织分组 Ⅰ 组的 PH 患者，包括 POPH，但迄今为止该药的研究主要针对特发性肺动脉高压和结缔组织疾病相关性肺动脉高压，POPH 患者的治疗效果还缺乏循证医学证据支持。

mPAP 介于 25～35 mmHg 的患者接受肝移植具有较高的治疗成功率。mPAP 超过 45 mmHg 且 PVR 超过 400 dyn/s/cm^5 是肝移植的绝对禁忌证。当 mPAP 超过 35 mmHg 时，肝移植的围术期病死率就可高达 50%[152]。此类患者应先接受血管扩张剂治疗。当 mPAP 降至 35 mmHg 以下、PVR 降至 250 dyn/s/cm^5 以下时，再考虑进行肝移植。

为了使 mPAP 介于 35～45 mmHg 之间的 PH 患者具有肝移植的适应证，制订肝移植 MELD 补充评分系统，具体说明如下[153]。

（a）PH 特异性治疗后 mPAP 低于 35 mmHg；

（b）PVR 降到 400 dyn/s/cm^5 以下，且经胸超声心动图检查显示右心室功能可以耐受（如右心室扩张及右心室功能得到改善）。

如果符合上述标准，并满足连续心导管检查确认 mPAP 均低于 35 mmHg，那么该患者的 MELD 补充评分为 22 分，且每 3 个月增加 10%。

所有的 POPH 患者都应该在有丰富治疗经验的大型医疗中心接受肺血管扩张治疗，并在能够术中进行有创心脏监测的、有经验的、多学科团队接受肝移植手术。

当 POPH 患者因脓毒症、消化道出血或疾病进展导致呼吸或循环衰竭而进入失代偿期后，他们应转入设备完善和医生经验丰富的重症监护病房接受治疗。与其他类型的 PH 相似，静脉液体复苏治疗可能无法改善 POPH 患者的低血压，甚至可能造成右心室功能恶化。因此在治疗过程中应使用有创监测（如肺动脉漂浮导管）或无创监测（如超声心动图）等对患者进行充分评估，以指导心脏血容量、压力和肌力调节的需求。

11.7　思考题

1. 以下哪一项不是肝病患者缺氧的常见原因？
   a. 通气/血流比例失调
   b. 弥散障碍
   c. 分流
   d. 肺泡换气不足
2. 导致HPS患者肺内血管扩张的主要介质是什么？
3. HPS患者IPVD最敏感的检测方法是什么？
4. 治疗HPS、改善通气的唯一有效方法是什么？
5. 自发性细菌性胸膜炎的治疗方案是什么？
6. 患者既往肝硬化、门脉高压病史，主诉呼吸急促加重3个月。右心导管检测结果见下表。以下三种情况对应的诊断分别是什么？

mPAP（正常值<25 mmHg）	PVR（正常值<240 dyn/s/cm⁵）	PCWP（正常值<15 mmHg）	诊断
35	300	10	
30	180	8	
30	220	20	

   a. POPH
   b. 肝脏疾病引起的高动力循环状态
   c. 容量超负荷
7. IAP超过多少会降低肠道血液灌注，增加肠道缺血损伤和细菌易位的风险？
   a. 5
   b. 10
   c. 15
   d. 20

参考文献

1. Karcz M, et al. Acute respiratory failure complicating advanced liver disease. Semin Respir Crit Care Med. 2012; 33(1): 96–110.
2. Martinez GP, et al. Hepatopulmonary syndrome in candidates for liver transplantation. J Hepatol. 2001; 34(5): 651–657.
3. Moller S, et al. Arterial hypoxaemia in cirrhosis: fact or fiction? Gut. 1998; 42(6): 868–874.
4. Astrup J, Rorth M. Oxygen affinity of hemoglobin and red cell 2,3-diphosphoglycerate in hepatic cirrhosis. Scand J Clin Lab Invest. 1973; 31(3): 311–317.
5. Keys A, Snell AM. Respiratory properties of the arterial blood in normal man and in patients with disease of the liver: position of the oxygen dissociation curve. J Clin Invest. 1938; 17(1): 59–67.
6. Agusti AG, et al. The lung in patients with cirrhosis. J Hepatol. 1990; 10(2): 251–257.
7. Heinemann HO, Emirgil C, Mijnssen JP. Hyperventilation and arterial hypoxemia in cirrhosis of the liver. Am J Med. 1960; 28: 239–246.
8. Rodman T, et al. Cyanosis, clubbing and arterial oxygen unsaturation associated with Laennec's cirrhosis. Am J Med Sci. 1959; 238: 534–541.
9. Hoffbauer FW, Rydell R. Multiple pulmonary arteriovenous fistulas in juvenile cirrhosis. Am J Med. 1956; 21(3): 450–460.
10. Massumi RA, Rios JC, Ticktin HE. Hemodynamic abnormalities and venous admixture in portal cirrhosis. Am J Med Sci. 1965; 250(3): 275–283.
11. Mellemgaard K, et al. Sources of venoarterial admixture in portal hypertension. J Clin Invest. 1963; 42: 1399–1405.
12. Abelmann WH, et al. Cirrhosis of the liver and decreased arterial oxygen saturation. Arch Intern Med. 1961; 108: 34–40.
13. Williams MH Jr. Hypoxemia due to venous admixture in cirrhosis of the liver. J Appl Physiol. 1960; 15: 253–254.
14. Berthelot P, et al. Arterial changes in the lungs in cirrhosis of the liver–lung spider nevi. N Engl J Med. 1966; 274(6): 291–298.
15. Nakamura T, et al. Measurement of blood flow through portopulmonary anastomosis in portal hypertension. J Lab Clin Med. 1965; 65: 114–121.
16. Krowka MJ, Cortese DA. Pulmonary aspects of chronic liver disease and liver transplantation. Mayo Clin Proc. 1985; 60(6): 407–418.
17. Furukawa T, et al. Arterial hypoxemia in patients with hepatic cirrhosis. Am J Med Sci. 1984; 287(3): 10–13.
18. Ruff F, et al. Regional lung function in patients with hepatic cirrhosis. J Clin Invest. 1971; 50(11): 2403–2413.

19. Bell RC, et al. Multiple organ system failure and infection in adult respiratory distress syndrome. Ann Intern Med. 1983; 99(3): 293−298.

20. Matuschak GM. Lung-liver interactions in sepsis and multiple organ failure syndrome. Clin Chest Med. 1996; 17(1): 83−98.

21. Ruiter DJ, et al. Uptake by liver cells of endotoxin following its intravenous injection. Lab Investig. 1981; 45(1): 38−45.

22. Wardle EN. Kupffer cells and their function. Liver. 1987; 7(2): 63−75.

23. Bradfield JW. Control of spillover. The importance of Kupffer-cell function in clinical medicine. Lancet. 1974; 2(7885): 883−886.

24. Nakao A, et al. The fate of intravenously injected endotoxin in normal rats and in rats with liver failure. Hepatology. 1994; 19(5): 1251−1256.

25. Katz S, et al. Impaired bacterial clearance and trapping in obstructive jaundice. Ann Surg. 1984; 199(1): 14−20.

26. Yokoyama I, et al. Endotoxemia and human liver transplantation. Transplant Proc. 1989; 21(5): 3833−3841.

27. Miyata T, et al. Endotoxaemia, pulmonary complications, and thrombocytopenia in liver transplantation. Lancet. 1989; 2(8656): 189−191.

28. Doyle RL, et al. Identification of patients with acute lung injury. Predictors of mortality. Am J Respir Crit Care Med. 1995; 152(6 Pt 1): 1818−1824.

29. Liang Y, Yeligar SM, Brown LA. Chronic-alcohol-abuse-induced oxidative stress in the development of acute respiratory distress syndrome. ScientificWorldJournal. 2012; 2012: 740308.

30. Moss M, et al. The effects of chronic alcohol abuse on pulmonary glutathione homeostasis. Am J Respir Crit Care Med. 2000; 161(2 Pt 1): 414−419.

31. Rahman Q, et al. Glutathione redox system in oxidative lung injury. Crit Rev Toxicol. 1999; 29(6): 543−568.

32. Johnson DH, Cunha BA. Infections in cirrhosis. Infect Dis Clin N Am. 2001; 15(2): 363−371. vii

33. Wallaert B, et al. Human alveolar macrophage antibacterial activity in the alcoholic lung. Am Rev Respir Dis. 1991; 144(2): 278−283.

34. Gosset P, et al. Impaired secretion and mRNA expression of monokines by alveolar macrophages from nonsmoking patients with alcoholic liver cirrhosis. J Infect Dis. 1995; 171(3): 743−746.

35. Fowler AA, et al. Adult respiratory distress syndrome. Prognosis after onset. Am Rev Respir Dis. 1985; 132(3): 472−478.

36. Hyers TM, Fowler AA. Adult respiratory distress syndrome: causes, morbidity, and mortality. Fed Proc. 1986; 45(1): 25−29.

37. Montgomery AB, et al. Causes of mortality in patients with the adult respiratory distress syndrome. Am Rev Respir Dis. 1985; 132(3): 485−489.

38. Seidenfeld JJ, et al. Incidence, site, and outcome of infections in patients with the adult respiratory distress syndrome. Am Rev Respir Dis. 1986; 134(1): 12−16.

39. Das V, et al. Cirrhotic patients in the medical intensive care unit: early prognosis and long-term survival. Crit Care Med. 2010; 38(11): 2108−2116.

40. Findlay JY, et al. Critical care of the end-stage liver disease patient awaiting liver transplantation. Liver Transpl. 2011; 17(5): 496−510.

41. Phua J, et al. Has mortality from acute respiratory distress syndrome decreased over time?: A systematic review. Am J Respir Crit Care Med. 2009; 179(3): 220−227.

42. Saliba F, et al. Cirrhotic patients in the ICU: prognostic markers and outcome. Curr Opin Crit Care. 2013; 19(2): 154−160.

43. Zambon M, Vincent JL. Mortality rates for patients with acute lung injury/ARDS have decreased over time. Chest. 2008; 133(5): 1120−1127.

44. TenHoor T, Mannino DM, Moss M. Risk factors for ARDS in the United States: analysis of the 1993 National Mortality Followback Study. Chest. 2001; 119(4): 1179−1184.

45. Schwartz LM, et al. Alcohol consumption, one-carbon metabolites, liver cancer and liver disease mortality. PLoS One. 2013; 8(10): e78156.

46. Monchi M, et al. Early predictive factors of survival in the acute respiratory distress syndrome. A multivariate analysis. Am J Respir Crit Care Med. 1998; 158(4): 1076−1081.

47. Kennedy TC, Knudson RJ. Exercise-aggravated hypoxemia and orthodeoxia in cirrhosis. Chest. 1977; 72(3): 305−309.

48. Rodriguez-Roisin R, Krowka MJ. Hepatopulmonary syndrome — a liver-induced lung vascular disorder. N Engl J Med. 2008; 358(22): 2378−2387.

49. Schenk P, et al. Hepatopulmonary syndrome: prevalence and predictive value of various cut offs for arterial oxygenation and their clinical consequences. Gut. 2002; 51(6): 853−859.

50. Fallon MB, et al. Impact of hepatopulmonary syndrome on quality of life and survival in liver transplant candidates. Gastroenterology. 2008; 135(4): 1168–1175.

51. Cremona G, et al. Elevated exhaled nitric oxide in patients with hepatopulmonary syndrome. Eur Respir J. 1995; 8(11): 1883–1885.

52. Fallon MB, et al. The role of endothelial nitric oxide synthase in the pathogenesis of a rat model of hepatopulmonary syndrome. Gastroenterology. 1997; 113(2): 606–614.

53. Ling Y, et al. The role of endothelin-1 and the endothelin B receptor in the pathogenesis of hepatopulmonary syndrome in the rat. Hepatology. 2004; 39(6): 1593–1602.

54. Tang L, et al. Modulation of pulmonary endothelial endothelin B receptor expression and signaling: implications for experimental hepatopulmonary syndrome. Am J Physiol Lung Cell Mol Physiol. 2007; 292(6): L1467–1472.

55. Rabiller A, et al. Prevention of gram-negative translocation reduces the severity of hepatopulmonary syndrome. Am J Respir Crit Care Med. 2002; 166(4): 514–517.

56. Thenappan T, et al. A central role for CD68(+) macrophages in hepatopulmonary syndrome. Reversal by macrophage depletion. Am J Respir Crit Care Med. 2011; 183(8): 1080–1091.

57. Sztrymf B, et al. Prevention of hepatopulmonary syndrome and hyperdynamic state by pentoxifylline in cirrhotic rats. Eur Respir J. 2004; 23(5): 752–758.

58. Zhang J, et al. Pentoxifylline attenuation of experimental hepatopulmonary syndrome. J Appl Physiol (1985). 2007; 102(3): 949–955.

59. Carter EP, et al. Regulation of heme oxygenase-1 by nitric oxide during hepatopulmonary syndrome. Am J Physiol Lung Cell Mol Physiol. 2002; 283(2): L346–353.

60. Zhang J, et al. Analysis of pulmonary heme oxygenase-1 and nitric oxide synthase alterations in experimental hepatopulmonary syndrome. Gastroenterology. 2003; 125(5): 1441–1451.

61. Zhang J, et al. Pulmonary angiogenesis in a rat model of hepatopulmonary syndrome. Gastroenterology. 2009; 136(3): 1070–1080.

62. Abrams GA, et al. Diagnostic utility of contrast echocardiography and lung perfusion scan in patients with hepatopulmonary syndrome. Gastroenterology. 1995; 109(4): 1283–1288.

63. Krowka MJ, et al. Hepatopulmonary syndrome: a prospective study of relationships between severity of liver disease, PaO(2) response to 100% oxygen, and brain uptake after (99m)Tc MAA lung scanning. Chest. 2000; 118(3): 615–624.

64. Poterucha JJ, et al. Failure of hepatopulmonary syndrome to resolve after liver transplantation and successful treatment with embolotherapy. Hepatology. 1995; 21(1): 96–100.

65. Swanson KL, Wiesner RH, Krowka MJ. Natural history of hepatopulmonary syndrome: impact of liver transplantation. Hepatology. 2005; 41(5): 1122–1129.

66. Arguedas MR, et al. Prospective evaluation of outcomes and predictors of mortality in patients with hepatopulmonary syndrome undergoing liver transplantation. Hepatology. 2003; 37(1): 192–197.

67. Goldberg DS, et al. Impact of the hepatopulmonary syndrome MELD exception policy on outcomes of patients after liver transplantation: an analysis of the UNOS database. Gastroenterology. 2014; 146(5): 1256–1265. e1.

68. Gupta S, et al. Improved survival after liver transplantation in patients with hepatopulmonary syndrome. Am J Transplant. 2010; 10(2): 354–363.

69. Ramalingam VS, Ansari S, Fisher M. Respiratory complication in liver disease. Crit Care Clin. 2016; 32(3): 357–369.

70. Huang PM, et al. The morphology of diaphragmatic defects in hepatic hydrothorax: thoracoscopic finding. J Thorac Cardiovasc Surg. 2005; 130(1): 141–145.

71. Lazaridis KN, et al. Hepatic hydrothorax: pathogenesis, diagnosis, and management. Am J Med. 1999; 107(3): 262–267.

72. Norvell JP, Spivey JR. Hepatic hydrothorax. Clin Liver Dis. 2014; 18(2): 439–449.

73. Strauss RM, Boyer TD. Hepatic hydrothorax. Semin Liver Dis. 1997; 17(3): 227–232.

74. Huang TW, et al. Education and imaging. Hepatobiliary and pancreatic: hepatic hydrothorax. J Gastroenterol Hepatol. 2007; 22(6): 956.

75. Malagari K, et al. Cirrhosis-related intrathoracic disease. Imaging features in 1038 patients. Hepato-Gastroenterology. 2005; 52(62): 558–562.

76. Benet A, et al. Diagnosis of hepatic hydrothorax in the absence of ascites by intraperitoneal injection of 99m-Tc-Fluor colloid. Postgrad Med J. 1992; 68(796): 153.

77. Rubinstein D, McInnes IE, Dudley FJ. Hepatic hydrothorax in the absence of clinical ascites: diagnosis and management. Gastroenterology. 1985; 88(1 Pt 1): 188–191.

78. Krok KL, Cardenas A. Hepatic hydrothorax. Semin Respir Crit Care Med. 2012; 33(1): 3–10.

79. Sahn SA. State of the art. The pleura. Am Rev Respir Dis. 1988; 138(1): 184–234.

80. Siegerstetter V, et al. Treatment of refractory hepatic hydrothorax with transjugular intrahepatic portosystemic shunt: long-term results in 40 patients. Eur J Gastroenterol Hepatol. 2001; 13(5): 529–534.

81. Xiol X, et al. Usefulness and complications of thoracentesis in cirrhotic patients. Am J Med. 2001; 111(1): 67–69.

82. Feller-Kopman D, et al. Large-volume thoracentesis and the risk of reexpansion pulmonary edema. Ann Thorac Surg. 2007; 84(5): 1656–1661.

83. Chen CH, et al. Outcome predictors of cirrhotic patients with spontaneous bacterial empyema. Liver Int. 2011; 31(3): 417–424.

84. Liu LU, et al. Outcome analysis of cirrhotic patients undergoing chest tube placement. Chest. 2004; 126(1): 142–148.

85. Orman ES, Lok AS. Outcomes of patients with chest tube insertion for hepatic hydrothorax. Hepatol Int. 2009; 3(4): 582–586.

86. Gordon FD, et al. The successful treatment of symptomatic, refractory hepatic hydrothorax with transjugular intrahepatic portosystemic shunt. Hepatology. 1997; 25(6): 1366–1369.

87. Dhanasekaran R, et al. Transjugular intrahepatic portosystemic shunt for symptomatic refractory hepatic hydrothorax in patients with cirrhosis. Am J Gastroenterol. 2010; 105(3): 635–641.

88. Wilputte JY, et al. The outcome after transjugular intrahepatic portosystemic shunt (TIPS) for hepatic hydrothorax is closely related to liver dysfunction: a long-term study in 28 patients. Acta Gastroenterol Belg. 2007; 70(1): 6–10.

89. Leveen HH, et al. Peritoneo-venous shunting for ascites. Ann Surg. 1974; 180(4): 580–591.

90. Kirsch WM, Newkirk JB, Predecki PK. Clinical experience with the Denver shunt: a new silicone-rubber shunting device for the treatment of hydrocephalus. Technical note. J Neurosurg. 1970; 32(2): 258–264.

91. Martin LG. Percutaneous placement and management of the Denver shunt for portal hypertensive ascites. AJR Am J Roentgenol. 2012; 199(4): W449–453.

92. Chen TA, Lo GH, Lai KH. Risk factors for spontaneous bacterial empyema in cirrhotic patients with hydrothorax. J Chin Med Assoc. 2003; 66(10): 579–586.

93. Tu CY, Chen CH. Spontaneous bacterial empyema. Curr Opin Pulm Med. 2012; 18(4): 355–358.

94. Sese E, et al. Low complement levels and opsonic activity in hepatic hydrothorax: its relationship with spontaneous bacterial empyema. J Clin Gastroenterol. 2003; 36(1): 75–77.

95. Reed SF, et al. Aggressive surveillance and early catheter-directed therapy in the management of intra-abdominal hypertension. J Trauma. 2006; 61(6): 1359–63; discussion 1363–1365.

96. Ivatury RR, Diebel L. Intra-abdominal hypertension and the splanchnic bed. In: Cheatham M, Ivatury RR, Malbrain M, Sugrue M, editors. Abdominal compartment syndrome. Georgetown, TX: Landis Bioscience; 2006. p.129–137.

97. Kovac N, Siranovic M, Mazul-Sunko B. Clinical significance of intraabdominal pressure and abdominal perfusion pressure in patients with acute abdominal syndrome. Signa Vitae. 2007; 2(2): 14–17.

98. Papavramidis TS, et al. Abdominal compartment syndrome — intra-abdominal hypertension: defining, diagnosing, and managing. J Emerg Trauma Shock. 2011; 4(2): 279–291.

99. Wendon J, Biancofiore G, Auzinger G. Intra-abdominal hypertension and the liver. In: Cheatham ML, Ivatury RR, Malbrain M, Sugrue M, editors. Abdominal compartment syndrome. Georgetown, TX: Landis Bioscience; 2006. p.138–143.

100. Emerson H. Intra-abdominal pressures. Arch Intern Med. 1911; 7: 754–784.

101. Malbrain ML, De IE. laet, Intra-abdominal hypertension: evolving concepts. Clin Chest Med. 2009; 30(1): 45–70. viii

102. Lui F, Sangosanya A, Kaplan LJ. Abdominal compartment syndrome: clinical aspects and monitoring. Crit Care Clin. 2007; 23(3): 415–433.

103. Cheatham ML, Malbrain M. Intra-abdominal hypertension and the cardiovascular system. In: Cheatham M, Ivatury RR, Malbrain M, Sugrue M, editors. Abdominal compartment syndrome.

Georgetown, TX: Landis Bioscience; 2006. p.89–104.

104. Ropper AH, Samuels MA, and York NY. Disturbances of cerebrospinal fluid and its circulation including hydrocephalus, pseudotumor cerebri, and low-pressure syndromes. Vol. 2009 SRC – GoogleScholar. 2009.529–545.

105. Malbrain ML, et al. Results from the international conference of experts on intra-abdominal hypertension and abdominal compartment syndrome. I Definitions. Intensive Care Med. 2006; 32(11): 1722–1732.

106. Malbrain M, et al. Intra-abdominal pressure measurement techniques. In Abdominal compartment syndrome Landis Bioscience, 2006. 2006 SRC-GoogleScholar; p.19–68.

107. Papavramidis TS, et al. Abdominal compliance, linearity between abdominal pressure and ascitic fluid volume. J Emerg Trauma Shock. 2011; 4(2): 194–197.

108. De Keulenaer BL, et al. What is normal intra-abdominal pressure and how is it affected by positioning, body mass and positive end-expiratory pressure? Intensive Care Med. 2009; 35(6): 969–976.

109. Hakobyan RV, Mkhoyan GG. Epidural analgesia decreases intraabdominal pressure in postoperative patients with primary intra-abdominal hypertension. Acta Clin Belg. 2008; 63(2): 86–92.

110. Levesque E, et al. Outcome of patients with cirrhosis requiring mechanical ventilation in ICU. J Hepatol. 2014; 60(3): 570–578.

111. Shellman RG, et al. Prognosis of patients with cirrhosis and chronic liver disease admitted to the medical intensive care unit. Crit Care Med. 1988; 16(7): 671–678.

112. Ventilation with lower tidal volumes as compared with traditional tidal volumes for acute lung injury and the acute respiratory distress syndrome. The Acute Respiratory Distress Syndrome Network. N Engl J Med. 2000; 342(18): 1301–1308.

113. Petrucci N, De Feo C. Lung protective ventilation strategy for the acute respiratory distress syndrome. Cochrane Database Syst Rev. 2013; 2: CD003844.

114. Funk GC, et al. Acid-base disturbances in critically ill patients with cirrhosis. Liver Int. 2007; 27(7): 901–909.

115. Girard TD, et al. Efficacy and safety of a paired sedation and ventilator weaning protocol for mechanically ventilated patients in intensive care (Awakening and Breathing Controlled trial): a randomised controlled trial.

Lancet. 2008; 371(9607): 126–134.

116. Kress JP, et al. Daily interruption of sedative infusions in critically ill patients undergoing mechanical ventilation. N Engl J Med. 2000; 342(20): 1471–1477.

117. Payen J-F, et al. Pain assessment is associated with decreased duration of mechanical ventilation in the intensive care unit: a post Hoc analysis of the DOLOREA study. Anesthesiology. 2009; 111(6): 1308–1316.

118. Payen JF, et al. Current practices in sedation and analgesia for mechanically ventilated critically ill patients: a prospective multicenter patient-based study. Anesthesiology. Apr quiz 8912 17413906, 2007. 106(4 SRC – GoogleScholar): 687–695.

119. Nagai S, et al. Noninvasive positive pressure ventilation to prevent respiratory collapse after extubation: clinical case reports. Transplant Proc. 2009; 41(9): 3919–3922.

120. Narita M, et al. Prophylactic respiratory management after liver resection with bilevel positive airway pressure ventilation: report of three cases. Surg Today. 2009; 39(2): 172–174.

121. Mantz FA Jr, Craige E. Portal axis thrombosis with spontaneous portacaval shunt and resultant cor pulmonale. AMA Arch Pathol. 1951; 52(1): 91–97.

122. Simonneau G, et al. Updated clinical classification of pulmonary hypertension. J Am Coll Cardiol. 2013; 62(25 Suppl): D34–41.

123. McDonnell PJ, Toye PA, Hutchins GM. Primary pulmonary hypertension and cirrhosis: are they related? Am Rev Respir Dis. 1983; 127(4): 437–441.

124. Krowka MJ, et al. Portopulmonary hypertension: results from a 10-year screening algorithm. Hepatology. 2006; 44(6): 1502–1510.

125. Hadengue A, et al. Pulmonary hypertension complicating portal hypertension: prevalence and relation to splanchnic hemodynamics. Gastroenterology. 1991; 100(2): 520–528.

126. Colle IO, et al. Diagnosis of portopulmonary hypertension in candidates for liver transplantation: a prospective study. Hepatology. 2003; 37(2): 401–409.

127. Krowka MJ, et al. Portopulmonary hypertension: a report from the US-based REVEAL Registry. Chest. 2012; 141(4): 906–915.

128. Le Pavec J, et al. Portopulmonary hypertension: survival and prognostic factors. Am J Respir Crit Care Med. 2008; 178(6): 637–643.

129. Medarov BI, Chopra A, Judson MA. Clinical aspects of portopulmonary hypertension. Respir Med. 2014; 108(7): 943–954.

130. Pilatis ND, et al. Clinical predictors of pulmonary hypertension in patients undergoing liver transplant evaluation. Liver Transpl. 2000; 6(1): 85–91.

131. Robalino BD, Moodie DS. Association between primary pulmonary hypertension and portal hypertension: analysis of its pathophysiology and clinical, laboratory and hemodynamic manifestations. J Am Coll Cardiol. 1991; 17(2): 492–498.

132. Benjaminov FS, et al. Portopulmonary hypertension in decompensated cirrhosis with refractory ascites. Gut. 2003; 52(9): 1355–1362.

133. Kamath PS, et al. Hepatic localization of endothelin-1 in patients with idiopathic portal hypertension and cirrhosis of the liver. Liver Transpl. 2000; 6(5): 596–602.

134. Neuhofer W, et al. Endothelin and endothelin receptor antagonism in portopulmonary hypertension. Eur Invest Sep 36 Suppl Review 1692, 1901. 3 SRC–GoogleScholar: 54–61.

135. Tuder RM, et al. Prostacyclin synthase expression is decreased in lungs from patients with severe pulmonary hypertension. Am J Respir Crit Care Med. 1999; 159(6): 1925–1932.

136. Hervé P, et al. Increased plasma serotonin in primary pulmonary hypertension. Am J Med. 1995; 99(3): 249–254.

137. Edwards BS, et al. Coexistent pulmonary and portal hypertension: morphologic and clinical features. J Am Coll Cardiol. 1987; 10(6): 1233–1238.

138. Krowka MJ, Edwards WD. A spectrum of pulmonary vascular pathology in portopulmonary hypertension. Liver Transpl. 2000; 6(2): 241–242.

139. Porres-Aguilar M, Duarte-Rojo A, Krowka MJ. Transthoracic echocardiography screening for the detection of portopulmonary hypertension: a work in progress. Liver Transpl. 2013; 19(6): 573–574.

140. Raevens S, et al. Echocardiography for the detection of portopulmonary hypertension in liver transplant candidates: an analysis of cutoff values. Liver Transpl. 2013; 19(6): 602–610.

141. Cartin-Ceba R, Krowka MJ. Portopulmonary hypertension. Clin Liver Dis. 2014; 18(2): 421–438.

142. Porres-Aguilar M, et al. Portopulmonary hypertension and hepatopulmonary syndrome: a clinician-oriented overview. Eur Respir Rev. 2012; 21(125): 223–233.

143. Porres-Aguilar M, et al. Portopulmonary hypertension: state of the art. Ann Hepatol. 2008; 7(4): 321–330.

144. Ota K, et al. Effects of nifedipine on hepatic venous pressure gradient and portal vein blood flow in patients with cirrhosis. J Gastroenterol Hepatol. 1995; 10(2): 198–204.

145. Provencher S, et al. Deleterious effects of beta-blockers on exercise capacity and hemodynamics in patients with portopulmonary hypertension. Gastroenterology. 2006; 130(1): 120–126.

146. Fix OK, et al. Long-term follow-up of portopulmonary hypertension: effect of treatment with epoprostenol. Liver Transpl. 2007; 13(6): 875–885.

147. Krowka MJ, et al. Improvement in pulmonary hemodynamics during intravenous epoprostenol (prostacyclin): a study of 15 patients with moderate to severe portopulmonary hypertension. Hepatology (Baltimore, MD). 1999; 30(3): 641–648.

148. Sussman N, et al. Successful liver transplantation following medical management of portopulmonary hypertension: a single-center series. Am J Transplant Off J Am Soc Transplant Am Soc Transplant Surg. 2006; 6(9): 2177–2182.

149. Hoeper MM, et al. Bosentan therapy for portopulmonary hypertension. Eur Respir J. 2005; 25(3): 502–508.

150. Reichenberger F, et al. Sildenafil treatment for portopulmonary hypertension. Eur Respir J. 2006; 28(3): 563–567.

151. Sitbon O, et al. Selexipag for the treatment of pulmonary arterial hypertension. N Engl J Med. 2015; 373(26): 2522–2533.

152. Krowka MJ, et al. Hepatopulmonary syndrome and portopulmonary hypertension: a report of the multicenter liver transplant database. Liver Transpl. 2004; 10(2): 174–182.

153. Krowka MJ, et al. Model for end-stage liver disease (MELD) exception for portopulmonary hypertension. Liver Transpl. 2006; 12(12 Suppl 3): S114–116.

急性和慢性肝病的肾脏并发症　12

康斯坦丁·卡尔维拉，弗朗索瓦·杜兰德，米特拉·纳迪姆，凯·西格巴特（Constantine J. Karvellas, Francois Durand, Mitra K. Nadim, Kai Sigbartl）

摘　要

急性肾损伤（acute kidney injury，AKI）是急、慢性肝病的常见并发症。肝肾综合征是由强烈的肾血管收缩导致肾灌注和肾小球滤过的减少，是晚期肝硬化的严重并发症。由于常用的肾功能指标与肾小球滤过率相关性差，因此评估肝硬化患者的肾功能不全较棘手。新型生物标志物有望用于肝硬化急性肾损伤的早期诊断和预后判断，但尚未投入临床使用。急性肾损伤的治疗包括血管收缩剂、白蛋白和肝移植。肾脏替代治疗应作为肝移植的桥梁。

关键词

慢加急性肝功能衰竭；急性肾损伤；肝硬化；肝肾综合征

缩写

ACLF：慢加急性肝衰竭

ADQI：急性透析质量倡议

AKI：急性肾损伤

AKIN：急性肾损伤网络

CRRT：持续肾脏替代治疗

GFR：肾小球滤过率

HRS：肝肾综合征

ICA：国际腹水协会

ICU：重症监护病房

INR：国际标化率

KDIGO：改善全球肾脏病预后组织

LT：肝移植

MELD：改良终末肝脏疾病评分

RIFLE：风险，损伤，衰竭，丧失，终末期肾病

RRT：肾脏替代治疗

sCr：血清肌酐

TIPS：经颈静脉肝内门体分流术

12.1 简介

肾功能衰竭或急性肾损伤(AKI)是急慢性肝病的常见并发症,尤其是那些患有慢加急性肝功能衰竭(ACLF)的患者,高达50%的肝硬化住院患者会出现这种情况[1~5]。AKI的高发生率是多因素的,是动脉血管舒张与肾内血管收缩增加和肾内自身调节受损(易导致肾功能受损)以及许多与肝硬化相关的刺激因素(通常是细菌感染和胃肠道出血)相结合的结果[6~8]。目前还没有特定的血液或尿液生物标志物能够可靠地确定肝硬化患者AKI的原因。传统诊断标准特别关注肝肾综合征(HRS)及其肾血管收缩和内脏血管扩张的病理生理学[9],即血清肌酐(sCr)比基线值升高50%,大于133 μmol/L。HRS的不可逆性对病死率有不利影响[10]。然而,之后的研究质疑这些标准过于狭隘,需要更广泛地探究肝病中AKI的其它原因[5]。

12.2 流行病学

肝硬化患者的肾功能不全可根据病程表现(急性、慢性或慢加急性)进行分类,但大多数(约70%)肝硬化患者有AKI,且无肾脏结构改变[11]。AKI的病因包括低血容量(肾前性氮质血症)、肾实质疾病(急性肾小管坏死、肾毒性损伤、间质性肾炎、肾小球肾炎或肾病)、梗阻性肾病和肝肾综合征[12]。

12.2.1 肝肾综合征

肝肾综合征(HRS)是晚期肝硬化的严重并发症。其临床表现与肾、肝、体循环的紊乱有关。HRS是肾血管严重收缩导致肾灌注和肾小球滤过减少的结果。肾对钠和游离水的排出也受损但不出现组织学改变。根据强度和时间,以

两种不同的临床范式描述了HRS。传统上,1型HRS越来越多地代表肝硬化肾功能衰竭的严重终末期。其特征为快速进展性肾功能衰竭伴少尿。定义为在不到2周的时间内,血清肌酐水平翻倍(至少高于221 μmol/L),或24小时肌酐清除率下降50%(低于20 mL/min)。2型HRS进展缓慢,肾功能恶化不太严重,可能会长期保持稳定。2型HRS通常与难治性腹水有关。这是钠潴留、肾小球滤过率降低和肾素-血管紧张素系统显著激活的综合结果。最近,国际腹水协会(ICA)在2011年修订了传统标准,将HRS型急性肾损伤(HRS-AKI)定义为包括诊断肝硬化伴腹水、sCr升高50%,最终sCr值大于133 μmol/L、对停用利尿剂及血浆扩容(白蛋白1 g/kg体重)无反应、无休克、无致肾病毒素(NSAIDS、碘化造影剂)和无肾结构性疾病的宏观表象[13]。

12.2.2 循环功能障碍与HRS

HRS主要由循环衰竭引起。根据外周血管舒张模型,肝硬化内脏和全身动脉血管阻力降低可能与内皮型一氧化氮合酶(eNOS)的表达增加以及内脏和体循环中一氧化氮及其代谢产物浓度增加有关[14]。相反,肝内循环中一氧化氮的生成减少,加重门静脉高压。由此导致的平均动脉压(MAP)下降和全身血管阻力低,这些在代偿性肝硬化初期被心输出量的增加抵消。与内脏血流相反,脑、肾和肝等其他血管床的阻力增加。肾脏最初能够通过增加肾前列腺素的产生进行代偿,从而导致肾血管扩张并保持肾灌注和功能。当心输出量不能再代偿时,出现低血容量,随后肾素-血管紧张素、血管加压素和交感神经系统激活。特别是,血管紧张素Ⅱ在刺激肾血管收缩方面发挥核心作用,同时增加醛固酮的释放,导致钠潴留和腹水增加。随着肝衰竭进展和内脏血管舒张占优势,强效肾血管收缩药(血管紧张素Ⅱ、内皮素、去甲肾上腺素和精氨酸加压素)的增强作用超过了局部肾前列腺素的作用。

这种不平衡最终导致了HRS[15]。

HRS可能随着肝功能恶化自发发生,或继发于诱发事件,如自发性细菌性腹膜炎(spontaneous bacterial peritonitis, SBP)。大约1/3的SBP患者在没有肾毒性抗生素和休克的情况下出现肾功能损害。对其中一些患者而言,通过适当的抗感染治疗,肾功能损害是可逆的,但对大多数患者而言并非如此。其他促发因素包括大容量治疗性穿刺术(无白蛋白替代)、使用利尿剂治疗难治性腹水和胃肠道出血(尤其是休克)[2]。

12.2.3　肝硬化AKI的病理生理学:炎症

一些文献提到肾素-血管紧张素系统、交感神经系统和抗利尿激素产生的失调在AKI和肝硬化的发生中起作用,无论存在或不存在感染,炎症均起着突出的作用。肝硬化患者存在细菌移位的高风险,从而导致循环脂多糖结合蛋白的水平升高,TNF-α的生成增加,进一步加剧内脏血管舒张。肝损伤引发的其他重要免疫因素释放损伤相关分子模式(damage associated molecular patter, DAMP)分子,包含高迁移率族蛋白B-1(HMGB-1)。这种DAMP通过toll样受体(TLR)2和4相互作用,引起肾小管损伤[16~17]。

12.2.4　肾功能损害评估

评估肝硬化患者的肾功能仍然是一个具有挑战性的问题。血清肌酐(sCr)仍然是最常用的肾功能临床指标,但受多种因素的影响,包括年龄、肌肉质量、性别和种族。在肝硬化中,由于肝脏肌酐生成减少、蛋白质热量营养不良和肌肉消耗,血清肌酐值并不能完全反映肾功能,因此,其在正常范围内并不能排除显著的肾功能损害。此外,由于穿刺引流后容量状态的稀释性改变以及利尿剂的使用,腹水患者的血清肌酐值可能会有很大差异。高血清胆红素水平可能会影响血清肌酐的测定,从而导致假性低血清肌酐浓度。尽管

有研究人员不认为肾小球滤过率GFR)测定为金标准,肾小球滤过率仍被认为是肾功能的最佳估测值。肾小球滤过率可通过定时采集的尿液肌酐清除率以及尿液和血清肌酐浓度来测定。然而,除了与尿液收集不准确或不完整相关的固有限制外,随着肝硬化患者肾小球滤过率的下降,肌酐的肾小管分泌物增加可能会使肌酐清除率出现偏差[18~19]。在肝硬化患者中,肌酐清除率往往无法反映真实的肾小球滤过率。肾脏疾病改良饮食(the modified diet in renal disease, MDRD)公式广泛用于估计普通人群的肾小球滤过率[20],但MDRD-4一向高估肝硬化患者的肾小球滤过率[21~22]。在以肌酐为基础的方程中,已表明MDRD-6在肝硬化患者中最准确[23]。然而,与MDRD-4相比,MDRD-6可能低估了真正的肾小球滤过率,不一致性在老年患者和低钠血症患者中更为明显。其他测定肾功能的间接标志物如胱抑素C也可用;但它们价格昂贵,不能广泛应用,最近的研究表明,与血清肌酐一样,胱抑素C受肌肉质量和肝病的影响,会高估肝硬化患者的肾功能[24~25]。基于胱抑素C(含或不含肌酐)的公式可能优于基于肌酐的公式[26~27]。同样,当前基于胱抑素C公式(即肝硬化患者的CKD-EPI Cr-Cystatin C公式)的肾小球滤过率估算值低于普通人群中观察到的值。在超过20%的肝硬化患者中,观察到基于胱抑素C的公式与真实肾小球滤过率之间的不一致性大于30%[26]。

外源性标记物(如碘钛酸盐、菊粉或放射性核素)清除率是肾小球滤过率评估的最准确方法(表12-1)。然而,由于成本、便利性和可用性的原因,它们并未常规用于临床实践。尽管存在这些限制,使用外源性标志物直接测定肾小球滤过率应是决定进行肝肾联合移植而非单独肝移植的绝对先决条件。

12.2.5　肝病患者AKI的定义

2004年,急性透析质量倡议(ADQI)工作

表12-1　肝病患者肾功能的评估方法

		优　　点	缺　　点
血清学方法	血清肌酐	• 广泛应用 • 价廉 • MELD/AKI 评分，目前应用于肝肾综合征	• 受年龄、性别、肌肉质量、类固醇和药物影响 • 在肝脏疾病中生成减少 • 胆红素影响化验结果 • 肌酐检验缺乏标准化 • 在急性肾损伤中上升缓慢
	血清胱抑素 C	• 不受年龄、性别、肌肉质量、脓毒症的影响 • 简单的血液测试 • 似乎比血清肌酐更早发现早期肾功能障碍和急性肾损伤	• 肾移植后肾小球滤过率被低估 • 与所有血清标记物一样会被稀释 • 胱抑素 C 的变异性 • 费用的变异性 • 结果可能不能及时获得
清除率	尿肌酐	• 价廉 • 避免血清标记物的稀释问题	• 难以获得准确的收集 • 肝脏疾病中肾小球滤过率系统性高估 10% ～ 15%，尤其是患有慢性肾病的患者
	菊粉	• 仍然是"金标准"	• 系统性血浆清除高估肾小球滤过率 • 不方便
	碘肽酸盐	• 大多数研究中与菊粉一样好	• 肾外清除显著 • 肾小球滤过率高估 10 ～ 20 mL/min
	CrEDTA	• 大多数研究中与菊粉一样好	• 肾外清除显著 • 肾小球滤过率高估 10 ～ 20 mL/min
	DcDPTA	• 大多数研究中与菊粉一样好	• 肾外清除率显著

改编自《肝硬化急性肾损伤》，由爱思唯尔出版社许可。Karvellas CJ, Durand F, Nadim MK. Crit Care Clin. 2015 Oct; 31(4): 737-750. PMID: 26, 410, 141

组制订了AKI定义和分类的共识，即RIFLE标准，该标准根据血清肌酐和（或）尿量的改变将急性肾功能不全严重程度进行分层[28]。随后，急性肾损伤网络（AKIN）建议扩大AKI的定义，将48小时内血清肌酐绝对升高等于或超过26.5 μmol/L（26 μmol/L）者包括在内[29]。一旦AKI成立，分期系统将判断AKI的严重程度。这些标准随后被国际多学科改善全球肾脏病预后组织（KDIGO）在其2012年临床实践指南中采用（表12-2）[30]。2010年，ADQI工作组和国际腹水协会（IAC）的几位成员建议采用改良的RILFE标准来定义肝硬化患者的AKI，而不是使用大于132.6 μmol/L的固定血清肌酐界限值的传统定义[13,31]。无论肾功能急性恶化的推定原因是与

功能性还是结构性疾病有关，均采用这些标准。因此，1型肝肾综合征（HRS）被归类为AKI的一种特定类型，而2型肝肾综合征（CKD的一种急性形式）和术语肝肾疾病（HRD）被建议涵盖肝肾疾病共存的所有情况。此后，AKIN标准在预测病死率方面的应用已经在几项针对住院肝硬化患者（包括重症监护病房患者）的研究中得到验证[2,3,32～33]。

12.2.6　肝硬化中的AKI：新的生物标志物

鉴于目前可用的实验室检测和技术在估算肾小球滤过率方面的局限性，最近研究的其他新型肾脏生物标志物，不仅可以更早、更准确地诊

表12-2　肝硬化急性肾损伤（AKI）诊断标准

	RIFLE 标准[59]	AKIN 标准[29]	KDIGO 标准[30]	ICA：肝硬化急性肾损伤[13]
诊断标准	7天内 sCr 增高 ≥1.5倍基线值；或 GFR 下降 >25%；或6小时尿量 <0.5 mL/kg/h	48小时内 sCr 增加 ≥26.5 μmol/L；或48小时内 sCr 增高 ≥1.5倍基线值；或尿量持续6小时 <0.5 mL/kg/h	sCr 增加 ≥26.5 mmol/L；已知或推测在此7天之内血 sCr 增高 ≥1.5倍基线值；或尿量持续6小时 <0.5 mL/kg/h	sCr 上升≥50%，最终 sCr > 1.5 μmol/L（133 μmol/L）
分期	风险：sCr 上升至1.5 ～ 1.9倍基线值；或 GFR 降低 25% ～ 50%；或6小时尿量 <0.5 mL/kg/h	一期：sCr 上升至1.5 ～ 1.9倍基线值；或 sCr 增加 26.5 μmol/L；或6小时尿量 <0.5 mL/kg/h	一期：sCr 上升至1.5 ～ 1.9倍基线值；或 sCr 增加 26.5 μmol/L；或6 ～ 12小时尿量 <0.5 mL/kg/h	
	I损伤：sCr 上升至2.0 ～ 2.9倍基线值；或 GFR 降低 50% ～ 75%；或12小时尿量 <0.5 mL/kg/h	二期：sCr 上升至2.0 ～ 2.9倍基线值；或12小时尿量 <0.5 mL/kg/h	二期：sCr 上升至2.0 ～ 2.9倍基线值；或12小时或超过尿量 <0.5 mL/kg/h	
	衰竭：sCr 上升 >3倍基线值；或 GFR 降低 50% ～ 75%；或 sCr 值 ≥353.6 μmol/L急剧增加 ≥44 μmol/L；或12小时尿量 <每分钟 0.5 mL/kg/h；或无尿 ≥12小时	三期：sCr 上升 >3倍基线值；或 GFR 降低 50% ～ 75%；或 sCr 值 ≥353.6 μmol/L急剧增加 ≥44 μmol/L；或12小时尿量 <0.5 mL/kg/h；或无尿 ≥12小时	三期：sCr 上升至 >3倍基线值；或 GFR 降低 50% ～ 75%；或 sCr 值 ≥353.6 μmol/L；或开始肾脏替代治疗；或12小时尿量 <0.5 mL/kg/h；或无尿 ≥12小时	

AKIN急性肾损伤网络，GFR肾小球滤过率，KDIGO改善全球肾脏疾病预后组织，RIFLE标准，sCr血清肌酐

改编自 Angeli 等., Journal of Hepatology 2015, Publisher Elsevier[60]

断AKI，还可能揭示病因（即区分ATN和HRS-AKI）。有多种尿生物标志物与肾小管损伤相关，包括中性粒细胞明胶酶相关脂质运载蛋白（NGAL）、白细胞介素-18（IL-18）、肾损伤分子-1（KIM-1）和肝型脂肪酸结合蛋白（L-FABP）。在最近对110例确诊为肾前性氮质血症、肝肾综合征、急性肾小管坏死（ATN）的肝硬化AKI患者进行的前瞻性研究中，ATN患者的NGAL、KIM-1、IL-18和L-FABP显著高于HRS及肾前性氮质血症患者[34]。这表明，这些肾小管生物标志物可能识别出不太可能从容量复苏和血管加压药治疗中获益的患者，需要注意的一点是尿路感染可能会混淆NGAL水平[35]。

预测肝移植后AKI恢复的肾脏生物标志物

可增强关于是否需要肝肾移植或肾脏保留方案的决策方案。莱维斯基等人最近发表的一项针对16例患者的试验性研究显示，与没有AKI患者相比，肝移植后AKI可逆患者的血浆骨桥蛋白、NGAL、胱抑素C、三叶因子3（trefoil factor 3, TFF3）、TIMP-1、β_2-微球蛋白水平较高（$P<0.05$）。此外，在一项46例患者的研究中，肝移植后AKI可逆患者的骨桥蛋白和TIMP-1水平显著高于肝移植后AKI不可逆的患者[36]。

12.2.7　肝肾综合征的治疗

虽然肝移植是HRS的唯一有效治疗方法，但很明显，移植时患有肾衰竭的患者的预后比未患有肾衰竭的患者差。此外，移植前肾功能不全的

持续时间越长，移植后肾脏功能恢复越差。针对 HRS研究的治疗方法的主要目的是为移植提供桥梁。迄今为止，已评估的治疗包括白蛋白、血管收缩剂治疗、经颈静脉肝内门体分流术（TIPS）和体外肝脏支持。

12.2.8 白蛋白

肝硬化患者应用白蛋白也会导致自发性细菌性腹膜炎患者的动脉血管收缩，这可能是由于白蛋白能够结合血管舒张剂，如一氧化氮[37]。这构成了在HRS中使用体外肝脏支持的基础（见下文）。前期研究显示，白蛋白可预防自发性细菌性腹膜炎患者发生1型HRS，常用剂量为20%～25%白蛋白输注，第1天1克/千克体重，之后每天20～60克[38]。在其他药物治疗时联合应用白蛋白可能是最有益的。

12.2.9 血管收缩药物治疗：加压素类似物

血管收缩疗法在治疗HRS（尤其是加压素类似物）方面的研究相对较好。内脏血管系统中 V_1 受体的高度分布使其对加压素类似物的血管收缩效应特别敏感，是HRS治疗的重要靶点。纯理论研究结果是有效循环血容量增加，肾素-血管紧张素系统和交感神经系统受到抑制，导致肾入球小动脉血管舒张。特利加压素对 V_1 受体有很强的亲和力，半衰期较长，可间歇给药。在两项针对1型HRS患者的随机对照研究中（2008年），比较了白蛋白与特利加压素联合白蛋白的效果，在特利加压素组中HRS逆转率显著增高。此外，对特利加压素治疗有反应患者的生存期长于无反应的患者[1,39]。此外，最近对5项评估特利加压素治疗1型HRS的研究进行的荟萃分析显示，接受特利加压素单独治疗或特利加压素联合白蛋白治疗的患者病死率为48%，而被随机分配到无干预安慰剂组或单独白蛋白组的患者为64%，前者降低了病死率，相对危险度（RR）为

0.76[40]。由于人数少且随访时间短（1～6个月），生存率评估有限且特利加压素组患者的心血管不良事件发生率较高[40]。最后，最近一项纳入18例接受特利加压素和白蛋白治疗的1型 HRS和脓毒症患者的前瞻性研究显示，动脉血压能得到显著改善，高肾素水平受到抑制，去甲肾上腺素用量减少。与无反应的患者相比，67%的患者观察到肾功能改善，肾功能改善与3个月生存率改善相关。无反应的患者MELD、Child-Pugh和CLIF-SOFA评分较高[41]。

特利加压素应逐步给药，从每4小时静脉注射0.5 mg开始。如果血清肌酐在3天内未降低30%，则剂量应加倍。一般而言，对每天12 mg剂量无反应的患者对较高剂量也无反应。对特利加压素有反应的患者应继续治疗，直至血清肌酐值正常（<132.6 μmol/L）。

12.2.10 血管收缩药物治疗：去甲肾上腺素

早期无对照组的试验性研究数据显示，滴定去甲肾上腺素使MAP增加10 mmHg与改善尿量、钠排泄和肌酐清除率相关。两项有对照组的研究比较了去甲肾上腺素与特利加压素的疗效。在对22例HRS患者进行的一项研究中（1型9例，2型13例），患者接受白蛋白联合去甲肾上腺素每分钟0.1～0.7 μg/kg静脉输注或特利加压素1～2 mg，每4小时一次，HRS的逆转率在接受去甲肾上腺素治疗的患者中为70%，接受特利加压素治疗的患者为83%（P=NS）[42]。第二项研究在20例1型HRS患者中比较了白蛋白联合去甲肾上腺素（8～50 μg/min静脉注射）或特利加压素（每6小时0.5～2.0 mg）的疗效，两组对治疗有反应的患者数量差异无统计学意义（50%～40%，P=0.7），且累积生存率差异无统计学意义[43]。这些结果表明，去甲肾上腺素可能是治疗HRS的一种安全且非劣于加压素类似物的替代药物。最近的一项系统综述筛查了可用于HRS的主要血管收缩药，重点是特利加压素和去甲肾上腺素。

在对四项研究和总计154名患者的分析中,发现特利加压素和去甲肾上腺素在HRS逆转、30天病死率和HRS复发方面似乎相当。值得注意的是,接受去甲肾上腺素治疗的患者中不良事件较少[44]。

米多君是一种口服α肾上腺素能激动剂,似乎对HRS有益。其口服制剂成为非重症监护但需要长期血管收缩治疗患者的可行性选择。常与奥曲肽(一种长效生长抑素类似物)联合用药,可减少门静脉高压和内脏充血。可通过抑制胰高血糖素合成引起内脏血管收缩,或对血管平滑肌产生直接影响。在最近的一项观察性研究中,75名患者接受了平均8天的米多君(7.5 ~ 12.5 mg, 口服, 每天3次)、奥曲肽(100 ~ 200 μg, 皮下注射, 每天3次)和白蛋白(50 ~ 100 g, 静脉注射, 每天1次)治疗。将治疗组与对照组(87例未接受这些治疗的1型或2型HRS患者)进行比较,两种类型的HRS中位生存期均显著改善,1型HRS(40天与17天,P=0.007)和2型HRS(>12个月与22天,P=0.000 4),治疗组中接受肝移植的2型HRS患者较1型更多(58%与25%,P=0.04)[45]。

12.2.11 经颈静脉肝内门体分流术（TIPS）

理论上,经颈静脉肝内门体分流术的好处是降低门静脉高压,继而降低血管收缩介质(加压素、去甲肾上腺素、内皮素和血管紧张素Ⅱ)水平。在小型试验研究中评估了颈静脉肝内门体分流术的作用。在接受颈静脉肝内门体分流术治疗的7例1型HRS肝硬化患者中,6例患者在第30天时血清肌酐和尿素氮有所改善。还观察到血浆肾素和去甲肾上腺素水平降低[46]。在一项对41例非肝移植性肝硬化HRS患者(1型HRS 21例,2型HRS 20例)的前瞻性对照研究中,31例患者(1型HRS 14例,2型HRS 17例)接受了颈静脉肝内门体分流术,10例晚期肝衰竭患者被排除(1型HRS 7例,2型HRS 3例)。2周后,颈静脉肝内门体分流术与肾功能改善相关(肌酐清除率降至每分钟18 ~ 48 ml, P<0.001),此后稳定。接受颈静脉肝内门体分流术治疗后,第3、6、12和18个月的生存率分别为81%、71%、48%和35%,明显高于未行分流组(对数等级18.3, P<0.001)[47]。不幸的是,在大多数患有HRS的肝硬化患者中,由于肝功能障碍的严重程度(如MELD >20)及进一步恶化的风险,颈静脉肝内门体分流术是禁忌。

肾脏替代治疗

间歇性或连续性肾脏替代治疗(RRT)在HRS中的主要作用是桥接肝移植。观察性研究显示,RRT提示无移植者的存活率不能提高。在HRS患者中应用RRT可能仅适用于被列为肝移植的患者或有其他RRT适应证的患者(即尿毒症、酸中毒、高钾血症)[48]。如同一般重症患者,RRT开始的确切时间是有争议的[49]。

12.2.12 体外肝脏支持

体外白蛋白透析技术利用白蛋白作为结合和清除分子治疗HRS。白蛋白透析是通过高渗透性高通量膜,对照含白蛋白溶液透析血液。血液结合毒素通过扩散清除,并被白蛋白透析液的结合位点吸收。

分子吸附剂再循环系统(molecular adsorbent recirculating system, MARS)由血液循环、白蛋白循环和透析循环回路组成。血液通过白蛋白浸渍的高通量透析膜透析;白蛋白循环中用20%人白蛋白600 mL作透析液,血液中与白蛋白结合的毒素被释放到滤器膜上。在一项有对照组的试验研究中,米茨纳等人报告13例失代偿性肝硬化的1型HRS患者,8例行MARS治疗,5例行标准药物治疗[50]。前者在第7天显示出了37.5%存活率的绝对优势,而对照组存活率为0%。在MARS组中还观察到肌酐和胆红素显著下降。巴纳尔等人最近的一项多中心研究(RELIEF研究)显示在接受MARS治疗的ACLF患者中,尽管生化指标有所改善,未显示生存率获益,但MARS和标准药物治疗(SMT)组的28天生存率均为60%。本研究可能因适应证选择(移植候选人和非移植候选人)而混淆[51]。

血浆成分分离和吸附系统(Prometheus,普罗米修斯)与其他技术的不同之处在于,患者血浆经过膜式分离后通过吸附柱。在一项非对照研究中,报告了10例接受连续2次普罗米修斯系统治疗的HRS患者,观察到血肌酐和尿素氮水平出现具有统计学意义的下降,动脉血pH有所改善[52]。最近的一项多中心研究(HELIOS研究)显示,尽管患者生化指标有所改善,但未能显示出病死率降低,慢加急性肝衰竭患者的28天生存率在普罗米修斯系统治疗组和标准药物治疗组均为65%[53]。与RELIEF研究一样,本研究也因适应证选择而混淆。

12.2.13 治疗:AKI的其他原因

肝硬化AKI的早期治疗非常重要。在明确AKI的确切病因之前,可开始多种方法治疗。服用NSAIDS和ACEIs等肾毒性药物的患者应停用这些药物。接受利尿剂治疗的AKI患者应停用袢式和保钾利尿剂。对于腹水量较大的患者,可能仍需行穿刺引流,以降低腹腔间隔室综合征的风险并改善静脉回流至右心房,但需静脉注射浓度为8 g/L的白蛋白,以维持血管内容量。对于低血压(MAP<65 mmHg)患者,除非有容量超负荷的证据(例如超声心动图测量),考虑给予血管收缩治疗和容量复苏治疗。低血容量可根据生化因素用白蛋白或晶体治疗。在胃肠道出血的情况下,血红蛋白低于7 g/dL才输注浓缩红细胞的限制性策略已被证明是非劣效的,并且可能比宽松输血策略更有益[54]。

12.2.14 AKI自然病史:移植前和移植后

鉴别肝硬化AKI病因的新方法非常重要,

影响肾脏恢复的可能性取决于病因[55]。肾前性氮质血症(如利尿剂应用、腹泻)通常在中止诱发因素后可逆[56]。与细菌感染相关的AKI的严重程度取决于感染的控制[57]。AKI的病因对肝移植后的患者和肾脏结局也有显著影响。纳迪姆等最近的一项研究显示肝移植后1年和5年的患者存活率和肾脏结局明显差于肾小管坏死患者[58]。

已证明在接受肝移植的危重肝硬化患者中进行术中RRT是可行的,具有良好的总体预后和肾脏功能恢复[23]。

传统上,一些中心将RRT时间(4~8周)和GFR用于确定是否需要进行肝肾联合移植(SLK),但缺乏循证依据[58]。进一步的研究应特别关注新的肾血浆蛋白生物标志物,在决定进行SLK移植之前,需有足够的信息预测潜在肝移植后肾脏的恢复(连同AKI的病因)[36]。

结 论

急性肾损伤在肝硬化患者中发病率较高。评估肝硬化患者的肾功能障碍仍然是一个至关重要且具有挑战性的问题。目前的诊断标准是基于血清肌酐,这在推断肝硬化患者的肾小球滤过率方面存在局限性。新的诊断标准(KDIGO、RILFE、AKIN)已与传统方法(ICA/HRS/AKI)相结合,有可能更早发现AKI并改善预后。AKI的病因对肾脏恢复的可能性有重大影响。需要进一步开展肾小管生物标志物研究的工作,以区分AKI与肝肾综合征(HRS-AKI)的结构性病因。HRS的常规治疗包括血管收缩剂和白蛋白,但在病死率较高的重症病例中,肝移植是唯一有效的治疗方法。未来,新型肾血浆蛋白生物标志物可能会提供更多信息,揭示肝移植后肾脏恢复的可能性(连同病因),并可能影响是否需要进行肝肾联合移植。

参考文献

1. Sanyal AJ, et al. A randomized, prospective, double-blind, placebo-controlled trial of terlipressin for type 1 hepatorenal syndrome. Gastroenterology. 2008; 134: 1360–1368.

2. Tsien CD, Rabie R, Wong F. Acute kidney injury in decompensated cirrhosis. Gut. 2013; 62: 131–137.

3. Barreto R, et al. Type-1 hepatorenal syndrome associated with infections in cirrhosis: natural history, outcome of kidney function, and survival hepatology. Hepatology. 2014; 59: 1505–1513.

4. Piano S, et al. Evaluation of the acute kidney injury network criteria in hospitalized patients with cirrhosis and ascites. J Hepatol. 2013; 59: 482–489.

5. Wong F, et al. New consensus definition of acute kidney injury accurately predicts 30-day mortality in patients with cirrhosis and infection. Gastroenterology. 2013; 145: 1280–1288. E1

6. Adebayo D, et al. Renal dysfunction in cirrhosis is not just a vasomotor nephropathy. Kidney Int. 2015; 87: 509–515.

7. Gines P, Schrier RW. Renal failure in cirrhosis. N Engl J Med. 2009; 361: 1279–1290.

8. Stadlbauer V, et al. Relationship between activation of the sympathetic nervous system and renal blood flow autoregulation in cirrhosis. Gastroenterology. 2008; 134: 111–119.

9. Salerno F, et al. Diagnosis, prevention and treatment of hepatorenal syndrome in cirrhosis. Gut. 2007; 56: 1310–1318.

10. Moreau R, et al. Terlipressin in patients with cirrhosis and type 1 hepatorenal syndrome: a retrospective multicenter study. Gastroenterology. 2002; 122: 923–930.

11. Warner NS, et al. Acute kidney injury and chronic kidney disease in hospitalized patients with cirrhosis. J Investig Med. 2011; 59: 1244–1251.

12. Garcia-Tsao G, Parikh CR, Viola A. Acute kidney injury in cirrhosis. Hepatology. 2008; 48: 2064–2077.

13. Wong F, et al. Working party proposal for a revised classification system of renal dysfunction in patients with cirrhosis. Gut. 2011; 60: 702–709.

14. Martin PY, et al. Nitric oxide synthase (Nos) inhibition for one week improves renal sodium and water excretion in cirrhotic rats with ascites. J Clin Invest. 1998; 101: 235–242.

15. Gines P, et al. Hepatorenal syndrome. Lancet. 2003; 362: 1819–1827.

16. Lee HT, et al. Acute kidney injury after hepatic ischemia and reperfusion injury in mice. Lab Investig. 2009; 89: 196–208.

17. Park SW, et al. Paneth cell-derived interleukin-17a causes multiorgan dysfunction after hepatic ischemia and reperfusion injury. Hepatology. 2011; 53: 1662–1675.

18. Proulx NL, et al. Measured creatinine clearance from timed urine collections substantially overestimates glomerular filtration rate in patients with liver cirrhosis: a systematic review and individual patient meta-analysis. Nephrol Dial Transplant. 2005; 20: 1617–1622.

19. Francoz C, et al. The evaluation of renal function and disease in patients with cirrhosis. J Hepatol. 2010; 52: 605–613.

20. Levey AS, et al. Dietary protein restriction and the progression of chronic renal disease: what have all of the results of the MDRD study shown? Modification of diet in renal disease study group. J Am Soc Nephrol. 1999; 10: 2426–2439.

21. Francoz C, et al. Inaccuracies of creatinine and creatinine-based equations in candidates for liver transplantation with low creatinine: impact on the model for end-stage liver disease score. Liver Transpl. 2010; 16: 1169–1177.

22. Gonwa TA, et al. Estimation of glomerular filtration rates before and after orthotopic liver transplantation: evaluation of current equations. Liver Transpl. 2004; 10: 301–309.

23. Francoz C, et al. Glomerular filtration rate equations for liver-kidney transplantation in patients with cirrhosis: validation of current recommendations. Hepatology. 2014; 59: 1514–1521.

24. Gerbes AL, et al. Evaluation of serum cystatin C concentration as a marker of renal function in patients with cirrhosis of the liver. Gut. 2002; 50: 106–110.

25. Davenport A, et al. Pitfalls in assessing renal function in patients with cirrhosis — potential inequity for access to treatment of hepatorenal failure and liver transplantation. Nephrol Dial Transplant. 2011; 26: 2735–2742.

26. Mindikoglu AL, et al. Performance of chronic kidney

disease epidemiology collaboration creatinine-cystatin C equation for estimating kidney function in cirrhosis. Hepatology. 2014; 59: 1532-1542.

27. De Souza V, et al. Creatinine-versus cystatine C-based equations in assessing the renal function of candidates for liver transplantation with cirrhosis. Hepatology. 2014; 59: 1522-1531.

28. Bellomo R, Kellum JA, Ronco C. Defining acute renal failure: physiological principles. Intensive Care Med. 2004; 30: 33-37.

29. Mehta RL, et al. Acute kidney injury network: report of an initiative to improve outcomes in acute kidney injury. Crit Care. 2007; 11: R31.

30. Kdigo. Kidney Disease: Improving Global Outcomes (KDIGO) Acute kidney injury work group kdigo clinical practice guideline for acute kidney injury. Kidney Int 2012; Suppl. : 1-138.

31. Nadim MK, et al. Hepatorenal syndrome: the 8th international consensus conference of the Acute Dialysis Quality Initiative (ADQI) Group. Crit Care. 2012; 16: R23.

32. Belcher JM, et al. Association of AKI with mortality and complications in hospitalized patients with cirrhosis. Hepatology. 2013; 57: 753-762.

33. De Carvalho JR, et al. Acute kidney injury network criteria as a predictor of hospital mortality in cirrhotic patients with ascites. J Clin Gastroenterol. 2012; 46: E21-26.

34. Belcher JM, et al. Kidney biomarkers and differential diagnosis of patients with cirrhosis and acute kidney injury. Hepatology. 2014; 60: 622-632.

35. Altamirano J, et al. Acute kidney injury is an early predictor of mortality for patients with alcoholic hepatitis. Clin Gastroenterol Hepatol. 2012; 10: 65-71. E3.

36. Levitsky J, et al. Plasma protein biomarkers enhance the clinical prediction of kidney injury recovery in patients undergoing liver transplantation. Hepatology. 2014; 60: 2017-2026.

37. Fernandez J, et al. Effect of intravenous albumin on systemic and hepatic hemodynamics and vasoactive neurohormonal systems in patients with cirrhosis and spontaneous bacterial peritonitis. J Hepatol. 2004; 41: 384-390.

38. Sort P, et al. Effect of intravenous albumin on renal impairment and mortality in patients with cirrhosis and spontaneous bacterial peritonitis. N Engl J Med. 1999; 341: 403-409.

39. Martin-Llahi M, et al. Terlipressin and albumin vs albumin in patients with cirrhosis and hepatorenal syndrome: a randomized study. Gastroenterology. 2008; 134: 1352-1359.

40. Gluud LL, et al. Terlipressin for hepatorenal syndrome. Cochrane Database Syst Rev. 2012; 9: Cd005162.

41. Angeli P, et al. Acute kidney injury and acute-on-chronic liver failure classifications in prognosis assessment of patients with acute decompensation of cirrhosis. Gut. 2014. https://doi.org/10.1136/Gutjnl-2014-307526.

42. Alessandria C, et al. Noradrenalin vs terlipressin in patients with hepatorenal syndrome: a prospective, randomized, unblinded, pilot study. J Hepatol. 2007; 47: 499-505.

43. Sharma P, et al. An open label, pilot, randomized controlled trial of noradrenaline versus terlipressin in the treatment of type 1 hepatorenal syndrome and predictors of response. Am J Gastroenterol. 2008; 103: 1689-1697.

44. Nassar Junior AP, et al. Terlipressin versus norepinephrine in the treatment of hepatorenal syndrome: a systematic review and meta-analysis. PLoS One. 2014; 9: E107466.

45. Skagen C, et al. Combination treatment with octreotide, midodrine, and albumin improves survival in patients with type 1 and type 2 hepatorenal syndrome. J Clin Gastroenterol. 2009; 43: 680-685.

46. Guevara M, et al. Transjugular intrahepatic portosystemic shunt in hepatorenal syndrome: effects on renal function and vasoactive systems. Hepatology. 1998; 28: 416-422.

47. Brensing KA, et al. Long term outcome after transjugular intrahepatic portosystemic stent-shunt in non-transplant cirrhotics with hepatorenal syndrome: a phase II study. Gut. 2000; 47: 288-295.

48. Keller F, et al. Risk factors and outcome of 107 patients with decompensated liver disease and acute renal failure (including 26 patients with hepatorenal syndrome): the role of hemodialysis. Ren Fail. 1995; 17: 135-146.

49. Karvellas CJ, et al. A comparison of early versus late initiation of renal replacement therapy in critically ill patients with acute kidney injury: a systematic review and meta-analysis. Crit Care. 2011; 15: R72.

50. Mitzner SR, et al. Improvement of hepatorenal syndrome with extracorporeal albumin dialysis mars: results of a prospective, randomized, controlled clinical trial. Liver Transpl. 2000; 6: 277-286.

51. Banares R, et al. Extracorporeal albumin dialysis with the molecular adsorbent recirculating system in acute-on-chronic liver failure: the relief trial. Hepatology. 2013; 57: 1153–1162.

52. Rifai K, et al. The prometheus device for extracorporeal support of combined liver and renal failure. Blood Purif. 2005; 23: 298–302.

53. Kribben A, et al. Effects of fractionated plasma separation and adsorption on survival in patients with acute-on-chronic liver failure. Gastroenterology. 2012; 142: 782–789. E3.

54. Villanueva C, et al. Transfusion strategies for acute upper gastrointestinal bleeding. N Engl J Med. 2013; 368: 11–21.

55. Arroyo V. Acute kidney injury (AKI) in cirrhosis: should we change current definition and diagnostic criteria of renal failure in cirrhosis? J Hepatol. 2013; 59: 415–417.

56. Martin-Llahi M, et al. Prognostic importance of the cause of renal failure in patients with cirrhosis. Gastroenterology. 2011; 140: 488–496. E4

57. Follo A, et al. Renal impairment after spontaneous bacterial peritonitis in cirrhosis: incidence, clinical course, predictive factors and prognosis. Hepatology. 1994; 20: 1495–1501.

58. Nadim MK, et al. Impact of the etiology of acute kidney injury on outcomes following liver transplantation: acute tubular necrosis versus hepatorenal syndrome. Liver Transpl. 2012; 18: 539–548.

59. Bellomo R, et al. Acute renal failure — definition, outcome measures, animal models, fluid therapy and information technology needs: the second international consensus conference of the acute dialysis quality initiative (ADQI) group. Crit Care. 2004; 8: R204–212.

60. Angeli P, et al. Diagnosis and management of acute kidney injury in patients with cirrhosis: revised consensus recommendations of the international club of ascites. J Hepatol. 2015. https://doi.org/10.1016/J.Jhep.2014.12.029.

肝病患者的血液学问题

13

R. 托德·斯特拉维茨（R. Todd Stravitz）

摘要

长期以来，肝病患者一直被认为存在出血并发症的风险。尽管肝硬化患者的出血经常发生在门静脉高压症的基础上，但过去 10 年积累的证据表明，肝硬化和急性肝衰竭患者体内潜在的凝血状态似乎是"重新平衡的"，因此存在多种机制来补偿这类患者体内缺乏的促凝因子、肝源性的凝血因子。最近的临床和体外研究表明，急性和慢性肝功能衰竭的稳定期的患者实际上处于相对高凝状态，这种高凝状态可能会导致肝病本身的进展和全身血栓并发症的发生。用血液和血液制品治疗这类患者有可能加剧高凝状态并造成机体损伤。本章将总结肝硬化和急性肝功能衰竭患者重新平衡凝血这一新概念的诸多背景，并提出除补充血液制品之外的治疗选择，以实现标准凝血实验室研究无法实现的目标。

关键词

凝血；肝硬化；急性肝功能衰竭；出血；血栓形成；凝血障碍

缩写

ACLF：慢性肝功能衰竭急性加重

ADAMTS-13：一种去整合素和金属蛋白酶，具有 13 个凝血酶反应蛋白—1 基序

ALF：急性肝功能衰竭

AT：抗凝血酶

HCC：肝细胞性肝癌

ICP：颅内监测仪

INR：国际标准化凝血酶原时间比值

LMWH：低分子肝素

MOSF：多器官系统衰竭

NASH：非酒精性脂肪性肝炎

PS：磷脂酰丝氨酸

PVT：门静脉血栓形成

RBC：红细胞

rFⅦa：重组激活因子Ⅶa

RRT：肾脏替代治疗

SIRS：全身炎症反应综合征

SMV：肠系膜上静脉

TEG：血栓弹力图

TF：组织因子

TM：血栓调节蛋白

VTE：静脉血栓栓塞症

vWF：血管性血友病因子

学习目标

- 回顾目前肝硬化和急性肝功能衰竭患者整体凝血状态的概念；
- 确定肝源性凝血因子不足、促凝血因子和血小板减少症的代偿机制；
- 评估再平衡凝血状态，实际上倾向于血栓形成；
- 为急慢性肝功能衰竭患者应用促凝血因子和红细胞输注提供治疗方案；
- 确定肝病重新平衡凝血的实验室研究结果与这些新概念的临床应用之间存在的主要不足。

13.1　简介

临床医生通常认为晚期肝病患者容易出血。虽然在考虑门脉高压出血时这种看法是准确的，但这种看法最近被认为是不准确的。对出血因素的误解有3个潜在原因：① 肝病患者的实验室检查通常提示凝血不足（血小板计数低和凝血酶原时间的国际标准化比值［INR］高）；② 临床医生可能不了解门脉高压性和非门脉高压性出血在发病机制上的差异；③ 临床医生对可能造成出血事件的治疗持谨慎态度，尤其是侵入性操作。下面的讨论将探讨最近的数据，这些数据重新定义了晚期肝硬化和急性肝功能衰竭（ALF）患者的出血因素的大小，并将探索"再平衡凝血"的机制，这是一个相对较新的概念，即患者通过代偿机制重新建立促凝血和抗凝血驱动过程的中性状态[1]。门脉高压的出血并发症不会被考虑，因为它们是血管内静水压力和血管壁张力作用的结果，而不是凝血缺陷[2]。

肝硬化或ALF患者的不同临床特征可能助长了对出血因素的看法（图13-1）。肝硬化患者有不同程度的门脉高压，这会导致血小板在脾脏内滞留和血小板减少，这可能是很严重的。相比之下，ALF患者的门脉高压程度较轻（如果有的话），因此由于不同的机制使血小板中度减少[3]。

相反，临床医生认为ALF患者出血并发症的风险很高，因为INR经常显著增加，在肝硬化中其严重程度相对较轻。急性和慢性肝功能衰竭在全身炎症反应综合征（SIRS）的严重程度上也不同，ALF患者的SIRS高度活跃，而稳定的肝硬化患者SIRS的严重程度较低。正如下面将要讨论的，SIRS是ALF综合征的一个显著特征，它激活了代偿机制来重新平衡凝血缺陷[4]。

临床特点	肝硬化	急性肝功能衰竭
门脉高压	+++	−/+
血小板减少	+++	+/++
合成障碍（高INR）	+/++	+++
全身性炎症	+/++	+++

图13-1　肝硬化和急性肝功能衰竭的临床特征有助于感知出血风险

肝硬化和急性肝功能衰竭的临床特征的出血倾向相对严重程度描述为：+++重度；+/++轻−中度；−/+不显著

传统上依赖INR作为肝病患者出血风险增加的标志是一种误解[5]。INR旨在测量华法林的疗效，而不是评估出血风险；INR与肝病患者术后出血之间没有相关性[6]。简单地说，INR分析只测量了整体凝血的有限部分、凝血级联的外源和最终共同途径（图13-2，虚线框），而没有考虑内源凝血级联和活化血小板的作用，或者抗凝血途径（由蛋白C/S和抗凝血酶［AT］介导）对凝血酶生成的贡献。因此，尽管INR检测到肝源性、促凝血因子的缺陷，但它提供的信息不充分且不可靠，无法评估有创手术后的出血风险。

一些专业协会已经就侵入性手术前INR和血小板计数的更正提出了建议。美国介入放射科医师协会建议，在实施中等出血风险的侵入性手术（如经颈静脉肝活检）前，将血浆INR纠正为<1.5，当血小板<50×10⁹/L时输注血小板[7]。然而，同样的指南并没有推荐血小板输注的目标，

而基于专家共识推荐输血减少出血并发症。事实上,这些指南没有数据支持或反驳他们的建议。相比之下,美国肝病研究协会关于肝活检的实践指南既没有指定输血的阈值,也没有指定INR或血小板计数的目标,该协会表示没有足够的证据来提出这样的建议[8]。避免输注血浆和血小板的原因有很多,包括输血相关的肺损伤、容量过负荷、费用、血栓形成以及罕见的肝炎或人类免疫缺陷病毒传播。此外,越来越多的实验证据表明,急慢性肝病患者实际上是高凝状态引发了这样的问题:输血是否会加剧高凝状态,从而造成伤害[9~10]。临床医生还必须认识到,在ALF患者中进行血浆输注可能无法达到目标INR,而且肝硬化和脾功能亢进患者的血小板存活时间很短。因此,通过输血来纠正严重急性或慢性肝病患者的高INR或血小板减少症的做法是不妥的,而且可能是有害的。

13.2 慢性肝病

13.2.1 肝硬化作为一种再平衡的凝血状态

门脉高压除对消化道出血有风险外,Tripodi等人提出了一个有说服力的论点,即晚期肝硬化患者可能没有出血倾向[1]。这些论点包括肝硬化患者不会像遗传性或获得性凝血因子缺乏症患者那样会自发性出血;例如,他们并不存在关节血肿。使用重组凝血因子Ⅶ(RFⅦa)治疗食管静脉曲张出血或预防再出血也提供了反对异常凝血状态对静脉曲张出血的作用的证据,因为这些研究没有显示出明显的益处[11~12]。

Tripodi及其同事在2005年提供了"再平衡止血"概念的开创性实验证据,研究显示肝硬化患者的凝血酶生成与正常健康对照组相似(图13-3)[13]。最初发现肝硬化患者的凝血酶生成量

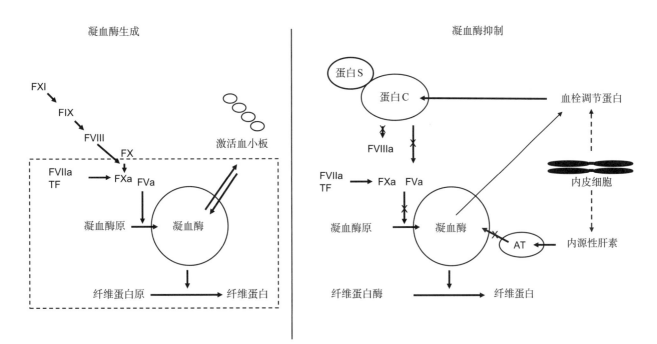

图13-2 凝血酶生成和抑制途径的简化表示,产生纤维蛋白

凝血酶是由传统凝血级联中肝源性凝血因子的顺序激活产生的,也是由激活的血小板产生的。这一规则的例外是第Ⅷ因子,它来源于内皮细胞,在肝硬化和急性肝功能衰竭时都会增加。凝血酶的生成受肝源性抗凝蛋白C、S和抗凝血酶(AT)的限制。蛋白C/S复合物通过灭活因子Ⅴa和Ⅷa起到抗凝血因子的作用。内皮细胞还产生两种抗凝血因子,血栓调节蛋白(充分激活蛋白C所需)和内源性肝素(激活AT)。在体外没有血栓调节蛋白的情况下,凝血酶的生成被高估,因为蛋白C没有被完全激活。凝血酶生成方案中的虚线方框表示INR作为止血措施的局限性,因为它仅包括来自凝血因子Ⅶ-组织因子(TF)途径的作用,以及凝血级联的最终共同途径

低于对照组,这可能是由于肝功能衰竭合成的促凝血因子水平较低(图13-3中左侧柱形图),但在存在血栓调节蛋白(TM,一种来自内皮细胞的蛋白C的内源性激活剂)的情况下进行,同样的实验表明,肝硬化患者的凝血酶生成量并没有明显低于对照组(图13-3中右侧柱形图)。这些实验首次提供了"再平衡"凝血的证据,即在肝硬化患者中,促凝血因子和抗凝血因子、肝源性凝血因子平行减少。因此,肝硬化患者的凝血酶生成与正常健康对照组相似,但前提是检测条件为考虑到缺少内皮蛋白激活蛋白C(即通过添加TM)。此外,肝硬化患者体内其他内皮细胞源性的促凝血因子也会增加以弥补肝源性蛋白的不足,如因子Ⅷ[9]。

　　第二组关键实验为血小板计数提供了一个潜在的重要阈值,低于这个阈值,临床医生应该会警惕肝硬化患者出现与手术相关的出血并发

症[14]。认识到血小板对凝血酶生成的重要性,Tripodi等在血小板计数正常的正常健康对照组血浆中进行了凝血酶生成试验。90%的正常健康对照组(血小板中位数为198×10^9/L)的凝血酶生成为≥875 nmol/L。为了将这一凝血酶生成水平定义为"正常",研究人员使用肝硬化患者的血浆重复实验,这些患者的血浆中加入了较多的血小板,发现血小板计数为56×10^9/L就足以生成≥875 nmol/L凝血酶。这些观察结果表明,血小板计数小于60×10^9/L可能作为肝硬化患者侵入性手术前血小板输注的指南,也可能是输注血小板的目标。显然,临床相关性研究是迫切需要的。

　　除了作为凝血酶激活剂的功能外,血小板还通过内皮衍生蛋白vWF在初次止血中起到黏附内皮缺损的作用。尽管肝硬化和门脉高压症患者通常伴发血小板减少症,但他们的vWF水平也

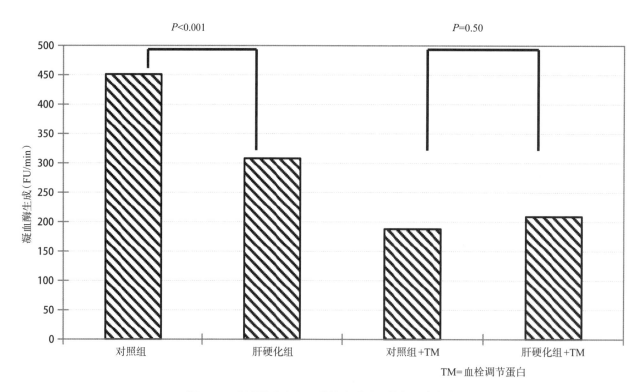

图13-3　肝硬化患者和正常健康对照组的凝血酶生成

上图的左边的两栏描绘了肝硬化患者和健康对照组的凝血酶生成,显示肝硬化患者比对照组产生的凝血酶更少,这可能是由于前者中促凝血因子(最重要的是因子Ⅴ和Ⅶ)的合成减少所致。右边两个栏中描绘的实验包括反应混合物中的血栓调节蛋白(TM),一种抗凝的内源性内皮激活剂蛋白C。因此,由于蛋白C和促凝血因子来自肝脏,在肝功能衰竭患者中按比例减少,只要在反应混合物中加入TM来激活蛋白C凝血酶的生成保持"重新平衡",(改编自Tripodi等.国际肝病.2005;41:553)[13]

与肝功能衰竭的严重程度成正比,vWF可以增加血小板的黏附性,弥补血小板数量上的不足(图13-4)[15]。通过剔除肝源性蛋白酶ADAMTS-13调节vWF多聚体的大小也可以弥补血小板减少。ADAMTS-13将vWF切割成血小板-内皮结合能力较低的较小多聚体;因此,缺乏ADAMTS-13可能会增加血小板-内皮结合能力,产生较大的vWF多聚体[16]。

肝硬化患者的纤溶也表现出部分代偿状态。因此,肝源性纤溶酶原缺乏通过低水平的抗纤溶蛋白 α 2-抗纤溶酶和凝血酶激活的纤溶抑制物,以及高水平的组织型纤溶酶原激活剂来重新平衡。综上所述,肝硬化患者凝血的3个阶段处于再平衡状态,肝源性抗凝血因子的缺乏以及促凝血性内皮细胞衍生因子(如vWF、因子Ⅷ、tPA)水平的升高可以弥补肝源性抗凝血因子的缺乏(图13-5)。

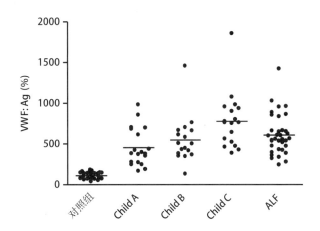

图13-4　肝硬化和急性肝功能衰竭患者血浆中vWF抗原水平

肝硬化和急性肝功能衰竭(ALF)可能都有一种主要的代偿机制,即内皮细胞分泌的血管性血友病因子(VWF)随着肝功能衰竭的严重程度而增加。肝硬化和ALF患者vWF的增加明显高于正常健康对照组和每一个连续的Child分级(改编自Lisman等,《肝病学》,2006年;44: 53和Hugenholtz等,2013; 58: 752)[15,66]

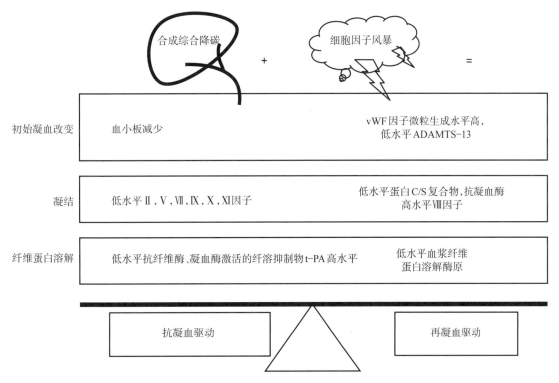

图13-5　肝硬化和急性肝功能衰竭患者止血的3个阶段处于"再平衡"状态

由于血小板减少,两种情况下的原发性止血都是有缺陷的,但可以通过血小板微粒的形成(对于ALF)和内皮细胞合成vWF的增加来补偿。肝源性蛋白酶ADAMTS-13的缺乏也可能增加vWF多聚体的大小,从而促进血小板与内皮缺损的黏附。继发性止血的缺陷,即肝源性、促凝血因子因肝功能衰竭而减少,可通过肝源性、抗止血蛋白、蛋白C/S和凝血酶(AT)的缺乏以及高水平的内皮细胞衍生因子Ⅷ来弥补。最后,纤溶功能障碍是因为肝源性纤溶酶原水平低,但通过低水平的抗纤溶、肝源性蛋白(如 α 2-抗纤溶酶)和高水平的内皮细胞衍生的组织型纤溶酶原激活物(tPA)来弥补(改编自Tripodi和Mannucci, New Engl J Med, 2011; 365: 147)[1]

13.2.2 肝硬化患者的输血和输血制品

不幸的是,肝硬化再平衡凝血的概念还没有在临床上得到严格的验证;没有随机的前瞻性研究证明在侵入性操作前不输注血浆或血小板的安全性。然而,临床相关性的存在支持了许多患者不必输血。例如,一项来自重症肝病监护病房的系列研究描述了283名INR≥1.5和(或)血小板计数≤150×10⁹/L的患者进行658例中心静脉插管,在没有常规输注血浆或血小板的情况下,仅1例出现严重出血并发症[17]。即使是失代偿期肝硬化患者的肝移植,由于手术技术和细胞保护技术的改进,也往往不需要输血或输血制品就可以完成手术[18]。

最近报道了60例有"严重凝血障碍"[定义为INR>1.8和(或)血小板计数<50×10⁹/L]的肝硬化患者在侵入性操作前合理使用血液制品的尝试[19]。随机分为对照组的患者在INR>1.8的情况下接受理想体重10 mL/kg的血浆输注,如果血小板计数低于50×10⁹/L,则接受1单位的血小板输注。随机进入研究组的患者只接受基于特定(且大部分是随机的)异常血栓弹力图(TEG)参数的血浆或血小板输注[20]。如图13-6所示,

结　果	SOC (N=30)	TEG (N=30)	P
血　浆	53%	0	<0.000 1
血小板	33%	6.7%	0.021
全面输血	100%	16.7%	<0.000 1
出血并发症	3.3%	0	0.313

图13-6　有严重凝血障碍的肝硬化患者在有创手术前使用血栓弹力图指导的血液制品输注:一项随机对照试验的结果

一项针对60名肝硬化和"严重凝血障碍"患者[定义为INR>1.8和(或)血小板计数<50×10⁹/L]的前瞻性研究结果,在实施侵入性操作前,随机接受标准护理(SOC)输注血浆和(或)血小板,或在异常血栓弹力图(TEG)参数指导下输血(改编自de Pietri等,国际肝病,2016;63:566)[19]

TEG组只有17%的患者接受了血液制品输注,而标准护理组(根据定义)的这一比率为100%,在手术相关出血并发症方面没有差别。

建议肝硬化患者在血红蛋白<8 g/dL的情况下输注红细胞(RBC)[21],但需要注意的是,由于过度输血引起的反弹性门脉高压会增加再出血和病死率,输注后的血红蛋白不应超过8 g/dL,[22]通过血浆输注增加门脉压力以纠正INR时也应该注意同样的问题[23]。然而,红细胞比积起着重要的作用,严重的红细胞缺乏可能会降低血小板与内皮的亲和力。在一项随机对照研究中,921例严重急性上消化道出血患者(其中31%患有肝硬化,约25%因静脉曲张出血),其中一半采用限制性策略(输血血红蛋白阈值为7 g/dL,输血后血红蛋白目标范围为7～9 g/dL),另一半采用自由策略(输血血红蛋白阈值为9 g/dL,输血后血红蛋白水平目标范围为9～11 g/dL)[24]。如图13-7所示,采用限制性策略治疗的患者病死率和再出血率较低,住院时间较短,特别是静脉曲张再出血减少了50%。因此,RBC输注是维持或恢复肝硬化患者再平衡止血的重要管理辅助手段,但应保守使用,以避免加重门脉高压。

13.2.3 肝硬化为高凝状态

与出血倾向的认知相反,血栓形成已越来越被认为是肝硬化患者的主要临床问题,不仅是在外周血管床上,而且在肝血管本身也是如此。作为肝脏内的高凝状态,血栓形成可能导致肝硬化和门脉高压的发生。Wanless等[25]对移植肝中门静脉和肝静脉微闭塞病变进行分级,发现在相同的肝血管分布中与局灶性肝实质消失直接相关。这些开创性的观察表明,门静脉和肝血管血栓形成导致肝实质塌陷,加重门脉高压,增加静脉曲张出血的风险。

一些临床观察也支持肝硬化患者存在高凝状态。在一家三级医院住院的肝硬化患者中,尽

终　点	限制性策略 N=444	自由性策略 N=445	HR	P
死　亡	5%	9%	0.55	0.02
再出血（所有患者）	10%	16%	0.62	0.01
静脉曲张再出血（25%）	11%	22%	0.50	0.05
住院天数	9.6+8.7	11.5+12.8	—	0.01
并发症	40%	48%	0.73	0.02

图13-7　"限制性"与"自由性"红细胞输注策略在上消化道严重出血患者复苏后的结果

对921例严重急性上消化道出血（其中31%为肝硬化，约25%为静脉曲张出血）进行了随机对照研究。一半患者采用限制性策略（输血血红蛋白阈值为7 g/dL，输注后血红蛋白目标范围为7～9 g/dL）进行复苏，另一半患者采用自由性策略（输注血红蛋白阈值为9 g/dL，输注后血红蛋白水平目标范围为9～11 g/dL）进行复苏。（改编自Villaneuva等，New Engl J Med, 2013; 368: 11）[24]

管平均INR约为1.5，静脉血栓栓塞（VTE）的发生率为0.5%[26]。另一项病例对照研究显示，住院的963名肝硬化患者的静脉血栓栓塞发生率高于12 405名非肝硬化对照组患者（分别为1.8%和0.9%；P=0.007）[27]。在研究参与者中，INR与VTE风险的增加没有关系，但观察到VTE与人血清白蛋白呈负相关，提示可能与内源性抗凝蛋白缺乏有关。在一项以人群为基础的研究中，肝硬化患者中无诱因性静脉血栓栓塞的发生率大约是对照组的2倍[28]。肝衰竭患者持续肾脏替代治疗（RRT）回路中的血栓形成比对照组更快、更常见，这种情况可以通过抗凝延缓而不会明显增加出血并发症[29]。因此，"自身抗凝"的概念（即肝硬化患者事实上由于INR升高而免受静脉血栓栓塞的影响）已经被强烈驳斥。

肝硬化患者高凝状态的机制研究正在进行中。从上述的研究可知，Tripodi等[13]首先注意到TM的加入降低肝硬化患者凝血酶生成（通过激活蛋白C）的效果低于正常健康对照组（图13-2），并假设这种差异代表了高凝状态的基础。同一实验室的进一步研究发现，与对照组相比，肝硬化患者的第Ⅷ因子水平升高，蛋白C和AT水平降低，这与肝硬化和肝功能衰竭的严重程度（Child-Pugh评分）有关[9]。因此，从代偿性肝硬化到严重失代偿性肝硬化，促凝因子和抗凝因子（因子Ⅷ/蛋白C和因子Ⅷ/AT）的比例成比例增

加，导致止血失衡，有利于血栓形成。

研究证明，慢性肝病的某些病因可能与内脏和外周血管床血栓形成的风险比其他原因更高有关。Ben-Ari等[30]使用TEG，一种全血整体止血试验[20]发现原发性胆汁性肝硬化和原发性硬化性胆管炎的患者比其他原因的肝病患者更容易出现高凝状态。最近的研究试图解释这样的观察结果，即非酒精性脂肪性肝炎（NASH）患者似乎比其他肝病更容易发生门静脉和非内脏血栓形成[31]。对美国肝移植器官共享联合网络数据库的分析表明，NASH是门静脉血栓形成（PVT）的独立预测因子[32]。NASH增加PVT风险的机制尚未完全确定[33]，但上述促凝血因子失衡（第Ⅷ因子/蛋白C比率）已被证明随代谢综合征和NASH引起的肝病的严重程度而增加，在NASH肝硬化患者中最高[34]。纤溶酶原激活物抑制剂-1（一种纤溶酶原激活物抑制物）的水平升高也被描述发生在代谢综合征和NASH的患者中[35]，其可能促进全身动脉粥样硬化以及纤维化和肝病的进展。

13.2.4　肝硬化患者高凝状态的管理

在等待肝移植的肝硬化患者中，高达25%的患者出现非恶性（非肝癌相关）PVT，这是由于上述相对高凝状态以及门静脉内血流聚集和

停滞以及局部内皮功能障碍[36]。肝硬化是PVT最重要的危险因素[37]。通常，PVT是在对HCC进行超声监测时偶然发现的，5年累积发病率为10.7%[38]。PVT的风险反映了肝硬化的潜在严重程度，其发生率随着失代偿的增加而增加。虽然PVT本身似乎与肝硬化的进展无关[38]，但它的发生与急性失代偿、静脉曲张出血和病死率增加有关[39]。非闭塞性PVT比闭塞性PVT更常见，前者的患病率随时间而变化，这是因为高达70%的患者是自发再通的。PVT的发展通常是亚急性和亚临床的，但急性扩散到肠系膜上静脉（SMV）可导致肠缺血、消化道出血和肠梗死。扩散到SMV中也可能使患者无法接受肝移植。因此，预防PVT通常被认为是可取的。

Valla等[40]进行了一项小型但具有开创性的研究以确定是否可以安全地预防PVT。将70例Child's B/C级肝硬化患者随机给予依诺肝素（4 000 IU/d）或安慰剂治疗48周，研究受试者在计算机断层扫描-血管造影中有PVT的证据被排除在外；高危食管静脉曲张患者在随机分组前需要预防性结扎。3个月超声检查（主要终点）显示，依诺肝素组预防门肠系膜静脉血栓形成2年的发生率为0%，对照组为27.7%（P=0.001）。也

许更令人印象深刻的是肝脏失代偿、总体存活率和无移植存活率的次要终点，以上所有这些发生情况表明依诺肝素有益。尽管依诺肝素组的血小板计数下降了近50%，但与罕见的出血并发症无关。也许这项研究最有趣的发现是，依诺肝素对肝脏失代偿率和存活率的益处与PVT预防无关，这支持了肝脏微循环血栓形成促进肝病进展的假设[25]。虽然在临床实践中常规应用抗凝来预防PVT和肝硬化并发症需要进一步证实，但这项初步研究阐明了许多关于肝硬化患者整体凝血血的新兴概念以及未来如何处理这些概念。

Valla和Rautou最近总结了肝硬化患者现有PVT的治疗措施[41]。在四项使用依诺肝素的回顾性研究中，其中两项包括转换为口服维生素K拮抗剂（即华法林），完全再通率为42%～75%，17%～53%患者未发生再通。重要的是，在这些研究中，没有任何一项与出血相关的死亡是由抗凝引起的。在另一项针对内脏静脉血栓形成患者的大型多中心自然病史研究中，28%的患者患有肝硬化（图13-8），接受抗凝治疗的患者的大出血发生率实际上比没有接受抗凝治疗的患者要低，而只要继续使用抗凝剂，血栓并发

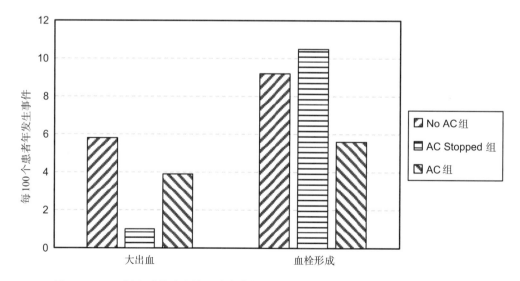

图13-8　604例内脏静脉血栓形成患者抗凝治疗对出血及血栓形成并发症的影响

纳入了各种潜在危险因素，其中167人（28%）的潜在危险因素为肝硬化。"AC"组接受持续抗凝治疗；"AC Stopped"组接受间歇抗凝治疗，"No AC"组不接受抗凝治疗（改编自Ayeno等，JAMA Internal Med, 2015; 175: 1474）

症的发生率就会降低[37]。PVT出现不到6个月可能是抗凝的一个指征,因为再通很少发生在6个月以后[42]。相反,抗凝再通通常发生在6个月内。在抗凝没有达到再通的情况下,通过经颈静脉肝内门体分流术可以重建门静脉血流和降低门静脉压力[42~43],但还没有进行随机研究[44]。

一项对肝硬化患者(N=1 581)的大型回顾性研究表明,抗凝剂预防静脉血栓栓塞是安全的,但其疗效可能仅限于轻至中度肝功能衰竭的患者[45]。如图13-9所示,给予普通肝素或低分子肝素(LMWH)可降低Child A与Child B级肝硬化患者的VTE发生率,但不能降低Child C级肝硬化患者的VTE发生率。接受肝素与低分子肝素治疗的受试者中0.3%出现出血并发症,而未接受肝素与低分子肝素治疗的受试者中有1.1%发生出血并发症(P=0.13)。Child C级患者没有受益可能是因为AT水平较低。

肝硬化和血栓并发症患者的抗凝药物的剂量和选择还没有得到广泛的研究,这一领域值得被关注。依赖维生素K的凝血因子水平降低;因此,在INR在基线水平升高的肝硬化患者中,还不清楚如何服用华法林。与对照组相比,肝硬化

患者的凝血酶生成似乎对依诺肝素的反应与肝功能衰竭的严重程度成正比,尽管血浆中的AT水平较低[46]。合并肝硬化的肾功能衰竭也可能增加依诺肝素的效力。因此,肝素/低分子肝素在肝硬化患者中的安全剂量尚不清楚。直接凝血因子Ⅹa抑制剂(阿皮沙班和利伐沙班)在肝硬化的小型先导性研究中可能具有与华法林相似的安全性[47],但在肝硬化患者中的效力也可能低于健康对照组[48]。显然,迫切需要更多的研究来确定如何在肝硬化患者中使用抗凝剂,因为使用抗凝剂可能会增加出血并发症的风险。

13.2.5　肝硬化患者的不稳定性再平衡凝血

上述讨论表明,稳定型肝硬化患者的整体凝血处于重新平衡的平衡状态,倾向于轻微的促凝状态。然而,肝硬化患者往往变得不稳定,并发展成慢性肝衰竭急性加重(ACLF),这是一种急性失代偿性肝硬化导致器官衰竭的综合征[49]。自从Moreau等人[50]提出正式定义以来,还没有对ACLF患者的凝血进行研究。但凝血功能障碍是ACLF定义的一部分,因为它包含在序贯器官衰竭评估评分中,ACLF的部分标准是从该评分

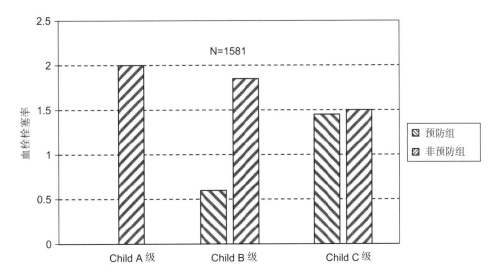

图13-9　静脉血栓栓塞率按肝功能衰竭严重程度(Child-Pugh分级)和接受抗凝剂预防治疗情况分层

"预防性"是指在1 581例肝硬化患者中应用肝素或低分子肝素预防静脉血栓栓塞。接受抗凝治疗的患者出血并发症发生率为0.3%,未接受抗凝治疗的患者出血并发症发生率为1.1%(P=0.13)。接受抗凝治疗的Child A级肝硬化患者没有发生静脉血栓栓塞(改编自Barclay等,Pharmacotherapy, 2013; 33: 375)[45]

中得出的。因此，未来的研究很可能确定 ACLF 是肝硬化患者凝血失衡的原因，导致出血或血栓形成。例如，感染是 ACLF 最常见的触发因素[51～52]，根据 TEG[53] 的评估，感染对整体凝血有不良影响，至少部分原因是内皮细胞分泌内源性肝素[54]。其他不稳定因素包括本身急性胃肠道出血，这会降低 TEG 的最大凝血强度[55]。最后，内皮功能障碍和肾功能衰竭常常使肝硬化复杂化，损害血小板-内皮细胞的相互作用，导致平衡倾向于出血。肝硬化患者凝血不稳定也可能导致血栓形成[56]。倾向于血栓形成的诱因包括血小板数量增加（如输注血小板过多或使用血小板生成素激动剂，艾曲波帕），或感染、内毒素血症或肝细胞癌（HCC）发展引起的血小板活化和促凝血微粒（MPs）的产生[57]。这些混杂因素导致的结果是，稳定期肝硬化患者的凝血状态是"脆弱的，不稳定的"，尽管在未受干扰的状态下已经恢复了平衡。

13.3　急性肝功能衰竭（ALF）

13.3.1　ALF 患者凝血及出血风险的临床特征

ALF 患者的出血倾向主要基于 INR 的显著升高，INR 可能高到无法测量的程度。INR 是 ALF 的一个重要的预后指标[58]，但不是因为它可以预测出血并发症。事实上，在 ALF 入院后的第一周，有出血并发症的患者和没有出血并发症的患者的 INR 没有显著差异（Stravitz 和 ALF 研究小组未发表的数据）。

ALF 患者也会出现血小板减少，其平均最低值高于肝硬化患者[3]。ALF 患者血小板数量下降的机制与肝硬化患者明显不同，因为前者门脉高压和脾功能亢进较轻[59]。尽管存在大量肝坏死，血小板生成素水平较低，但它们与血小板计数并不相关[60]，因此不被认为是 ALF 患者血小板减少的主要原因。相反，SIRS 引起的血小板活化在 ALF 中通常是非常显著的[4]，可能导致血小板清除[3]。在这一激活过程中，血小板衍生的 MPs 的产生提供了支持这一假说的实验证据[61]。

然而，一个明显的临床悖论就是 ALF 患者很少发生出血。在 1998～2014 年间 ALF 研究组注册登记的近 1 800 名患者的分析中，自发性和术后出血并发症发生在一小部分患者，而且通常没有临床意义。大多数出血并发症是由于上消化道出血，可能是由于胃黏膜损伤，不需要特殊的干预或输血。手术后出血也不常见，但由于颅内压（ICP）监测仪的插入使出血很严重，而且往往是致命的（Stravitz 和 ALF 研究小组，未发表的数据）。这些最近的数据与既往研究形成了鲜明对比，在 ALF 患者中，出血并发症的发生率为 50%～70%，并且是 30% 以上患者死亡的原因[62～64]。然而，重症监护管理的改进使危重患者的出血并发症明显减少。

13.3.2　ALF 患者的再平衡凝血状态

ALF 患者在出现罕见的出血并发症时会出现明显的出血倾向，这一难题最近已被探索。如图 13-10 所示，TEG 评估的整体凝血情况通常是正常的。有代表性的 TEG 是从一名服用对乙酰氨基酚过量的患者的全血中检测出来的，该患者的 INR 为 4.2，凝血因子 Ⅶ 水平为正常的 4%，呈高凝状态[20]。这名患者高凝状态的两个明显因素是同时存在的高第 Ⅷ 因子水平（相当于正常水平的 558%）、高 vWF 水平和轻度血小板减少症（163×10^9/L）。非常高的第 Ⅷ 因子和 vWF 水平在 ALF 患者中是一致的（图 13-4）[66～67]，可能是由血管内皮细胞的激活和损伤引起的[68]。在 51 例急性肝损伤（无脑病或较轻形式的 ALF）和 ALF 患者中，平均/中位 TEG 参数均在正常范围内（图 13-10）。其他实验室已经使用 TEG[69] 证实了这些发现，其他研究表明 ALF 患者血浆中 TM 存在

a

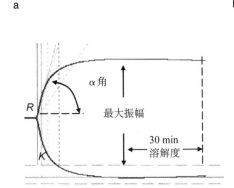

b

TEG Parameter	Normal Range	ALI/ALF（N=51）
R-time (min)	2.5～7.5	4.7±1.9
K-time (min)	0.8～2.8	1.7［0.8～20.0］
α角（度）	55.2～78.4	63.7±12.2
最大振幅 (mm)	50.6～69.4	55.0±10.9
30 min 溶解度 (%)	0.0～7.5	0.0［0.0～2.1］

图 13-10　使用血栓弹力图（TEG）确定急性肝损伤/衰竭患者的全血止血状态

（a）对乙酰氨基酚过量所致 ALF 患者的典型 TEG 示踪。追踪显示高凝状态，尽管 INR 为 4.2，凝血因子Ⅶ水平为正常的 4%。（b）51 例 ALI/ALF 患者的平均/中位数 TEG 参数及其正常值（改编自 Stravitz 等，J Hepatol, 2012; 56: 129）[67]
R-time (min)：凝块形成的潜伏期；K-time (min)：从最初纤维蛋白形成到凝块硬度达到 20 mm 所需的时间；α角（度）：凝块形成的动力学，测量血小板上纤维蛋白形成和交联的速率；最大振幅 (mm)：测量最大凝块强度；30 min 溶解度；达到最大幅度后 30 min 凝块溶解，这是纤溶作用的一种衡量标准

时凝血酶的生成与正常健康对照组相似，结果与肝硬化患者相似（图 13-3）[70～71]。

在促凝血因子经常显著降低的情况下，这些数据表明 ALF 患者的止血仍处于重新平衡状态，因此必须存在代偿机制。至于肝硬化患者，在肝功能衰竭时，促凝血因子和抗凝血因子、肝源性凝血因子会成比例降低[67]。然而，与肝硬化的情况相反，在原发性肝损伤后，细胞因子风暴引起的 SIRS 的深度激活似乎是代偿的主要驱动力。这一结果可以在 TEG 检测中进行半定量分析，显示血栓形成的最大幅度增加与入院时 SIRS 成分的数量相称（图 13-11）。这种增加的机制可能包括因子Ⅷ和血管性血友病因子水平的增加[66～67]。在模拟等离子体流的灌流室中可以观察到高 vWF 的影响。如图 13-12 所示，来自相同数量的正常患者的血小板与来自正常健康供者的血浆一起孵育（A 组），或 ALF 患者的血浆一起孵育（B 组）。后者的血小板聚集更为显著，这表明血管内皮细胞释放的 vWF 增加。

SIRS 似乎还通过激活血小板，产生高度促凝血的 MPs 来促进 ALF 患者的再平衡凝血[61]。MPs 是在 SIRS 时产生的来自多种细胞类型的质膜的外翻片段（<1 μm）[72]。外翻过程暴露出磷脂酰丝氨酸（PS），通常分离到质膜的内叶。当暴露在 MP 的外部时，PS 与组织因子（TF）[73] 协同激活凝血级联，组织因子是外源性凝血级联的主要激活剂。坏死肝中 TF 的来源似乎是肝细胞，它们通常表达水平低，但被认为在毒性损伤（包括过量服用对乙酰氨基酚）时激活 TF[74]。在 ALF 患者中，MPs 主要是血小板来源的，与 SIRS 成分的数量成比例增加（图 13-13a），并且由于它们也含有 TF，因此是高度促凝血的（图 13-14）。事实上，MP 相关的 TF 活性（促凝血活性的衡量标准）高于其他以高凝状态为特征的疾病状态（HIV、恶性肿瘤、镰状细胞疾病）[61]。MPs 还可能介导 ALF 的多器官系统衰竭（MOSF），这是主要的死亡原因，并与死亡或需要肝移植有关（图 13-13b、图 13-13c）。

纤溶缺陷也可能有助于 ALF 患者低促凝血因子和纤维蛋白原的重新平衡。尽管较早的研究表明 ALF 患者经常出现类似弥散性血管内凝血（DIC）的症状[75]，但 ALF 患者并不具有消耗性凝血病的典型特征，因为第Ⅷ因子水平显著升高，而不是降低。体外凝块溶解分析显示，与健康对照组相比，ALF 患者的纤溶明显减慢，前者的许多凝块溶解率高得无法测量（图 13-15）。

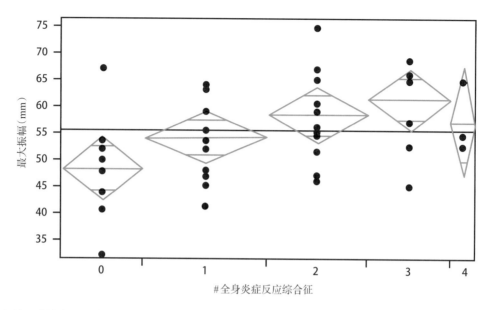

图13-11　急性肝功能衰竭患者入院时,根据全身炎症反应综合征(SIRS)阳性成分的数量,血栓弹力图的最大血块强度(幅度)之间的关系(改编自 Stravitz 等,J Hepatol, 2012; 56: 129)[67]

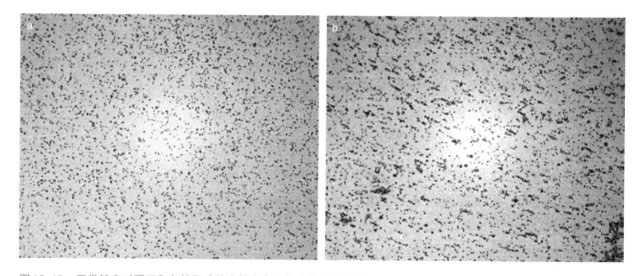

图13-12　正常健康对照组和急性肝功能衰竭患者血浆中的血小板聚集。将相同数量的血小板加入含有正常健康对照受试者(a)或 ALF 患者(b)血浆的灌注室。与对照组相比,ALF 患者血浆中孵育的血小板聚集性增加是由于后者中血管性假血友病因子的增加(改编自 Hugenholtz 等,Hepatology, 2013; 58: 752)[66]

13.3.3　ALF患者的高凝状态

与肝硬化患者相似,上述数据表明ALF患者的凝血处于稍微偏向血栓形成的再平衡状态。目前关于ALF中血栓并发症的临床研究很少,但一些研究有力地表明存在相对高凝状态。TEG对全血的凝血提示25%～35%的ALF患者处于高凝状态[67,69]。RRT回路在ALF患者中经常出现血栓形成[29],可能是可溶性TF和MP产生增加的结果[76]。早期研究记录了对乙酰氨基酚过量患者肝脏中的纤维蛋白沉积[75],随后在ALF动物模型中的数据显示凝血激活程度和坏死程度相关,暗示肝内血栓形成可能导致原发性肝损伤后的继发性缺血性打击。此外,肝素可减轻对乙酰氨基酚引起的肝毒性[77]。还有,患有MOSF

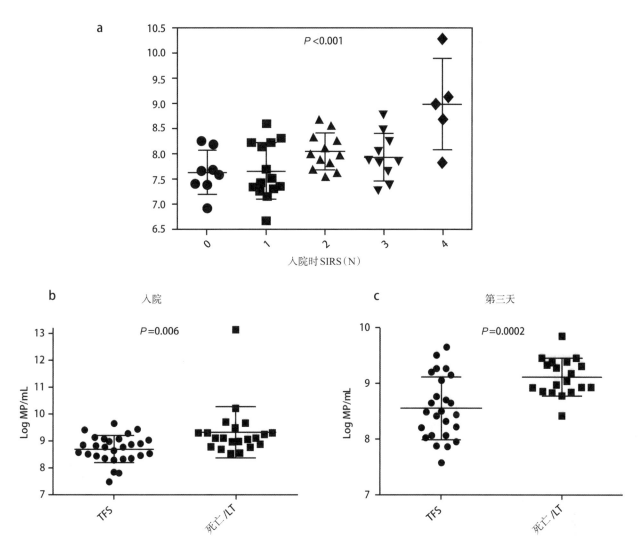

图 13-13 急性肝功能衰竭患者血浆中微粒浓度

（a）Log$_{10}$微粒子（MP）/mL 与入院时 SIRS 阳性标准的数量比较。（b）ALF 患者入院时根据结果（TFS：无移植生存；死亡/LT：死亡或肝移植）的 log$_{10}$MP/mL。（c）ALF 患者入院第 3 天根据转归测定 log$_{10}$MP/mL（改编自 Stravitz 等，Hepatology, 2013; 58: 304）[61]

图 13-14 急性肝损伤/衰竭患者和正常健康对照组血浆中微粒组织因子（MPTF）活性

MPTF 活性是促凝血因子活性的一个指标，因为它反映了磷脂酰丝氨酸（MPs 外翻表面）和组织因子对因子 Xa 产生的协同作用。平均值 ± SD 显示（改编自：Stravitz 等人，Hepatology, 2013; 58: 304）[61]

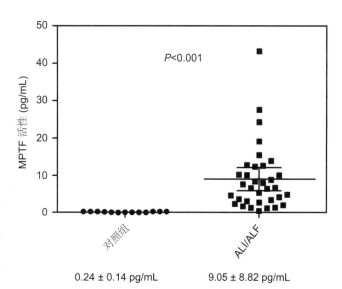

0.24 ± 0.14 pg/mL　　　9.05 ± 8.82 pg/mL

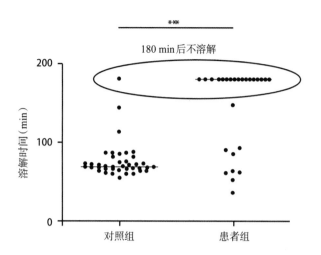

图 13-15 急性肝损伤/衰竭患者和正常健康对照组血浆全血凝块溶解时间(改编自 Lisman 等,J Thromb Haemost, 2012; 10: 1312)[70]

的 ALF 患者出现外周组织缺氧导致乳酸酸中毒,部分原因是外周微循环中的微血栓形成[78]。因此,尽管 ALF 中的血栓性并发症可能不是该综合征的显著特征,但肝脏和全身微血管的血栓形成可能是该综合征发病机制和预后不良的主要原因。

13.3.4 ALF 患者凝血异常的管理

几乎没有数据可以指导临床医生在 ALF 患者中使用血液和血液制品或抗凝剂,推荐意见主要基于个人经验。作为序言,我们将再次强调几点。首先,自发性和术后出血并发症在 ALF 患者中并不常见,当它们发生时,则反映的是继发性 SIRS 和全身并发症的严重程度,而不是原发性肝损伤的严重程度。因此,它们可以通过低血小板计数来预测,但不能通过高 INR 来预测。ALF 患者出血并发症的严重程度通常是轻微的、自限性的,不需要输注红细胞。然而,出血并发症预示着不良的预后,很可能是因为它们与多脏器功能衰竭有关,而不是出血本身。ALF 患者中发病率和病死率最高的出血并发症是放置 ICP 监测仪后的颅内出血,虽然不常见(~ 5%)[79],但病死率很高(~ 50%)。这些观察是基于对 ALF 研究小组登记处近 2 000 名患者的广泛审查,但尚未发表

(取自 Stravitz 和 ALF 研究小组未发表的数据)。

在没有明显出血并发症或在高危手术(如放置 ICP 监测仪)之前,不应轻率地决定给 ALF 患者输血。首先,输注血浆消除了肝脏自发恢复的最重要的预后指标,造成临床医生不能再依赖 INR 的趋势。ALF 研究组登记处也观察到,在入院后第 21 天,输注红细胞、血小板或血浆导致死亡或肝移植增加近 50%。最有可能的是,需要输任何血液成分的都是病情较重的患者,但也增加了输血造成伤害的可能性。如上所述,ALF 患者可能是高凝状态,全身和肝内凝血活性增加;因此,输血和输血制品可能通过加剧微血管血栓而造成伤害,不仅加重了肝脏损伤,还加重了多脏器衰竭。

因此,临床医生应该在什么时候考虑为 ALF 患者输血?输血应该在临床必要时进行。作为预防措施,输血应用于高危手术时,如经皮肝活检或放置 ICP 监测仪。也许不应该使用目标 INR 来指导输血。相反,可以考虑在手术前大约一小时内输注 2 个单位的血浆,而不重复测量 INR,因为这一策略补充了促凝血因子,以达到支持凝血酶生成的最低水平。根据 Tripodi 等人在肝硬化中的研究工作表明,当血小板计数 $<60 \times 10^9/L$ 时应考虑血小板输注[14]。这还没有在 ALF 患者身上应用。当血浆纤维蛋白原浓度 <100 μmol/L 时,应考虑以冷沉淀形式补充纤维蛋白原。如果可行,使用 TEG 来指导输血制品是合理的,类似于肝移植时麻醉师所采用的方法[80]。治疗出血的潜在诱因应始终伴随着输血。诱发因素与肝硬化的描述相似,最重要的是感染和肾功能衰竭。

ALF 患者使用抗凝剂同样基于当地的经验和实践。在 RRT 期间,建议避免使用柠檬酸盐,因为肝脏代谢柠檬酸的能力降低。然而,国王学院(King's College)最近的一份报告表明,柠檬酸盐实际上可能是安全的[81]。在 ALF 患者中进行 RRT 时应用肝素可能也是安全的,由于 ALF 患者的 AT 水平较低,可能不如其他无肝功能衰竭的

危重患者有效。应该着重考虑某种形式的静脉血栓栓塞预防措施。在肾功能衰竭或严重血小板减少的情况下，气动加压装置可能对临床医生更有吸引力，但研究显示使用小剂量肝素并没有出现并发症（RTS，个人观察）。

一些研究主张在高风险操作（如ICP监测仪放置）之前使用 rⅦa[82]。虽然该策略暂时使INR正常，而没有血浆输注容量超负荷的风险，但它混淆了INR用于预后的指导用途且任何治疗都可能加剧ALF的高凝状态；事实上，已有报道确认，在ALF患者中存在使用rFⅦa导致的严重血栓并发症[83]。

结　论

总之，稳定的肝病患者除了门脉高压并发的出血风险外，可能还被认为具有重新平衡凝血的功能，而门脉高压并发症的风险是由门脉高压的严重程度决定的，而不是凝血不足。然而，严重急性或慢性肝病患者的凝血处于脆弱的代偿状态，其平衡可能因一些诱发因素而倾向于出血或血栓形成。不幸的是，很少有临床研究证明保留促凝治疗的安全性，特别是在高危侵入性手术之前。迫切需要进一步的研究来确定输血是否会对严重急性或慢性肝病患者造成伤害，因为在这两种综合征中，向高凝状态倾斜的平衡似乎有助于解释肝损伤和并发症的发病原因。

参考文献

1. Tripodi A, Mannucci PM. The coagulopathy of chronic liver disease. N Engl J Med. 2011 Jul 14; 365(2): 147–156.

2. de Franchis R, Primignani M. Why do varices bleed? Gastroenterol Clin N Am. 1992 Mar; 21(1): 85–101.

3. Stravitz RT, Ellerbe C, Durkalski V, Reuben A, Lisman T, Lee WM. Thrombocytopenia is associated with multi-organ system failure in patients with acute liver failure.

4. Rolando N, Wade J, Davalos M, Wendon J, Philpott-Howard J, Williams R. The systemic inflammatory response syndrome in acute liver failure. Hepatology. 2000 Oct; 32(4 Pt 1): 734–739.

5. Lisman T, Caldwell SH, Burroughs AK, Northup PG, Senzolo M, Stravitz RT, et al. Hemostasis and thrombosis in patients with liver disease: the ups and downs. J Hepatol. 2010 Aug; 53(2): 362–371.

6. Segal JB, Dzik WH. Paucity of studies to support that abnormal coagulation test results predict bleeding in the setting of invasive procedures: an evidence-based review. Transfusion. 2005 Sep; 45(9): 1413–1425.

7. Patel IJ, Davidson JC, Nikolic B, Salazar GM, Schwartzberg MS, Walker TG, et al. Consensus guidelines for periprocedural management of coagulation status and hemostasis risk in percutaneous image-guided interventions. J Vasc Interv Radiol. 2012 Jun; 23(6): 727–736.

8. Rockey DC, Caldwell SH, Goodman ZD, Nelson RC, Smith AD. Liver biopsy. Hepatology. 2009 Mar; 49(3): 1017–1044.

9. Tripodi A, Primignani M, Chantarangkul V, Dell'Era A, Clerici M, de Franchis R, et al. An imbalance of pro- vs anti-coagulation factors in plasma from patients with cirrhosis. Gastroenterology. 2009 Dec; 137(6): 2105–2111.

10. Lisman T, Stravitz RT. Rebalanced hemostasis in patients with acute liver failure. Semin Thromb Hemost. 2015 Jul; 41(5): 468–473.

11. Bosch J, Thabut D, Bendtsen F, D'Amico G, Albillos A, Gonzalez AJ, et al. Recombinant factor VIIa for upper gastrointestinal bleeding in patients with cirrhosis: a randomized, double-blind trial. Gastroenterology. 2004 Oct; 127(4): 1123–1130.

12. Bosch J, Thabut D, Albillos A, Carbonell N, Spicak J, Massard J, et al. Recombinant factor VIIa for variceal bleeding in patients with advanced cirrhosis: A randomized, controlled trial. Hepatology. 2008 May; 47(5): 1604–1614.

13. Tripodi A, Salerno F, Chantarangkul V, Clerici M, Cazzaniga M, Primignani M, et al. Evidence of normal thrombin generation in cirrhosis despite abnormal conventional coagulation tests. Hepatology. 2005 Mar; 41(3): 553–558.

14. Tripodi A, Primignani M, Chantarangkul V, Clerici M, Dell'Era A, Fabris F, et al. Thrombin generation in

Clin Gastroenterol Hepatol. 2016 Apr; 14(4): 613–620.

patients with cirrhosis: the role of platelets. Hepatology. 2006 Aug; 44(2): 440-445.

15. Lisman T, Bongers TN, Adelmeijer J, Janssen HL, de Maat MP, de Groot PG, et al. Elevated levels of von Willebrand Factor in cirrhosis support platelet adhesion despite reduced functional capacity. Hepatology. 2006 Jul; 44(1): 53-61.

16. Lancellotti S, Basso M, Veca V, Sacco M, Riccardi L, Pompili M, et al. Presence of portal vein thrombosis in liver cirrhosis is strongly associated with low levels of ADAMTS-13: a pilot study. Intern Emerg Med. 2016 May; 24.

17. Fisher NC, Mutimer DJ. Central venous cannulation in patients with liver disease and coagulopathy — a prospective audit. Intensive Care Med. 1999 May; 25(5): 481-485.

18. Massicotte L, Thibeault L, Roy A. Classical notions of coagulation revisited in relation with blood losses, transfusion rate for 700 consecutive liver transplantations. Semin Thromb Hemost. 2015 Jul; 41(5): 538-546.

19. De PL, Bianchini M, Montalti R, De MN, Di MT, Begliomini B, et al. Thrombelastography-guided blood product use before invasive procedures in cirrhosis with severe coagulopathy: a randomized, controlled trial. Hepatology. 2016 Feb; 63(2): 566-573.

20. Stravitz RT. Potential applications of thromboelastography in patients with acute and chronic liver disease. Gastroenterol Hepatol (NY). 2012 Aug; 8(8): 513-520.

21. Garcia-Tsao G, Sanyal AJ, Grace ND, Carey W. Prevention and management of gastroesophageal varices and variceal hemorrhage in cirrhosis. Hepatology. 2007 Sep; 46(3): 922-938.

22. Castaneda B, Morales J, Lionetti R, Moitinho E, Andreu V, Perez-Del-Pulgar S, et al. Effects of blood volume restitution following a portal hypertensive-related bleeding in anesthetized cirrhotic rats. Hepatology. 2001 Apr; 33(4): 821-825.

23. Giannini EG, Stravitz RT, Caldwell SH. Correction of hemostatic abnormalities and portal pressure variations in patients with cirrhosis. Hepatology. 2014 Oct; 60(4): 1442.

24. Villanueva C, Colomo A, Bosch A, Concepcion M, Hernandez-Gea V, Aracil C, et al. Transfusion strategies for acute upper gastrointestinal bleeding. N Engl J Med. 2013 Jan 3; 368(1): 11-21.

25. Wanless IR, Wong F, Blendis LM, Greig P, Heathcote EJ, Levy G. Hepatic and portal vein thrombosis in cirrhosis: possible role in development of parenchymal extinction and portal hypertension. Hepatology. 1995 May; 21(5): 1238-1247.

26. Northup PG, McMahon MM, Ruhl AP, Altschuler SE, Volk-Bednarz A, Caldwell SH, et al. Coagulopathy does not fully protect hospitalized cirrhosis patients from peripheral venous thromboembolism. Am J Gastroenterol. 2006 Jul; 101(7): 1524-1528.

27. Gulley D, Teal E, Suvannasankha A, Chalasani N, Liangpunsakul S. Deep vein thrombosis and pulmonary embolism in cirrhosis patients. Dig Dis Sci. 2008 Nov; 53(11): 3012-3017.

28. Sogaard KK, Horvath-Puho E, Gronbaek H, Jepsen P, Vilstrup H, Sorensen HT. Risk of venous thromboembolism in patients with liver disease: a nationwide population-based case-control study. Am J Gastroenterol. 2009 Jan; 104(1): 96-101.

29. Agarwal B, Shaw S, Shankar HM, Burroughs AK, Davenport A. Continuous renal replacement therapy (CRRT) in patients with liver disease: is circuit life different? J Hepatol. 2009 Sep; 51(3): 504-509.

30. Ben-Ari Z, Panagou M, Patch D, Bates S, Osman E, Pasi J, et al. Hypercoagulability in patients with primary biliary cirrhosis and primary sclerosing cholangitis evaluated by thrombelastography. J Hepatol. 1997 Mar; 26(3): 554-559.

31. Northup PG, Argo CK, Shah N, Caldwell SH. Hypercoagulation and thrombophilia in nonalcoholic fatty liver disease: mechanisms, human evidence, therapeutic implications, and preventive implications. Semin Liver Dis. 2012 Feb; 32(1): 39-48.

32. Stine JG, Shah NL, Argo CK, Pelletier SJ, Caldwell SH, Northup PG. Increased risk of portal vein thrombosis in patients with cirrhosis due to nonalcoholic steatohepatitis. Liver Transpl. 2015 Aug; 21(8): 1016-1021.

33. Potze W, Siddiqui MS, Boyett SL, Adelmeijer J, Daita K, Sanyal AJ, et al. Preserved hemostatic status in patients with non-alcoholic fatty liver disease. J Hepatol. 2016 Jun 11; 65: 980-987.

34. Tripodi A, Fracanzani AL, Primignani M, Chantarangkul V, Clerici M, Mannucci PM, et al. Procoagulant imbalance in patients with non-alcoholic fatty liver disease. J Hepatol. 2014 Jul; 61(1): 148-154.

35. Verrijken A, Francque S, Mertens I, Prawitt J, Caron S,

Hubens G, et al. Prothrombotic factors in histologically proven nonalcoholic fatty liver disease and nonalcoholic steatohepatitis. Hepatology. 2014 Jan; 59(1): 121–129.

36. Tsochatzis EA, Senzolo M, Germani G, Gatt A, Burroughs AK. Systematic review: portal vein thrombosis in cirrhosis. Aliment Pharmacol Ther. 2010 Feb 1; 31(3): 366–374.

37. Ageno W, Riva N, Schulman S, Beyer-Westendorf J, Bang SM, Senzolo M, et al. Long-term clinical outcomes of splanchnic vein thrombosis: results of an international registry. JAMA Intern Med. 2015 Sep; 175(9): 1474–1480.

38. Nery F, Chevret S, Condat B, de Raucourt E, Boudaoud L, Rautou PE, et al. Causes and consequences of portal vein thrombosis in 1, 243 patients with cirrhosis: results of a longitudinal study. Hepatology. 2015 Feb; 61(2): 660–667.

39. Garcia-Pagan JC, Valla DC. Portal vein thrombosis: a predictable milestone in cirrhosis? J Hepatol. 2009 Oct; 51(4): 632–634.

40. Villa E, Camma C, Marietta M, Luongo M, Critelli R, Colopi S, et al. Enoxaparin prevents portal vein thrombosis and liver decompensation in patients with advanced cirrhosis. Gastroenterology. 2012 Nov; 143(5): 1253–1260.

41. Valla DC, Rautou PE. The coagulation system in patients with end-stage liver disease. Liver Int. 2015 Jan; 35(Suppl 1): 139–144.

42. Senzolo M, Sartori M, Rossetto V, Burra P, Cillo U, Boccagni P, et al. Prospective evaluation of anticoagulation and transjugular intrahepatic portosystemic shunt for the management of portal vein thrombosis in cirrhosis. Liver Int. 2012 Jul; 32(6): 919–927.

43. Luca A, Miraglia R, Caruso S, Milazzo M, Sapere C, Maruzzelli L, et al. Short- and long-term effects of the transjugular intrahepatic portosystemic shunt on portal vein thrombosis in patients with cirrhosis. Gut. 2011 Jun; 60(6): 846–852.

44. Qi X, Han G, Fan D. Management of portal vein thrombosis in liver cirrhosis. Nat Rev Gastroenterol Hepatol. 2014 Jul; 11(7): 435–446.

45. Barclay SM, Jeffres MN, Nguyen K, Nguyen T. Evaluation of pharmacologic prophylaxis for venous thromboembolism in patients with chronic liver disease. Pharmacotherapy. 2013 Apr; 33(4): 375–382.

46. Senzolo M, Rodriguez-Castro KI, Rossetto V, Radu C, Gavasso S, Carraro P, et al. Increased anticoagulant response to low-molecular-weight heparin in plasma from patients with advanced cirrhosis. J Thromb Haemost. 2012 Sep; 10(9): 1823–1829.

47. Intagliata NM, Henry ZH, Maitland H, Shah NL, Argo CK, Northup PG, Caldwell SH. Direct Oral Anticoagulants in Cirrhosis Patients Pose Similar Risks of Bleeding When Compared to Traditional Anticoagulation. Dig Dis Sci. 2016 Jun; 61(6): 1721–1727.

48. Potze W, Adelmeijer J, Lisman T. Decreased in vitro anticoagulant potency of Rivaroxaban and Apixaban in plasma from patients with cirrhosis. Hepatology. 2015 Apr; 61(4): 1435–1436.

49. Stravitz RT. Acute-on-chronic liver failure — no longer an entity without definition. Nat Rev Gastroenterol Hepatol. 2014 Oct; 11(10): 580–581.

50. Moreau R, Jalan R, Gines P, Pavesi M, Angeli P, Cordoba J, et al. Acute-on-chronic liver failure is a distinct syndrome that develops in patients with acute decompensation of cirrhosis. Gastroenterology. 2013 Jun; 144(7): 1426–1437.

51. Bajaj JS, O'Leary JG, Reddy KR, Wong F, Biggins SW, Patton H, et al. Survival in infection-related acute-on-chronic liver failure is defined by extrahepatic organ failures. Hepatology. 2014 Jul; 60(1): 250–256.

52. Jalan R, Saliba F, Pavesi M, Amoros A, Moreau R, Gines P, et al. Development and validation of a prognostic score to predict mortality in patients with acute-on-chronic liver failure. J Hepatol. 2014 Nov; 61(5): 1038–1047.

53. Papatheodoridis GV, Patch D, Webster GJ, Brooker J, Barnes E, Burroughs AK. Infection and hemostasis in decompensated cirrhosis: a prospective study using thrombelastography. Hepatology. 1999 Apr; 29(4): 1085–1090.

54. Montalto P, Vlachogiannakos J, Cox DJ, Pastacaldi S, Patch D, Burroughs AK. Bacterial infection in cirrhosis impairs coagulation by a heparin effect: a prospective study. J Hepatol. 2002 Oct; 37(4): 463–470.

55. Chau TN, Chan YW, Patch D, Tokunaga S, Greenslade L, Burroughs AK. Thrombelastographic changes and early rebleeding in cirrhotic patients with variceal bleeding. Gut. 1998 Aug; 43(2): 267–271.

56. Tapper EB, Robson SC, Malik R. Coagulopathy in cirrhosis — the role of the platelet in hemostasis. J Hepatol. 2013 Oct; 59(4): 889–890.

57. Rautou PE, Bresson J, Sainte-Marie Y, Vion AC, Paradis V, Renard JM, et al. Abnormal plasma microparticles impair vasoconstrictor responses in patients with cirrhosis. Gastroenterology. 2012 Jul; 143(1): 166−176.

58. Harrison PM, O'Grady JG, Keays RT, Alexander GJ, Williams R. Serial prothrombin time as prognostic indicator in paracetamol induced fulminant hepatic failure. BMJ. 1990 Oct 27; 301(6758): 964−966.

59. Valla D, Flejou JF, Lebrec D, Bernuau J, Rueff B, Salzmann JL, et al. Portal hypertension and ascites in acute hepatitis: clinical, hemodynamic and histological correlations. Hepatology. 1989 Oct; 10(4): 482−487.

60. Schiodt FV, Balko J, Schilsky M, Harrison ME, Thornton A, Lee WM. Thrombopoietin in acute liver failure. Hepatology. 2003 Mar; 37(3): 558−561.

61. Stravitz RT, Bowling R, Bradford RL, Key NS, Glover S, Thacker LR, et al. Role of procoagulant microparticles in mediating complications and outcome of acute liver injury/acute liver failure. Hepatology. 2013 Jul; 58(1): 304−313.

62. Gazzard BG, Portmann B, Murray-Lyon IM, Williams R. Causes of death in fulminant hepatic failure and relationship to quantitative histological assessment of parenchymal damage. Q J Med. 1975 Oct; 44(176): 615−626.

63. Tandon BN, Joshi YK, Tandon M. Acute liver failure. Experience with 145 patients. J Clin Gastroenterol. 1986 Dec; 8(6): 664−668.

64. Ritt DJ, Whelan G, Werner DJ, Eigenbrodt EH, Schenker S, Combes B. Acute hepatic necrosis with stupor or coma. An analysis of thirty-one patients. Medicine (Baltimore). 1969 Mar; 48(2): 151−172.

65. Krag M, Perner A, Wetterslev J, Wise MP, Borthwick M, Bendel S, et al. Prevalence and outcome of gastrointestinal bleeding and use of acid suppressants in acutely ill adult intensive care patients. Intensive Care Med. 2015 May; 41(5): 833−845.

66. Hugenholtz GC, Adelmeijer J, Meijers JC, Porte RJ, Stravitz RT, Lisman T. An unbalance between von Willebrand factor and ADAMTS13 in acute liver failure: implications for hemostasis and clinical outcome. Hepatology. 2013 Aug; 58(2): 752−761.

67. Stravitz RT, Lisman T, Luketic VA, Sterling RK, Puri P, Fuchs M, et al. Minimal effects of acute liver injury/acute liver failure on hemostasis as assessed by thromboelastography. J Hepatol. 2012 Jan; 56(1): 129−136.

68. Williams AM, Langley PG, Osei-Hwediah J, Wendon JA, Hughes RD. Hyaluronic acid and endothelial damage due to paracetamol-induced hepatotoxicity. Liver Int. 2003 Apr; 23(2): 110−115.

69. Agarwal B, Wright G, Gatt A, Riddell A, Vemala V, Mallett S, et al. Evaluation of coagulation abnormalities in acute liver failure. J Hepatol. 2012 Oct; 57(4): 780−786.

70. Lisman T, Bakhtiari K, Adelmeijer J, Meijers JC, Porte RJ, Stravitz RT. Intact thrombin generation and decreased fibrinolytic capacity in patients with acute liver injury or acute liver failure. J Thromb Haemost. 2012 Jul; 10(7): 1312−1319.

71. Habib M, Roberts LN, Patel RK, Wendon J, Bernal W, Arya R. Evidence of rebalanced coagulation in acute liver injury and acute liver failure as measured by thrombin generation. Liver Int. 2014 May; 34(5): 672−678.

72. Owens AP III, Mackman N. Microparticles in hemostasis and thrombosis. Circ Res. 2011 May 13; 108(10): 1284−1297.

73. Key NS. Analysis of tissue factor positive microparticles. Thromb Res. 2010 Apr; 125(Suppl 1): S42−45.

74. Sullivan BP, Kopec AK, Joshi N, Cline H, Brown JA, Bishop SC, et al. Hepatocyte tissue factor activates the coagulation cascade in mice. Blood. 2013 Mar 7; 121(10): 1868−1874.

75. Hillenbrand P, Parbhoo SP, Jedrychowski A, Sherlock S. Significance of intravascular coagulation and fibrinolysis in acute hepatic failure. Gut. 1974 Feb; 15(2): 83−88.

76. Agarwal B, Gatt A, Riddell A, Wright G, Chowdary P, Jalan R, et al. Hemostasis in patients with acute kidney injury secondary to acute liver failure. Kidney Int. 2013 Jul; 84(1): 158−163.

77. Ganey PE, Luyendyk JP, Newport SW, Eagle TM, Maddox JF, Mackman N, et al. Role of the coagulation system in acetaminophen-induced hepatotoxicity in mice. Hepatology. 2007 Oct; 46(4): 1177−1186.

78. Harrison PM, Wendon JA, Gimson AE, Alexander GJ, Williams R. Improvement by acetylcysteine of hemodynamics and oxygen transport in fulminant hepatic failure. N Engl J Med. 1991 Jun 27; 324(26): 1852−1857.

79. Vaquero J, Fontana RJ, Larson AM, Bass NM, Davern TJ, Shakil AO, et al. Complications and use of

intracranial pressure monitoring in patients with acute liver failure and severe encephalopathy. Liver Transpl. 2005 Dec; 11(12): 1581−1589.

80. Mallett SV. Clinical Utility of Viscoelastic Tests of Coagulation (TEG/ROTEM) in patients with liver disease and during liver transplantation. Semin Thromb Hemost. 2015 Jul; 41(5): 527−537.

81. Patel S, Wendon J. Regional citrate anticoagulation in patients with liver failure — time for a rethink? Crit Care. 2012; 16(5): 153.

82. Shami VM, Caldwell SH, Hespenheide EE, Arseneau KO, Bickston SJ, Macik BG. Recombinant activated factor VII for coagulopathy in fulminant hepatic failure compared with conventional therapy. Liver Transpl. 2003 Feb; 9(2): 138−143.

83. Pavese P, Bonadona A, Beaubien J, Labrecque P, Pernod G, Letoublon C, et al. FVIIa corrects the coagulopathy of fulminant hepatic failure but may be associated with thrombosis: a report of four cases. Can J Anaesth. 2005 Jan; 52(1): 26−29.

急性和慢性肝功能衰竭的营养治疗

14

潘纳·科德纳,贝丝·泰勒,珍斯·皮特
(Panna A. Codner, Beth Taylor, Jayshil J. Patel)

摘 要

肝脏疾病患者的营养支持是一个复杂的挑战。肝脏具有巨大的储备能力,是许多代谢过程的关键器官,因此多种病因和病程时长给肝脏疾病患者营养支持管理带来挑战。虽然存在这些障碍,但是通过基本的营养疗法包括营养风险评估、关注蛋白质和能量需求、在疾病代偿和失代偿状态下提供营养、监测和治疗并发症,可使这些患者获得理想的改善。另外使用先进成像技术对人体成分进行评估,提供了营养评估新工具,使我们可以预测肝硬化患者手术后以及器官移植后的生活质量、存活率和预后。

关键词

肝病;肝衰竭;营养;肠内营养;肠外营养;支链氨基酸;肌肉减少症;肝移植;器官移植

缩写

ALF:急性肝衰竭

INR:凝血酶原时间/国际标准化比值

NAFLD:非酒精性脂肪肝病

HCV:丙型肝炎病毒

NASH:非酒精性脂肪性肝炎

MS:代谢综合征

HDL:高密度脂蛋白

BMI:体重指数

DLC:失代偿期肝硬化

SAM:严重急性营养不良

SGA:主观整体评估法

A.S.P.E.N.:美国肠外肠内营养学会

NFPE:营养体检

SCCM:重症医学协会

BCAA:支链氨基酸

AAA:芳香族氨基酸

EN:肠内营养

PEG:经皮内镜胃造口术

ESLD:终末期肝病

HE:肝性脑病

GLN:谷氨酰胺

PN:肠外营养

TIPS：经颈静脉肝内门体分流术

LPS：脂多糖

OLT：原位肝移植

14.1 背景

肝病患者的营养支持具有挑战性。肝脏在新陈代谢中的关键作用障碍、肝衰竭导致的正常代谢储备的丧失以及肝病的原因和严重程度的广泛差异等，都导致了营养治疗的复杂性。评估肝病患者的营养风险具有挑战性且可能评估结果不可靠，从而缺乏对这一特定人群具体的推荐治疗策略。

肝脏独特的组织学和解剖结构决定了其参与机体代谢中的关键功能。肝脏中存在许多细胞类型，包括肝细胞、肝巨噬细胞、星状细胞、胆管上皮和肝窦内皮细胞。肝细胞在氨基酸的代谢、氨生成、糖原储存、细胞因子和激素的生成等过程中发挥重要作用。肝巨噬细胞是体内巨噬细胞的最大储存库，由门静脉和肝动脉双重供血，在肠源性内毒素进入门静脉循环中起关键作用。肝门静脉为肝脏供应75%的血液，而肝动脉供应25%的血液，两者在供应肝脏需氧量上起同等的作用。肝脏直接从胃肠道接受营养丰富的血液，在碳水化合物、蛋白质和脂肪酸代谢中发挥重要作用，并产生肠道脂肪吸收所必需的胆汁。

肝病包括任何扰乱肝脏正常功能的疾病，可分为急性或慢性肝病。因为肝脏具有丰富的功能储备和强大的再生能力，因此我们认为在疾病出现病理生理表现之前，已经有超过75%的肝脏组织受损伤。

急性肝衰竭（acute liver failure, ALF）是指在无肝硬化或既往无肝病的患者中，由于大量肝细胞的破坏导致的肝脏综合功能恶化［黄疸、凝血酶原时间/国际标准化比值（INR）≥1.5、低白蛋白血症］并伴有肝性脑病[1]。ALF也称为暴发性肝衰竭、急性重型、暴发性肝坏死和暴发型肝炎。通常用病程是否小于26周来区分急性和慢性肝衰竭。为更好阐释肝脏衰竭预后与患病时间的关系，反映与预后相关的决定因素，将肝衰竭进一步分为超急性（<7天）、急性（7～21天）、亚急性（21天至26周）。例如，由对乙酰氨基酚中毒或肝脏缺血性原因导致的超急性肝衰竭患者的预后比亚急性肝衰竭患者（如威尔逊氏病，Wilson's disease）的预后更好[2]。

慢性肝病进入进行性肝纤维化的晚期阶段的标志是肝硬化。肝硬化时，肝脏结构扭曲，出现再生结节。虽然一些病因引起的早期肝硬化可以通过治疗来抑制进展，但晚期肝硬化通常被认为是不可逆的，唯一的治疗选择是肝移植。在发达国家，肝硬化的常见原因包括：慢性病毒性肝炎（乙肝、丙肝）、酒精性肝病、血色素沉着病和非酒精性脂肪肝病（nonalcoholic fatty liver disease, NAFLD）[3]。

慢性肝病患病率的增加主要归因于丙型肝炎病毒（hepatitis C virus, HCV）和非酒精性脂肪性肝炎（non-alcoholic steatohepatitis, NASH）的流行。据报道，全球有1.3亿～1.5亿人患慢性HCV感染[4]。这些人中有相当一部分发展为肝硬化或肝细胞癌。虽然目前没有HCV疫苗，但抗病毒药物可以成功治愈90%的HCV感染，疫苗的研究也正在进行中。

据估计，约65%的美国人超重或肥胖，而且肥胖的人在持续增加，预计未来数量惊人，这些超重或肥胖的患者有发生代谢综合征（metabolic syndrome, MS）的风险。这种疾病有几种临床特征，包括腹型肥胖、甘油三酯升高（≥1.69 mmol/L）、高密度脂蛋白（HDL）水平降低（<1.036～1.295 mmol/L）、血压升高（≥130/85 mmHg）、空腹血糖升高（≥5.6 mmol/L），上述特征如在药物治疗中发生也属于MS（表14-1）[5]。通常情况下，满足以上特征中的2～3个就能诊断代谢综合征。NAFLD是代谢综合征在肝脏中的表现，有高龄、糖尿病、体重指数（BMI）≥28 kg/m²、内

表14-1 代谢综合征的标准

特征因素	值	备 注
腹型肥胖（腰围）	≥102 cm或≥88 cm	男性和女性
甘油三酯	≥1.69 mmol/L	或者药物治疗中
高密度脂蛋白	1.036～1.295 mmol/L	男性和女性；或者药物治疗中
血压	≥130/85 mmHg	或者药物治疗中
空腹血糖	≥5.6 mmol/L	或者药物治疗中

脏脂肪过多、出现血清氨基转移酶升高（≥正常上限的2倍）等危险因素的患者更易进展为晚期肝纤维化[6]。

14.2 肝脏疾病的营养方面

对所有肝病患者都应进行营养评估，晚期肝病患者的营养不良风险更大。有研究发现50%～100%的失代偿期肝硬化（decompensated liver cirrhosis, DLC）患者和多达20%的代偿期肝硬化患者患有严重急性营养不良（severe acute malnutrition, SAM）[7]。

营养不良的发病机制

肝硬化营养不良的发病机制是多因素的，包括：味觉和嗅觉改变引起的厌食、恶心、呕吐、腹泻、吸收不良、食物供应质量差（例如钠限制）、代谢紊乱和肝病并发症等。胆盐缺乏、细菌过度生长、动力改变（如胃排空延迟或小肠动力障碍）和肠道通透性增加也可导致消化不良和吸收障碍。肝硬化的并发症如上消化道出血和肝性脑病也可能导致吸收障碍。

肝脏在蛋白质、碳水化合物和脂质代谢中起着关键作用。脂质代谢受管腔内胆汁盐浓度降低、细菌过度生长或相关胰腺或肠道疾病的影响。晚期肝病患者的糖原储备受损，而用于糖异生的氨基酸周转增加，影响瘦肌肉的质量，这可能会导致患者在禁食几个小时内出现饥饿感。Yamauchi等研究证明，夜宵可以阻止夜间氨基酸分解，促进糖异生，改善氮平衡[8,9]。

肌肉减少症在肝病中很常见。在接受肝脏移植的患者中，有41%的患者存在肌细胞减少。肌肉减少症组与非肌肉减少症组相比，1年生存率显著降低（49.7%和87%）。即使将INR和胆红素考虑在内，肌肉减少症也是病死率的最大单一预测因子[10～11]。禁食期间糖原水平降低导致脂质/肌肉氧化增加，从而导致肝病患者肌肉萎缩。造成肌肉萎缩的其他机制包括胆汁淤积、脂溶性维生素损失以及胆汁盐浓度降低。据报道，40%的肝病患者有不健康的饮食习惯，包括不规律进食（"狼吞虎咽"），这反过来又导致分解代谢周期的增加[7]。

14.3 营养筛查和评估

肝病患者是包括从门诊慢性肝病患者到重症监护室中的急性肝功能衰竭患者的多样性群体。我们不能假设所有这些患者均患有SAM，但是正如之前提到的，与营养良好的患者相比，患有SAM的患者具有更高的发病率和病死率，并且生活质量下降[7,12]。临床的目标应该是识别那些已经患有SAM或具有发展为SAM的高风险因素的患者，以便能够进行及时的干预。营养筛查是识别患者是否需要营养治疗的第一步，可以由医疗保健团队的任何成员进行。营养评估是对患者当前的营养状况、疾病严重程度和药物治疗效果进行的更全面的评估，以确定患者特定的营养护理计划，这应由注册营养师或其他营养专家完成。

14.3.1 营养筛查

营养筛查存在许多工具，然而，这些工具是否可专门用于肝衰竭患者尚未得到验证。其中一个最常见的是易于使用的主观整体评估法（subjective global assessment，SGA），但严重依赖主观信息。SGA已被证明可检测严重急性营养不良并预测肝移植后患者的预后，但低估了肝硬化、慢性乙型肝炎或丙型肝炎患者中SAM的存在[13~15]。一项在非卧床肝硬化患者中使用营养筛查工具进行的单中心三期试验研究显示，其阳性预测值为93%，与营养师通过评估发现的SAM相比，营养筛查工具的灵敏度和特异性约为75%。SGA由六个问题组成，重点是口服摄入、体重变化、脂肪减少、肌肉萎缩、外周水肿和功能状态[16]。筛选工具的开发旨在识别美国肠外肠内营养学会（american society for parenteral and enteral nutrition，A.S.P.E.N.）和美国营养与饮食学会制订的诊断重度急性或慢性营养不良的标准[17]。尽管该工具显示出在慢性肝衰竭患者中的使用前景，但只有22名患者被纳入研究的最后阶段，仍然需要通过多中心试验进行验证。

最近的重症患者营养支持指南指出对于预估自愿性摄入营养不足的患者，应确定营养风险水平（结合基线营养状况和疾病严重程度评估）[18]。NRS-2002和NUTRIC评分系统用于确定重症患者的营养风险[18~20]。前瞻性试验表明，与营养低风险患者相比，营养风险评分高的患者更有可能从及时的营养干预中获益（减少医院感染率、总并发症和病死率）[21~22.]。仍需要完成针对急性肝衰竭患者的研究，以确定其在该

患者群体中的适用性。

14.3.2 营养评估

完整的营养评估由几个部分组成，包括疾病史、个人史、患者/家庭饮食和体重史访谈、生化数据、人体测量学和营养体检（nutrition focused physical exam，NFPE）。对于患有代偿性肝病的患者，营养评估仍然适用，但机制解释尚不确定。肝脏在营养物质代谢中的作用是巨大的，包括宏观方面（氨基酸氧化、糖异生、甘油三酯水解等）和微量营养素方面（酶储存和活化的部位），这使得营养不良与肝功能下降导致的异常结果比例很难辨别[23]。这就是为什么在进行营养评估时不应使用传统的血清蛋白指标（白蛋白、前白蛋白、转铁蛋白、视黄醇结合蛋白）来代表营养状况，因为它们反映了疾病急性期的肝功能。虽然血清蛋白标志物不能作为营养评估的指标，但由于白蛋白和前白蛋白的合成随着肝病的恶化而减少，它们可以作为疾病严重程度的预后指标。

饮食史和患者/家庭访谈的评估提供了关于近期宏量和微量营养素摄入、饮食的理解和依从性以及胃肠道症状（恶心、呕吐、腹泻、便秘）出现的频率和持续时间的信息。NFPE评估肌肉组织、脂肪储备、体型、是否存在水肿和腹水、口腔、皮肤、毛发、指（趾）甲和体温。在液体潴留过多的患者中，肌肉萎缩可能在颞区、锁骨区和肩胛骨区最为明显。还应关注体重状况变化，对肝衰竭患者，这可能比肌肉和脂肪储存的变化提供更多关于液体转移的信息。因此，重症医学协会（Society of Critical Care Medicine，SCCM）和A.S.P.E.N.针对危重患者的营养指南建议，在确定肝功能衰竭患者的能量和蛋白质需求时，应使用干体重或理想体重进行评估[18]。

14.3.3 营养需求评估

肝衰竭患者的能量和蛋白质需求量与其他

慢性和急性病患者相似。在稳定、代偿期的肝衰患者中，根据估计的干体重，目标能量需求在25～35 kcal/kg/d[24～25]。SAM患者可能需要高达每天45 kcal/kg。在体重指数（BMI）30～50左右的重症患者中，应提供每天11～14 kcal/kg的能量。如果BMI>50，应根据理想体重提供每天22～25 kcal/kg的热量[18]。任何有再喂养综合征风险的患者应在数天内缓慢进展至目标能量供给。应注意避免过度喂养，因为过度喂养会增加脂肪合成，提高脂肪变性的风险。

肝硬化患者通常对葡萄糖不耐受或患有明显的糖尿病，因此每天葡萄糖供应量不应超过5～6 g/kg，尤其是当提供胃肠外营养时[24]，必要时应监测血糖情况。如前所述，这些患者还可能存在一定程度的脂肪代谢障碍，在脂肪泻患者中，脂肪摄入应限制在总热量的25%以下[7]。

欧洲肠外肠内营养学会将肝硬化患者的目标蛋白质摄入量设定为每天1.2～1.5 g/kg[26]。其他指南建议根据诊断和当前治疗（例如肾脏替代治疗）设定蛋白质范围为每天1.2～2.5 g/kg[18]。所有现行指南均建议不要限制蛋白质摄入，限制蛋白质摄入在历史上被用于预防肝性脑病，但是肝性脑病反而导致肌肉组织分解增加和氨清除减少[27～28]。此外，尚未发现使用支链氨基酸（branched-chain amino acids, BCAA）代替芳香族氨基酸（aromatic amino acids, AAA）可改善已接受一线治疗（抗生素和乳果糖）患者的精神状态或昏迷分级情况[29～30]。

一项对630名等待肝移植的肝硬化患者的回顾性研究评估了蛋白质摄入的基线水平、蛋白质摄入的预测因素以及蛋白质摄入水平是否是临床结局的独立危险因素[31]。该研究使用干体重计算，目标蛋白摄入量每天>1.2 g/kg，根据蛋白质摄入量分为极低组每天<0.8 g/kg（N=162）、较低组每天0.8～1.2 g/kg（N=317）和充足组每天>1.2 g/kg（N=151）。研究发现极低蛋白摄入是SAM的独立预测因素。此外，三个组的12个月病死率分别是27.8%、15.9%、17.2%。在213例等待移植的患

者中，在95%可信区间1.8（1.2～2.7）内，极低的蛋白质摄入量与病死率增加70%相关[31]。该研究还表明，76%的患者蛋白质摄入量少于处方量，26%的患者摄入的蛋白质少于健康成人的推荐摄入量。如果蛋白摄入少，我们应该努力克服能量和蛋白质输送的障碍，以达到更好的治疗效果。

14.3.4 微量营养素

由于经口摄入量减少、酗酒、吸收不良、肝脏储存减少和肝脏载体蛋白合成改变，肝功能衰竭时可能会出现微量营养素缺乏。水溶性维生素，特别是吡哆醇、硫胺素和叶酸以及微量元素锌和硒，在慢性酒精相关肝病的患者中最有可能缺乏。在非酒精性肝衰竭患者中微量营养素，包括脂溶性维生素A、D、E和K的缺乏通常与脂肪吸收不良相关。

水溶性维生素B和维生素C的缺乏可能表现在口腔内或口腔周围组织，如口角炎、唇炎、舌炎、牙龈出血等。更严重的可能导致神经系统疾病，如共济失调和精神错乱。硫胺素缺乏最常出现Wernicke脑病，这种脑病在酗酒者中最常见，在任何病因引起的慢性肝衰竭中可能出现。由于很难区分Wernicke脑病和肝性脑病，所以在任何出现精神状态改变的慢性肝衰竭患者都应补充硫胺素[32]。硫胺素缺乏症的治疗包括在治疗的前24小时内给1 000～1 500 mg硫胺素，然后每天给予500 mg，持续72小时[33]。

在一项随机双盲试验中，根据血清视黄醇水平、血浆视黄醇结合蛋白浓度和肝脏维生素A储存量，发现慢性肝病患者维生素A缺乏的患病率为62.4%[34]。随着疾病严重程度的增加，血清视黄醇逐渐下降，其他研究人员也有同样的报道[35～36]。通过NFPE发现维生素A缺乏的表现包括bitot's斑、眼干和毛囊周围角化过度。

维生素D的储存丢失在胆汁淤积性和非胆汁淤积性肝病中都很常见[37]。一项对251名肝硬化患者的前瞻性队列研究发现，低水平的血清

25（OH）D₃与晚期肝病、感染性并发症和病死率增加有关[38]。维生素D的缺乏与骨质减少和骨质疏松症有关，可能导致骨软化症。通过NFPE还发现维生素D缺乏患者可表现为佝偻病和肌肉无力。

关于肝衰竭相关的维生素E和K缺乏的临床数据较少。一项早期研究报告称，近50%的肝硬化患者存在维生素E缺乏[39]。对NASH患者补充维生素E可以改善血清转氨酶水平和肝纤维化评分[40~41]。NFPE发现神经病变可能与维生素E缺乏有关。维生素K缺乏最常见的表现是出血，也可能导致血清碱性磷酸酶和胆红素水平升高[42]。NFPE发现肝硬化患者凝血酶原时间异常或紫癜时，应及时补充维生素K。

锌缺乏可能是大小便丢失合并摄入不良的结果，会导致味觉改变、厌食、皮疹、伤口愈合不良和免疫功能改变等。血清锌与血清白蛋白结合，而在在终末期肝病时，血清白蛋白一般降低。因此，研究人员建议使用血清锌水平来评估肝病的严重程度，以及饮食干预的是否必要[43]。但是，需要做更多的工作来确认该评估方法的有效性。

鉴于患者饮食质量可能较差，所有肝衰竭患者均应考虑服用复合维生素，并为那些有临床表现或生化数据支持的营养缺乏的患者保留大剂量的营养素供给。

14.4 营养供给

14.4.1 口服饮食

肝硬化患者可以从4～6次小频率进餐中获益有以下几个原因。由于肝糖原储存能力有限，长时间禁食将导致肌糖原使用增加、游离脂肪酸氧化和酮体生成，加速肌肉质量的损失[44]。频繁喂养可减缓肌肉萎缩的速度，并有助于预防低血糖或高血糖。腹水患者可能主诉饱腹，少量多餐可以保证总体摄入量的增加。在存在腹水或水肿的情况下，应使用高蛋白进行喂养，将总钠限制在≤2 000 mg/d，应该避免不吃饭。还有可以通过浓缩的口服补剂和蛋白标准模块来满足患者估计的能量和蛋白质需求[45~46]。

14.4.2 肠内营养

对于胃肠道功能正常但无法维持自主进食的肝功能衰竭患者，肠内营养（enteral nutrition，EN）优于肠外营养[18]。一项关于EN在慢性肝病中的应用的综述，讨论了EN改善临床结局的证据不足。该综述表明，在疾病过程的早期进行EN，以及患者积极参与启动EN的决定可能会改善结局[47]。像之前讨论过的一样，具有"营养高风险"的患者，EN可能会显示出更大的益处。如果决定开始EN，则应考虑"如何"进行摄入。对于食管静脉曲张患者，尤其是无近期出血史的患者，放置鼻肠饲管的安全性仍有争议。如果需要长期喂养，经皮内镜胃造口术（percutaneous endoscopic gastrostomy，PEG）被认为是标准治疗手段。然而，PEG禁用于中度至重度腹水患者，原因是存在腹膜炎或静脉曲张穿刺的风险[48~49]。此外，PEG后可能存在潜在的胃瘘风险。因此在放置肠内营养装置之前，应逐个评估患者的潜在禁忌证[47]。

如果启动EN，应考虑首选标准聚合物配方。它具有不同的浓度分型，适合对需要液体限制的患者使用。对于那些重度吸收不良的患者，半量或部分水解配方可能是最佳选择，这些配方也有不同的浓度。将BCAAs浓度增加至AAAs浓度的特殊肝病配方非常昂贵，仅考虑用于对抗生素和乳果糖基础治疗难以耐受的终末期肝病（end-stage liver disease，ESLD）合并肝性脑病（hepatic encephalopathy，HE）的患者[18]。但无论选择何种配方，如果蛋白质含量在规定量内不能提供每天1.2 g/kg，应补充蛋白质。

14.4.3 肠外营养

在胃肠道功能丧失或无法获得EN通路的

患者中，通过NRS 2002或NUTRIC评分，对发现营养风险较高的患者应尽快开始肠外营养（parenteral nutrition，PN）。但是，在脓毒性休克患者中，无论其营养风险水平如何，都应推迟启动PN。在低风险患者中，PN的开始时间可延迟7～10天[18]。n-3脂肪酸脂肪乳在全球范围内的供应提供了一种具有潜在抗炎作用的产品。一项RCT实验中，对肝硬化肝癌患者术后使用含ω-3脂肪酸脂质的PN的安全性和有效性进行了研究[50]，在312名接受肝切除术的肝硬化患者中，与含有n-6脂肪酸的PN组相比，n-3脂肪酸PN组的感染并发症（P=0.014）、住院时间（P=0.018）显著减少，病死率（P=0.21）降低。在一项66例接受肝移植患者的RCT中也观察到了类似的结果。与n-6相比，接受含n-3脂肪酸的PN患者的感染并发症、住院时间和1年病死率均有所下降。在n-3脂肪酸组中，移植后第9天丙氨酸氨基转移酶和凝血酶原时间的下降表明肝损伤有显著改善[51]。当胃肠道功能恢复时，应反复努力使患者过渡到EN或口服饮食。

14.4.4　支链氨基酸

BCAA是含有脂肪族侧链的氨基酸，包括亮氨酸、异亮氨酸和缬氨酸。BCAA是必需氨基酸，这意味着它们不能从身体合成，必须通过饮食供应。如前所述，高达80%的DLC患者已经存在SAM，可能缺乏BCAA，而ALF患者通常不存在SAM。膳食BCAA补充剂已被用于预防和管理HE的试验。HE的发病机制是复杂的、多因素的。一种途径是通过肠细胞氧化谷氨酰胺（GLN），产生氨（NH_3）。在DLC和ALF患者中，由于尿素生成受损，肝脏无法对NH_3解毒，NH_3进入体循环，穿过血脑屏障并导致星形胶质细胞肿胀。导致HE的第二种途径与AAA有关。AAA只能被肝脏氧化。在DLC患者中，AAA氧化减少，血浆AAA水平升高。Fischer比值描述

了BCAA与AAA的比值（BCAA/AAA）通常在3～3.5范围内。Fischer低比值表明BCAA降低或AAA增加。增加的AAA进入中枢神经系统的竞争力超过了较低的BCAA，在中枢神经系统中AAA被代谢为"假神经递质"，如血清素、苯乙醇胺和章鱼胺[52]。BCAAs通过将谷氨酸转化为GLN（从而清除循环中的NH_3），从而激活骨骼肌中的GLN合成，并与AAA竞争进入中枢，从而抑制HE的发生。目前尚无使用BCAA在DLC中预防或治疗HE的随机对照试验。在现有证据中，16项随机对照试验的荟萃分析未证实补充BCAA对治疗肝硬化的HE有益[53]。16项研究包括口服和静脉BCAA补充剂的混合物的研究，包括不同剂量的BCAA的研究，并研究了轻度至显性HE患者，但未纳入重症HE患者[53]。尽管补充BCAA可以增强骨骼肌中NH_3的解毒能力，但产生的GLN移动至肠细胞内，在那里被氧化成α-酮戊二酸，释放出两个NH_3。因此，对于通过BCAA途径解毒的每一个NH_3，由肠细胞氧化产生两个。使用BCAA对表现为静脉曲张出血的DLC患者可能有益处。静脉曲张出血会增加肠道蛋白质负荷。血红蛋白是一种低质量的蛋白质来源，只含有缬氨酸和亮氨酸，但缺乏异亮氨酸。血红蛋白降解导致的BCAA失衡导致BCAA拮抗作用，从而增强骨骼肌缬氨酸和亮氨酸代谢，进一步降低DLC中BCAA的浓度。在模拟肝硬化患者的胃肠出血过程中，olde Domink等证明异亮氨酸缺乏的减少可增强BCAA代谢，在模拟出血过程中静脉输注异亮氨酸时，BCAA水平升高，表明静脉输注异亮氨酸对伴有静脉曲张出血的DLC患者可能有治疗作用[54]。由于作者未报告与静脉注射异亮氨酸相关的临床结局，因此在广泛实施异亮氨酸治疗前需要进一步的数据支持。

疾病分期决定了ALF患者中BCAA的高低[52]。在早期ALF时，由于肝坏死导致其溢出进入循环，BCAA可能升高。在后期，由于蛋白

水解和获得性SAM的后果,BCAA浓度可能较低。动物研究表明BCAA对ALF有益;然而,尚无BCAA用于ALF的人体实验数据[55~58]。在11个欧洲国家的33个中心进行的一项调查表明,BCAA用于ALF的频率较高(尽管缺乏文献支持)[59]。33个中心中有23个中心使用了含BCAA的氨基酸溶液进行ALF的治疗[59]。2009年ESPEN营养支持指南支持在DLC达到Ⅲ~Ⅳ级HE时使用BCAA,2016年ASPEN/SCCM营养支持指南反对在DLC中使用BCAA[26,60]。2015年加拿大重症监护营养支持指南表明,没有足够的证据支持BCAA的使用。

14.5 患者情景对话

问题:这位急性肝衰竭患者应该使用什么蛋白质剂量和配方?

场景:一名50岁男性因乙酰氨基酚过量被送入重症监护室。血压90/50 mmHg,心率120次/min,呼吸频率24次/min。有黄疸,右上腹疼痛,神志不清,并有扑翼样震颤。对其气管插管以保护呼吸道。查房时,住院医生问我们是否应该限制支链氨基酸的蛋白质摄入。

回答:推荐使用标准配方经肠道输送蛋白质,剂量为每天1.2~2.0 g/kg。急性肝衰竭患者不建议常规使用特殊治疗(即支链氨基酸配方)。

原因:ALF以肝细胞坏死为特征,它会加剧炎症并诱导分解代谢状态,最终导致蛋白水解。因此,与其他ICU患者蛋白质的推荐值相同,为每天1.2~2.0 g/kg。BCAA消耗会降低Fischer比值,增加的AAA(由于肝衰竭)超过耗尽的BCAA并进入中枢神经系统,导致肝性脑病。目前缺乏关于BCAA在ALF中应用的临床试验,ALF中的BCAA浓度可能较低或较高,取决于疾病分期,2016年ASPEN/SCCM指南不支持ALF患者常规使用BCAA[61]。

14.6 肌肉减少症

肌肉减少症是指骨骼肌的损失,在肝病患者中很常见。在肝脏移植的肝硬化患者中,41%的患者有肌肉减少症。肌肉减少症与非肌肉减少症组相比,1年生存率显著降低(49.7%和87%)。即使将INR和胆红素考虑在内,肌肉减少也是病死率的最大单一预测因素[10~11]。禁食期间糖原水平降低导致脂质/肌肉氧化增加,从而导致肝病患者肌肉萎缩。造成肌肉萎缩的其他机制包括胆汁淤积、脂溶性维生素损失以及胆盐浓度降低。据报道有40%的患者有不良的饮食习惯,包括不规律进食("狼吞虎咽"),这反过来导致肌肉分解代谢期的增加[7]。

肌肉减少性肥胖在肝病患者中也很普遍,表现为瘦肌肉质量的损失和脂肪组织的同时增加。有几种工具用于预测病死率,如D'Amico阶段分类、Child-Pugh分级和MELD评分,但是它们都缺乏营养和功能状况的评估。使用计算机断层扫描(CT)和磁共振成像(MRI)量化肌肉质量的比例,以识别肌肉质量的损失,可能比主观营养评估更可靠。

Englesbe等分析了163名肝移植患者的腰大肌横截面积的CT测量结果。在校正供体和受体特征后,与最大腰大肌面积四分位数相比,腰大肌面积最小四分位数的1年生存率更差(49.7% vs 87.0%,$P<0.0001$),3年生存率也很差(26.4%和77.2%,$P<0.0001$)[10]。有趣的是,腰大肌面积与生存率之间的相关性强于所有其他协变量,包括INR和血清胆红素。

肝硬化患者营养不良和肌肉减少症的治疗选择包括增加蛋白质摄入,这已被证明是安全的、耐受性好和有益的。在患者情景中的进一步描述的其他治疗策略包括深夜快餐、重复摄入食物和蛋白质补充[8~9,62]。一些证据表明,富含亮氨酸的补充剂在肝硬化患者肌肉萎缩的治疗中起作用。亮氨酸是蛋白质合成和通过哺乳动物西罗莫司靶点(mTOR)激活合成代谢信号所必需的一种氨基酸,其机制不明[63,64]。

有计划的运动,包括有氧运动和抗阻运动,对肌肉新陈代谢很重要。肝硬化患者运动能力和体力活动减少。即使是中等强度的运动也有潜在风险增加门静脉压力,导致静脉曲张出血[65]。因此,有能力并愿意参加运动项目的患者可以受益于药物预防,如普萘洛尔[66]。

肝硬化肌肉减少症的另一个有趣的治疗方法是使用经颈静脉肝内门体分流术(transjugular intrahepatic portosystemic shunt, TIPS)。TIPS对代谢和身体成分的影响尚不明确。目前提出了几种机制包括TIPS诱导的代谢变化和血浆游离脂肪酸增加[67]。此外,门静脉高压增加肠黏膜通透性,促进细菌移位,这导致脂多糖(lipopolysaccharide, LPS)和其他促炎介质的扩散,最终导致胰岛素抵抗、分解代谢效应和蛋白质质量损失。TIPS可以帮助降低门静脉高压,改善胰岛素抵抗,并有可能逆转肌肉减少症。然而,TIPS术后难治性肌肉减少症的病死率更高[68]。其他新型治疗措施需要更严格的研究,包括肌肉生长抑制素拮抗剂,接受移植评估的患者的肌肉生长抑制素水平显著高于正常对照。动物实验也表明,肌肉生长抑制素表达逆转是安全的,不会对肝脏产生不利影响[69~70]。

并非所有的研究都证明肝脏移植术后肌肉减少症会增加病死率[71]。这将在下面的器官移植部分进一步讨论。

14.7 患者情景对话

问题:对于一个门诊慢性肝病患者来说,优化营养最合适的膳食推荐是什么?

场景:一名患有慢性肝病的65岁白人男性在门诊咨询关于体重减轻、进行性虚弱和每天早晨起来精神错乱等问题。患者认为自己进食充足,他来寻求维持或增加体重和改善尤其是早晨的功能状态的建议。

回答:你开始让患者每天吃三顿饭,和三份点心,包括一份傍晚和清晨点心。通过这种疗法,使得患者体重增加,感觉更好,并注意接下来的6个月中力量和精神状态的改善情况。

原因:肝硬化和慢性肝病患者,存在蛋白质更新增加、蛋白质合成受损和肝糖原储备减少等问题。晚间摄入点心可减少肝硬化患者的空腹阶段,可作为逆转合成代谢抵抗和肌肉减少的干预措施[72]。

14.8 器官移植

接受原位肝移植(orthotopic liver transplant, OLT)的患者是一个独特的患者群体。在术后即时的护理阶段,身体细胞质量(以磅为单位,并以身体肌肉、器官、血细胞、细胞内水、蛋白质和固体中所有存活代谢活性组织占体重的百分比表示)保持不变,术后2周及以后全身水分减少,脂肪含量增加,蛋白质代谢率增加。在移植物功能正常的情况下,基础能量消耗不变,不需要补充锌和维生素A。移植后12小时内开始EN已被证明是安全的,大多数没有立即出现术后并发症的患者可以在5天内过渡到口服饮食[73]。早期EN已被证明可减少病毒感染和氮转化[74]。Plank等人评估了免疫增强饮食在肝移植患者中的安全性,15例患者在移植前平均54天(10~168天)给予口服特殊免疫营养配方,移植后早期给予肠内特殊免疫营养配方,该研究认为免疫增强饮食可能在改善术前营养状况、加快移植后恢复和减少术后感染方面发挥作用[75]。

肌肉减少症与肝移植

肌肉减少症与肝硬化病死率呈正相关;然而,它在OLT之后的影响存在争议。一项研究发现,有肌肉减少症的肝疾患者肝移植后的中位生存期与无肌肉减少症的移植后的中位生存期无差异（115±25个月 vs 146±34个月，*P*=0.2）。但此解释尚存争议，有的认为在移植后进行的非方案性的CT评估，可能用于需要成像诊断的病情较重的患者，这些患者的死亡风险较高，以及用于肌肉评估的技术不同，包括所使用的腰大肌水平（L4 vs L3）和用于确定最终横截面积的肌肉面积的差异等[10, 71, 76]。同样的作者研究显示肌肉减少性OLT患者的病死率没有增加，但住院时间更长。在亚组分析中显示，20%的移植患者肌肉减少症得到了缓解。

肌肉减少症影响肝硬化患者的生活质量、生存率和并发症的发生。包括腹水在内的生理变化会影响其他间接营养评估方法（例如，生物阻抗分析），使其不准确。使用横断面成像研究定量骨骼肌质量是识别肌肉减少症和术前营养/代谢充分性的一种新出现的客观和可靠的营养评估工具。

结　论

为肝病患者提供营养治疗是一项具有挑战性的任务，需要考虑这些需要器官移植患者从急性肝炎到DLC的不同临床表现。尽管存在这些挑战，营养评估的原则以及能量评估、蛋白质治疗和微量营养素替代治疗的一般准则已被证明可以改善传染性发病率、住院时间，甚至在器官移植后也可降低病死率。特殊的蛋白质和免疫增强配方在特定条件下可能是有益的。此外，通过CT或MRI测量身体成分来识别肌肉减少症正在成为我们的营养评估新方式。因此，从事营养治疗的医疗者在优化肝病患者的结局方面处于独特的地位。

14.9　习题

1. 肝性脑病（HE）患者，目前的蛋白质指南推荐？
   a. 每天1.2 ～ 1.5 g/kg
   b. 所有HE风险患者中均使用支链氨基酸
   c. 每天0.8 ～ 1.0 g/kg
   d. 在肝性脑病缓解前不提供蛋白质
   e. 以上都不是

   答案：a

2. 脂溶性维生素缺乏（维生素 A、D、E 和 K）是肝病患者哪种机制的结果？
   a. 细菌过度生长
   b. 胃肠道出血并发症
   c. 糖原储存受损
   d. 脂肪吸收受损
   e. 腹泻

   答案：d

3. 接受手术的肝硬化患者中，ω–3 脂肪酸类脂质已被证明：
   a. 增加感染性并发症
   b. 对住院时间没有影响
   c. 降低病死率
   d. 显著降低感染性并发症
   e. 以上都没有

   答案：d

参考文献

1. Lee WM, Stravitz RT, Larson AM. Introduction to the revised American association for the study of liver diseases position paper on acute liver failure 2011. Hepatology. 2012; 55(3): 965–967.

2. http://www.aasld.org/practiceguidelines/documents/AcuteLiverFailureUpdate2011.pdf.

3. Heidelbaugh JJ, Bruderly M. Cirrhosis and chronic liver failure: Part I. Diagnosis and evaluation. Am Fam Physician. 2006; 74(5): 756–762.

4. GBD 2013 Mortality and Causes of Death Collaborators. Global, regional, and national age-sex specific all-cause and cause-specific mortality for 240 causes of death, 1990–2013: a systematic analysis for the global burden of disease study 2013. Lancet. 2015; 385(9963): 117–171.

5. Alberti KG, Eckel RH, Grundy SM, et al. Harmonizing the metabolic syndrome: a joint interim statement

of the international diabetes federation task force on epidemiology and prevention; national heart, lung, and blood institute; American heart association; world heart federation; international atherosclerosis society; and international association for the study of obesity. Circulation. 2009; 120(16): 1640−1645.

6. Ratziu V, Giral P, Charlotte F, et al. Liver fibrosis in overweight patients. Gastroenterology. 2000; 118(6): 1117−1123.

7. Cheung K, Lee SS, Raman M. Prevalence and mechanisms of malnutrition in patients with advanced liver disease, and nutrition management strategies. Clin Gastroenterol Hepatol. 2012; 10(2): 117−125.

8. Yamauchi M, Takeda K, Sakamoto K, Ohata M, Toda G. Effect of oral branched chain amino acid supplementation in the late evening on the nutritional state of patients with liver cirrhosis. Hepatol Res. 2001; 21(3): 199−204.

9. Plank LD, Gane EJ, Peng S, et al. Nocturnal nutritional supple-mentation improves total body protein status of patients with liver cirrhosis: a randomized 12-month trial. Hepatology. 2008; 48(2): 557−566.

10. Englesbe MJ, Patel SP, He K, et al. Sarcopenia and mortality after liver transplantation. J Am Coll Surg. 2010; 211(2): 271−278.

11. Tandon P, Ney M, Irwin I, et al. Severe muscle depletion in patients on the liver transplant wait list: its prevalence and independent prognostic value. Liver Transpl. 2012; 18(10): 1209−1216.

12. Purnak T, Yilmaz Y. Liver disease and malnutrition. Best Pract Res Clin Gastroenterol. 2013; 27(4): 619−629.

13. Alvares-da-Silva MR, Reverbel da Silveira T. Comparison between handgrip strength, subjective global assessment, and prognostic nutritional index in assessing malnutrition and predicting clinical outcome in cirrhotic outpatients. Nutrition. 2005; 21(2): 113−117.

14. Menta PL, Correia MI, Vidigal PV, Silva LD, Teixeira R. Nutrition status of patients with chronic hepatitis B or C. Nutr Clin Pract. 2015; 30(2): 290−296.

15. Yosry A, Omran D, Said M, Fouad W, Fekry O. Impact of nutritional status of Egyptian patients with end-stage liver disease on their outcomes after living donor liver transplantation. J Dig Dis. 2014; 15(6): 321−326.

16. Booi AN, Menendez J, Norton HJ, Anderson WE, Ellis AC. Validation of a screening tool to identify undernutrition in ambulatory patients with liver cirrhosis. Nutr Clin Pract. 2015; 30(5): 683−689.

17. White JV, Guenter P, Jensen G, et al. Consensus statement of the academy of nutrition and dietetics/ American society for parenteral and enteral nutrition: characteristics recommended for the identification and documentation of adult malnutrition (undernutrition). J Acad Nutr Diet. 2012; 112(5): 730−738.

18. Taylor BE, McClave SA, Martindale RG, et al. Guidelines for the provision and assessment of nutrition support therapy in the adult critically ill patient: society of critical care medicine (SCCM) and American society for parenteral and enteral nutrition (A. S. P. E. N.). Crit Care Med. 2016; 44(2): 390−438.

19. Kondrup J, Rasmussen HH, Hamberg O, Stanga Z, Ad Hoc ESPEN Working Group. Nutritional risk screening (NRS 2002): a new method based on an analysis of controlled clinical trials. Clin Nutr. 2003; 22(3): 321−336.

20. Heyland DK, Dhaliwal R, Jiang X, Day AG. Identifying critically ill patients who benefit the most from nutrition therapy: the development and initial validation of a novel risk assessment tool. Crit Care. 2011; 15(6): R268.

21. Jie B, Jiang ZM, Nolan MT, Zhu SN, Yu K, Kondrup J. Impact of preoperative nutritional support on clinical outcome in abdominal surgical patients at nutritional risk. Nutrition. 2012; 28(10): 1022−1027.

22. Heyland DK, Dhaliwal R, Wang M, Day AG. The prevalence of iatrogenic underfeeding in the nutritionally "at-risk" critically ill patient: results of an international, multicenter, prospective study. Clin Nutr. 2015; 34(4): 659−666.

23. Koretz RL. The evidence for the use of nutritional support in liver disease. Curr Opin Gastroenterol. 2014; 30(2): 208−214.

24. Mueller CM. The American society for parenteral and enteral nutrition (A. S. P. E. N.) adult nutrition support core curriculum. 2nd ed. Silver Spring, MD: American Society for Parenteral and Enteral Nutrition; 2012.

25. Cresci GA, Chaudhary A. Nutrition for the critically ill patient with hepatic failure. In: Cresci G, editor. Nutrition support for the critically ill patient. Boca Raton, FL: CRC Press Taylor & Francis Group; 2005. p.505−518.

26. Plauth M, Cabre E, Riggio O, et al. ESPEN guidelines on enteral nutrition: liver disease. Clin Nutr. 2006; 25(2): 285−294.

27. Bemeur C, Desjardins P, Butterworth RF. Role of nutrition in the management of hepatic encephalopathy

in end-stage liver failure. J Nutr Metab. 2010; 2010: 489823.

28. Cordoba J, Lopez-Hellin J, Planas M, et al. Normal protein diet for episodic hepatic encephalopathy: results of a randomized study. J Hepatol. 2004; 41(1): 38–43.

29. Charlton M. Branched-chain amino acid enriched supplements as therapy for liver disease. J Nutr. 2006; 136(1 Suppl): 295S–298S.

30. Holecek M. Branched-chain amino acids and ammonia metabolism in liver disease: therapeutic implications. Nutrition. 2013; 29(10): 1186–1191.

31. Ney M, Abraldes JG, Ma M, et al. Insufficient protein intake is associated with increased mortality in 630 patients with cirrhosis awaiting liver transplantation. Nutr Clin Pract. 2015; 30(4): 530–536.

32. Butterworth RF. Thiamine deficiency-related brain dysfunction in chronic liver failure. Metab Brain Dis. 2009; 24(1): 189–196.

33. Flannery AH, Adkins DA, Cook AM. Unpeeling the evidence for the banana bag: evidence-based recommendations for the management of alcohol-associated vitamin and electrolyte deficiencies in the ICU. Crit Care Med. 2016; 44(8): 1545–1552.

34. Chaves GV, Peres WA, Goncalves JC, Ramalho A. Vitamin A and retinol-binding protein deficiency among chronic liver disease patients. Nutrition. 2015; 31(5): 664–668.

35. Peres WA, Chaves GV, Goncalves JC, Ramalho A, Coelho HS. Vitamin A deficiency in patients with hepatitis C virus-related chronic liver disease. Br J Nutr. 2011; 106(11): 1724–1731.

36. Newsome PN, Beldon I, Moussa Y, et al. Low serum retinol levels are associated with hepatocellular carcinoma in patients with chronic liver disease. Aliment Pharmacol Ther. 2000; 14(10): 1295–1301.

37. Pappa HM, Bern E, Kamin D, Grand RJ. Vitamin D status in gastrointestinal and liver disease. Curr Opin Gastroenterol. 2008; 24(2): 176–183.

38. Finkelmeier F, Kronenberger B, Zeuzem S, Piiper A, Waidmann O. Low 25-hydroxyvitamin D levels are associated with infections and mortality in patients with cirrhosis. PLoS One. 2015; 10(6): e0132119.

39. Look MP, Reichel C, von Falkenhausen M, et al. Vitamin E status in patients with liver cirrhosis: normal or deficient? Metabolism. 1999; 48(1): 86–91.

40. Harrison SA, Torgerson S, Hayashi P, Ward J, Schenker S. Vitamin E and vitamin C treatment improves fibrosis

in patients with nonalcoholic steatohepatitis. Am J Gastroenterol. 2003; 98(11): 2485–2490.

41. Sanyal AJ, Mofrad PS, Contos MJ, et al. A pilot study of vitamin E versus vitamin E and pioglitazone for the treatment of nonalcoholic steatohepatitis. Clin Gastroenterol Hepatol. 2004; 2(12): 1107–1115.

42. Kowdley KV, Emond MJ, Sadowski JA, Kaplan MM. Plasma vitamin K1 level is decreased in primary biliary cirrhosis. Am J Gastroenterol. 1997; 92(11): 2059–2061.

43. Friedrich K, Baumann C, Brune M, et al. Association of serum zinc levels with liver function and survival in patients awaiting liver transplantation. Langenbeck's Arch Surg. 2015; 400(7): 805–811.

44. Tsiaousi ET, Hatzitolios AI, Trygonis SK, Savopoulos CG. Malnutrition in end stage liver disease: recommendations and nutritional support. J Gastroenterol Hepatol. 2008; 23(4): 527–533.

45. Johnson TM, Overgard EB, Cohen AE, DiBaise JK. Nutrition assessment and management in advanced liver disease. Nutr Clin Pract. 2013; 28(1): 15–29.

46. Juakiem W, Torres DM, Harrison SA. Nutrition in cirrhosis and chronic liver disease. Clin Liver Dis. 2014; 18(1): 179–190.

47. Hasse JM, DiCecco SR. Enteral nutrition in chronic liver disease: translating evidence into practice. Nutr Clin Pract. 2015; 30(4): 474–487.

48. Baltz JG, Argo CK, Al-Osaimi AM, Northup PG. Mortality after percutaneous endoscopic gastrostomy in patients with cirrhosis: a case series. Gastrointest Endosc. 2010; 72(5): 1072–1075.

49. Yarze JC. Peritonitis after PEG placement in patients with cirrhotic ascites. Gastrointest Endosc. 2011; 73(5): 1071. author reply 1071–1072

50. Zhang B, Wei G, Li R, et al. N-3 fatty acid-based parenteral nutrition improves postoperative recovery for cirrhotic patients with liver cancer: a randomized controlled clinical trial. Clin Nutr. 2017; 36(5): 1239–1244.

51. Zhu XH, Wu YF, Qiu YD, Jiang CP, Ding YT. Liver-protecting effects of omega-3 fish oil lipid emulsion in liver transplantation. World J Gastroenterol. 2012; 18(42): 6141–6147.

52. Holecek M. Ammonia and amino acid profiles in liver cirrhosis: effects of variables leading to hepatic encephalopathy. Nutrition. 2015; 31(1): 14–20.

53. Gluud LL, Dam G, Les I, et al. Branched-chain amino acids for people with hepatic encephalopathy. Cochrane

Database Syst Rev. 2015; (9): CD001939.

54. Olde Damink SW, Jalan R, Deutz NE, et al. Isoleucine infusion during "simulated" upper gastrointestinal bleeding improves liver and muscle protein synthesis in cirrhotic patients. Hepatology. 2007; 45(3): 560−568.

55. Watanabe A, Shiota T, Takei N, Fujiwara M, Nagashima H. Ammonia detoxification by accelerated oxidation of branched chain amino acids in brains of acute hepatic failure rats. Biochem Med Metab Biol. 1986; 35(3): 367−375.

56. Usui H, Ukida M, Nagashima H. Metabolism of branched-chain amino acids in rats with acute hepatic failure: a tracer study using 15N-leucine. Acta Med Okayama. 1985; 39(5): 397−406.

57. Takei N. Branched chain amino acid transaminase and branched chain alpha-ketoacid dehydrogenase activity in the brain, liver and skeletal muscle of acute hepatic failure rats. Acta Med Okayama. 1985; 39(1): 1−10.

58. Horowitz ME, Schafer DF, Molnar P, et al. Increased blood-brain transfer in a rabbit model of acute liver failure. Gastroenterology. 1983; 84(5 Pt 1): 1003−1011.

59. Schutz T, Bechstein WO, Neuhaus P, Lochs H, Plauth M. Clinical practice of nutrition in acute liver failure — a European survey. Clin Nutr. 2004; 23(5): 975−982.

60. McClave SA, Taylor BE, Martindale RG, et al. Guidelines for the provision and assessment of nutrition support therapy in the adult critically ill patient: society of critical care medicine (SCCM) and american society for parenteral and enteral nutrition (A. S. P. E. N.). JPEN J Parenter Enteral Nutr. 2016; 40(2): 159−211.

61. Dhaliwal R, Cahill N, Lemieux M, Heyland DK. The Canadian critical care nutrition guidelines in 2013: an update on current recommendations and implementation strategies. Nutr Clin Pract. 2014; 29(1): 29−43.

62. Vaisman N, Katzman H, Carmiel-Haggai M, Lusthaus M, Niv E. Breakfast improves cognitive function in cirrhotic patients with cognitive impairment. Am J Clin Nutr. 2010; 92(1): 137−140.

63. Drummond MJ, Rasmussen BB. Leucine-enriched nutrients and the regulation of mammalian target of rapamycin signalling and human skeletal muscle protein synthesis. Curr Opin Clin Nutr Metab Care. 2008; 11(3): 222−226.

64. Dreyer HC, Drummond MJ, Pennings B, et al. Leucine-enriched essential amino acid and carbohydrate ingestion following resistance exercise enhances mTOR signaling and protein synthesis in human muscle. Am J Physiol Endocrinol Metab. 2008; 294(2): E392−400.

65. Garcia-Pagan JC, Santos C, Barbera JA, et al. Physical exercise increases portal pressure in patients with cirrhosis and portal hypertension. Gastroenterology. 1996; 111(5): 1300−1306.

66. Bandi JC, Garcia-Pagan JC, Escorsell A, et al. Effects of propranolol on the hepatic hemodynamic response to physical exercise in patients with cirrhosis. Hepatology. 1998; 28(3): 677−682.

67. Montomoli J, Holland-Fischer P, Bianchi G, et al. Body composition changes after transjugular intrahepatic portosystemic shunt in patients with cirrhosis. World J Gastroenterol. 2010; 16(3): 348−353.

68. Tsien C, Shah SN, McCullough AJ, Dasarathy S. Reversal of sarcopenia predicts survival after a transjugular intrahepatic portosystemic stent. Eur J Gastroenterol Hepatol. 2013; 25(1): 85−93.

69. Garcia PS, Cabbabe A, Kambadur R, Nicholas G, Csete M. Brief-reports: Elevated myostatin levels in patients with liver disease: a potential contributor to skeletal muscle wasting. Anesth Analg. 2010; 111(3): 707−709.

70. Dasarathy S, McCullough AJ, Muc S, et al. Sarcopenia associated with portosystemic shunting is reversed by follistatin. J Hepatol. 2011; 54(5): 915−921.

71. Montano-Loza A, Meza-Junco J, Beaumont C, et al. Muscle wasting is not associated with higher mortality after liver transplantation. Hepatology. 2012; 56(Suppl): 651A.

72. Tsien CD, McCullough AJ, Dasarathy S. Late evening snack: exploiting a period of anabolic opportunity in cirrhosis. J Gastroenterol Hepatol. 2012; 27(3): 430−441.

73. Kaido T, Ogawa K, Fujimoto Y, et al. Impact of sarcopenia on survival in patients undergoing living donor liver transplantation. Am J Transplant. 2013; 13(6): 1549−1556.

74. Kaido T, Mori A, Oike F, et al. Impact of pretransplant nutritional status in patients undergoing liver transplantation. Hepato-Gastroenterology. 2010; 57(104): 1489−1492.

75. Plank LD, McCall JL, Gane EJ, et al. Pre- and postoperative immunonutrition in patients undergoing liver transplantation: a pilot study of safety and efficacy. Clin Nutr. 2005; 24(2): 288−296.

76. Shen W, Punyanitya M, Wang Z, et al. Total body skeletal muscle and adipose tissue volumes: estimation from a single abdominal cross-sectional image. J Appl Physiol (1985). 2004; 97(6): 2333−2338.

细菌感染

迈克尔·G·伊森, 玛德琳·赫尔德曼
（Michael G. Ison, Madeleine Heldman）

摘　要

细菌感染是肝硬化患者发病和死亡的最主要诱因。细菌感染导致慢性肝病急性失代偿和失代偿期肝硬化患者死亡。自发性细菌性腹膜炎（spontaneous bacterial peritonitis, SBP）、菌血症、肺炎、尿路感染（urinary tract infections, UTI）和皮肤软组织感染（skin and soft tissue infection, SSTI）是肝硬化最重要的感染源。细菌感染可导致肾功能衰竭和肝性脑病恶化，脓毒症和肝病患者的急性呼吸窘迫综合征（ARDS）和凝血障碍的发生率较高。

关键词

自发性细菌性腹膜炎；肝炎；尿路感染；流感

学习目标

- 了解细菌感染对肝硬化的影响；
- 讨论肝硬化患者面临细菌感染风险的病理生理机制；
- 讨论自发性细菌性腹膜炎（SBP）的临床表现、诊断、处理和预防；
- 描述与慢性肝病患者的血流感染、肺炎、皮肤和软组织感染（SSTI）以及尿路感染相关的细菌的微生物学。

细菌感染是肝硬化患者病死的最主要诱因。至少1/3的肝硬化住院患者会有细菌感染，而在其他健康的住院患者中，这一比率不到10%[1~3]。细菌感染仍然是慢性肝病急性失代偿和失代偿期肝硬化患者死亡的主要原因，占死亡人数的30%～50%[2,4~5]。自发性细菌性腹膜炎（spontaneous bacterial peritonitis, SBP）、菌血症、肺炎、尿路感染（urinary tract infections, UTI）和皮肤软组织感染（skin and soft tissue infection, SSTI）是肝硬化最重要的感染源。在过去的30年里，尽管对SBP的认识和治疗使病死率从80%下降到20%，但感染，特别是肺炎和败血症，导致的病死率仍然相当高[1]。细菌感染可导致肾功能衰竭和肝性脑病恶化,与无潜在肝病的脓毒症患者相比,有脓毒症和肝病患者发生ARDS和凝血障碍的几率更高。

15.1　肝硬化细菌感染风险的病理生理学研究

从历史上看,肝病患者的细菌感染主要是由于自然肠道细菌移位并伴有免疫失调。在健康人中,经常发生轻度细菌易位,细菌通过肠系膜淋巴结和门静脉系统进入肝脏。肝脏的网状内皮系统受到库普弗细胞的损害,发挥过滤作用,抑制细菌进入体循环[1,6～9]。动物模型表明,库普弗细胞的损伤以及间隔和窦状纤维化都会增加血流感染(bloodstream infections, BSI)和SBP的风险[8]。肝硬化时小肠细菌过度生长和肠道动力减弱也是肠道细菌移位的原因[7]。质子泵抑制剂通常用于治疗肝硬化的胃肠道出血,它可以改变微生物群,似乎也能促进细菌移位[1,9～10]。

肝硬化相关免疫缺陷(Cirrhosis-associated immunodeficiency, CAID)描述了肝硬化患者存在的导致感染演变的一系列免疫缺陷。健康的肝脏产生补体蛋白和蛋白C,它们在适应性免疫系统的效应器反应中起着关键作用。肝硬化患者体内这些关键蛋白的产生减少[2,7]。脾肿大会导致循环中的单核细胞、中性粒细胞和淋巴细胞的隔离,并进一步损害细胞免疫[6]。吞噬和趋化功能受损也是肝硬化感染演变的原因[2,6～8]。营养不良和饮酒在肝硬化患者中很常见,进一步损害了免疫功能[2,5]。

肝硬化患者细菌感染的全身反应意义深远。肝硬化患者处于基线高动力循环状态,感染通常会促使心血管衰竭,并使患者处于感染性休克的高危状态。一氧化氮是全身血管扩张和循环性休克的主要驱动因素,在肝硬化患者中可能过度表达[6～7]。在肝病中也会出现各种细胞因子的

上调,包括肿瘤坏死因子-α、白细胞介素-1、白细胞介素-6和白细胞介素-17,导致机体对感染过度反应[2,6,8]。由于患病的肝脏清除细菌内毒素的效率较低,对细菌感染的全身过度反应可能会更频繁[2,6～7]。

15.2　自发性细菌性腹膜炎

自发性细菌性腹膜炎(SBP)是指在没有腹腔感染来源的情况下发生的腹水感染[11]。它是肝硬化中最常见的细菌感染,占肝硬化细菌感染的25%～31%[7]。感染的机制包括胃肠道细菌移位到门静脉和肠系膜淋巴结,并溢出到腹水中[10～13]。肝硬化腹水主要是一种渗出性液体,免疫调理活性低[12],因此细菌的生长可能更加不受限制。10%的肝硬化腹水患者在确诊后1年内会出现SBP,而所有住院的肝硬化患者中有30%～50%会出现SBP[7]。SBP的发展还能预测病死率——SBP第一次发作后的一年死亡率超过30%[7]。虽然SBP传统上与肝硬化腹水有关,但SBP也存在于急性肝功能衰竭继发腹水的患者中[10]。

15.2.1　临床表现

虽然体温过低在肝硬化患者中很常见,但低热也是SBP患者最常见的症状之一。其他症状包括腹痛,腹水量增加,利尿剂治疗失败,新的或恶化的肝性脑病,以及腹泻[1,7]。10%～30%的SBP患者没有症状[1]。国际腹水协会建议在下列情况下考虑SBP:所有入院时有腹水的肝硬化患者;出现脓毒症、肝性脑病、肾功能损害或胃肠动力改变的腹水患者;所有有腹水和消化道出血的肝硬化患者。

15.2.2　危险因素

SBP的危险因素包括:

- 低腹水蛋白（<1 g/dL）[6～7,10]。
- 血清胆红素升高[6～7,10]。
- 晚期肝硬化：高MELD评分和Child-Pugh C级疾病[14]。
- 低钠血症（血清钠<125 μmol/L）[14]。
- 静脉曲张出血[6～7,10,14]。
- 使用质子泵抑制剂（PPI）[10,15]。
- 识别细菌的受体TLR2和NOD2的遗传多态性[1,3,7,9～10]。

使用非选择性β-受体阻滞剂可以预防SBP，但它们的使用可能会增加SBP导致循环衰竭的风险，并可能降低无移植生存率[10]。

15.2.3　微生物学

从历史上看，革兰阴性杆菌一直是引起SBP的主要原因。然而，在过去的30年里，随着抗生素和侵入性操作的广泛应用，微生物菌群已经转变为更多的革兰阳性球菌。1971～1991年，大肠杆菌是SBP最常见的细菌来源，占病例的46%。其他常见细菌来源包括链球菌（30%）、克雷伯菌（9%）。自1998年以来，大肠杆菌一直是与SBP相关的最常见的微生物，但现在只占病例的1/3[10]。革兰阳性菌现在占SBP分离出的病原体的25%，其中最常见的是链球菌和肠球菌。这些与GPC相关的SBP病例中有25%～30%发生在服用氟喹诺酮类药物预防的患者中[5,16]。多重耐药革兰阴性菌，包括产超广谱β-内酰胺酶（extended spectrum β-lactamase，ESBL）的大肠埃希菌、碳青霉烯耐药的肺炎克雷伯菌和铜绿假单胞菌已在院内获得性肺炎病例中分离出来[16]。在院内相关性的SBP中也分离出屎肠球

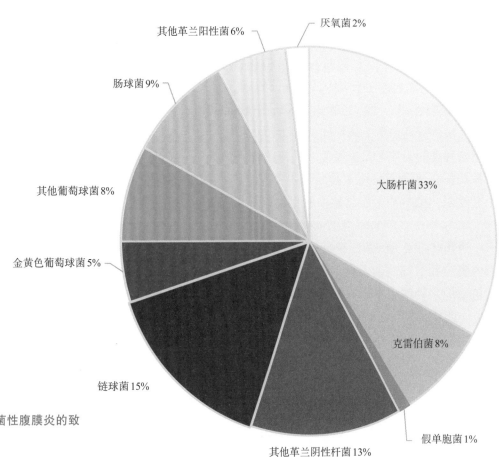

1998～2015年SBP腹水中分离到的细菌

图15-1　自发性细菌性腹膜炎的致病微生物

菌和耐甲氧西林的金黄色葡萄球菌（methicillin-resistance staphylococcus aereus，MRSA）[5]。厌氧菌仍然是一种少见的细菌来源。图15-1总结了1998～2015年SBP病例的病原体[10]。

15.2.4   诊断

诊断SBP需要进行腹腔穿刺术。当腹水中中性粒细胞（polymopho-nuclear cell，PMN）绝对计数>250个/mm³或腹水培养阳性时可作出诊断，但需仔细解读低细胞计数的阳性培养结果。中性粒细胞绝对计数可通过调整红细胞含量（绝对中性粒细胞数=［总白细胞×%中性粒细胞］－［红细胞/250］）计算出来。

虽然诊断SBP的金标准是腹水培养阳性和多形核细胞增多（>250个/mm³），但培养经常是阴性的（高达40%）[10]。这被称为培养阴性中性粒细胞腹水（culture-negative neutrophilic ascites，CNNA），是SBP的常见类型，应与培养阳性SBP同等对待。CNNA中没有阳性培养结果可能反映了病原体载量较低[10,12]，PCR的使用表明在大多数情况下可检出细菌DNA[17]。床边血培养，至少放10 mL腹水，以增加培养阳性率[7,10]。当腹水培养呈阳性时，90%的病例分离出单一病原体[10]。因为低阳性预测值和高假阴性率无法接受，评估白细胞酯酶活性的尿试纸条不应用于诊断SBP[7,10]。腹水中乳铁蛋白的检测可能是感染的更精确预测指标[3,7]。

当怀疑自发性细菌性腹膜炎时，很少会出现由内脏穿孔引起的继发性细菌性腹膜炎。革兰染色上的多种微生物可以提示继发性细菌性腹膜炎。此外，使用Runyon标准分析腹水生化可用于鉴别SBP和继发性细菌性腹膜炎。这些标准中有两个或两个以上对诊断继发性细菌性腹膜炎的特异性达90%[18]：

- 总蛋白>1 g/dL
- 血糖<50 mg/dL

- 乳酸脱氢酶>血清正常上限

15.2.5   治疗

社区获得性SBP应使用覆盖包括肠杆菌科和非肠球菌的革兰阳性球菌在内的抗生素治疗。推荐静脉注射抗生素，包括第三代头孢菌素或阿莫西林-克拉维酸；但在美国禁用阿莫西林-克拉维酸。头孢噻肟是研究得最多的，并且对腹水有很好的渗透性[10]。头孢曲松在治疗SBP方面也是有效的，尽管它的高蛋白结合活性使其在理论上对蛋白质合成受损的肝硬化效果较差[10]。口服氧氟沙星和环丙沙星也可用于非复杂的SBP，但应避免用于接受氟喹诺酮预防治疗的患者或肠杆菌科对氟喹诺酮耐药水平较高的地区[7,19]。左氧氟沙星对不能耐受β-内酰胺类药物的预防性使用氟喹诺酮类的患者可能有效[10]。治疗应持续5天，因为5天的抗生素疗程与10天的疗程一样有效，但费用更低[6,10,20]。院内感染，定义为发生在住院48小时后的感染，33%～78%的病例对β-内酰胺类药物耐药[5]。美罗培南或替加环素可用于产超广谱β-内酰胺酶病原体高发地区的SBP患者[3,5,7]。如果培养呈阳性且有药敏，应针对性使用抗生素治疗。对于病情没有迅速好转的患者，建议在开始治疗48小时后随访腹腔穿刺[10]。PMN数量减少>25%表明抗生素覆盖恰当，反之，应扩大抗生素使用范围或考虑继发性细菌性腹膜炎的可能性[3,7,10]。

肝肾综合征（hepatorenal syndrome，HRS）是肝硬化患者感染的常见并发症，30%～40%的SBP患者会发生HRS[7]。在抗生素治疗中加入白蛋白（起到血浆扩容剂的作用）可以显著降低HRS的发生率[3,7,10]。白蛋白治疗（第1天1.5 g/kg，第3天1 g/kg）特别有效，推荐用于发现胆红素>68.4 μmol/L或肌酐>88.4 μmol/L的HRS高危患者[3,7,10]。使用白蛋白对于HRS风险较低的患者不是必需的[3,7]。

15.2.6 预防

初发SBP的患者在首次出现SBP后1年内有40%～70%的概率复发[10]。已证明长期使用诺氟沙星可以减少SBP的复发，并推荐作为发生一次SBP的患者的二级预防措施；诺氟沙星目前已有广泛的临床应用。不幸的是，诺氟沙星目前尚未在商业上广泛使用[6,7,19]。也可以使用环丙沙星和甲氧苄啶-磺胺甲恶唑[10]。建议每天给药以抑制耐氟喹诺酮的微生物的生长[10]。一级预防也用于腹水白蛋白浓度低和消化道出血的患者，因为这些患者发生SBP的风险特别高[2,5~7,10]。抗生素的选用、给药途径和治疗时间取决于预防用药的适应证，如表15-1所示。

15.3 其他细菌感染

15.3.1 血流感染

血流感染发生在4%～21%的肝硬化患者中，并且在肝硬化患者中的发病率是普通人群的10倍[8]。肠道细菌易位是肝病患者菌血症的主要机制，肠道革兰阴性菌、厌氧菌和肠球菌是主要病原体[6~8]。在21世纪初，从院内感染的革兰阳性菌包括MRSA在内的，成为血流感染的常见细菌来源。预防性使用氟喹诺酮类药物和广谱抗生素的应用增多导致了多重耐药（multi-drug resistant，MDR）和泛耐药（extreme-drug resistant，XDR）革兰阴性杆菌的出现。在一项针对162名有血流感染的肝硬化患者的单中心研究显示，60%的病原体对第三代头孢菌素耐药。在分离的革兰阴性菌中，25%为MDR，21%为XDR[21]。

15.3.2 支架内炎（Endotipsitis）

支架内炎是一种由感染性血栓或血管内感染影响TIPS的持续性的菌血症，在过去的10年中有越来越多的报道，肠球菌和葡萄球菌是最常见的病原体[8,22]。由于除肝移植外不能摘除TIPS，因此支架内炎的诊断和治疗比可拆卸留置装置相关的感染更为复杂。尽管对其他原因进行了评估，但菌血症来源不明时，有TIPS的菌血症患者应怀疑患有支架内炎。如果怀疑为支架内炎，应使用多普勒超声评估TIPS的通畅性——血栓或赘生物强烈提示支架内炎[22]。因为通过去除TIPS进行源头控制是不可能的，治疗完全依赖抗生素。在一系列病例中，成功清除菌血症平均需6周，但没有明确的治疗持续时间[22]。如果

表15-1　预防SBP的抗生素方案

预防用药的适应证	预防性抗生素方案
有SBP病史	每天口服甲氧苄啶-磺胺甲恶唑（800～160 mg），或环丙沙星500 mg或诺氟沙星[a] 400 mg
因SBP或GI出血以外的原因住院的患者，腹水总蛋白<1 g/dL	每天口服甲氧苄啶-磺胺甲恶唑（800～160 mg），或住院期间每天口服环丙沙星500 mg或诺氟沙星[a]400 mg
肝硬化与消化道出血	Child-Pugh A级：每天口服甲氧苄啶-磺胺甲恶唑（800～160 mg）两次，或每天口服诺氟沙星400 mg一次，或每12小时口服环丙沙星500 mg，或每12小时静脉注射环丙沙星400 mg；共治疗7天 Child-Pugh B或C类：静脉注射头孢曲松每天1 g；一旦患者能耐受口服药物，过渡到每天口服甲氧苄啶-磺胺甲恶唑（800～160 mg），或每12小时口服环丙沙星500 mg，或每天口服诺氟沙星400 mg；共治疗7天

[a]诺氟沙星目前在美国禁用

菌血症迁延不愈或在长期治疗后复发,应考虑进行慢性抑菌治疗,直至肝移植。虽然活动性感染通常是肝移植的禁忌证,但有报道称,在移植过程中取出该装置后,支架内炎就被成功清除[22]。

15.3.3 肺炎

细菌性肺炎也是肝硬化患者发病和死亡的重要原因。社区获得性下呼吸道感染的流行病学在有肝病和无肝病的患者中是相同的,肺炎链球菌是最常见的病原体。其他常见病原体包括流感嗜血杆菌和厌氧菌在内的口咽部细菌,以及不太常见的细菌,包括克雷伯菌、军团菌和支原体[1~2]。铜绿假单胞菌是一种独特的细菌,在肝病患者中比无肝病患者更常见[23]。慢性肝病患者肺炎的严重程度与ICU住院率的增加、临床症状的加重、菌血症患病率的增加和病死率的增加相关[1,9,23]。建议成人慢性肝病患者接种肺炎球菌疫苗;虽然推荐23价多糖肺炎球菌(23-valent polysaccharide pneumococcal vaccine,PPSV-23)疫苗用于这类患者,但那些正在接受移植评估的个人也应该接种13价肺炎球菌结合疫苗(13-valent pneumococcal conjugated vaccine,PCV13)[24]。理想情况下,应先接种PCV13,在接种PCV13疫苗6个月或更长时间后,接种PPSV-23。

15.3.4 皮肤和软组织感染(SSTI)

慢性肝病也容易引起皮肤和软组织感染。静脉功能不全、下肢水肿和免疫功能障碍是慢性肝病患者下肢皮肤感染的易感因素。虽然革兰阳性球菌是肝病中最常见的SSTI菌株来源[1~2],但与对照组相比,肝病患者中革兰阴性菌也相对常见。印度的一项前瞻性研究发现,革兰阴性菌是肝硬化最常见的菌株,男性、饮酒和赤脚行走是主要的危险因素[25]。创伤弧菌是一种在温暖的海水中发现的罕见的弧形革兰阴性菌,它可以侵入开放的伤口,导致严重的出血性

大疱和快速坏死性筋膜炎。食用了受污染的水中生长的牡蛎后发生的菌血症和脓毒性休克与创伤弧菌感染有关。日本的1 000多个创伤弧菌患者中有23%患有潜在的肝硬化[26]。由血色素沉着症引起的肝硬化是弧菌感染的一个特别强烈的危险因素[7]。

15.3.5 尿路感染(UTI)

尿路感染在肝硬化中很常见,尤其是在女性患者中[2]。细菌尿通常是无症状的,留置导尿管是一个重要的危险因素[2]。反复的尿路感染,大多为大肠杆菌导致,常见于原发性胆汁性肝硬化(primary biliary cirrhosis,PBC)患者,在自身免疫性肝炎中发病率较低,即使在诊断前[27]。人类和大肠杆菌表位之间的分子拟态假说可能解释这一现象[27]。

15.4 艰难梭菌感染(C. difficile infection,CDI)与艰难梭菌相关性腹泻(C. difficile Associated Diarrhea,CDAD)

艰难梭菌感染导致的腹泻越来越常见,肝硬化患者比普通人群更容易感染CDAD[7,28]。艰难梭菌在患有肝病的住院患者中比没有肝病的患者更常见;酒精性肝炎和自身免疫性肝炎是CDAD的特别强烈的危险因素[28]。肝硬化中CDI的危险因素与普通人群中的危险因素相似,包括抗生素的使用和门诊预防性氟喹诺酮和PPI的使用[7,28~29]。使用氟喹诺酮预防SBP与感染毒力极强的NAP1菌株有关[28]。与无CDAD的肝硬化患者相比,有CDAD的肝硬化患者住院时间更长,病死率更高[7,28~29]。

CDAD的治疗

艰难梭菌在肝病患者中的治疗与在非肝病

患者中的治疗相似，并且取决于疾病的严重程度。CDI/CDAD严重性可分为三类[30]：

（1）轻至中度，有腹泻，无任何重度或重度而复杂的疾病特征。

（2）重度，包括血清白蛋白低于3 g/dL，白细胞计数>15 000/mm³ 或腹部压痛。

（3）重度而复杂，定义为CDAD/CDI：发热>38.5℃，白细胞计数>35 000/mm³ 或<2 000/mm³ 的患者，有休克的迹象，包括需要血管升压药的低血压，乳酸>2.2 mmol/L，精神状态改变，或其他终末器官损害。

轻中度CDI/CDAD的一线治疗包括口服甲硝唑（或无法口服药物的患者静脉注射甲硝唑），疗程10～14天。口服万古霉素一般用于甲硝唑耐药或严重的CDI/CDAD。重度CDI的患者应同时口服万古霉素和静脉注射甲硝唑[28, 30～31]。如果有肠梗阻，万古霉素可以直肠给药，严重的难治性疾病应考虑手术治疗。用菲多米星治疗复发性CDI在普通人群中已被证明有效，但没有针对肝病患者的数据[28]。

要点总结

- 细菌感染是慢性肝病死亡的主要原因。
- 肠道细菌易位，特别是革兰阴性菌，在肝硬化中频繁发生，是这一群体面临细菌感染风险的主要机制。
- 肝硬化获得性免疫缺陷（CAID）是肝硬化患者先天免疫和获得性免疫缺陷的集合。
- 自发性细菌性腹膜炎（SBP）是肝硬化最常见的细菌感染。危险因素包括晚期肝硬化、消化道出血、腹水低蛋白计数和使用PPI。所有入院的肝硬化患者都应该接受诊断性穿刺术，不管是什么原因入院。
- SBP应该用第三代头孢菌素治疗。二级预防应在SBP第一次发作后进行。消化道出血和腹水蛋白计数低的患者应给予一级预防。
- 原发性菌血症也是肝硬化发病率的重要原因。

最近，革兰阳性球菌和多重耐药或泛耐药革兰阴性菌的流行率有所增加。

- 细菌性肺炎肝硬化可能特别严重。所有慢性肝病患者都应接种PPSV-23疫苗。
- 肝硬化中的皮肤和软组织感染（SSTI）通常由引起健康人SSTI的同一革兰阳性菌引起的。然而，肝硬化极大地增加了感染革兰阴性杆菌和毒性特别强的创伤弧菌的风险。
- 尿路感染很常见，在肝硬化中可能没有症状。
- 与普通人群相比，艰难梭菌相关性腹泻在肝硬化患者中更为常见，并与肝硬化的不良预后有关。

15.5 慢性肝病中的病毒感染

15.5.1 甲型肝炎病毒

甲型肝炎病毒（hepatitis A virus, HAV）占美国病毒性肝炎的一半[32]。这种疾病始于恶心和厌食期，并发展到黄疸和胆红素显著升高的黄疸期[33]。这种疾病通常都能治愈，很少会导致急性肝功能衰竭或死亡。然而，这种疾病在慢性肝病中要严重得多。与没有潜在肝病的甲型肝炎患者相比，有潜在慢性肝病患者的病死率高达23倍[34]。与HAV感染时有潜在HBV的患者和无潜在病毒性肝炎的患者相比，那些感染HAV的潜在HCV感染者的病死率更高，更有可能发展为急性肝功能衰竭[32, 34～35]。甲型肝炎疫苗对慢性肝病患者既安全又有效，推荐所有慢性肝病患者接种[35]。然而，该疫苗对晚期肝病患者的免疫原性较低，建议在肝病诊断后及早接种[34]。

15.5.2 乙型肝炎病毒

乙型肝炎病毒可能是慢性肝病的潜在原因，或因其他原因在潜在肝病患者中发生。乙肝疫苗对于被列入肝移植名单的肝病患者尤其重要，因为接受了来自HBsAg阴性携带者的供肝的非免疫接受者在移植后可能会发生新的活跃感染。与HAV疫苗一样,HBV疫苗在轻中度慢性肝病中具有良好的免疫原性,但在终末期肝病中免疫原性较差[34]。重叠乙肝病毒对慢性肝病的影响已经在丙型肝炎患者队列中进行了初步研究,下面将讨论。然而,考虑到重叠HBV感染的严重性,建议所有ESLD患者接种HBV疫苗。

15.5.3　乙型肝炎与丙型肝炎合并感染

乙肝和丙型肝炎有相似的危险因素,通常发生在同一个人身上。2%～10%的丙型肝炎病毒(hepatitis C virus,HCV)患者可检测到乙肝表面抗原(hepatitis B surface antigen,HBsAg)[36]。然而,HBV DNA的高灵敏度检测可以在高达1/3的检测不到HBsAg的丙型肝炎患者中检测出隐匿性乙型肝炎感染[37],这表明混合感染的发生率被低估了[36]。人们认为HCV对HBV有抑制作用,因为与HBV单一感染相比,HBV/HCV混合感染的HBV DNA水平相对较低[36,38]。HCV/HBV混合感染最常见的情况是在慢性HBV感染的同时发生HCV重叠感染[36]。单独由丙型肝炎病毒引起的暴发性肝功能衰竭是罕见的;然而,来自乙型肝炎流行地区的研究表明,急性丙型肝炎病毒感染导致慢性潜在HBV患者暴发性肝功能衰竭的风险增加7倍[36,39]。既往存在的丙型肝炎的患者感染HBV的情况较少见,但据报道会导致腹水和肝性脑病的发展[36]。与单独感染任何一种病毒相比,HBV/HCV混合感染导致肝硬化和肝细胞癌的进展率都要高得多[36,38,40]。

15.5.4　丁型肝炎病毒

丁型肝炎病毒(hepatitis D virus,HDV)是一种嗜肝细胞的RNA病毒,依靠HBsAg生存。因此,HDV感染只发生在有HBV感染的患者身上。观察到两种感染模式。

(1)协同感染发生在急性HBV感染时,HDV同时感染同一个体。这一过程模拟急性HBV感染,尽管HDV合并感染是进展为急性重型肝炎的危险因素[41]。由于大多数急性乙型肝炎发作是自限性的,导致HBsAg消失和抗HBsAg抗体的出现,一旦发生血清转换,HDV就会消失。

(2)双重感染指当HDV感染慢性HBsAg阳性携带者,这会导致特别严重的急性肝炎或肝功能失代偿[41]。在HBsAg阳性的所有急性肝功能衰竭患者中,有一半的病例是在HDV感染的情况下发生的[41]。HDV在90%的重叠感染病例中持续存在,并在70%的病例中会在5～10年内导致肝硬化[41]。

15.5.5　戊型肝炎病毒

戊型肝炎病毒(HEV)引起一种类似甲型肝炎的急性肝炎,主要发现于亚洲、非洲和中东。来自世界流行地区的研究表明,戊型肝炎病毒会导致肝硬化迅速失代偿,感染后4周病死率高达70%[42]。

15.5.6　人类免疫缺陷病毒(Human Immunodeficiency Virus,HIV)

在抗反转录病毒治疗的时代,肝病是艾滋病毒感染者最常见的死亡原因,占所有死亡人数的14%～18%[43]。慢性病毒性肝炎合并HIV感染较为常见。

在美国和欧洲,30%的艾滋病患者同时感染丙型肝炎病毒[43]。共同的风险因素包括注射、吸毒和接触血液制品。携带HIV的血友病患者有60%～90%的风险与HCV重叠感染,而HIV阳性的注射吸毒者有50%～90%的HCV重叠感染率[44～45]。艾滋病毒与丙型肝炎病毒混合感染使清除丙型肝炎病毒血症的可能性减半,并加速发展为肝硬化[43～44]。当存在HIV感染时,失代偿性肝硬化在丙型肝炎肝硬化中的发生率是后者的2～6倍[43～44]。用抗反转录病毒疗法

（anti-retroviral therapy，ART）治疗HIV可以减少但不能完全消除HIV感染对HCV疾病进展的影响[45]。用干扰素/利巴韦林治疗丙型肝炎病毒在CD4细胞计数较高的情况下更有效，因此，如果CD4细胞计数 <500 L/μL[45]，艾滋病毒的ART治疗应该在用干扰素/利巴韦林治疗丙型肝炎病毒之前开始。用于治疗HCV的新的直接抗病毒药物（direct-acting antiviral，DAA）有望消除在治疗HCV之前升高CD4计数的需要，但在治疗这两种感染时，必须仔细考虑DAA和ART之间的药物相互作用[46]。

大约10%的乙肝病毒感染者与HIV混合感染[43]。HIV会增加慢性HBV感染的风险，CD4计数越低影响越大[43,47]。HIV还会促进肝硬化的进展，并增加在HBV感染中发展为肝细胞癌的风险[47]。乙型肝炎的肝细胞毒性很大程度上是由于对肝细胞的免疫反应，这意味着当存在导致免疫缺陷的病毒时，肝细胞毒性应该降低。事实上，与单一感染HBV相比，HIV/HBV混合感染导致丙氨酸氨基转移酶（alanine aminotransferase，ALT）水平降低[47]。然而，ALT水平与临床严重程度无关，建议进行肝活检以确定疾病严重程度[43,47]。HIV诱导的HBV恶化的一个机制是有特别毒力的HBV毒株在HIV合并感染的病例中更普遍。一种由HBV基因组的核心/前核心区缺失导致的具有直接细胞病变效应的HBV毒株，已经被证明在HBV/HIV混合感染中比HBV单一感染中更普遍[47]。HIV还诱导微生物移位，这可能导致免疫活性增强，从而增加HBV诱导的肝细胞损伤[47]。一般来说，当选择抗反转录病毒疗法（ART）治疗HIV时，应该使用对HBV也有抑制的药物–替诺福韦加恩曲他滨或替诺福韦加拉米夫定，这是常见的治疗方案[43,47]。治疗HIV而不适当治疗HBV很少会导致免疫重建炎症综合征（immune reconstitution inflammatory syndrome，IRIS）引起的肝炎恶化[43,47]。此外，阻断HBV活性的抗反转录病毒药物可能会导致急性乙型肝炎的重新激活和肝病的快速进展。

15.5.7 流感感染

有关流感病毒对肝硬化影响的数据在很大程度上仅限于病例报告。在1997～1998年流感流行期间，甲型H3N2流感感染与3例失代偿性肝硬化有关[48]。在一个小型的单中心病例系列中，甲型H1N1/09流感感染与致命性ARDS和肝硬化患者肺炎有关[49]。流感疫苗在肝硬化患者中具有良好的免疫原性，在接种疫苗的肝硬化患者中有减少流感感染和肝脏失代偿的趋势[40]。肝硬化患者一旦感染流感，应立即进行积极治疗，包括采用神经氨酸酶抑制剂之一的奥司他韦、帕拉米韦或扎那米韦，而不是等待检测结果以确认感染后再进行治疗。

学习要点总结

- 应为所有慢性肝病患者接种流感疫苗。
- 乙肝病毒和丙肝病毒经常共存，与单一感染任何一种病毒相比，肝硬化的发病率会增加。
- 艾滋病毒普遍存在于感染HBV或HCV的患者中，并增加了这些患者的肝病严重程度。
- 肝硬化容易引发流感感染的严重肺部并发症。这些患者应该接种流感疫苗以预防感染，并在怀疑流感感染时及早使用神经氨酸酶抑制剂进行治疗。

15.6 急性肝功能衰竭患者的感染

既往肝病的急性肝功能衰竭（acute liver failure，ALF）相对罕见，在美国每年约有2 000例[50]，因此研究数据不如肝硬化的急性失代偿患者多。急性肝功能衰竭患者，如肝硬化患者，由于先天免疫力受损和暴露于留置导管，感染风险增加，高达90%的ALF患者在住院期间会发生感染[50]。然而，肠道菌群易位在ALF感染易感性中起的作用较少[50~51]。感染通常发生在入院后2～5天内，通常发生在病程早期，但也可能发生在住院第10天之后，占ALF晚期病死率的25%[50]。由于急性感染是肝移植的禁忌证，而肝移植是晚期ALF的唯一治疗选择，因此感染对病死率有显著的间接影响。识别ALF中的感染可能很困难，因为30%的病例没有出现白细胞增多和发热[50]。

高达90%的ALF患者有细菌感染的记录。从历史上看，引起肺炎的革兰阳性菌是ALF血流感染的主要菌株[50]。最近，革兰阴性菌感染变得越来越常见，现在克雷伯菌是最常见的革兰阴性病原体，占感染的近一半[50]。真菌感染，包括念珠菌、曲霉和吉罗维肺孢子虫，也可能发生于ALF[50~51]，特别是当存在肾功能障碍时[51]，当白细胞增多或发热（尽管在使用广谱抗生素）持续存在时，应该考虑真菌感染。有研究描述了巨细胞病毒感染在ALF中的重新激活，特别是在那些因急性肝功能衰竭而接受皮质类固醇治疗的患者中[50]。

对200多名在肝脏监护病房的患者的回顾性研究表明，高得分的肝性脑病和入院时的SIRS能预测菌血症的发展，菌血症与机械通气和肾脏替代治疗的需求增加相关[50,52~53]。应用口服吸收不良的抗生素来净化肠道曾经被认为可以降低细菌感染的发生率[50]，但是应用预防性抗生素，包括全身使用抗生素，并没有显示能降低患者21天的病死率[50,54]。虽然显示预防性应用抗生素能增加由于对乙酰氨基酚过量所致的ALF患者移植的可能性，但它并不能增加这一组患者的存活率[54]。因此，在ALF患者中不推荐常规预防性应用抗生素[50,55]。然而，鉴于这一人群的感染发病率很高，建议常规监测胸X线片、血、痰和尿液的真菌和细菌培养[55]，并应在出现临床迅速恶化的第一个迹象时就开始使用抗生素，特别是当肝性脑病恶化时[55]。

学习要点总结

- 在高达90%的急性肝功能衰竭患者中会发生感染。

- 虽然ALF不推荐常规预防性应用抗生素，但应定期监测感染情况。

- 对于临床上迅速恶化和严重肝性脑病的患者，应在未获得感染证据的情况下就开始使用抗生素。

参考文献

1. Strauss E. The impact of bacterial infections on survival of patients with decompensated cirrhosis. Ann Hepatol. 2013; 13(1): 7–19.

2. Taneja SK, Dhiman RK. Prevention and management of bacterial infections in cirrhosis. Int J Hepatol. 2011; 2011: 784540.

3. Fernández J, Gustot T. Management of bacterial infections in cirrhosis. J Hepatol. 2012; 56(Suppl 1): S1–12.

4. Bar K, Wisplinghoff H, Wenzel RP, Bearman GM, Edmond MB. Systemic inflammatory response syndrome in adult patients with nosocomial bloodstream infections due to enterococci. BMC Infect Dis. 2006; 6: 145.

5. Pleguezuelo M, Benitez JM, Jurado J, Montero JL, de la Mata M. Diagnosis and management of bacterial infections in decompensated cirrhosis. World J Hepatol. 2013; 5(1): 16–25.

6. Nanchal RS, Ahmad S. Infections in liver disease. Crit Care Clin. 2016; 32(3): 411–424.

7. Bunchorntavakul C, Chamroonkul N, Chavalitdhamrong D. Bacterial infections in cirrhosis: a critical review and practical guidance. World J Hepatol. 2016; 8(6): 307–321.

8. Bartoletti M, Giannella M, Lewis RE, Viale P. Bloodstream infections in patients with liver cirrhosis. Virulence. 2016; 7(3): 309–319.

9. Bruns T, Zimmermann HW, Stallmach A. Risk factors and outcome of bacterial infections in cirrhosis. World J Gastroenterol. 2014; 20(10): 2542–2554.

10. Dever JB, Sheikh MY. Review article: spontaneous bacterial peritonitis — bacteriology, diagnosis, treatment, risk factors and prevention. Aliment Pharmacol Ther. 2015; 41(11): 1116–1131.

11. Runyon B. Spontaneous bacterial peritonitis in adults: treatment and prophylaxis. In: Post T, ed. Up to date. Up to date, Waltham, MA. Accessed 23 July 2016.

12. Mowat C, Stanley AJ. Review article: Spontaneous bacterial peritonitis — diagnosis, treatment and prevention. Aliment Pharmacol Ther. 2001; 15(12): 1851–1859.

13. Ginès P, Cárdenas A, Arroyo V, Rodés J. Management of cirrhosis and ascites. N Engl J Med. 2004; 350(16): 1646–1654.

14. Schwabl P, Bucsics T, Soucek K, et al. Risk factors for development of spontaneous bacterial peritonitis and subsequent mortality in cirrhotic patients with ascites. Liver Int. 2015; 35(9): 2121–2128.

15. Xu HB, Wang HD, Li CH, et al. Proton pump inhibitor use and risk of spontaneous bacterial peritonitis in cirrhotic patients: a systematic review and meta-analysis. Genet Mol Res. 2015; 14(3): 7490–7501.

16. Alexopoulou A, Papadopoulos N, Eliopoulos DG, et al. Increasing frequency of gram-positive cocci and gram-negative multidrug-resistant bacteria in spontaneous bacterial peritonitis. Liver Int. 2013; 33(7): 975–981.

17. Such J, Francés R, Muñoz C, et al. Detection and identification of bacterial DNA in patients with cirrhosis and culture-negative, non-neutrocytic ascites. Hepatology. 2002; 36(1): 135–141.

18. Soriano G, Castellote J, Alvarez C, et al. Secondary bacterial peritonitis in cirrhosis: a retrospective study of clinical and analytical characteristics, diagnosis and management. J Hepatol. 2010; 52(1): 39–44.

19. Casper M, Mengel M, Fuhrmann C, et al. The INCA trial (impact of NOD2 genotype-guided antibiotic prevention on survival in patients with liver cirrhosis and ascites): study protocol for a randomized controlled trial. Trials. 2015; 16: 83.

20. Runyon BA, McHutchison JG, Antillon MR, Akriviadis EA, Montano AA. Short-course versus long-course antibiotic treatment of spontaneous bacterial peritonitis. A randomized controlled study of 100 patients. Gastroenterology. 1991; 100(6): 1737–1742.

21. Bartoletti M, Giannella M, Caraceni P, et al. Epidemiology and outcomes of bloodstream infection in patients with cirrhosis. J Hepatol. 2014; 61(1): 51–58.

22. Mizrahi M, Adar T, Shouval D, Bloom AI, Shibolet O. Endotipsitis-persistent infection of transjugular intrahepatic portosystemic shunt: pathogenesis, clinical features and management. Liver Int. 2010; 30(2): 175–183.

23. Viasus D, Garcia-Vidal C, Castellote J, et al. Community-acquired pneumonia in patients with liver cirrhosis: clinical features, outcomes, and usefulness of severity scores. Medicine (Baltimore). 2011; 90(2): 110–118.

24. Fakhraei H, Khalilzadeh S, Khanbabaei G, et al. Current recommendations for pneumococcal vaccination of children and adults. Tanaffos. 2015; 14(3): 161–164.

25. Sood A, Midha V, Goyal O, et al. Skin and soft tissue infections in cirrhotics: a prospective analysis of clinical presentation and factors affecting outcome. Indian J Gastroenterol. 2014; 33(3): 281–284.

26. Nagao Y, Matsuoka H, Seike M, et al. Knowledge of Vibrio vulnificus infection among Japanese patients with liver diseases: a prospective multicenter study. Med Sci Monit. 2009; 15(10): PH115–120.

27. Smyk DS, Bogdanos DP, Kriese S, Billinis C, Burroughs AK, Rigopoulou EI. Urinary tract infection as a risk factor for autoimmune liver disease: from bench to bedside. Clin Res Hepatol Gastroenterol. 2012; 36(2): 110–121.

28. Trifan A, Stoica O, Stanciu C, et al. Clostridium difficile infection in patients with liver disease: a review. Eur J Clin Microbiol Infect Dis. 2015; 34(12): 2313–2324.

29. Bajaj JS, Ananthakrishnan AN, Hafeezullah M, et al. Clostridium difficile is associated with poor outcomes in patients with cirrhosis: a national and tertiary center perspective. Am J Gastroenterol. 2010; 105(1): 106–113.

30. Surawicz CM, Brandt LJ, Binion DG, et al. Guidelines for diagnosis, treatment, and prevention of Clostridium difficile infections. Am J Gastroenterol. 2013; 108(4): 478–498. quiz 499

31. Leffler DA, Lamont JT. Clostridium difficile infection. N Engl J Med. 2015; 373(3): 287–288.

32. Vento S, Garofano T, Renzini C, et al. Fulminant hepatitis associated with hepatitis A virus superinfection in patients with chronic hepatitis C. N Engl J Med. 1998; 338(5): 286–290.

33. McIntyre N. Clinical presentation of acute viral hepatitis. Br Med Bull. 1990; 46(2): 533–547.

34. Keeffe EB. Hepatitis A and B superimposed on chronic liver disease: vaccine-preventable diseases. Trans Am Clin Climatol Assoc. 2006; 117: 227–237. discussion 237–238.

35. Almasio PL, Amoroso P. HAV infection in chronic liver disease: a rationale for vaccination. Vaccine. 2003; 21(19–20): 2238–2241.

36. Chu CJ, Lee SD. Hepatitis B virus/hepatitis C virus coinfection: epidemiology, clinical features, viral

interactions and treatment. J Gastroenterol Hepatol. 2008; 23(4): 512-520.

37. Cacciola I, Pollicino T, Squadrito G, Cerenzia G, Orlando ME, Raimondo G. Occult hepatitis B virus infection in patients with chronic hepatitis C liver disease. N Engl J Med. 1999; 341(1): 22-26.

38. Liu CJ, Chen PJ, Chen DS. Dual chronic hepatitis B virus and hepatitis C virus infection. Hepatol Int. 2009; 3(4): 517-525.

39. Chu CM, Yeh CT, Liaw YF. Fulminant hepatic failure in acute hepatitis C: increased risk in chronic carriers of hepatitis B virus. Gut. 1999; 45(4): 613-617.

40. Leise MD, Talwalkar JA. Immunizations in chronic liver disease: what should be done and what is the evidence. Curr Gastroenterol Rep.2013; 15(1): 300.

41. Farci P, Niro GA. Clinical features of hepatitis D. Semin Liver Dis. 2012; 32(3): 228-236.

42. Kumar Acharya S, Kumar Sharma P, Singh R, et al. Hepatitis E virus (HEV) infection in patients with cirrhosis is associated with rapid decompensation and death. J Hepatol. 2007; 46(3): 387-394.

43. Price JC, Thio CL. Liver disease in the HIV-infected individual. Clin Gastroenterol Hepatol. 2010; 8(12): 1002-1012.

44. Deng LP, Gui XE, Zhang YX, Gao SC, Yang RR. Impact of human immunodeficiency virus infection on the course of hepatitis C virus infection: a meta-analysis. World J Gastroenterol. 2009; 15(8): 996-1003.

45. Clausen LN, Lundbo LF, Benfield T. Hepatitis C virus infection in the human immunodeficiency virus infected patient. World J Gastroenterol. 2014; 20(34): 12132-12143.

46. Panel AIHG. Hepatitis C guidance: AASLD-IDSA recommendations for testing, managing, and treating adults infected with hepatitis C virus. Hepatology. 2015; 62(3): 932-954.

47. Thio CL, Hepatitis B. Human immunodeficiency virus coinfection. Hepatology. 2009; 49(5 Suppl): S138-145.

48. Duchini A, Viernes ME, Nyberg LM, Hendry RM, Pockros PJ. Hepatic decompensation in patients with cirrhosis during infection with influenza A. Arch Intern Med. 2000; 160(1): 113-115.

49. Marzano A, Marengo A, Ruggiero T, et al. Clinical impact of A/H1/N1/09 influenza in patients with cirrhosis: experience from a nosocomial cluster of infection. J Med Virol. 2013; 85(1): 1-7.

50. Donnelly MC, Hayes PC, Simpson KJ. Role of inflammation and infection in the pathogenesis of human acute liver failure: clinical implications for monitoring and therapy. World J Gastroenterol. 2016; 22(26): 5958-5970.

51. Craig DG, Lee A, Hayes PC, Simpson KJ. Review article: the current management of acute liver failure. Aliment Pharmacol Ther. 2010; 31(3): 345-358.

52. Karvellas CJ, Pink F, McPhail M, et al. Predictors of bacteraemia and mortality in patients with acute liver failure. Intensive Care Med. 2009; 35(8): 1390-1396.

53. Arai M, Kanda T, Yasui S, et al. Opportunistic infection in patients with acute liver failure. Hepatol Int. 2014; 8(2): 233-239.

54. Karvellas CJ, Cavazos J, Battenhouse H, et al. Effects of antimicrobial prophylaxis and blood stream infections in patients with acute liver failure: a retrospective cohort study. Clin Gastroenterol Hepatol. 2014; 12(11): 1942-1949. e1941.

55. Lee WMLA, Stravitz RT. AASLD position paper: the management of acute liver failure: update. 2011.

危重症中的肝脏问题

16

泰莎・W.达姆,高拉夫・达加尔,大卫・J.克莱默
(Tessa W. Damm, Gaurav Dagar, David J. Kramer)

摘 要

在全身疾病期间,肝功能障碍可表现为循环系统损害(包括血流灌注不足、瘀血、肝内血流再分配),或肝细胞固定组织巨噬细胞(Kupffer细胞)细胞毒性的结果。肝功能障碍可加重因感染导致的血流动力学并发症和多系统功能障碍。当然,潜在存在的肝细胞疾病,如由脂肪变性、病毒性肝炎导致的肝细胞结构改变,在全身性疾病中更易发生肝细胞功能障碍。

肝脏部分离散功能可被测量,然而与免疫功能相关的关键方面缺乏特征性。肝功能障碍通常是从肝外脏器功能障碍推断出来,其严重程度可量化,并可用来描述肝功能障碍的严重程度。

关键词

危重症;肝功能衰竭;脓毒症;休克;心力衰竭;呼吸衰竭

16.1 简介

危重症对肝功能要求高且损伤大,其包括肝血流受损、低氧血症、内毒素血症和淤血性肝病肝外血流受损。在这篇简短的综述中,我们将讨论与脓毒症、休克、低氧血症和循环超负荷相关的危重病的肝功能及其储备,这些推论来自越来越多有关处理慢性肝功能衰竭急性加重和肝硬化危重过程的文献。然而,我们试图了解肝功能障碍是否由导致严重疾病的损伤或发病前正常肝脏对损伤的反应引起。

需要ICU监护的肝硬化患者的临床负担很重——在美国,每年急诊科评估的3 127 986名肝硬化患者中,75%入院时主要指征是感染。[1]尽管实施了积极的重症监护管理,但每年至少有26 000名肝硬化患者需要ICU护理,住院病死率仍超过50%[2]。这类患者是极端情况,但这些观察结果支持对无肝病病史的危重患者重新评估肝功能。

16.2 背景

肝功能标准指标反映肝细胞的完整性(转氨酶)及胆道系统的完整性(碱性磷酸酶、γ-谷氨

酰转肽酶和胆红素）。稳态时，肝脏的合成功能主要表现在血清蛋白水平上，包括白蛋白和肝源性凝血蛋白，后者（肝源性凝血蛋白）反映在凝血酶原时间或 V 因子水平上。胆红素升高反映色素负荷增加和（或）细胞清除功能、胆道引流功能受损。

危重症患者早期出现肝功障碍预示预后不良[3]。在危重患者中研究了利多卡因代谢产物MEGX，生存者和非生存者之间存在显著差异，生存者的 MEGX 形成水平显著高于非生存者，这些异常在 ICU 治疗的前 3 天就有显著表现[4]。

不幸的是，目前市面上很少有肝脏免疫功能的检测方法。肝脏免疫功能的损害在危重症患者中发生率高，但其严重程度往往必须根据常规的肝功能检测和临床评估判断。

肝脏对内毒素和药物的清除依赖于肝血流和肝细胞摄取的相互作用。肝血窦及相邻的Disse 间隙为肝细胞微绒毛提供了很大的接触面积以促进其吸收。右心房压力升高引起肝静脉和肝窦压力升高，这可能会产生较高的滤过分数，但更可能的是间质水肿和静脉阻力增加使门静脉血流减少，从而导致肝脏清除率降低。

对于像吲哚菁绿（ICG）这样的高萃取率化合物，可利用 Fick 原理在稳态下估计血流量，动态变化可能会影响稳态的假设，应术后直接用血流量探头测量血流量。在其他情况下，多普勒流速可随时间的推移进行综合，以得出流量估算值。动脉血流速度波形分析可以从阻力和（或）搏动指数估计组织顺应性。肝顺应性可通过弹性成像（纤维扫描）评估，在危重疾病中，肝顺应性的降低与预后差相关[5]。然而，由容量负荷引起的被动瘀血同样会改变瞬时弹性成像，降低特异性。

16.2.1　肝脏功能的研究

已知肝病患者在稳态时肝功能的无创检测正在开发中，这些检测可以评估微粒体功能（氨

基比林呼气试验，苯二氮䓬代谢）、细胞溶质功能［半乳糖呼气试验或半乳糖清除能力）和线粒体功能（动脉酮体比（arterial ketone body ratio，AKBR），AKBR=乙酰乙酯/β-羟丁酸[6]；蛋氨酸呼吸试验］。然而，目前仍无系统的方法用于评估危重症患者的肝功能或肝储备。在 ICU，这些检测很难将危重疾病和潜在的肝功能损害进行区分。未来的改进可望能识别有肝功能失代偿风险的患者。

呼气分析在筛选出高危人群时有更多的可能性，呼出的一氧化氮与肝脏疾病的严重程度和肝肺综合征的严重程度相关[7~8]。最近，研究者发现呼出的柠檬烯与肝脏疾病相关[9]，然而这些变化的评估需要花费时间。

相比之下，15 分钟 ICG 保留率（ICG-15，正常 <14%）已用于危重患者的研究。在 ICU 入院的前 3 天，危重疾病幸存者的相关血浆清除率（PDRICG %/min）高于非幸存者。ICG 清除率比常规肝功能检测更灵敏[10]。这些观察结果证实了 Maynard 及其同事的类似观察结果，但数据不足以达到统计学意义[4]。

一种新的评估肝储备的方法来自肝胆肿瘤实践，即在肝部分切除术切除肿瘤之前，对患肝细胞癌侧使用门静脉栓塞术（portal vein embolization，PVE）以促进肝增大，病变肝脏在 PVE 后不能迅速或完全增大。用 99m-Tc-mebrofenim 肝胆闪烁显像评估肝脏对 PVE 的肥大反应。这种测试可能是衡量肝脏"储备"的唯一方法[11]。

16.2.2　评分系统

功能性肝储备被用于标记功能障碍后遗症和伴随的病死率，常用的具体评分包括 Child Turcotte Pugh 评分和终末期肝病模型（model for end-stage liver disease，MELD）。MELD 依赖于胆红素、INR 和肌酐，然而对于危重肝硬化患者，急性生理学和慢性健康评估（acute physiology and chronic health evaluation，APACHE）或序贯器官功能衰竭评估（sequential organ failure assessment，SOFA）及其最近的适用于对肝病的CLIF-SOFA，都可以很好地预测其预后[12～15]。

16.2.3　肝脏血流

人体只有两个器官具有双重血供——肺和肝脏。肝脏的血供来源于肝动脉和起源于脾静脉和肠系膜上静脉汇合处的门静脉。虽然门静脉血流量高于肝动脉血流量，但门静脉血氧饱和只有75%，所以两者对肝脏的氧供大致相等。而胆道系统仅由肝动脉供血，当肝动脉与门静脉的血流量成反比时，这种氧输送的平衡也随之改变。事实上，当血流量和氧运输减少时，肝脏有效地增加了氧的摄取，而当血流量低于临界水平时，氧摄取平台和肝细胞功能会受损[16]。

肝小叶结构使血液从肝动脉和门静脉分支流入肝窦，再从肝静脉流出。肝脏包裹着下腔静脉（inferior vena cava，IVC），因此肝静脉血流几乎直接排入右心房并随之流向肺循环。

右心房压力的增加，无论是由容量超负荷、心衰、肺动脉高压或心包压塞引起，都会使肝静脉和肝窦压力增加。肝瘀血导致典型的LFT异常，包括孤立性高胆红素血症和凝血酶原时间延长。相反，缺氧和缺血对肝脏的损害导致转氨酶在最初36～48小时内急剧升高（>20×U），随后则出现高胆红素血症和碱性磷酸酶升高。最初的结果是细胞坏死伴线粒体损伤和DNA断裂，随后是由Kupffer细胞释放细胞因子[17]。

肝细胞结构揭示了其与Kupffer细胞之间的密切联系——Kupffer细胞是一种排列在肝窦壁上的巨大的固定组织（星状）巨噬细胞群体，是单核吞噬系统的关键部分，这些细胞在感染时被激活。低氧血症时也会产生类似的反应，炎症介质被释放到肝静脉，直接影响下游的心脏和肺。

肝细胞功能的显著损害可能是亚临床的，只有在患者病情危重时才表现出来。MRI或CT扫描可以确定肝脏的大小和灌注特征，从而了解潜在的肝脏疾病，如肿瘤或淀粉样蛋白引起的脂肪变性或肝脏浸润，这对鉴别伴门脉高压的小而萎缩的肝硬化很有价值，有助于指导治疗。然而，疾病对肝组织结构的影响只能从肝脏活检中鉴别出来。近期，瞬时弹性成像已用于肝顺应性评估，它与多种疾病过程中的纤维化相关。遗憾的是，影像学对定义潜在的肝脏病理很有用，但对于理解危重疾病的肝功能或储备并不是特别有帮助。

隐匿性肝病和功能障碍影响重症患者的生存。临床毒素和（或）病毒暴露史，体检伴有慢性肝病特征、生化检查和影像学检查将增加疾病的可疑性。更复杂的肝功能检测分析，如呼气分析、碳标记乳腺测试、ICG肝血流评估和肝细胞酶功能分析（如细胞色素P450），尚未作为常规检测。即使肝脏的标准评估正常，这些方法发现的肝功能障碍也与危重疾病发病率和病死率增加有关。即使在研究环境中校准粗糙，评估时间仍比管理危重病时间长得多。

缺氧性肝炎与缺血性肝炎大致相同，表现为转氨酶严重升高（20倍于正常水平），这发生于约10%的重症患者中[18]。肝损伤导致炎症介质的释放，随肝静脉注入下腔静脉后几乎直接进入右心和肺循环，并伴随有常见的肺损伤和ARDS并发症。在急性肝损伤的情况下，感染导致的病死率高，且急性肺损伤也更为常见和严重[19]。

在缺乏成熟检测手段的情况下，血清胆红素可以合理反映危重患者肝功能。当然，高胆红素血症的鉴别诊断包括胆道梗阻，其伴有碱性磷酸酶升高和溶血，间接、非结合胆红素会升高。危重病肝功能障碍的发生率因阈值不同，在不同文献中的报道有很大差异。如安格斯（Angus）及其同事使用的高度严格的定义，提示发生率为1.3%[20]。但是，对于SOFA3（肝功能障碍）和SOFA4（肝功能衰竭）分别使用6 μmol/L和12 μmol/L的SOFA阈值，脓毒症流行病学研究（the epidemiology of sepsis study，EPISEPSIS）报告的发生率分别为47%和6%[21]。在脓毒症蛋白C的研究中(protein C worldwide evaluation in severe sepsis, PROWESS)也有类似的发现：肝功能障碍占36%,肝功能衰竭占3%[22]。

脓毒症引起的胆汁淤积是肝内的非结合性胆汁淤积(与胆管梗阻无关),反映了肝细胞结构的破坏以及胆汁排泄和运输功能的紊乱。感染是社区医院中约20%的黄疸病因[23]。多种因素可导致溶血(细菌、真菌毒素、药物等),从而增加体内色素负荷。结合作用不受影响,但胆汁运输到小管需要能量,并被认为是限速步骤。因此,肝脏缺血缺氧可能会影响这一步骤[24]。此外,Kupffer细胞在内毒素(脂多糖)的作用下释放TNFα和IL-1β等细胞因子,进一步抑制胆汁酸转运[25]。可以设想,胆汁酸缺乏使得肠绒毛萎缩,继而导致毒素易位,并且增加了肝脏额外的感染负担。

16.3 脓毒症和肝脏

16.3.1 简介

脓毒症是全球重症监护病房患者死亡的主要原因。根据定义,脓毒症是一种由宿主对感染反应失调引起的危及生命的器官功能障碍[26]。肝脏作为机体最大的免疫器官,脓毒症患者的肝功能与其预后存在着一定的关系。脓毒症导致的肝功能障碍是病死率增高的一个独立因素。此外,原有肝功能障碍是任何感染发展为脓毒症的危险因素。因此,肝脏不仅在宿主对脓毒症的免疫反应中起关键作用,而且已知存在的肝功能障碍会加重脓毒症的严重程度[27]。

8.5%的脓毒症患者出现肝功能障碍和衰竭,发生率低于其他器官功能障碍(图16-1)[27]。尽管脓毒症引起的肝功能障碍的发生率(34.7%)比其他器官功能障碍要低,但其预后严重不良。高胆红素血症是脓毒症中最常见的实验室异常信号,提示肝功能障碍。这通常只在碱性磷酸酶和转氨酶适度升高的情况下发生(图16-2)[29]。

16.3.2 损伤类型

肝功能衰竭传统上被认为是脓毒性休克的晚期表现,然而随着更多被阐明的与脓毒症相关肝损伤的分类信息,明显发现,大多数肝损伤实际上是在脓毒症出现的最初24小时内发生的[28],这类肝损伤发生在脓毒症发病早期,可能是低灌注和炎性改变的综合作用。

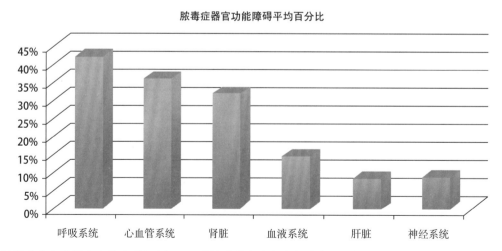

脓毒症器官功能障碍平均百分比

图16-1 脓毒症患者的器官功能障碍和衰竭。肝功能障碍发生在少数脓毒症患者中,但是,一旦发生,则提示预后不良,特别是在伴有黄疸的患者中。以上发生率来自Yan等人发表的汇编数据[27]

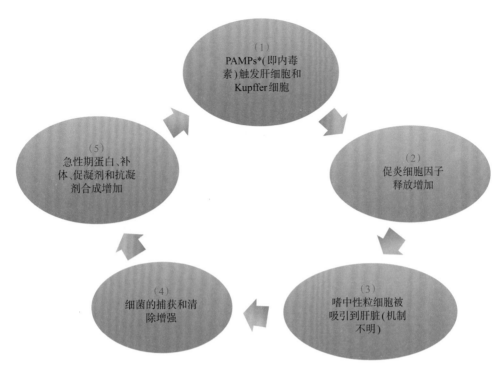

图16-2　全身感染引发的肝细胞级联反应

如果失衡,则以解决感染为目标的相同反应也会导致肝功能障碍[24,29]。PAMPs*病原体相关分子模式

脓毒症对肝脏的损伤类型大致分为缺氧性肝炎(包括休克肝和肝细胞损伤)和胆汁淤积性黄疸。一氧化氮在肝脏微循环稳态中发挥着关键作用,在脓毒症期间,NO水平在肝细胞和Kupffer细胞中上调,从而增强了局部和全身性血管舒张作用[29]。肝脏灌注不足是由于动脉血管扩张伴脏器瘀血,以及血管扩张和后负荷减少相关的心输出量不足所致,由此导致的肝线粒体损伤以转氨酶漏出为标志。如果引起脓毒性休克的生理过程被逆转(感染得到控制以及血流动力学恢复正常),肝损伤将得以解决。尽管肝功能有所改善,患者仍可能存在高胆红素血症,伴糖异生受损、乳酸清除率和蛋白质合成降低。缺氧性肝炎很少进展为暴发性肝衰竭[30]。

相反,黄疸通常发生在脓毒症晚期,被认为是引起肝内胆汁淤积的超常规组织灌注反应。当Kupffer细胞被病原体相关分子模式(pathogen-associated molecular patterns, PAMPs)(如内毒素)激活并释放活性氧产物、TNF-α、IL-1和IL-12时,则发生继发性功能障碍[28]。炎性细胞因子的

增加使肝窦扩张、瘀血和阻塞,进而导致肝细胞损伤,此外还会增加肠系膜静脉压和充血,这为肠道菌群易位创造了合适的环境[29]。脓毒症导致黄疸时(总胆红素水平>3.0 μmol/L),预后不良患者比率为68.6%,而无脓毒症相关肝功能障碍且无黄疸的患者比率为45.5%[28]。

无论哪种类型,脓毒症患者的肝功能障碍被认为是微循环障碍、促炎状态和免疫抑制的并发症。因此,在脓毒症情况下任何类型的感染都可能导致肝功能损害。正是肝脏的自然反应的平衡或缺乏,调节了全身反应并决定了患者的预后。有趣的是,对脓毒症患者的尸检研究普遍显示存在肝炎和肝脂肪变性,这也证实了肝脏在脓毒症反应中的关键作用[27]。

任何导致脓毒症的感染都可能导致肝脏损害,但是由腹腔内感染导致的革兰阴性菌血症与黄疸最有关。脓毒症最常见的肝脏组织学表现是轻度肝内胆汁淤积伴Kupffer细胞增生和反应性肝炎。然而,正在进行的研究已经确定了肝脏组织学变化的生物体特异性模式,且在腹部和腹

部外的革兰阴性和革兰阳性细菌感染中都发现了这种模式[29]。

16.4 治疗及进一步研究

目前,除了针对终末器官支持的拯救脓毒症指南中所包含的总体建议外,没有推荐的具体或特别治疗来减轻脓毒症相关的肝损伤。这些建议包括但不限于维持血流动力学,以最大程度减少器官灌注不足,同时进行抗菌治疗和其他控制传染源所需的辅助干预措施[31]。

近期的临床研究促使人们重新关注静脉注射抗坏血酸(维生素C)治疗脓毒症的作用。维生素C循环水平低是急危重症患者的特征,且几乎普遍存在[32]。由于人类无法合成内在的抗坏血酸,因此必须静脉补充维生素C才能逆转这种缺失。维生素C与氢化可的松和硫胺素一起静脉注射给药时,每日剂量为6 g(每6小时1.5 g分剂量给药,持续4天),已被初步证实可减少血管加压药物使用时间、降低器官功能障碍、严重脓毒症和脓毒症休克病死率[33]。

维生素C有清除氧自由基的作用,可恢复其他细胞抗氧化剂的含量,从而下调肝脏炎症介质的产生。反而言之,可以通过保持或恢复内皮的完整性、功能和微循环流量[34],从而减缓脓毒症发展为休克和多器官功能障碍综合征(multiple organ dysfunction syndrome, MODS)的进程。毫无疑问,这将代表着一个新的研究领域,即如何具体减轻脓毒症中肝脏的多层面反应和损伤。

肾上腺功能在脓毒症诱导的胆汁淤积中的作用尚不清楚。正如奈斯勒(Nessler)在其综述中所示(表16-1)[35],在多中心研究的类固醇治疗下,与肝脏相关的SOFA评分有明显改善[36]。此外,皮质类固醇可直接调节细胞因子诱导的胆汁转运功能障碍[37]。当然,肾上腺功能不全常被认为是肝功能衰竭的表现[38~39]。

表16-1 细胞因子的肝细胞毒性(Kupffer细胞对脓毒症的反应)

TNF-α	促进炎症反应和刺激肝细胞产生IL-6
IL-6	促进炎症反应,刺激急性期蛋白,激活和释放TGF-β
IL-1β	促进炎症反应,与TNF-α协同作用
TGF-β	抗炎反应,对抗炎症反应的扩大
IL-18	LPS诱导的肝毒性和IFN-γ的分泌
IFN-γ	促HC凋亡,升高TNF-α,介导CD14上调
IL-10	抗炎反应,下调LPS介导的IL-6释放
TNF:肿瘤坏死因子;IL:白介素;TGF:转化生长因子	

以上来自奈斯勒等人[35]

胰岛素强化治疗(intensive insulin therapy, IIT)已不受欢迎,因为其危害风险似乎超过了任何假定的益处[40]。鲁汶大学的数据分析表明,被随机分配到IIT组的患者通过超声评估,其胆汁淤积减少,缺血性肝炎发生率降低[41]。胆汁淤积的相关因素包括敏感度(高APACHE-II)、消化道或血液学异常的诊断、是否需要升压支持(去甲肾上腺素)和肠外营养。作者推测IIT在胆道上皮水平发挥了抗炎作用。

N-乙酰半胱氨酸对缺血性肝炎有调节作用[42],并改善无心跳供者(心脏死亡器官捐献)肝脏中胆管的缺血/再灌注损伤[43]。然而,当其用于ARDS、急性肾衰、脓毒性休克时,不能证明其对病死率有影响。对于有肝损伤风险的危重患者,早期给药是否有选择性益处,我们将拭目以待。

肝脏支持设备,如分子吸附剂再循环系统(molecular adsorbent recirculation system, MARS)并不能提高慢加急肝衰竭患者的生存率,但是可以持续降低胆红素并改善急性或慢性肝衰竭患者的血流动力学[44]。MARS治疗脓毒症或缺血性肝炎患者胆汁淤积症的临床试验将会受到欢迎。

16.5 心脏疾病影响下的肝脏

心力衰竭是一种以全身灌注不能满足机体代谢需求为特征的临床综合征，它通常由心肌收缩或舒张功能异常导致的心脏泵血功能不全引起。左心室或右心室功能障碍均可影响肝脏，右心室功能不全（和肺动脉高压）最常见的原因是左心功能不全（左心室收缩和舒张功能不全）或左心瓣膜疾病（主动脉瓣和二尖瓣）。

心功能不全可通过两种方式影响肝脏：被动性充血（淤血性肝病）和缺血性肝炎。

16.5.1 肝瘀血

肝脏被动性充血通常由右心室（right ventricular, RV）功能障碍引起，进而右心房（right atrial, RA）压力升高，静脉压增加，最终导致肝脏及其包膜淤血。

在肝脏中，肝细胞可据其和运输血氧的汇管区的距离远近分为三个区域。门静脉周围肝细胞最接近汇管区，然后是中间区肝细胞，最后是离氧源最远的小叶中心肝细胞。因此，在心功能障碍患者中，小叶中心肝细胞最早受到影响。Sherlock等人将该类肝损伤归为A级。在B级和C级中，患者心衰持续存在且细胞坏死向汇管区外延。A级肝细胞坏死的网状支架结构基本正常。下一阶段，由于小叶中心区域的肝细胞流失，小叶中心区出现网织蛋白凝聚。随后小叶中心网状蛋白增殖，并产生新的网状蛋白。胶原蛋白也在小叶中心区域增加。纤维组织向外延伸，但不能到达小叶的外围，这导致小叶结构改变，表现为汇管区在小叶中心，这是典型的心源性肝硬化。汇管区未受影响。在病程长的病例中，汇管区也可受累，胆管增生，并可见成纤维细胞。这也许会使情况变得复杂，此时心源性肝硬化可能很难与门脉性肝硬化区分[45]。

肝小叶中央静脉常是扩张的，相关的肝窦总是充血。严重时，肝窦也可能出血。

大多数患者出现颈静脉压升高、水肿，偶有由于三尖瓣反流而导致搏动性肝肿大，25%的患者也有腹水。然而，心衰和心源性肝硬化患者中通常不存在脾肿大和肝静脉压力梯度（hepatic venous portal gradient, HVPG）升高。

夏洛克等发现患者心衰持续时间越长，肝损伤越重[46]。17例C级损伤患者中有12例心衰持续60天或更长时间。相比之下，18例A级损伤患者中只有5例发生了心衰。

人们会直观地认为右房压力（表示静脉压，因此有静脉瘀血倾向）与肝坏死的程度有关系。夏洛克等发现11/12的严重肝细胞坏死患者每分钟心输出量小于3.8 L/min。然而，许多轻度肝细胞坏死患者心输出量也很低。此外，他们没有发现右房压与肝坏死水平之间的显著相关性。相反，他们发现黄疸的程度与右房压相关。与A级肝细胞坏死相比，B级和C级患者的胆红素水平较高。右房压较高的患者胆红素水平也较高，但血清胆红素水平与心输出量之间无相关性。由心衰引起的淤血性黄疸的病因尚不清楚。虽然肝细胞坏死的程度与黄疸的程度有关，但这不足以完全解释。正常胆汁分泌压力接近$20 \sim 30$ cmH_2O，若右心房压力超过20 cmH_2O，可导致肝小叶内胆小管机械性梗阻。"胆栓"的形成也可能引起胆道梗阻。然而，夏洛克等发现碱性磷酸酶在大多数患者中是正常的，因此梗阻性黄疸不太可能成为心源性黄疸的主导因素。

Lau等评估了110张图表以确定因充血性心力衰竭（左或右）而入院接受心脏科治疗患者的肝功能障碍类型[47]。他们排除了有急性心肌梗死和血流动力学不稳定证据的患者。所有患者均为NYHA Ⅱ～Ⅳ级心力衰竭。最常见的异常是GGT升高和白蛋白水平降低（各41%），其次是ALP升高（22%）和胆红素升高（19%）。这表明Ⅱ～Ⅳ级心力衰竭患者中，LFTs的胆汁淤积型（ALP、GGT和胆红素）比肝细胞型更为常见，而且每个胆汁淤积的LFT升高均与三尖瓣反流

（tricuspid regurgitation，TR）的严重程度显著相关。TR、肺动脉高压和左心功能不全的严重程度也与胆红素升高独立相关。相反，这些心脏因素都与转氨酶升高或低白蛋白血症无关。劳等推测，TR引起的肝小静脉后向瘀血和搏动性损伤在引起心衰肝功能障碍方面的作用大于前向心脏血流减少。

Allen等评估了来自CHARM的试验数据，发现低白蛋白是慢性收缩性心衰患者最常见的肝功能异常（18.2%），其次是总胆红素（13%）升高[48]。只有3%的患者ALT升高。总胆红素水平是住院患者心血管死亡或心衰不良结局的最强LFT预测因子。

Van Deursen等对323例心衰患者进行了回顾性图表分析[49]。他们发现直接胆红素和乳酸脱氢酶（LDH）是肝功能异常的主要指标。CVP升高与所有LFTs（GGT、ALP、总胆红素、直接胆红素、AST、ALT和LDH）异常显著相关。然而，低心脏指数（CI）仅与AST、ALT和总胆红素显著相关。当高CVP和低CI同时存在时，异常率最高。多数LFTs显示异常值的百分比随CVP升高、CI降低而增加。重要的是，在单因素分析中，GGT、ALP、AST和LDH是全因病死率的预测因子。然而，调整CVP和CI后，所有LFTs均与生存期受损无关。

16.5.2 缺血性肝炎

低心输出量可能与肝细胞坏死引起的血清转氨酶水平明显升高有关，这被称为"缺血性肝炎""缺氧性肝炎"或"休克肝"。肝细胞坏死的最终原因是肝细胞氧供不足，其继发于脓毒性休克、心源性休克或呼吸衰竭引起的低氧血症。因此，由Henrion等提出的术语"缺氧性肝炎"可能是最合适的。

缺血/缺氧性肝损伤会导致小叶中心（第3区）肝细胞坏死，因为它们距汇管区（氧源）最远。肝细胞可增加氧摄取量高达95%。但如果缺氧

持续存在或休克严重，则保护机制将不堪重负，并发生肝细胞坏死。这会导致ALT、AST、LDH、胆红素快速升高和凝血酶原时间（prothrombin time，PT）的延长。实验室变化在肝细胞在受到损伤后的1～3天达到峰值，并在5～10天内迅速恢复正常。

昂里翁等评估了142例患有"缺氧性肝炎"患者的肝功能障碍和血流动力学异常[50]，其中包括失代偿性充血性心力衰竭、急性心衰、缺氧性呼吸衰竭急性加重和中毒性/脓毒性休克的患者。在无缺氧性肝炎的失代偿性心衰患者中，其肝血流量减少；若存在缺氧性肝炎则肝血流减少更明显，而当出现缺氧性肝炎时，慢性心衰失代偿患者的CVP明显升高。他们推测，慢性心衰患者的肝脏由于静脉淤血而长期处于缺氧状态，当病情恶化导致肝细胞坏死的过程中，缺氧进一步加重。急性心衰患者的肝脏并不处于潜在的缺氧状态，因此在发生急性缺氧性肝炎时需要更严重的肝血流量下降才能加重缺氧性肝炎。与失代偿性慢性心衰相比，急性心衰和循环衰竭组的休克患者（SBP<90 mmHg）比例更高，且其乳酸和肌酐水平也高于失代偿性慢性心衰组。

对于缺氧/缺血性肝炎的患者，AST、ALT和LDH水平在7～14天内显著升高并迅速恢复。AST峰值通常高于ALT峰值。与失代偿性慢性心衰组相比，循环衰竭组的AST峰值明显更高。失代偿性慢性心衰和急性心力衰竭组之间其他转氨酶水平无显著差异。缺氧性肝炎的另一个生化指标是凝血酶原水平迅速下降，最早在第1天就达到最低点，并大约在1周内完全恢复。

16.5.3 心功能不全下肝脏问题的总结

CHF患者CVP升高，导致肝脏淤血。这表现为胆汁淤积性肝病的生化指标（如GGT、胆红素和ALP）持续升高。其原因可能是CVP升高导致继发于中央静脉充血的胆管功能受损和充血。CVP升高程度、TR程度与LFT异常升高相关。

然而，在控制CVP和心脏指数后，没有任何肝脏异常与预后不良相关。因此预后仍取决于心脏病情的程度，肝脏异常是心脏疾病严重程度的表现。

在低灌注/休克的临床背景下，缺氧/缺血性肝炎主要有以下三种表现，即转氨酶显著升高、凝血酶原活性下降和肾功能改变。低血压（SBP<90 mmhg）并不是发生缺氧性肝炎的先决条件。

结　论

肝损伤是多种因素共同作用的结果：危重症的病情加重，低氧血症和低灌注的应激与Kupffer细胞和肝细胞合成病灶产生细胞因子有关，也与药物性肝损伤、持续低血压或容量超负荷时血流动力学支持不足等治疗措施有关。显然，有或没有肝损伤的危重患者的结果是不同的。即使是亚临床或隐匿性的病前肝功障碍也伴有较差的预后。当前的目标是尽早认识可以针对性实施的可能有益的策略。

参考文献

1. Pant C, Olyaee M, Gilroy R, Pandya PK, Olson JC, Oropeza-Vail M, Rai T, Deshpande A. Emergency department visits related to cirrhosis: a retrospective study of the nationwide emergency department sample 2006 to 2011. Medicine. 2015; 94(1): e308.

2. Olson JC, Wendon JA, Kramer DJ, Arroyo V, Jalan R, Garcia-Tsao G, Kamath PS. Intensive care of the patient with cirrhosis. Hepatology. 2011; 54(5): 1864–1872.

3. Kramer L, Jordan B, Druml W, Bauer P, Metnitz PG. Austrian Epidemiologic Study on Intensive Care, ASDI Study Group. Incidence and prognosis of early hepatic dysfunction in critically ill patients — a prospective multicenter study. Crit Care Med. 2007; 35(4): 1099–1104.

4. Maynard ND, Bihari DJ, Dalton RN, Beale R, Smithies MN, Mason RC. Liver function and splanchnic ischemia in critically ill patients. Chest. 1997; 111(1): 180–187.

5. Koch A, Horn A, Duckers H, Yagmur E, Sanson E, Bruensing J, Buendgens L, Voigt S, Trautwein C, Tacke F. Increased liver stiffness denotes hepatic dysfunction and mortality risk in critically ill non-cirrhotic patients at a medical ICU. Crit Care. 2011; 15(6): R266.

6. Ozawa K, Aoyama H, Yasuda K, et al. Metabolic abnormalities associated with postoperative organ failure. A redox theory. Arch Surg. 1983; 118: 1245–1251.

7. Rolla G, Brussino L, Colagrande P, Dutto L, Polizzi S, Scappaticci E, Bergerone S, Morello M, Marzano A, Martinasso G, Salizzoni M, Bucca C. Exhaled nitric oxide and oxygenation abnormalities in hepatic cirrhosis. Hepatology. 1997; 26(4): 842–847.

8. Cremona G, Higenbottam TW, Mayoral V, Alexander G, Demoncheaux E, Borland C, Roe P, Jones GJ. Elevated exhaled nitric oxide in patients with hepatopulmonary syndrome. Eur Respir J. 1995; 8(11): 1883–1885.

9. Fernandez Del Rio R, O'Hara ME, Holt A, Pemberton P, Shah T, Whitehouse T, Mayhew CA. Volatile biomarkers in breath associated with liver cirrhosis — comparisons of pre- and post-liver transplant breath samples. EBioMedicine. 2015; 2(9): 1243–1250.

10. Kortgen A, Paxian M, Werth M, Recknagel P, Rauchfuss F, Lupp A, Krenn CG, Muller D, Claus RA, Reinhart K, Settmacher U, Bauer M. Prospective assessment of hepatic function and mechanisms of dysfunction in the critically ill. Shock. 2009; 32(4): 358–365.

11. Cieslak KP, Huisman F, Bais T, Bennink RJ, van Lienden KP, Verheij J, Besselink MG, Busch ORC, van Gulik TM. Future remnant liver function as predictive factor for the hypertrophy response after portal vein embolization. Surgery. 2017; 162(1): 37–47.

12. Karvellas CJ, Pink F, McPhail M, Austin M, Auzinger G, Bernal W, Sizer E, Kutsogiannis DJ, Eltringham I, Wendon JA. Bacteremia, acute physiology and chronic health evaluation II and modified end stage liver disease are independent predictors of mortality in critically ill nontransplanted patients with acute on chronic liver failure. Crit Care Med. 2010; 38(1): 121–126.

13. Karvellas CJ, Bagshaw SM. Advances in management and prognostication in critically ill cirrhotic patients. Curr Opin Crit Care. 2014; 20(2): 210–217.

14. Moreau R, Jalan R, Gines P, et al. Acute-on-chronic

liver failure is a distinct syndrome that develops in patients with acute decompensation of cirrhosis. Gastro. 2013; 144: 1426–1437.

15. Boone MD, Celi LA, Ho BG, Pencina M, Curry MP, Lior Y, Talmor D, Novack V. Model for End-Stage Liver Disease score predicts mortality in critically ill cirrhotic patients. J Crit Care 2014; 29(5): 881. e7–13.

16. Schlichtig R, Klions HA, Kramer DJ, Nemoto EM. Hepatic dysoxia commences during O_2 supply dependence. J Appl Physiol. 1992; 72(4): 1499–1505.

17. Weemhoff JL, Woolbright BL, Jenkins RE, McGill MR, Sharpe MR, Olson JC, Antoine DJ, Curry SC, Jaeschke H. Plasma biomarkers to study mechanisms of liver injury in patients with hypoxic hepatitis. Liver Int. 2017; 37(3): 377–384.

18. Fuhrmann V, Jäger B, Zubkova A, Drolz A. Hypoxic hepatitis — epidemiology, pathophysiology and clinical management. Wien Klin Wochenschr. 2010; 122: 129–139.

19. Matuschak GM, Pinsky MR, Klein EC, Van Thiel DH, Rinaldo JE. Effects of D-galactosamine-induced acute liver injury on mortality and pulmonary responses to Escherichia coli lipopolysaccharide. Modulation by arachidonic acid metabolites. Am Rev Respir Dis. 1990; 141(5 Pt 1): 1296–1306.

20. Angus DC, Linde-Zwirble WT, Lidicker J, Clermont G, Carcillo J, Pinsky MR. Epidemiology of severe sepsis in the United States: analysis of incidence, outcome, and associated costs of care. Crit Care Med. 2001; 29: 1303–1310.

21. Brun-Buisson C, Meshaka P, Pinton P, Vallet B. EPISEPSIS: a reappraisal of the epidemiology and outcome of severe sepsis in French intensive care units. Intensive Care Med. 2004; 30: 580–588.

22. Vincent JL, Angus DC, Artigas A, Kalil A, Basson BR, Jamal HH, Johnson G, Bernard GR. For the recombinant human activated protein C worldwide evaluation in severe sepsis (PROWESS) study group: effects of drotrecogin alfa (activated) on organ dysfunction in the PROWESS trial. Crit Care Med. 2003; 31: 834–840.

23. Whitehead MW, Hainsworth I, Kingham JG. The causes of obvious jaundice in South West Wales: perceptions versus reality. Gut. 2001; 48(3): 409–413.

24. Chand N, Sanyal AJ. Sepsis-induced cholestasis. Hepatology. 2007; 45(1): 230–241.

25. Bhogal HK, Sanyal AJ. The molecular pathogenesis of cholestasis in sepsis. Front Biosci. 2013; 5: 87–96.

26. Singer M, Deutschman CS, Seymour CW, Shankar-Hari M, Annane D, Bauer M, et al. The third international consensus definitions for sepsis and septic shock (sepsis-3). JAMA. 2016; 315(8): 801–810.

27. Yan J, Li S, Li S. The role of the liver in sepsis. Int Rev Immunol. 2014; 33(6): 498–510.

28. Kobashi H, Toshimori J, Yamamoto K. Sepsis-associated liver injury: incidence, classification and the clinical significance. Hepatol Res. 2013; 43(3): 255–266.

29. Srivastava B, Gimson A. Hepatic changes in systemic infection. Best Pract Res Clin Gastroenterol. 2013; 27(4): 485–495.

30. Wang D, Yin Y, Yao Y. Advances in sepsis-associated liver dysfunction. Burns Trauma. 2014; 2(3): 97–105.

31. Howell MD, Davis AM. Management of sepsis and septic shock. JAMA. 2017; 317(8): 847–848.

32. Long CL, Maull KI, Krishnan RS, Laws HL, Geiger JW, Borghesi L, et al. Ascorbic acid dynamics in the seriously ill and injured. J Surg Res. 2003; 109(2): 144–148.

33. Marik PE, Khangoora V, Rivera R, Hooper MH, Catravas J. Hydrocortisone, vitamin C and thiamine for the treatment of severe sepsis and septic shock: a retrospective before-after study. Chest. 2017; 151(6): 1229–1238.

34. May JM, Harrison FE. Role of vitamin C in the function of the vascular endothelium. Antioxid Redox Signal. 2013; 19(17): 2068–2083.

35. Nesseler N, Launey Y, Aninat C, Morel F, Malledant Y, Seguin P. Clinical review: the liver in sepsis. Crit Care. 2012; 16(5): 235.

36. Moreno R, Sprung CL, Annane D, Chevret S, Briegel J, Keh D, Singer M, Weiss YG, Payen D, Cuthbertson BH, Vincent J. Time course of organ failure in patients with septic shock treated with hydrocortisone: results of the CORTICUS study. Intensive Care Med. 2011; 37: 1765–1772.

37. Kubitz R, Wettstein M, Warskulat U, Häussinger D. Regulation of the multidrug resistance protein 2 in the rat liver by lipopolysaccharide and dexamethasone. Gastroenterology. 1999; 116: 401–410.

38. Harry R, Auzinger G, Wendon J. The clinical importance of adrenal insufficiency in acute hepatic dysfunction. Hepatology. 2002; 36: 395–402.

39. Tsai MH, Peng YS, Chen YC, Liu NJ, Ho YP, Fang JT, et al. Adrenal insufficiency in patients with cirrhosis, severe sepsis and septic shock. Hepatology. 2006; 43:

673–681.

40. Marik PE. Tight glycemic control in acutely ill patients: low evidence of benefit, high evidence of harm! Intensive Care Med. 2016; 42(9): 1475–1477.

41. Mesotten D, Wauters J, Van den Berghe G, Wouters PJ, Milants I, Wilmer A. The effect of strict blood glucose control on biliary sludge and cholestasis in critically ill patients. J Clin Endocrinol Metab. 2009; 94: 2345–2352.

42. Portella AO, Montero EF, deFigueiredo P. Effects of N-acetylcysteine in hepatic ischemia-reperfusion injury during hemorrhagic shock. Transplant Proc. 2004; 39: 846–848.

43. Farrell SJ, Aldag E, Pedersen R, Sahajpal A, Clendenon J, Gunabushanam V, Kramer DJ. Evaluation of the effects of N-Acetylcysteine treatment in adult liver transplant recipients. J Pharm Soc Wis. 2016; 19(6): 49–52.

44. Bañares R, Nevens F, Larsen FS, Jalan R, Albillos A, Dollinger M, et al. On behalf of the RELIEF study group. Extracorporeal albumin dialysis with the molecular adsorbent recirculating system in acute-on-chronic liver failure: the RELIEF trial. Hepatology. 2013; 57: 1153–1162.

45. Dunn GD, Hayes P, Breen KJ, Schenker S. The liver in congestive heart failure: a review. Am J Med Sci. 1973; 265(3): 174–189.

46. Sherlock S. The liver in heart failure; relation of anatomical, functional, and circulatory changes. Br Heart J. 1951; 13(3): 273–293.

47. Lau GT, Tan HC, Krithrades L. Type of liver dysfunction in heart failure and its relation to the severity of tricuspid regurgitation. Am J Cardiol. 2002; 90: 1405–1409.

48. Allen LA, Felker GM, Pocock S, et al. CHARM investigators. Liver function abnormalities and outcome in patients with chronic heart failure: data from the candesartan in heart failure: assessment of reduction in mortality and morbidity (CHARM) program. Eur J Heart Fail. 2009; 11(2): 170–177.

49. Van Deursen VM, Damman K, Hillege HL, et al. Abnormal liver function in relation to hemodynamic profile in heart failure patients. J Card Fail. 2010; 16: 84–90.

50. Henrion J, Schapira M, Luwaert R, et al. Hypoxic hepatitis. Medicine. 2003; 82(6): 392–406.

急性和慢性肝病的药理学考量　17

威廉佩·J.帕德,爱丽·J.基利安,安妮·N.比斯伯尔
（William J. Peppard, Alley J. Killian, Annie N. Biesboer）

摘　要

急性肝功能衰竭（acute liver failure，ALF）和慢加急性肝衰竭（acute-on-chronic liver failure，ACLF）对人体生理的影响远远不仅限于肝脏本身，几乎每个器官系统都在一定程度上受到影响，用于治疗这些器官系统的慢性和急性疾病的药物也是如此。即使是一个小的治疗失误也可能导致肝功能衰竭患者发生急性失代偿，进一步强调了药物剂量的重要性。肝病导致药物的药代动力学和药效学特征发生显著改变。虽然变化的幅度取决于肝病的程度和药物的理化特性，但大多数药物的效果会因肝病而放大。本章对ALF和ACLF提出了关于药物剂量的概述，重点放在基本的药代动力学和药效学原理上，其次是按各个器官系统来划分，重点是神经系统、肺脏、心血管系统、肾脏系统、血液系统、胃肠道和内分泌系统，对传染性疾病也进行了回顾。客观监测设备的使用和治疗目标的确立有助于保证各个器官得到最佳的疗效。许多情况下，尚缺乏对肝功能衰竭患者合并其他急、慢性疾病的治疗指南。避免使用药代动力学曲线不可预测的药物，或容易与其他药物发生相互作用的药物，将减少后遗症。采用有循证学证据的药物会产生更好的疗效。文中提出了基于上述的各种思考。

关键词

肝功能衰竭；肝硬化；药代动力学；药效学；代谢；药物剂量；镇痛；疼痛；镇静；激动剂；抗癫痫；合成前列环素；磷酸二酯酶抑制剂；内皮素受体拮抗剂；血管加压素；β受体阻滞剂；抗心律失常；肝肾综合征；应激性溃疡的预防；质子泵抑制剂；组胺-2受体拮抗剂；止吐；预防静脉血栓；静脉血栓栓塞；抗凝；肝素诱导的血小板减少；传染病；抗生素；血糖控制；甲状腺；肾上腺功能相对不全；类固醇；持续肾脏替代疗法；体外肝支持；体外膜氧合

学习目标

- 阐述肝病患者的药代动力学和药效学改变;
- 找出肝功能衰竭患者需要调整剂量的关键药物;
- 给出一位肝病患者,选择最合适的治疗建议;
- 探讨体外膜氧合(extracorporeal membrane oxygenation, ECMO)、连续性肾脏替代治疗(continuous renal replacement therapy, CRRT)和体外肝脏支持对肝功能衰竭患者用药的影响。

17.1 药代动力学/药效学

肝脏疾病会导致药物的药代动力学和药效学发生重大变化。遗憾的是,尚无关于肝脏清除率的内源性标志物,最常用的肝功能评分Child-Pugh与肝病的肝脏清除率或药物代谢的相关性欠佳。虽然这些变化的幅度取决于肝脏疾病的程度和药物的理化性质,但大多数药物的效果会因肝脏疾病而放大。

17.1.1 吸收

吸收程度的主要决定因素是首过效应的变化对生物利用度的影响,其次是肝功能障碍患者胃排空延迟导致的吸收障碍[1~2]。从胃肠道吸收的药物在到达体循环之前接触肝脏的代谢酶和胆汁排泄系统[3]。在肝功能正常的患者中,肠系膜血流通过肝脏,摄取率中至高的药物将经历显著的首过效应。肝功能障碍导致门体分流,药物代谢酶活性降低,导致全身生物利用度显著增加。这种影响在经颈静脉肝内门体分流术(transjugular intrahepatic porto-systemic shunt, TIPS)的患者中更为明显。行TIPS的肝硬化患者,咪达唑仑口服的生物利用度比没有TIPS的肝硬化患者高10倍[4],很大程度上是肠道细胞色素P450(CYP)3A活性降低的结果[5]。值得注意的

是,静脉给药可完全绕过首过代谢,因此不会影响生物利用度。

17.1.2 分布

药物分布主要受容积和蛋白结合率的影响[3]。肝硬化患者常因液体潴留和腹水而出现容量超负荷。这导致了分布体积(VD)增加,这对亲水性(水溶性)药物的影响最大。β-内酰胺类药物的VD可能高达3倍[6]。为了达到并维持治疗性血药浓度,就需要增加药物剂量,甚至是负荷剂量。肝病患者,尤其是慢性患者的循环血浆蛋白含量也很低。高蛋白结合型药物受影响最大,由于蛋白质合成减少,蛋白质结合位点发生质的变化,以及抑制血浆蛋白质结合的内源性化合物(如胆红素)的累积,导致与白蛋白和 α1-酸性糖蛋白的结合减少[7],导致血中游离药物增多。尤其是对于治疗范围较窄的药物,需要加强监测。

17.1.3 代谢和清除

大多数有关药物代谢的数据来自病情稳定的慢性肝病患者;对ALF患者的研究在很大程度上被低估了。一般说来,药物代谢和消除功能损害的程度与肝脏疾病的严重程度平行,更具体地说,它取决于药物的肝内清除率、肝血流量和血浆蛋白结合的程度。肝内药物清除率代表肝对游离药物的代谢,但并不是所有的代谢途径都受到同样的影响[3,8]。Ⅱ期结合代谢受影响相对较小,而Ⅰ期氧化代谢则受影响更大,因为其由CYP酶和依赖于NADPH的CYP还原酶组成,通常情况下这些酶依赖氧气[9],对肝功能的变化更敏感。疾病进展或放置TIPS导致肝脏血流量进一步下降,可能会加剧这些影响。终末期肝病模型(the model for end-stage liver disease, MELD)评分与CYP活性相关。

肝血流是肝脏药物代谢的另一个重要决定因素,特别是高摄取率的药物。药物的肝脏摄取

率可分为低(<0.3)、中(0.3～0.6)或高(>0.6)三类,它表明肝脏从循环中清除特定化合物的效率,并由药物的内在清除率和蛋白质结合力决定。高提取率的药物高度依赖肝血流,在低流量状态下生物利用度提高,但受药物代谢酶活性和蛋白质结合的影响较小。相反,低提取率药物的代谢对肝酶功能和蛋白结合的变化更为敏感,而受肝脏血流量减少的影响相对较小。具有中等提取率的药物可能具有不同的生物利用度,但通常在肝功能降低的情况下清除率降低。

与急慢性肝病相关的蛋白质结合发生改变对药物代谢有不同的影响,因为它们既可以影响VD,也可以影响药物的摄取率。在机体低蛋白血症的情况下,高蛋白结合的药物将更广泛地分布到组织中,使循环中的药物总量减少。由于游离药物浓度高,增加的游离部分可能会潜在的加强临床效果,但也将更多的游离药物提供给肝脏进行代谢来增加肝脏的清除率。摄取率较低的药物尤其如此。因此,最终的临床效果很难预测,但一般来说,低蛋白结合率和低内在肝清除率的药物在肝功能衰竭时最有可能表现出肝清除率降低。除了代谢减少外,肝外药物排出也可能随着肝功能下降而减少。胆汁淤积可能导致某些药物的胆汁排泄减少。此外,失代偿性肝病常伴有肾功能障碍,如肝肾综合征(hepatorenal syndrome,HRS)。

17.2 神经

神经系统紊乱的管理在肝病患者中是常见且具有挑战性的,可能包括对于精神和癫痫药物的长期管理,以及止痛、镇静和精神错乱急性用药的管理。重症监护医学会已经为ICU成年患者的疼痛、躁动和精神错乱的管理提供了有循证依据的临床实践指南[10]。指南虽然没有针对肝病患者的具体建议,但很大程度上这是通用的,对肝病患者可以应用基本原则。普遍的做法是监测药物安全性和有效性并确定治疗目标,药物的选择需要通过更多地了解疾病和患者的具体情况来进行。在选择药物时,必须考虑终末期肝病(end-stage liver disease,ESLD)造成的药代动力学改变,以避免不良事件的发生。表17-1和表17-2为疼痛和激惹的管理提供了建议。常见且通常可以预防的并发症包括肝性脑病、急性肾损伤和胃肠道出血。这些不良反应的严重程度从

表17-1 镇痛用药建议总结

用 药	治疗地位	考 虑 因 素
对乙酰氨基酚	首选	• 在包括肝硬化在内的肝病患者中耐受性良好 • 将每日剂量限制在3 g/天(短期使用不大于3 g/天)
曲马朵	谨慎使用	• 可诱发或加重肝性脑病,程度小于阿片类,有时可作为首选 • 需要减量
阿片类药物	谨慎使用	• 所有阿片类药物都会诱发或加重肝性脑病 • 效果和药物反应取决于个体情况 • 首选芬太尼(蓄积最少的短效药物) • 氢吗啡酮也是一种选择 • 需要减量
非甾体抗炎药	避免使用	• 肝损伤患者生物利用度增加 • 出现胃肠道出血、静脉曲张出血、急性肾损伤和利尿剂抵抗性腹水的风险增加
其他	针对患者的考虑	• 由于担心精神状况的改变,通常避免使用抗惊厥药物和抗抑郁药物 • 去甲替林和地昔帕明似乎镇静效果不强,如果完全必要的话要使用它们

表17-2 镇静用药建议总结

用 药	治疗地位	考 虑 因 素
洛拉西泮	间歇镇静的首选药物	• 与其他苯二氮䓬类药物相比,代谢受肝硬化影响小 • 无活性代谢物
丙泊酚	持续镇静的首选药物	• 肝硬化患者耐受性良好 • 肝功能衰竭时,药代动力学曲线改变微乎其微 • 需小心低血压和镇静过深
右美托咪定	相对禁忌证-避免使用	• 清除率因肝功能障碍而显著降低 • 易导致低血压和心动过缓
咪达唑仑	相对禁忌证-避免使用	• 清除率因肝功能障碍而显著减少 • 经肾清除的活性代谢物半衰期难以预测 • 需小心低血压和镇静过深

轻微到严重不等,有些甚至是致命的[11]。在肝功能衰竭的情况下,对于精神药物和癫痫药物的管理指南尚没有提供,但在选择药物治疗时,同样的基本原则也适用于此。药物选择和监测的考虑因素将进一步讨论。

17.2.1 镇痛剂

17.2.1.1 监测

ICU患者,包括肝功能衰竭患者,通常会经历疼痛[10]。疼痛的原因很多,包括入院前、手术前、插管前、气管插管后或其他常规ICU护理时发生的损伤。因此,应该使用客观和有效的工具对所有患者的疼痛指数进行常规监测。数字疼痛分级(the numeric pain score, NPS)和视觉模拟评分量表(visual analogue scale, VAS)是可靠性最高的,用于能够评估和传达自己疼痛程度的患者[10]。对于那些心理状态异常的患者,包括脑病患者,推荐使用行为疼痛评定量表(behavioral pain scale, BPS)或重症监护疼痛观察工具(critical-care pain observation tool, CPOT)[10]。这些工具不是使用生命体征、出汗或恶心和呕吐这些非特定的症状和生理体征,而是采用更为具体的标准,如面部表情、身体运动、肌肉紧张、发声

或机械通气依从性。定期使用这些工具可以优化药物的使用以及更好地进行疼痛管理,从而有助于改善危重患者的临床结果[10,12~13]。

17.2.1.2 对乙酰氨基酚

对乙酰氨基酚(acetaminophen, APAP)是一种已知的有肝毒性的药物,是引起药物性ALF的主要原因,占美国ALF病例的近50%[14]。这一发现可使医生避免在肝病患者中使用APAP[15]。数据表明,短期治疗剂量≤4 g/d不会导致非酒精性肝硬化患者的药物蓄积,也不会导致肝功能评分的显著变化;相反,长期无意间的APAP中毒是导致ALF的最常见原因[14,16~18]。APAP可以产生剂量相关的肝细胞坏死,尤其是在慢性饮酒的情况下,即使是处方剂量的APAP也足以产生急性肝炎[19~20]。酒精性肝硬化患者特别容易受到APAP诱导的肝毒性的影响,因为通过酶诱导产生的产物,以及中和NAPQI的谷胱甘肽水平下降,N-乙酰对苯醌亚胺(NAPQI,一种肝毒性代谢物)增加[16~17,21]。酒精性肝硬化患者使用APAP应以最低有效剂量使用,不超过2 g/d(短期使用不超过3 g/d),并应避免长期使用。对于中度到重度疼痛,短期使用适当剂量的APAP优于其他有更严重不良反应的止痛药,如非甾体抗炎药(NSAIDs)和阿片类药物[15]。

17.2.1.3　阿片类药物

慢性肝病患者应谨慎使用阿片类药物，因为它们可能诱发或导致肝性脑病恶化[16～17,22～24]。在急性肝损伤情况下，阿片类药物的使用应更加谨慎。当无法避免使用阿片类药物时，芬太尼是首选，因为与其他阿片类药物相比，芬太尼的药代动力学曲线保持不变[22～23]。考虑到芬太尼起效快，持续时间短，治疗开始时应减少用药剂量及用药次数，然后逐渐调整以达到效果。双氢吗啡酮表现出更高的生物利用度和更长的半衰期，在更小的剂量下是芬太尼的一种可行的替代品。可待因需要通过CYP代谢才能转化为吗啡。肝病患者代谢减少使可待因止痛无效。肝病患者应避免使用吗啡；它由肝脏代谢成一种活性代谢物，严重依赖肾功能来清除。随着生物利用度的提高，这会导致半衰期延长，药理效应被放大，导致不可预测的药代动力学和潜在危险。同样，羟考酮在肝病中表现出较长的半衰期，并可能产生蓄积。哌替啶表现出相似的药代动力学变化，但神经毒性代谢物的积累使其成为肝病期间疼痛治疗时一种很糟糕的选择。尽管美沙酮没有活性代谢物，但在ESLD中其清除率降低。正因为如此，一些人主张将其用于中度肝功能衰竭，由于其药代动力学改变很难预测，很难在健康成年人中使用。到目前为止，关于美沙酮在肝病中的作用还没有达成共识。阿片药物依赖是急性失代偿性肝功能衰竭时的一个特殊的挑战。在出现脑病的情况下，阿片类药物应该谨慎使用，但必须考虑到戒断的风险。应使用最低有效剂量的阿片类药物，最好是芬太尼，并滴定至有效。

17.2.1.4　其他

对其他几种在肝病患者中作为治疗急性和慢性疼痛的药物，尤其是治疗神经性疼痛的阿片类药物替代品进行了评估。曲马朵同时通过肝脏代谢和肾脏消除，基于其良好的安全性，已被推荐作为阿片类药物使用前的治疗选择[11]。与其他药物一样，减少剂量和加强监测是必要的。其他药物，如抗惊厥药物（卡马西平、加巴喷丁、普瑞巴林）和三环类抗抑郁药（tricyclic antidepressants，TCA）通常用于慢性疼痛治疗，但由于担心精神状态改变，在肝功能衰竭时通常避免使用。然而，如果应用TCA是必要的，镇静效果较弱的去甲替林和地昔帕明是首选。

17.2.1.5　非甾体抗炎药

在肝功能障碍患者中使用非甾体抗炎药的风险往往被低估。卫生保健专业人员常支持在这一人群中使用非甾体抗炎药，同时建议避免在肝病或肝硬化患者中使用APAP[15]。虽然这种情况很少见，但这些药物可以独立产生特殊的急性肝细胞坏死或胆汁淤积性损害，这可能导致ACLF的发作[19,25～26]。更令人担忧的是它们对肾功能的有害影响。在前列腺素（PG）合成抑制的介导下，非甾体抗炎药（NSAIDs）损害了保护性肾血管扩张作用。虽然在血压正常的成年人中一般不会有很大影响，但在肝硬化患者中，肾脏和全身血流动力学依赖于PG的可用性[27]，PG合成的抑制会导致肾脏失代偿。这可能导致在代偿性疾病和失代偿性肝硬化患者中，利尿剂的利钠作用减弱，钠和水排泄减少，肌酐清除率和肾小球滤过率降低[28～34]。非甾体抗炎药也与肝功能衰竭患者的静脉曲张出血有关[35]。综上所述，这些不良反应通常被认为是一种类别效应，在肝硬化患者中应该避免非甾体抗炎药。

17.2.2　镇静剂

各种医疗操作和侵入性治疗（如机械通气和有创性通路）让危重患者感到焦虑和不安。镇静剂可以减轻焦虑感，可使患者在ICU期间更加舒适和安全[10]。医务工作者可以选择数种治疗方法来建立和维持安全有效的镇静，考虑到急慢性疾病将影响药物的药代动力学特征，治疗的选择必须根据患者的具体情况。

17.2.2.1　治疗目标

应使用客观有效的工具进行镇静深度的常规监测。尽管不是针对肝病患者而制作,镇静程度量表(SAS)和Richmond镇静程度量表(RASS)在危重患者中常规应用[10]。浅镇静(SAS3-4或RASS0-1)优于深度镇静,因为它与缩短机械通气时间和降低病死率有关。一旦确定了镇静目标,就应该使用维持患者舒适和安全所需的最低剂量的镇静剂。

17.2.2.2　丙泊酚

丙泊酚是一种静脉麻醉药,通过激动γ-氨基丁酸(GABA)受体发挥作用,并通过阻断N-甲基-d-天冬氨酸(NMDA)受体降低谷氨酸能活性。这是一种清除快的短效药物,在健康患者的输液中观察到了线性药代动力学[36~38]。在中度肝硬化(定义为没有腹水或脑病的患者)中似乎没有明显变化[37]。肝硬化患者恢复时间较长,稳态VD增大,但总体清除率和终末消除半衰期不变。虽然该药物经历了肝脏代谢,但额外的肝外代谢可防止肝硬化患者出现显著的药物蓄积。肝功能衰竭患者在腔镜手术中短期使用丙泊酚的不良反应发生率与其他镇静剂相似,不会导致肝性脑病,但与健康受试者相比,麻醉苏醒可能会延迟[39~42]。与咪达唑仑相比,停止丙泊酚输注导致更快地恢复基线功能[43~46]。常见但严重的不良反应包括呼吸抑制、低血压(归因于全身血管扩张,在低血容量患者中更为明显)、高甘油三酯血症和心律失常。低血压,也可以降低颅内压,理论上可能会加重肝性脑病,一般与给药剂量和给药速率成正比。丙泊酚输注综合征(PRIS)被定义为代谢性酸中毒和心功能不全,并伴有横纹肌溶解、高甘油三酯血症或肾功能衰竭[47]。PRIS是一种罕见但危及生命的并发症,病死率从18%到83%不等[48~49]。肝病尚未被确定为PRIS的危险因素,但输液速率和持续时间

是强有力的预测因子。为此,建议避免速度超过每分钟65 μg/kg,输液时间超过48小时[49]。如果怀疑发生PRIS,应立即停止使用丙泊酚,尽管停用丙泊酚后可能会出现并发症甚至死亡,因为目前尚无解毒剂。综合考虑,丙泊酚似乎是治疗肝功能衰竭安全有效的药物,与其他药物相比,丙泊酚的半衰期短,起效快,恢复时间短,是首选的镇静剂[50~53]。

17.2.2.3　右旋美托咪定

右旋美托咪定是一种作用于中枢的α-2受体激动剂,常用于ICU,为需要机械通气的患者提供轻度镇静。数据表明,右美托咪啶是咪达唑仑的安全有效的替代品,可以缩短机械通气时间和ICU住院时间,潜在地降低精神错乱的发生率,因此,显著降低危重患者的ICU成本[54~57]。右美托咪啶在肝脏中通过CYP和葡萄糖醛酸作用广泛代谢成非活性代谢物。由于它是一种高摄取率的药物,肝脏血流的变化会显著影响清除率。右美托咪啶用于肝功能障碍,以天冬氨酸氨基转移酶(AST)和胆红素升高为标志,与清除延迟和半衰期延长有关,这可能导致镇静苏醒的显著延迟,并有更多的不良反应[58~60]。右美托咪啶引起的交感神经张力降低在肝功能衰竭引起的血管麻痹患者中可能尤其严重,因为代偿机制受损,导致严重的心动过缓和低血压。考虑到这些风险,如果右美托咪啶用于肝功能不全的患者,应该谨慎的调整剂量并进行监测,甚至是尽量避免使用。

17.2.2.4　苯二氮䓬类药物

在引入新的镇静剂如丙泊酚和右美托咪啶之前,苯二氮䓬类药物是危重患者镇静治疗的主要药物[10,61]。劳拉西泮和咪达唑仑最为常用,其中咪达唑仑传统上用于短期镇静,劳拉西泮用于长期镇静。然而,所有苯二氮䓬类药物都是由肝脏代谢的。这会导致肝功能障碍患者的代谢减少和排出时间延长,特别是与丙泊酚相比[43~46,62~64]。这些药代动力学参数改变在老

年患者或那些同时服用抑制肝脏中CYP酶系统和（或）葡萄糖醛酸结合的药物中进一步增强。综上所述，这些特征可能导致镇静时间变长，并可能导致或加重肝性脑病[10,65~66]。肝肾综合征是急性肝硬化患者的常见并发症。考虑到咪达唑仑的活性代谢物可以被肾脏消除，在肝肾都受损的患者中使用咪达唑仑会进一步延长镇静时间，应该避免使用[67~70]。如果需要苯二氮䓬类药物，劳拉西泮通常被认为是首选药物，因为它的主要代谢机制是结合作用，此过程受肝功能障碍影响较小[71~73]。当在肝病患者中使用劳拉西泮时，应该经验性地减少剂量，减少给药频率，从而利用最低的有效剂量将不良反应降至最低。总体来说，应避免使用咪达唑仑。

17.2.3　抗癫痫药物

肝功能衰竭患者使用抗癫痫药物（AED）需进行详细的临床评估，因为其中一些药物（苯妥英、卡马西平、奥卡西平、拉莫三嗪、丙戊酸盐等）会导致肝功能衰竭。即使其不是肝功能衰竭的原因，大多数AED在一定程度上是肝内代谢的，应用于肝功能衰竭患者时需要调整剂量[74~76]。平衡这些药物对肝脏的影响的能力且同时有效控制癫痫发作时具有挑战性的。在ALF的初始检查和治疗期间，所有药物，特别是AEDs，都应该作为潜在的病因进行筛查[77]。任何被认为与引起ALF有关的药物都应该立即停止使用，并考虑替代疗法。替代疗法主要包括针对患者特定发作类型的AED结果数据。此外，还必须考虑作用机制、药物相互作用和不良反应，尤其要注意恶化肝性脑病的可能性[78]。

苯妥英钠、左乙拉西坦和最近的乳糖胺是现代医学中常用的三种止痛药。苯妥英的治疗窗口很窄，在健康成年人中表现出非线性动力学；由于其高蛋白结合率、低摄取率以及CYP2C9和CYP2C19代谢途径，这种作用在肝病患者中进一步放大[74~75,79]。肝功能衰竭时应使用较低剂量，并监测游离苯妥英钠水平。苯妥英还有许多重要的药物相互作用，这使其在治疗中的作用进一步复杂。一般说来，新药的疗效与老药相似，但具有更轻的药物不良反应和更少的药-药相互作用。左乙拉西坦表现出低蛋白结合率和低提取率，大约24%通过水解代谢；其余的由肾脏原封不动地排出。因此肝功能障碍患者使用左乙拉西坦不需调整剂量，但在肾功能衰竭且已有药物蓄积，需要减少剂量。极少的药物相互作用和较轻的不良反应使左乙拉西坦成为一线药物。与左乙拉西坦相似，乳糖胺表现出低蛋白结合率和低提取率，但通过CYP2C9、CYP2C19和CYP3A4途径代谢，稍依赖肝脏[74~75,79]，在肝功能下降时确实会发生药物蓄积，因此建议经验性减少剂量。

17.3　心血管系统

肝硬化是一种高动力状态，患者经常表现为全身血管阻力低、心输出量和心率增加，以及基线时的平均动脉压（mean arterial pressure，MAP）较低。肝硬化患者心脏的结构异常和功能改变被称为肝硬化性心肌病。这些改变包括前面提到的血流动力学参数的改变以及收缩、舒张功能障碍和电生理改变。肝硬化心肌病对患者在危重疾病、手术和感染等压力增加时期产生重大影响，并可能使危重监护环境中的血流动力学管理变得具有挑战性，因为血流动力学表现往往会增强。关于肝病心血管病理生理学，在这本教科书的其他地方有详细的讨论。ICU环境中使用的许多肠外心血管药物起效快，持续时间短，效果明显，可以达到临床目标，如血压。这使医务工作者们更容易确定肝病是否影响对这些药物的反应以及是否需要调整剂量。

17.3.1　血管加压药

同时患有ALF和ACLF的危重患者经常需

要血管加压药来维持足够的血流灌注。休克可以是各种机体被打击后的结果，包括但不限于失代偿性肝衰竭导致血管扩张状态、感染性休克和失血性休克的结果。去甲肾上腺素是肝硬化患者分布性休克的首选血管加压药，因为它对 α 和 β 受体都有激动效果，加强血管收缩继而增加了MAP，同时保持了心输出量，而与多巴胺相比，每搏输出量几乎没有增加。目前尚没有针对肝病患者的剂量建议，血管升压药可以根据患者特定的血流动力学目标进行滴定。一般应避免使用多巴胺，因为它可能导致内脏循环血管扩张，从而加重门脉高压[80]。

血管加压素已被用作儿茶酚胺的辅助药物用于治疗休克，并被发现在感染性休克中，可降低儿茶酚胺用量[81]。加压素可能对合并患有HRS的患者特别有益，因为它已被证明可以改善与疾病状态相关的预后[82]。

17.3.2 β-肾上腺素受体拮抗剂和钙通道阻滞剂

β-肾上腺素受体拮抗剂（通常称为β受体阻滞剂或β阻滞剂）用于重症监护中的各种适应证，包括高血压、心动过速和心律失常。美托洛尔是一种常用的选择性β受体阻滞剂，由肝脏通过几种不同的代谢途径代谢[83]。这是一种高摄取率的药物，因此在肝病患者中生物利用度升高（从正常受试者的50%增加到肝硬化的80%）。此外，在口服和静脉给药后，曲线下面积显著增加，半衰期延长[84]。建议将剂量减少2～3倍[83]。拉贝洛尔是一种常用于重症监护病房的非选择性β阻滞剂，也可在肝脏代谢，具有很高的提取率[2]，但也需要考虑延长半衰期和减少剂量。

17.3.3 钙通道阻滞剂

尼卡地平是一种钙通道阻滞剂，主要用于肠外持续输液，用于高血压急症或重症监护中突发

紧急情况。它有很高的提取率[2]。尼卡地平的药代动力学可描述为三室模型。α 和 β 半衰期都很短，都在1小时以下，但最终半衰期超过12小时，这是长期输注的结果。由于它经肝脏代谢，对于肝病患者来说，这一时间将延长。尽管针对特定临床目标滴定是合适的，但滴定应缓慢进行，并密切监测血流动力学，肝病患者可能需要减少剂量。

17.3.4 抗心律失常药

大多数抗心律失常药由肝脏代谢，治疗指数较窄，这使得剂量调整在这一患者群体中具有临床意义。本节将重点介绍非心内ICU中常用的抗心律失常药物，如用于心房颤动的药物。胺碘酮可能是非心内ICU中最常用的抗心律失常药物，有口服和静脉注射两种剂型。它被肝脏广泛代谢，在长期口服（25～53天）后，在没有肝病的患者中有很长的半衰期[85～86]。虽然目前还没有胺碘酮在肝病中的特异性数据，但可以假定代谢会受到影响，从而导致更长的半衰期[83]。地尔硫卓是一种用于心房颤动患者心率控制的Ⅳ类抗心律失常药，有口服的制剂，但通常在ICU中肠外持续输液使用。它被肝脏广泛代谢，肝功能障碍患者的清除率降低。一项长期口服治疗肝硬化的小型研究显示，地尔硫卓及其活性代谢物之一的半衰期略有延长，AUC增加[87]。有人建议将经验性剂量减少到原来的二分之一[83]。

肝硬化患者的另一个心血管异常是QT间期延长，这与肝硬化心肌病有关，并且随着肝硬化严重程度而恶化。据报道，Child-Pugh C级肝硬化患者中QT延长的发生率高达60%[88]。因此，评估基线QT间期和持续监测是至关重要的，应做到与评估已知有QT间期延长风险的药物一样。

17.4 肺脏

肺部并发症在ESLD中常见[1～2,89]。对于

呼吸困难和缺氧的标准药物治疗(例如沙丁胺醇、吸入类固醇等)通常可以在该群体中直接使用,而无需调整剂量。然而更严重的并发症,如门脉高压,可能需要肺血管扩张治疗,如合成前列环素、磷酸二酯酶抑制剂和内皮素受体拮抗剂[21,89~94]。这些特殊的药物可能在 ESLD 患者中进行监测和剂量调整,如下所述。

17.4.1　合成前列环素

合成前列环素(Synthetic prostacyclins),如环前列烯醇、曲普替尼和伊洛前列素,已经确定了对门静脉高压症有效[89]。然而,这些药物的药代动力学,特别是清除率,在肝损伤患者中可能会发生显著改变。

对 8 例住院肝硬化患者静脉注射伊洛前列素的药代动力学进行了评估。在住院治疗过程中收集药代动力学参数[95]。研究表明,在肝损害患者中,伊洛前列素清除率为一半。于是得出结论,初始剂量应该减少至标准剂量的一半,患者应该接受基于个人参数的剂量滴定。

在合成前列环素中,环前列烯醇的半衰期最短,估计约为 6 分钟[96]。然而,由于缺乏有效的化学分析方法来评估环前列烯醇的体内药代动力学,到目前为止还没有专门的研究来评估肝损伤对该药物药代动力学的影响。到目前为止,曲前列环素拥有针对肝功能损害最全面的数据。据其说明书,静脉注射和皮下注射曲普替尼在肝功能受损患者中清除率均降低[97]。对于肺动脉高压的治疗,建议初始剂量降至理想体重每分钟 0.625 ng/kg。然而到目前为止,还没有正式的研究来评估静脉或皮下注射曲普替尼在严重肝损害患者中的应用。

最近,口服药曲普替尼获得了美国食品药品监督管理局批准。口服前列环素为肺动脉高压患者提供了一种简化的给药途径。然而,这种特殊合成的前列环素在门静脉高压症中的应用经验有限。无论如何,这种疗法具有潜力,在未来

将用于治疗独特亚群。幸运的是,这种药物在肝病患者群体中有可靠的数据来评估其药代动力学。Peterson 及其同事在 30 名不同程度肝损伤的受试者中完成了口服曲普替尼、曲普替尼二醇胺药代动力学的小规模评估[98]。随着肝功能损害程度的加重,曲普替尼平均清除率降低,曲普替尼蓄积水平升高。不良反应,如头痛、恶心等,在肝损害患者中更为常见。在临床实践中,口服曲普替尼应慎用,并应密切监测患者的不良反应。

对这些数据的临床解释表明,肝功能受损患者的合成前列环素(除环前列腺素外)剂量应降低。同样,临床医生应谨慎地进行滴定,同时密切监测不良反应。然而,依波前列烯醇独特的短半衰期使得它很可能是这一规则的例外,并且可能可以在不考虑肝功能的情况下使用和滴定。

17.4.2　磷酸二酯酶抑制剂

越来越多的证据支持在门脉高压患者中使用西地那非和他达拉非[89,94]。西地那非通过 CYP3A4 和 CYP2C9 代谢形成活性产物[99]。可以预见的是在肝功能受损的患者中,这种代谢会发生改变。尽管销售用于治疗肺动脉高压的 Revatio® 的制造商西地那非没有提供剂量调整建议,但治疗勃起功能障碍的 Viagra® 的制造商建议肝功能障碍患者使用较低的起始剂量[99,100]。因此,无论适应证如何,对于肝功能受损的患者,谨慎使用西地那非的剂量可能是恰当的。

与西地那非类似,他达拉非主要由 CYP3A 代谢。据他达拉非说明书,初步药代动力学研究表明,轻度到中度肝损伤不会影响患者使用他达拉非的暴露量[101]。然而,对于 Child Pugh A 级或 B 级肝损伤的患者,制造商建议初始剂量从 20 mg 开始,每天一次或更少。由于缺乏临床数据支持,严重肝功能损害患者应避免使用他达拉非。

除了制造商的建议外,Forgue 及其同事还评

估了他达拉非在肝功能损害患者中的药代动力学[102]。这项研究评估了25名有不同程度肝损害的患者的他达拉非药代动力学。然而，只有一名患者被归类为严重损害。评估发现，随着损伤程度的增加，他达拉非有降低血药浓度和延长半衰期的趋势；暂时没有发现统计学上的关联差异。

有关西地那非和他达拉非在肝功能损害患者中使用的数据有限且不一致。在大多数患者中，使用需谨慎且从小剂量开始，据目前为止公布的数据并不排除使用更积极的剂量。

17.4.3 内皮素受体拮抗剂

药物治疗门静脉高压症的最有力数据似乎是使用内皮素受体拮抗剂。然而，这类药物是经过肝脏代谢的，会引起肝脏毒性，因此对于肝脏受损的患者应谨慎使用。

在一项对门脉高压患者的回顾性研究中，波生坦（Bosentan）与症状的改善有关[103]。有研究还完成了5例中度肝损害患者的亚组药代动力学分析。分析显示，在这一特定的患者群体中，波生坦的暴露量增加；然而，这与患者的预后无关。波生坦的一个主要问题是其潜在的肝毒性[104]。与此相一致的是，Savale等人的回顾性分析中确定肝酶升高的风险为5.5%[103]。基于这些数据，鉴于波生坦水平升高导致风险增加，在肝受损患者中这类药物应谨慎使用。在这一患者群体中，频繁的肝功能监测在临床上也是合适的。

有强力的数据支持马西替坦（Macitentan）在肺动脉高压患者人群中的使用，一项随机对照试验显示，使用后发病率和病死率在统计学上有显著意义[105]。关于该药的安全性，研究发现肝功能障碍患者在不同剂量使用后肝功能的受损程度没有明显变化。然而，仍建议在基线时进行肝功能检测，并在6个月内定期复查，然后按照临床表现来进行检查[106]。

对安贝生坦（Ambrisentan）有一项门静脉肺动脉高压的小型前瞻性、观察性队列研究进行了相关评估，肺血流动力学方面显示出积极的结果[107]。就安全性结果而言，在12个月的研究期间没有发现肝功能测试有任何变化。这将表明安贝生坦用于肝功能损害患者是安全的，但仍应密切监测患者的不良反应。

总体而言，内皮素受体拮抗剂组似乎在门脉高压患者群体中的使用获得了良好的支持。谨慎的做法是不仅要监测这些患者的血流动力学不良反应，还要监测肝功能测试中显示的直接肝损伤。

17.5 肾脏

许多药物都需要调整肾脏剂量；因药代动力学变化，这些调整十分复杂，特别是肝功能受损患者的药物分布和代谢会出现波动。继发于腹水的VD增加的患者可能会潜在地降低肾脏对药物的清除率，因为肾脏能获取的药物减少。此外，与蛋白质结合的药物通常可以在继发于蛋白质产生减少的肝脏损害患者中有更大的肾脏清除率，通过肾脏降低游离浓度。

HRS是ESLD的潜在并发症。甲氧安福林、奥曲肽和白蛋白等药物常用于治疗HRS。这些常用药物不需根据肝功能损害患者的药代动力学变化进行剂量调整。

17.6 胃肠道

质子泵抑制剂（PPI）和组胺-2受体拮抗剂（H2RA）是住院ESLD患者的常用处方药。这些药物通常用于以下两种适应证：预防应激性溃疡或治疗胃食管静脉曲张出血[9]。除了住院使用外，这两类药物可以作为非处方药物获得，患者无需通过医生开处方单就可自行获得服用，因此对于肝损害人群讨论这类药物的问题很重要。

17.6.1 质子泵抑制剂

到目前为止，没有证据表明其中哪一种药物更为合适。然而，由于大多数PPI需要经历CYP代谢，肝损伤引起的药代动力学改变可能需要选择某种药物而不是其他药物。

17.6.1.1 奥美拉唑

作为最早发现的PPI类药物之一，奥美拉唑是一种常用的药物。然而，在给肝功能受损的患者使用这种药时需要小心。在一项奥美拉唑在肝硬化患者中的药代动力学研究中发现，不管肝损伤的严重程度如何，奥美拉唑的暴露剂量都会增加[17]。这些数据表明，奥美拉唑显著降低了ESLD患者的清除率，应尽量避免服用奥美拉唑。

17.6.1.2 艾司奥美拉唑

Sjövall及其同事实施了一项艾司奥美拉唑在肝损害患者中的小型药代动力学评估研究[108]。这项研究确定了对于轻度或中度肝损伤患者，艾司奥美拉唑暴露增加的风险最小。然而，在有严重肝功能障碍的患者中，药物水平显著升高。药品制造商已经注意到了这一问题，因此对于严重肝损伤的患者，建议将剂量减少到每天20 mg[109]。对于轻度到中度肝损害的患者，剂量保持不变，但在给重度肝损害患者开艾司奥美拉唑时应谨慎。

17.6.1.3 兰索拉唑

在单剂量研究中评估了兰索拉唑的药代动力学，由于缺乏重复给药，结果受到很大限制[110]。研究发现，随着肝病病情的加重，半衰期和药物暴露增加，严重肝损害患者的药代动力学曲线有明显改变。这些数据表明，兰索拉唑应避免用于肝功能受损的患者，尤其是严重肝功能受损的患者。

17.6.1.4 泮托拉唑

虽然泮托拉唑经历CYP代谢，但研究表明，泮托拉唑的药代动力学和耐受性与肝脏损害的严重程度无关[111]。因此，无论肝损害程度如何，都没有必要调整泮托拉唑的剂量。这一证据使泮托拉唑成为治疗ESLD最有利的PPI。

17.6.2 组胺-2受体拮抗剂

法莫替丁在该患者群体中的药代动力学特征似乎优于雷尼替丁。一项在ESLD患者人群中使用法莫替丁的药代动力学评估中发现，与那些无肝损害的患者相比，法莫替丁清除率没有变化[112]。然而，法莫替丁确实需要针对肾损害进行剂量调整，因此HRS患者应适当减少剂量[113]。使用雷尼替丁的ESLD患者神经精神并发症发生率增加，在这类患者中应避免[114]。

17.6.3 止吐药

降低胃肠动力，恶心和呕吐也是ESLD相关的常见并发症[115]。

17.6.3.1 甲氧氯普胺

鉴于甲氧氯普胺有促进胃肠道运动和止吐的作用，常在临床中使用。然而，鉴于甲氧氯普胺具有首过代谢，具有显著的血浆蛋白结合性以及经肝脏代谢，应考虑在ESLD患者群体中减少剂量[116～120]。此外，鉴于甲氧氯普胺的肾清除特性，减少剂量对伴发肾功能障碍的患者也是至关重要的。肝硬化患者的用药剂量，建议比通常减量50%。

17.6.3.2 昂丹司琼

昂丹司琼主要通过肝脏代谢消除[121]。其清除率与肝损伤程度有关，肝损害的发展会导致昂丹司琼清除率显著降低[122]。肝损害患者使用昂丹司琼时应谨慎。对于严重肝损伤的患者，每日剂量限制在 8 mg 以内。

17.7 血液系统

17.7.1 静脉血栓栓塞的预防和抗凝

曾有 ESLD 患者由于维生素 K 缺乏和血小板生成减少而引起内源性凝血障碍,被认为对静脉血栓栓塞(VTE)的发展有一定的拮抗作用[123]。最近的研究对这一"自身抗凝"理论提出了质疑,并证明与没有 ESLD 的住院患者相比,这类患者抗凝因子的产生也减少,VTE 的风险实际上可能相似甚至是增加[124]。评估 ESLD 药物安全性的文献有限,但确实引起了人们对出血并发症风险增加的担忧[125～126]。此外,静脉血栓栓塞术预防的循证指南没有为肝病患者提供具体的建议,但有研究指出不要对有重大出血风险的患者使用药物预防措施,这些风险因素包括血小板计数 <50 000/μL、肝功能衰竭、国际标准化比率 >1.5[127]。需要注意的是危重肝硬化患者的数据有限。最近一项对 798 例患者的回顾性研究发现,危重肝硬化患者和非肝硬化患者的 VTE 发生率无统计学差异,分别为 2.7% 和 7.6%。肝硬化患者接受药物预防的可能性较小[128]。ESLD 和相关的凝血障碍(INR 升高)本身不应被认为是药物预防的禁忌证,除非有特定的禁忌证,否则 ESLD 危重患者应默认接受药物预防。当然,风险与收益的确切评估应该针对患者本身进行。由于静脉血栓栓塞风险的增加,抗凝治疗正越来越多地用于 ESLD 患者。关于 ESLD 患者,特别是危重患者在院进行治疗性抗凝的安全性数据有限。如果使用普通肝素进行药物预防或治疗性抗凝,对肝功能不全的患者没有特别考虑剂量是否要改变。许多患者会伴有肾功能障碍,鉴于低分子肝素(达特肝素除外)被肾清除,它们出现出血并发症的风险更高。ALF 和 ACLF 患者常出现急性凝血障碍,INR 较基线升高,有很高的出血

风险。这一人群中,尚没有评估静脉血栓栓塞预防或治疗性抗凝的数据。仅提到了在疾病过程的急性期进行机械预防。

17.7.2 肝素诱导血小板减少

肝素诱导血小板减少(heparin-induced thrombocytopenia,HIT)在肝病患者中的发展较为复杂,因为循证指南建议在未并发血栓的 HIT 患者中进行 4 周的治疗性抗凝,如果伴有血栓形成,则进行 3 个月[129]。当然,HIT 患者血栓形成风险必须与出血风险相平衡,才能决定是否进行抗凝治疗。在 HIT 初期的抗凝药物中,阿加曲班是唯一一种在肝功能障碍方面有药理学考量的药物。它是一种直接的凝血酶抑制剂,主要由 CYP3A4/5 在肝脏代谢成非活性产物。健康者半衰期约为 45 分钟,但中度肝损伤(Child-Pugh 评分 >6)患者的消除半衰期增加了 3 倍,全身清除率减少了 4 倍。此外,在健康志愿者中,抗凝反应在 2～4 小时内恢复到基线水平,而在肝功能受损患者中,抗凝反应至少需要 6 小时(最多 20 小时)[130]。因此,对于中度或严重肝损伤的患者,制造商推荐的阿加曲班起始量从每分钟 2 μg/kg 降至 0.5 μg/kg[126]。一项支持降低起始剂量的回顾性研究还建议,由于达到稳态浓度所需的时间较长,因此应将激活的部分凝血活酶时间(APTT)监测推迟到启动或剂量调整后至少 4～5 小时(与 2 小时的标准相比)[131]。阿加曲班在危重病患者中的回顾性研究中描述了需要的剂量的显著减少[132～133]。一项研究发现,与非危重患者相比,减少了 57%,剂量需求与序贯器官衰竭评估(SOFA)评分呈负相关[132]。在 MODS 患者的研究中,作者再次发现剂量需求显著降低,另外,发现患有肝功能不全的患者阿加曲班的平均需要剂量明显低于无肝功能不全患者[133]。因此,对于患有 MODS 的危重患者,建议起始剂量为标准起始剂量的 1/10～1/8。为了降低出血并发症的风险,应考虑对有明显肝功能障

碍的患者选择替代药物。然而,如果在该患者群体中使用阿加曲班,建议起始剂量控制在该范围的低值(如每分钟 0.125 μg/kg)。

17.8 感染性疾病

ESLD患者的感染与发病率和病死率显著相关,包括ACLF的发展[134]。与无感染的肝硬化患者相比,发生感染的肝硬化患者的病死率增加了4倍[135]。在25% ~ 30%的ESLD患者中,要么在入院时存在感染,要么在住院期间获得,比普通人群高出4 ~ 5倍[136 ~ 137]。肝硬化患者感染的独立危险因素包括过去12个月内有过感染史、MELD评分大于或等于15分以及蛋白质缺乏症[138]。虽然自发性细菌性腹膜炎(SBP)和尿路感染最为常见,但ALF和ESLD患者都存在很高的感染风险[136 ~ 137, 139 ~ 141]。与普通ICU患者一样,多重耐药(MDR)病原体在ESLD中的发生率越来越高,在选择治疗院内感染的抗生素时应该考虑到这一点[136]。由于感染发生率的增加以及存在感染多重耐药细菌的风险,在这一患者群体中使用包括广谱抗生素在内的药物是非常重要的。肝功能障碍会影响抗菌药物剂量的药代动力学参数,包括蛋白结合减少、代谢和肾脏消除。如前所述,这些患者中有很大一部分会伴有肾功能障碍,这将影响大多数抗菌药的剂量。现有的指导肾功能不全的抗菌药剂量的文献,缺乏关于肝功能不全的抗菌药药代动力学方面的文献。ICU中使用的根据Child-Pugh评分来指导用药的药物,在说明书中有特定剂量建议的抗菌药仅限于甲硝唑、替加环素、卡泊芬净和伏立康唑。最近发表的一篇综述广泛评估了肝清除或混合肾-肝胆清除的常用抗生素的药代动力学现状[142]。此外,根据已有的产品说明书的建议,作者又根据现有的药代动力学文献,及Child-Pugh评分提出了额外的剂量调整建议。建议调整剂量的抗生素包括克林霉素、甲硝唑、那福西林、利福平和替加环

素。Child-Pugh C级患者,克林霉素的剂量应减少50%,所有Child-Pugh分级中甲硝唑剂量都应从500 mg每8小时一次改变为500 mg每12 ~ 24小时一次。那福西林可能需要调整剂量,尽管没有提供具体的建议。对于利福平,在所有Child-Pugh级别中都应该考虑减少50%的剂量。最后,Child-Pugh C级患者替加环素应该减少50%的剂量。

最近的研究强调了危重患者抗生素剂量方案的不足。具体地说,达到目标浓度的能力降低了,这与患者的不良结局相关[143]。众所周知,原发性系统性红斑狼疮和危重疾病都与VD的增加有关,因此亲水性药物,如β-内酰胺类抗生素,由于血浆浓度降低继而疗效降低的风险受到关注,应考虑增加负荷剂量[144]。

此外据报道,ESLD是几种抗生素相关毒性的危险因素,包括β-内酰胺类药物引起的中性粒细胞减少症和氨基糖苷类药物相关的肾毒性[145,146]。

17.9 内分泌

非酒精性脂肪肝炎(nonalcoholic steatohepatitis, NASH)的发病率持续上升,是肝硬化的病因之一[147]。它的增长与全球糖尿病(diabetes mellitus, DM)、肥胖症和代谢综合征增加同步[147]。内分泌异常在肝病患者中很常见,而且往往很严重,因为肝脏是负责许多蛋白质、激素、细胞因子和白细胞介素的代谢和分解代谢的主要器官[148]。在许多情况下,这种异常与较差的预后相关,需要药物治疗干预来管理糖尿病、甲状腺疾病和相对肾上腺功能不全(relative adrenal insufficiency, RAI)。

17.9.1 血糖控制

在慢性肝病和肝硬化患者中,糖尿病与肝脏相关并发症的风险增加有关,包括肝性脑病、

门脉高压、腹水、自发性细菌性腹膜炎、肾功能障碍、肝癌和死亡[149]。目前认为糖尿病可能通过脂肪因子介导的线粒体氧化应激增加促进炎症和纤维化。有效的血糖控制可能能减轻这些不良反应的发展，但尚缺乏数据支持[149]。强化血糖控制（血清血糖4.4～6.1 mmol/L）在危重症期间进行了评估，会显著增加低血糖的风险，并且没有改善总体病死率[150]。尤其是急性失代偿性肝硬化患者，低血糖与病死率增加相关，术中低血糖也可能预示肝切除术后肝功能衰竭[151～152]。目前尚不清楚低血糖是急性失代偿性肝硬化患者短期病死率增加的部分因素，还是仅仅是疾病的严重程度或其并发症的结果。然而，保守治疗要求避免与低血糖风险增加相关的治疗。因此，美国糖尿病协会建议对持续性高血糖患者启动胰岛素治疗，从10.0 mmol/L开始，对大多数危重患者滴定到7.8～10.0 mmol/L的目标血糖范围[153]。虽然这些指南没有特别针对肝功能衰竭的患者，但将这些建议应用于该患者群体是合理的。胰岛素输注已被证明是达到血糖目标的最佳方法；治疗应从静脉注射胰岛素开始，使用有效的书面或公式化方案，允许预先确定输液动态衡量速率，然后在临床合适的情况下过渡到"滑动规模"胰岛素。由于肌肉、肝脏和脂肪中的胰岛素抵抗，肝病患者最初可能需要更高的剂量来控制血糖[154]。然而，随着疾病的发展和代谢功能的恶化，胰岛素需求量可能会随着糖异生减慢而减少。口服药物不是长期治疗糖尿病的理想药物，在糖尿病的急性治疗中是禁忌的；此类药物通常经肝脏代谢，因此可能在慢性肝病患者体内积聚，并导致毒性，包括低血糖和乳酸酸中毒[149,153～154]。血糖管理在肝病患者中很难，因为高血糖和低血糖都与不良预后相关，需要密切的临床监测。

17.9.2 甲状腺

肝脏主要负责四碘甲状腺原氨酸（T4）向三碘甲状腺原氨酸（T3）的外周转化，以及许多蛋白质的合成，包括甲状腺结合蛋白。因此，肝硬化患者会出现甲状腺激素失调和功能障碍[148,155]。肝病患者的各类甲状腺异常发生率是不同的，13%～61%不等。甲状腺功能减退症是最常见的，最常见的表现为低T3和低游离T3，尽管甲亢也可以发生[155～156]。在ICU治疗的危重肝硬化患者中，超过50%的患者患有某种甲状腺功能正常性病变综合征[157]。虽然甲状腺功能障碍与肝硬化患者的短期和长期存活率下降有关，但数据结果显示这并非是决定性的[158]。一项回顾性研究发现，甲状腺功能低下患者的肝功能往往好于甲状腺功能正常的患者[159]。鉴于肝功能正常的患者对甲状腺功能正常性病态综合征的治疗尚不清楚，给肝功能障碍带来额外的复杂性。不确定的结果数据，使得治疗计划的制订变得困难。此外，左甲状腺素与肝功能受损患者低血糖风险增加有关[160]。肝病对左甲状腺素的药代动力学影响不大，但考虑到医务工作者们认为低血糖对这一人群会产生不良后果，保守的甲状腺管理是有必要的。

17.9.3 肾上腺功能不全

RAI，有时被称为肝-肾上腺综合征，在危重患者中很常见，但在失代偿性稳定性肝硬化患者中也有报道，包括合并或没有合并感染性休克的患者[148,161～163]。报告的发病率各不相同，7.2%～60%不等，部分原因是实验室技术和用于诊断的检测标准差异很大[148,164～165]。尽管存在这种差异，但已有大多数研究证明RAI与肝硬化患者预后不良有关。尽管RAI的发生机制和确切的患病率都不完全清楚，肝脏疾病的严重程度和RAI的存在似乎是存在联系的[161,163]。RAI的诊断也仍然存在争议。荟萃分析评估了低剂量（1 μg）和标准剂量（250 μg）促肾上腺皮质激素试验在诊断RAI中的作用，发现两种试验都表现良好，但也不是没有局限性[166～167]。内分泌学会指南推荐使用标准剂量（250 μg）促肾上腺皮质激素作为确定诊断的"金标准",尽管肝病会影响对该测试的解释。由于蛋白结合力降低,慢性和重症急性肝炎患者血清游离皮质醇和总皮质醇水平均有改变[168~169]。在这些患者中,与血清总皮质醇相比,血清游离皮质醇或游离皮质醇指数可能更适合于评估RAI[168~169]。指南建议在急性患者以及有易感因素(如肝病)的患者中使用较低的诊断(和治疗)阈值[170]。有几项研究评估了皮质类固醇在治疗伴和不伴感染性休克的肝硬化患者RAI中的作用[159, 162~163, 171~172]。在所有的研究中,干预措施是氢化可的松,每天200～300 mg,有时被称为"应激剂量",结果包括血管加压剂的剂量和持续时间、休克缓解、休克复发、包括感染和胃肠道出血在内的不良反应以及住院存活时间。结果数据参差不齐,专家意见也不尽相同,类似于代表无肝硬化脓毒症患者的数据集和专家意见。内分泌指南建议成人RAI患者每天服用氟可的松0.1 mg和氢化可的松15～25 mg,每天2～3次,尽管这是一个广泛的建议,并不是肝病患者特有的[170]。这个剂量远低于肝硬化的研究剂量,也低于脓毒症治疗指南推荐的剂量(氢化可的松每天200 mg)[173]。肝功能衰竭患者不需要调整氢化可的松的剂量。虽然使用糖皮质激素,有些还使用盐皮质激素,可能会改善肝硬化患者的预后,包括合并感染性休克的患者,但还需要更多高质量的数据来提出强有力的建议。

17.10　特殊人群

17.10.1　持续肾脏替代治疗

伴肝损害的危重患者有可能需要持续的肾脏替代治疗(CRRT)。剂量调整对于具有特定药代动力学特性的药物是必要的[174](表17-3)。了解肝功能受损患者的这些特性可能较基线有明显改变是至关重要的。CRRT和脱水量对药物清除率也有显著影响。为了给接受CRRT治疗的肝损害患者提供适当剂量的药物,必须严格评估每种药物与肝脏清除率和CRRT清除率相关的药代动力学特性。

表17-3　药物的某些特性可能会通过CRRT增加清除率的示例

药物属性
低蛋白结合率
小体积分布
小分子量

17.10.2　体外肝脏支持系统

ALF和ACLF中的许多并发症多数都是由于各种毒素的蓄积所致,正常情况下这些毒素会被肝脏代谢。其中几种毒素(如氨和内源性苯二氮䓬类)分别与ALF和ACLF、脑水肿和肝性脑病的一些最显著的表现有关。其他因素(如促炎细胞因子)可能在心血管和肾功能障碍中起作用。体外肝脏支持(ECLS)系统,或称肝脏辅助装置,通过模仿并辅助肝脏的功能,可以作为通往肝脏恢复(因为肝脏可以保持再生能力,特别是在ALF中)或肝移植的桥梁。有两种类型的ECLS系统:人工的和生物的。人工系统利用外源性白蛋白和与血液透析中使用的人造膜类似的技术,消除白蛋白结合和水溶性物质,包括胆红素和各种毒素。人工系统包括分子吸附再循环系统[MARS(Teraklin AG, Rostock, 德国)]、单向白蛋白透析(SPAD)、Prometheus系统(Fresenius, 汉堡, 德国)和大容量血浆置换(HVP)等。生物系统的不同之处在于,它们使用活的肝细胞,因此除了解毒外,还提供一些合成和代谢功能。生物系统包括体外肝脏辅助设备(ELAD, VITAL TREATIONS, Inc., 美国圣地亚哥)和HepatAssist系统(Arbios, 美国)。尽管HVP是迄今为止唯一能证明改善ALF无移植存活率的

ECLS 系统,但 MARS 仍是美国最常用、研究最广泛的 ECLS 系统[175]。关于在 ALF 和 ACLF 中使用 ECLS 系统的研究结果最近已被广泛回顾[176]。

用药考虑

考虑到人工 ECLS 系统清除白蛋白结合物质和水溶性物质,在确定适当剂量时,去除具有这些特性的药物是一个特别的考虑因素。此外,与 ECLS 系统治疗时间相关的给药时间也会对药物清除产生重大影响。由于 MARS 是美国最常用的 ECLS 系统,本节将重点介绍 MARS 系统使用期间的药物剂量考虑,并回顾 ICU 中使用的药物的现有药代动力学数据。MARS 使用白蛋白透析来去除白蛋白结合物质和水溶性物质。值得注意的是,MARS 与 CRRT 的结合使用(有关 MARS 机制和系统设置的详细信息,请参阅有关使用体外肝脏支持疗法的章节)。除了 CRRT 的清除外,MARS 系统还可以去除药物,这使得给药变得复杂。此外,由于有两种不同的去除机制,高蛋白结合和低蛋白结合的药物都可以被去除。很少有文献描述 MARS 对药物清除的影响,因此对用药剂量的指导也很少。

一项研究利用体外模型检测 MARS 与连续静脉血液透析(CVVHD)清除对几种不同药代动力学特性的药物影响[177]。头孢曲松(低 VD)和替考拉宁(高 VD)都是白蛋白高度结合的抗生素。MARS 组 6 小时内头孢曲松浓度下降 71%,CVVHD 组下降 20%。同样,MARS 组和 CVVHD 组的替考拉宁浓度分别降低了 90% 和 58%,这两种疗法都显示出了显著的清除效果。头孢他啶(低 VD)和左氧氟沙星(高 VD)的白蛋白结合可忽略不计,因此在 MARS 和 CVVHD 中有相似的清除,主要是由 CVVHD 清除驱动的。头孢他啶在 CVVHD 和 MARS 中的浓度分别下降了 98.4% 和 99.8%,左氧氟沙星在 CVVHD 和 MARS 中的浓度都降低了 99.3%。

同样使用体外模型的第二项研究描述了莫西沙星和美罗培南的清除[178]。莫西沙星白蛋白结合度中等,美罗培南白蛋白结合率低。MARS 启动后 1 小时,莫西沙星和美罗培南的血药浓度均下降约 50%。在 MARS 系统的所有部分以及透析液中都发现了这两种药物,证明了 MARS 组件和透析组件的清除效果。

在 MARS 期间哌拉西林-他唑巴坦的清除也在两个病例报告中有所描述[179~180]。在一个病例报告中,一名接受 MARS 治疗 APAP 诱导的 ALF 的患者接受了单剂量的哌拉西林-他唑巴坦 4.5 g,持续 3 小时[180]。哌拉西林-他唑巴坦通过 CRRT 被清除,并与蛋白质适度结合。哌拉西林浓度从输液结束后 1～3 小时后下降了大约 32%。半衰期被计算为 1.53 h,比仅用 CVVHD 报告的半衰期短了 3.7 倍,证明了通过 MARS 清除了更多[181]。在第二个病例报告中,一名患者因难治性肝性脑病而接受 MARS 治疗,另一名患者因肝切除术后肝功能衰竭(包括脑病)而接受 MARS 治疗[179]。第一名患者在首剂 3.375 克超过 4 小时后进行了哌拉西林浓度测量。第二名患者在两种不同的 3 小时输注哌拉西林-他唑巴坦给药方案中,分别测量了哌拉西林的浓度:每 8 小时 4.5 g 和每 8 小时 3.375 g。两名患者的所有血清浓度(包括 MARS 治疗结束和给药间隔)都超过了 2014 年临床实验室标准协会指南建议的 MIC 截点所需的治疗浓度。

一份病例报告描述的 MARS 期间他克莫司清除可以忽略不计,尽管他克莫司具有低分子量和高蛋白结合率[183]。MARS 目前已被用于治疗由多种药物和物质引起的急性中毒,这些药物和物质最近得到了广泛的审查[184]。

临床医生应该可以预料到在 MARS 治疗过程中高蛋白结合药物的大量清除,如果使用间歇性治疗,最好是在 MARS 治疗过程完成后给药。尤其是在 MARS 持续运行的情况下,对于某些药物,可以考虑使用延长或持续的输液时间。在缺乏药代动力学数据的情况下,利用治疗性药物监测可以为适当的剂量提供重要的指导。

17.10.3 体外膜氧合

应用体外膜氧合（ECMO）通常需要机械支持和治疗性抗凝,在肝衰患者中不常应用是因为它与潜在的凝血障碍有关,但当应用时,它使药物剂量的考虑变得更加复杂。ECMO过程中药代动力学参数的变化有多种机制。表观Vd越大,循环容量越大,不成比例地影响Vd(亲水性)小的药物,从而导致最大浓度(Cmax)降低和清除增加[185]。此外,通过强利尿CRRT进行液体清除可能会使情况变得复杂,这会导致动态的Vd和可变的药物浓度。药物的失活、隔离或被ECMO回路的不同组件吸附也会影响药代动力学。在ECMO开始时,Vd、蛋白质结合度以及组织和血浆浓度之间的平衡程度将决定ECMO对这些药物的药理影响程度[185～190]。

需要ECMO的患者通常需要增加止痛剂和镇静剂的剂量,包括吗啡、芬太尼和咪达唑仑[185,190～191]。这可能部分归因于更深层次的镇静目标,以优化氧合,最大限度地减少与应激相关的后遗症,如ECMO回路并发症,但这也与ECMO期间的药代动力学变化有关。虽然镇痛剂、镇静剂、肌松药、血管增压剂、利尿剂和抗凝剂可以滴定到可测量的终点,但抗生素并不存在实时靶点[192]。由于可能影响危重病患者药物药代动力学的多个变量,给药方案应个体化。初始剂量应基于人群药代动力学,并应尽可能增加治疗性药物监测的频率并进行后续调整[185,192～193]。

结　论

在不考虑药物治疗的药代动力学和药效学的潜在临床重要变化的情况下,慢性疾病并发急性加重的管理是非常具有挑战性的。在肝病的情况下,用于治疗肝病的药物疗效会因疾病病情的改变而显著改变,并可能使药物治疗进一步复

杂化。避免应用某些药物和调整其他药物的剂量是必要的,以避免药物事故和本已脆弱的患者状态的进一步恶化。回顾了药物治疗的基本考虑因素,包括按器官系统组织的更深层次的评估。此外,还考虑了在肝病治疗中进一步改变药代动力学和药效学的装置。药物治疗应基于循证结果数据和指南(如果可用),以及特定药物的不良反应描述。肝病患者的用药剂量应该基于肝病患者的群体药代动力学,而不是从其他患者群体来推断。在可能的情况下,应该实施治疗性药物监测,并为每个患者量身定做治疗方案。

17.11　习题

1. 下列哪一项最准确地描述了急性肝功能衰竭（ALF）对药物分布的影响?
   a. 分布体积增大
   b. 分布体积减小
   c. 蛋白结合量增加
   d. 游离药物的比例减少
   答案: a

2. 下列哪种镇静剂是治疗ESLD患者最安全的镇静剂?
   a. 右美托咪定
   b. 洛拉西泮
   c. 咪达唑仑
   d. 丙泊酚
   答案: d

3. 根据药物半衰期,哪种合成前列环素不需要谨慎的剂量或剂量调整来治疗门脉高压?
   a. 波生坦
   b. 依前列醇
   c. 伊洛前列素
   d. 曲前列环素
   答案: b

4. 对于继发性生物利用度、曲线下面积和消除半衰期增加的ALF患者,应谨慎使用下列哪

种β-受体阻滞剂?

a. 艾司洛尔

b. 美托洛尔

c. 那多洛尔

d. 普萘洛尔

答案: b

5. 哪种质子泵抑制剂不需要调整重度ESLD患者的使用剂量?

    a. 埃索美拉唑

    b. 兰索拉唑

    c. 奥美拉唑

    d. 泮托拉唑

答案: d

6. 关于药物预防终末期肝病(ESLD)患者静脉血栓栓塞的说法,下列哪一项是正确的?

    a. ESLD的自身抗凝消除了药物预防的需要。ESLD和相关的凝血障碍本身不应被认为是药物预防的禁忌证,除非有特定的禁忌证,否则ESLD危重患者应默认接受药物预防

    b. 证据表明,只有当血小板计数大于100 000/μL,INR小于2.5时,原发性系统性红斑狼疮患者才应接受药物预防

    c. 低分子肝素预防是所有ELSD患者药物预防的首选药物

答案: a

7. 对于Child Pugh分级的所有类别,以下哪种抗菌药物需要减少50%的剂量?

    a. 克林霉素

    b. 甲硝唑

    c. 利福平

    d. 妥布霉素

答案: c

8. 那种药代动力学特性使药物有可能通过连续性肾脏替代疗法(CRRT)被清除?

    a. 分布体积大,蛋白质结合量高,分子量大

    b. 分布体积大,蛋白质结合量低,分子量大

    c. 分布体积小,蛋白质结合量高,分子量小

    d. 分布体积小,蛋白质结合量低,分子量小

答案: d

参考文献

1. Lin S, Smith BS. Drug dosing considerations for the critically ill patient with liver disease. Crit Care Nurs Clin North Am. 2010; 22(3): 335–340. Epub 2010/08/10

2. Delco F, Tchambaz L, Schlienger R, Drewe J, Krahenbuhl S. Dose adjustment in patients with liver disease. Drug Saf. 2005; 28(6): 529–545. Epub 2005/06/01

3. Verbeeck RK. Pharmacokinetics and dosage adjustment in patients with hepatic dysfunction. Eur J Clin Pharmacol. 2008; 64(12): 1147–1161. Epub 2008/09/03

4. Chalasani N, Gorski JC, Patel NH, Hall SD, Galinsky RE. Hepatic and intestinal cytochrome P450 3A activity in cirrhosis: effects of transjugular intrahepatic portosystemic shunts. Hepatology. 2001; 34(6): 1103–1108. Epub 2001/12/04

5. Gorski JC, Jones DR, Haehner-Daniels BD, Hamman MA, O'Mara EM Jr, Hall SD. The contribution of intestinal and hepatic CYP3A to the interaction between midazolam and clarithromycin. Clin Pharmacol Ther. 1998; 64(2): 133–143. Epub 1998/09/05

6. el Touny M, el Guinaidy M, Abdel Bary M, Osman L, Sabbour MS. Pharmacokinetics of cefodizime in patients with liver cirrhosis and ascites. Chemotherapy. 1992; 38(4): 201–205. Epub 1992/01/01

7. MacKichan J. Influence of protein binding and use of unbound (free) drug concentrations. In: Burton M, Shaw LM, Schentag JJ, Evans WE, editors. Applied pharmacokinetics & pharmacody-namics-principles of therapeutic drug monitoring. Philadelphia: Lipponcott Williams & Wilkins; 2006. p.82–120.

8. Elbekai RH, Korashy HM, El-Kadi AO. The effect of liver cirrhosis on the regulation and expression of drug metabolizing enzymes. Curr Drug Metab. 2004; 5(2): 157–167. Epub 2004/04/14

9. Albarmawi A, Czock D, Gauss A, Ehehalt R, Lorenzo Bermejo J, Burhenne J, et al. CYP3A activity in severe liver cirrhosis correlates with Child-Pugh and model for end-stage liver disease (MELD) scores. Br J Clin Pharmacol. 2014; 77(1): 160–169. Epub 2013/06/19

10. Barr J, Fraser GL, Puntillo K, Ely EW, Gelinas C, Dasta JF, et al. Clinical practice guidelines for the

答案: d

management of pain, agitation, and delirium in adult patients in the intensive care unit. Crit Care Med. 2013; 41(1): 263–306. Epub 2012/12/28

11. Chandok N, Watt KD. Pain management in the cirrhotic patient: the clinical challenge. Mayo Clin Proc. 2010; 85(5): 451–458. Epub 2010/04/02

12. Chanques G, Jaber S, Barbotte E, Violet S, Sebbane M, Perrigault PF, et al. Impact of systematic evaluation of pain and agitation in an intensive care unit. Crit Care Med. 2006; 34(6): 1691–1699. Epub 2006/04/21

13. Payen JF, Bosson JL, Chanques G, Mantz J, Labarere J, Investigators D. Pain assessment is associated with decreased duration of mechanical ventilation in the intensive care unit: a post Hoc analysis of the DOLOREA study. Anesthesiology. 2009; 111(6): 1308–1316. Epub 2009/11/26

14. Ostapowicz G, Fontana RJ, Schiodt FV, Larson A, Davern TJ, Han SH, et al. Results of a prospective study of acute liver failure at 17 tertiary care centers in the United States. Ann Intern Med. 2002; 137(12): 947–954. Epub 2002/12/18

15. Rossi S, Assis DN, Awsare M, Brunner M, Skole K, Rai J, et al. Use of over-the-counter analgesics in patients with chronic liver disease: physicians' recommendations. Drug Saf. 2008; 31(3): 261– 270. Epub 2008/02/28

16. Bosilkovska M, Walder B, Besson M, Daali Y, Desmeules J. Analgesics in patients with hepatic impairment: pharmacology and clinical implications. Drugs. 2012; 72(12): 1645–1669. Epub 2012/08/08

17. Dwyer JP, Jayasekera C, Nicoll A. Analgesia for the cirrhotic patient: a literature review and recommendations. J Gastroenterol Hepatol. 2014; 29(7): 1356–1360. Epub 2014/02/20

18. Larson AM, Polson J, Fontana RJ, Davern TJ, Lalani E, Hynan LS, et al. Acetaminophen-induced acute liver failure: results of a United States multicenter, prospective study. Hepatology. 2005; 42(6): 1364–1372. Epub 2005/12/01

19. Khalid SK, Lane J, Navarro V, Garcia-Tsao G. Use of over-the-counter analgesics is not associated with acute decompensation in patients with cirrhosis. Clinical Gastroenterol Hepatol. 2009; 7(9): 994–999. quiz 13–14. Epub 2009/04/28

20. Zimmerman HJ, Maddrey WC. Acetaminophen (paracetamol) hepatotoxicity with regular intake of alcohol: analysis of instances of therapeutic misadventure. Hepatology. 1995; 22(3): 767–773. Epub 1995/09/01

21. Gallagher J, Biesboer AN, Killian AJ. Pharmacologic Issues in Liver Disease. Crit Care Clin. 2016; 32(3): 397–410. Epub 2016/06/25

22. Imani F, Motavaf M, Safari S, Alavian SM. The therapeutic use of analgesics in patients with liver cirrhosis: a literature review and evidence-based recommendations. Hepat Mon. 2014; 14(10): e23539. Epub 2014/12/06

23. Soleimanpour H, Safari S, Shahsavari Nia K, Sanaie S, Alavian SM. Opioid drugs in patients with liver disease: a systematic review. Hepat Mon. 2016; 16(4): e32636. Epub 2016/06/04

24. Yogaratnam D, Ditch K, Medeiros K, Miller MA, Smith BS. The impact of liver and renal dysfunction on the pharmacokinetics and pharmacodynamics of sedative and analgesic drugs in critically ill adult patients. Crit Care Nurs Clin North Am. 2016; 28(2): 183–194. Epub 2016/05/25

25. Carson JL, Strom BL, Duff A, Gupta A, Das K. Safety of nonsteroidal anti-inflammatory drugs with respect to acute liver disease. Arch Intern Med. 1993; 153(11): 1331–1336. Epub 1993/06/14

26. Fry SW, Seeff LB. Hepatotoxicity of analgesics and anti-inflammatory agents. Gastroenterol Clin N Am. 1995; 24(4): 875– 905. Epub 1995/12/01

27. Horl WH. Nonsteroidal anti-inflammatory drugs and the kidney. Pharmaceuticals. 2010; 3(7): 2291–2321. Epub 2010/07/21

28. Ackerman Z, Cominelli F, Reynolds TB. Effect of misoprostol on ibuprofen-induced renal dysfunction in patients with decompensated cirrhosis: results of a double-blind placebo-controlled parallel group study. Am J Gastroenterol. 2002; 97(8): 2033–2039. Epub 2002/08/23

29. Boyer TD, Zia P, Reynolds TB. Effect of indomethacin and prostaglandin A1 on renal function and plasma renin activity in alcoholic liver disease. Gastroenterology. 1979; 77(2): 215–222. Epub 1979/08/01

30. Brater DC, Anderson SA, Brown-Cartwright D. Reversible acute decrease in renal function by NSAIDs in cirrhosis. Am J Med Sci. 1987; 294(3): 168–174. Epub 1987/09/01

31. Mirouze D, Zipser RD, Reynolds TB. Effect of inhibitors of prostaglandin synthesis on induced diuresis in cirrhosis. Hepatology. 1983; 3(1): 50–55. Epub

1983/01/01

32. Perez-Ayuso RM, Arroyo V, Camps J, Rimola A, Gaya J, Costa J, et al. Evidence that renal prostaglandins are involved in renal water metabolism in cirrhosis. Kidney Int. 1984; 26(1): 72–80. Epub 1984/07/01

33. Planas R, Arroyo V, Rimola A, Perez-Ayuso RM, Rodes J. Acetylsalicylic acid suppresses the renal hemodynamic effect and reduces the diuretic action of furosemide in cirrhosis with ascites. Gastroenterology. 1983; 84(2): 247–252. Epub 1983/02/01

34. Quintero E, Gines P, Arroyo V, Rimola A, Camps J, Gaya J, et al. Sulindac reduces the urinary excretion of prostaglandins and impairs renal function in cirrhosis with ascites. Nephron. 1986; 42(4): 298–303. Epub 1986/01/01

35. De Ledinghen V, Heresbach D, Fourdan O, Bernard P, Liebaert-Bories MP, Nousbaum JB, et al. Anti-inflammatory drugs and variceal bleeding: a case-control study. Gut. 1999; 44(2): 270–273. Epub 1999/01/23

36. Gepts E, Camu F, Cockshott ID, Douglas EJ. Disposition of propofol administered as constant rate intravenous infusions in humans. Anesth Analg. 1987; 66(12): 1256–1263. Epub 1987/12/01

37. Servin F, Cockshott ID, Farinotti R, Haberer JP, Winckler C, Desmonts JM. Pharmacokinetics of propofol infusions in patients with cirrhosis. Br J Anaesth. 1990; 65(2): 177–183. Epub 1990/08/01

38. Servin F, Desmonts JM, Haberer JP, Cockshott ID, Plummer GF, Farinotti R. Pharmacokinetics and protein binding of propofol in patients with cirrhosis. Anesthesiology. 1988; 69(6): 887–891. Epub 1988/12/01

39. Amoros A, Aparicio JR, Garmendia M, Casellas JA, Martinez J, Jover R. Deep sedation with propofol does not precipitate hepatic encephalopathy during elective upper endoscopy. Gastrointest Endosc. 2009; 70(2): 262–268. Epub 2009/04/28

40. Assy N, Rosser BG, Grahame GR, Minuk GY. Risk of sedation for upper GI endoscopy exacerbating subclinical hepatic encephalopathy in patients with cirrhosis. Gastrointest Endosc. 1999; 49(6): 690–694. Epub 1999/05/27

41. Khamaysi I, William N, Olga A, Alex I, Vladimir M, Kamal D, et al. Sub-clinical hepatic encephalopathy in cirrhotic patients is not aggravated by sedation with propofol compared to midazolam: a randomized controlled study. J Hepatol. 2011; 54(1): 72–77. Epub 2010/10/12

42. Sharma P, Singh S, Sharma BC, Kumar M, Garg H, Kumar A, et al. Propofol sedation during endoscopy in patients with cirrhosis, and utility of psychometric tests and critical flicker frequency in assessment of recovery from sedation. Endoscopy. 2011; 43(5): 400–405. Epub 2011/05/07

43. Agrawal A, Sharma BC, Sharma P, Uppal R, Sarin SK. Randomized controlled trial for endoscopy with propofol versus midazolam on psychometric tests and critical flicker frequency in people with cirrhosis. J Gastroenterol Hepatol. 2012; 27(11): 1726–1732. Epub 2012/08/07

44. Lera dos Santos ME, Maluf-Filho F, Chaves DM, Matuguma SE, Ide E, Luz Gde O, et al. Deep sedation during gastrointestinal endoscopy: propofol-fentanyl and midazolam-fentanyl regimens. World J Gastroenterol. 2013; 19(22): 3439–3446. Epub 2013/06/27

45. Riphaus A, Lechowicz I, Frenz MB, Wehrmann T. Propofol sedation for upper gastrointestinal endoscopy in patients with liver cirrhosis as an alternative to midazolam to avoid acute deterioration of minimal encephalopathy: a randomized, controlled study. Scand J Gastroenterol. 2009; 44(10): 1244–1251. Epub 2009/10/09

46. Weston BR, Chadalawada V, Chalasani N, Kwo P, Overley CA, Symms M, et al. Nurse-administered propofol versus midazolam and meperidine for upper endoscopy in cirrhotic patients. Am J Gastroenterol. 2003; 98(11): 2440–2447. Epub 2003/11/26

47. Wong JM. Propofol infusion syndrome. Am J Ther. 2010; 17(5): 487–491. Epub 2010/09/17

48. Bray RJ. Propofol-infusion syndrome in children. Lancet. 1999; 353(9169): 2074–2075. Epub 1999/06/22

49. Roberts RJ, Barletta JF, Fong JJ, Schumaker G, Kuper PJ, Papadopoulos S, et al. Incidence of propofol-related infusion syndrome in critically ill adults: a prospective, multicenter study. Crit Care. 2009; 13(5): R169. Epub 2009/10/31

50. Keegan MT, Plevak DJ. Preoperative assessment of the patient with liver disease. Am J Gastroenterol. 2005; 100(9): 2116–2127. Epub 2005/09/01

51. Soleimanpour H, Safari S, Rahmani F, Jafari Rouhi A, Alavian SM. Intravenous hypnotic regimens in patients with liver disease; a review article. Anesthesiol Pain

Med. 2015; 5(1): e23923. Epub 2015/03/21

52. Vaja R, McNicol L, Sisley I. Anaesthesia for patients with liver disease. Contin Educ Anaesth Crit Care Pain. 2009; 10(1): 15–19.

53. Schwartz RBSG. Pharmacologic adjuncts to intubation. 6th ed. Philadelphia PA: Elsevier; 2014.

54. Dasta JF, Kane-Gill SL, Pencina M, Shehabi Y, Bokesch PM, Wisemandle W, et al. A cost-minimization analysis of dexmedetomidine compared with midazolam for long-term sedation in the intensive care unit. Crit Care Med. 2010; 38(2): 497–503. Epub 2009/10/01

55. Jakob SM, Ruokonen E, Grounds RM, Sarapohja T, Garratt C, Pocock SJ, et al. Dexmedetomidine vs midazolam or propofol for sedation during prolonged mechanical ventilation: two randomized controlled trials. JAMA. 2012; 307(11): 1151–1160. Epub 2012/03/23

56. Pandharipande PP, Pun BT, Herr DL, Maze M, Girard TD, Miller RR, et al. Effect of sedation with dexmedetomidine vs lorazepam on acute brain dysfunction in mechanically ventilated patients: the MENDS randomized controlled trial. JAMA. 2007; 298(22): 2644–2653. Epub 2007/12/13

57. Riker RR, Shehabi Y, Bokesch PM, Ceraso D, Wisemandle W, Koura F, et al. Dexmedetomidine vs midazolam for sedation of critically ill patients: a randomized trial. JAMA. 2009; 301(5): 489–499. Epub 2009/02/04

58. Holliday SF, Kane-Gill SL, Empey PE, Buckley MS, Smithburger PL. Interpatient variability in dexmedetomidine response: a survey of the literature. ScientificWorldJournal. 2014; 2014: 805013. Epub 2014/02/22

59. Valitalo PA, Ahtola-Satila T, Wighton A, Sarapohja T, Pohjanjousi P, Garratt C. Population pharmacokinetics of dexmedetomidine in critically ill patients. Clin Drug Investig. 2013; 33(8): 579–587. Epub 2013/07/11

60. Hospira, Inc. Precedex [package insert]. Lake Forest, IL: Hospira, Inc.; 2016.

61. Jacobi J, Fraser GL, Coursin DB, Riker RR, Fontaine D, Wittbrodt ET, et al. Clinical practice guidelines for the sustained use of sedatives and analgesics in the critically ill adult. Crit Care Med. 2002; 30(1): 119–141. Epub 2002/03/21

62. Swart EL, de Jongh J, Zuideveld KP, Danhof M, Thijs LG, Strack van Schijndel RJ. Population pharmacokinetics of lorazepam and midazolam and their metabolites in intensive care patients on continuous venovenous hemofiltration. Am J Kidney Dis. 2005; 45(2): 360–371. Epub 2005/02/03

63. Swart EL, Zuideveld KP, de Jongh J, Danhof M, Thijs LG, Strack van Schijndel RM. Comparative population pharmacokinetics of lorazepam and midazolam during long-term continuous infusion in critically ill patients. Br J Clin Pharmacol. 2004; 57(2): 135–145. Epub 2004/01/30

64. Swart EL, Zuideveld KP, de Jongh J, Danhof M, Thijs LG, Strack van Schijndel RM. Population pharmacodynamic modelling of lorazepam- and midazolam-induced sedation upon long-term continuous infusion in critically ill patients. Eur J Clin Pharmacol. 2006; 62(3): 185–194. Epub 2006/01/21

65. Haq MM, Faisal N, Khalil A, Haqqi SA, Shaikh H, Arain N. Midazolam for sedation during diagnostic or therapeutic upper gastrointestinal endoscopy in cirrhotic patients. Eur J Gastroenterol Hepatol. 2012; 24(10): 1214–1218. Epub 2012/07/13

66. Lee PC, Yang YY, Lin MW, Hou MC, Huang CS, Lee KC, et al. Benzodiazepine-associated hepatic encephalopathy significantly increased healthcare utilization and medical costs of Chinese cirrhotic patients: 7-year experience. Dig Dis Sci. 2014; 59(7): 1603–1616. Epub 2014/02/01

67. MacGilchrist AJ, Birnie GG, Cook A, Scobie G, Murray T, Watkinson G, et al. Pharmacokinetics and pharmacodynamics of intravenous midazolam in patients with severe alcoholic cirrhosis. Gut. 1986; 27(2): 190–195. Epub 1986/02/01

68. Pentikainen PJ, Valisalmi L, Himberg JJ, Crevoisier C. Pharmacokinetics of midazolam following intravenous and oral administration in patients with chronic liver disease and in healthy subjects. J Clin Pharmacol. 1989; 29(3): 272–277. Epub 1989/03/01

69. Trouvin JH, Farinotti R, Haberer JP, Servin F, Chauvin M, Duvaldestin P. Pharmacokinetics of midazolam in anaesthetized cirrhotic patients. Br J Anaesth. 1988; 60(7): 762–767. Epub 1988/06/01

70. Rang HPDM, Ritter JM, Flower RJ. Pharmacology. 6th ed. Edinburgh: Churchill Livingstone; 2007.

71. Greenblatt DJ. Clinical pharmacokinetics of oxazepam and lorazepam. Clin Pharmacokinet. 1981; 6(2): 89–105. Epub 1981/03/01

72. Greenblatt DJ, Shader RI. Pharmacokinetic understanding of antianxiety drug therapy. South Med J. 1978; 71(Suppl 2): 2–9. Epub 1978/08/01

73. Wilkinson GR. The effects of liver disease and aging on the disposition of diazepam, chlordiazepoxide, oxazepam and lorazepam in man. Acta Psychiatr Scand Suppl. 1978; 274: 56–74.Epub 1978/01/01

74. Anderson GD, Hakimian S. Pharmacokinetic of antiepileptic drugs in patients with hepatic or renal impairment. Clin Pharmacokinet. 2014; 53(1): 29–49. Epub 2013/10/15

75. Asconape JJ. Use of antiepileptic drugs in hepatic and renal disease. Handb Clin Neurol. 2014; 119: 417–432. Epub 2013/12/25

76. Brockmoller J, Thomsen T, Wittstock M, Coupez R, Lochs H, Roots I. Pharmacokinetics of levetiracetam in patients with moderate to severe liver cirrhosis (Child-Pugh classes A, B, and C): characterization by dynamic liver function tests. Clin Pharmacol Ther. 2005; 77(6): 529–541. Epub 2005/06/18

77. Chalasani NP, Hayashi PH, Bonkovsky HL, Navarro VJ, Lee WM, Fontana RJ, et al. ACG clinical guideline: the diagnosis and management of idiosyncratic drug-induced liver injury. Am J Gastroenterol. 2014; 109(7): 950–966. quiz 67. Epub 2014/06/18

78. Asconape JJ. The selection of antiepileptic drugs for the treatment of epilepsy in children and adults. Neurol Clin. 2010; 28(4): 843–852. Epub 2010/09/08

79. Ahmed SN, Siddiqi ZA. Antiepileptic drugs and liver disease. Seizure. 2006; 15(3): 156–164. Epub 2006/01/31

80. Canabal JM, Kramer DJ. Management of sepsis in patients with liver failure. Curr Opin Crit Care. 2008; 14(2): 189–197. Epub 2008/04/05

81. Russell JA, Walley KR, Singer J, Gordon AC, Hebert PC, Cooper DJ, et al. Vasopressin versus norepinephrine infusion in patients with septic shock. N Engl J Med. 2008; 358(9): 877–887. Epub 2008/02/29

82. Runyon BA. Aasld. Introduction to the revised American association for the study of liver diseases practice guideline management of adult patients with ascites due to cirrhosis 2012. Hepatology. 2013; 57(4): 1651–1653. Epub 2013/03/07

83. Klotz U. Antiarrhythmics: elimination and dosage considerations in hepatic impairment. Clin Pharmacokinet. 2007; 46(12): 985–996. Epub 2007/11/22

84. Regardh CG, Jordo L, Ervik M, Lundborg P, Olsson R, Ronn O. Pharmacokinetics of metoprolol in patients with hepatic cirrhosis. Clin Pharmacokinet. 1981; 6(5): 375–388. Epub 1981/09/01

85. Latini R, Tognoni G, Kates RE. Clinical pharmacokinetics of amiodarone. Clin Pharmacokinet. 1984; 9(2): 136–156. Epub 1984/03/01

86. Gill J, Heel RC, Fitton A. Amiodarone. An overview of its pharmacological properties, and review of its therapeutic use in cardiac arrhythmias. Drugs. 1992; 43(1): 69–110. Epub 1992/01/01

87. Kurosawa S, Kurosawa N, Owada E, Soeda H, Ito K. Pharmacokinetics of diltiazem in patients with liver cirrhosis. Int J Clin Pharmacol Res. 1990; 10(6): 311–318. Epub 1990/01/01

88. Bernardi M, Calandra S, Colantoni A, Trevisani F, Raimondo ML, Sica G, et al. Q-T interval prolongation in cirrhosis: prevalence, relationship with severity, and etiology of the disease and possible pathogenetic factors. Hepatology. 1998; 27(1): 28–34. Epub 1998/01/13

89. Ramalingam VS, Ansari S, Fisher M. Respiratory complication in liver disease. Crit Care Clin. 2016; 32(3): 357–369. Epub 2016/06/25

90. Fix OK, Bass NM, De Marco T, Merriman RB. Long-term follow-up of portopulmonary hypertension: effect of treatment with epoprostenol. Liver Transpl. 2007; 13(6): 875–885. Epub 2007/06/01

91. Krowka MJ, Frantz RP, McGoon MD, Severson C, Plevak DJ, Wiesner RH. Improvement in pulmonary hemodynamics during intravenous epoprostenol (prostacyclin): a study of 15 patients with moderate to severe portopulmonary hypertension. Hepatology. 1999; 30(3): 641–648. Epub 1999/08/26

92. Sussman N, Kaza V, Barshes N, Stribling R, Goss J, O'Mahony C, et al. Successful liver transplantation following medical management of portopulmonary hypertension: a single-center series. Am J Transpl. 2006; 6(9): 2177–2182. Epub 2006/06/27

93. Hoeper MM, Halank M, Marx C, Hoeffken G, Seyfarth HJ, Schauer J, et al. Bosentan therapy for portopulmonary hypertension. Eur Respir J. 2005; 25(3): 502–508. Epub 2005/03/02

94. Reichenberger F, Voswinckel R, Steveling E, Enke B, Kreckel A, Olschewski H, et al. Sildenafil treatment for portopulmonary hypertension. Eur Respir J. 2006; 28(3): 563–567. Epub 2006/06/30

95. Hildebrand M, Krause W, Angeli P, Koziol T, Gatta A, Merkel C, et al. Pharmacokinetics of iloprost in patients with hepatic dysfunction. Int J Clin Pharmacol Ther

Toxicol. 1990; 28(10): 430–434. Epub 1990/10/01

96. Actelion Pharmaceuticals, Inc. Veletri [package insert]. South San Francisco, CA: Actelion Pharmaceuticals, Inc.; 2016.

97. United Therapeutics Corp. Remodulin [package insert]. Research Triangle Park, NC: United Therapeutics Corp; 2014.

98. Peterson L, Marbury T, Marier J, Laliberte K. An evaluation of the pharmacokinetics of treprostinil diolamine in subjects with hepatic impairment. J Clin Pharm Ther. 2013; 38(6): 518–523. Epub 2013/09/17

99. Pfizer Labs. Revatio [package insert]. New York, NY: Pfizer Labs; 2014.

100. Pfizer Labs. Viagra [package insert]. New York, NY: Pfizer Labs; 2015.

101. Eli Lilly and Company. Adcirca [package insert]. Indianapolis, IN: Eli Lilly and Company; 2015.

102. Forgue ST, Phillips DL, Bedding AW, Payne CD, Jewell H, Patterson BE, et al. Effects of gender, age, diabetes mellitus and renal and hepatic impairment on tadalafil pharmacokinetics. Br J Clin Pharmacol. 2007; 63(1): 24–35. Epub 2006/07/28

103. Savale L, Magnier R, Le Pavec J, Jais X, Montani D, O'Callaghan DS, et al. Efficacy, safety and pharmacokinetics of bosentan in portopulmonary hypertension. Eur Respir J. 2013; 41(1): 96–103. Epub 2012/06/02

104. Roustit M, Fonrose X, Montani D, Girerd B, Stanke-Labesque F, Gonnet N, et al. CYP2C9, SLCO1B1, SLCO1B3, and ABCB11 polymorphisms in patients with bosentan-induced liver toxicity. Clin Pharmacol Ther. 2014; 95(6): 583–585. Epub 2014/05/21

105. Pulido T, Adzerikho I, Channick RN, Delcroix M, Galie N, Ghofrani HA, et al. Macitentan and morbidity and mortality in pulmonary arterial hypertension. N Engl J Med. 2013; 369(9): 809–818. Epub 2013/08/30

106. Acetlion Pharmaceuticals US, Inc. Opsumit [package insert]. South San Francisco, CA: Acetlion Pharmaceuticals US, Inc.; 2016.

107. Cartin-Ceba R, Swanson K, Iyer V, Wiesner RH, Krowka MJ. Safety and efficacy of ambrisentan for the treatment of portopulmonary hypertension. Chest. 2011; 139(1): 109–114. Epub 2010/08/14

108. Kumar R, Chawla YK, Garg SK, Dixit RK, Satapathy SK, Dhiman RK, et al. Pharmacokinetics of omeprazole in patients with liver cirrhosis and extrahepatic portal venous obstruction. Methods Find Exp Clin Pharmacol. 2003; 25(8): 625–630. Epub 2003/12/13

109. AstraZenica Pharmaceuticals LP. Nexium [package insert]. Wilmington, DE: AstraZenica Pharmaceuticals LP; 2016.

110. Delhotal-Landes B, Flouvat B, Duchier J, Molinie P, Dellatolas F, Lemaire M. Pharmacokinetics of lansoprazole in patients with renal or liver disease of varying severity. Eur J Clin Pharmacol. 1993; 45(4): 367–371. Epub 1993/01/01

111. Ferron GM, Preston RA, Noveck RJ, Pockros P, Mayer P, Getsy J, et al. Pharmacokinetics of pantoprazole in patients with moderate and severe hepatic dysfunction. Clin Ther. 2001; 23(8): 1180–1192. Epub 2001/09/18

112. Vincon G, Baldit C, Couzigou P, Demotes-Mainard F, Elouaer-Blanc L, Bannwarth B, et al. Pharmacokinetics of famotidine in patients with cirrhosis and ascites. Eur J Clin Pharmacol. 1992; 43(5): 559–562. Epub 1992/01/01

113. Merck & Co, Inc. Pepcid [package insert]. Whitehouse Station, NJ: Merck & Co, Inc.; 2011.

114. Vial T, Goubier C, Bergeret A, Cabrera F, Evreux JC, Descotes J. Side effects of ranitidine. Drug Saf. 1991; 6(2): 94–117. Epub 1991/03/01

115. Olson JC, Saeian K. Gastrointestinal Issues in Liver Disease. Crit Care Clin. 2016; 32(3): 371–384. Epub 2016/06/25

116. Albani F, Tame MR, De Palma R, Bernardi M. Kinetics of intravenous metoclopramide in patients with hepatic cirrhosis. Eur J Clin Pharmacol. 1991; 40(4): 423–425. Epub 1991/01/01

117. Bernardi M, Trevisani F, Gasbarrini G. Metoclopramide administration in advanced liver disease. Gastroenterology. 1986; 91(2): 523. Epub 1986/08/01

118. Magueur E, Hagege H, Attali P, Singlas E, Etienne JP, Taburet AM. Pharmacokinetics of metoclopramide in patients with liver cirrhosis. Br J Clin Pharmacol. 1991; 31(2): 185–187. Epub 1991/02/01

119. Uribe M, Ballesteros A, Strauss R, Rosales J, Garza J, Villalobos A, et al. Successful administration of metoclopramide for the treatment of nausea in patients with advanced liver disease. A double-blind controlled trial. Gastroenterology. 1985; 88(3): 757–762. Epub 1985/03/01

120. Baxter Healthcare Corporation. Reglan [package insert]. Deerfield, IL: Baxter Healthcare Corporation;

2010.

121. GlaxcoSmithKline. Zofran [package insert]. Research Triangle Park, NC: GlaxcoSmithKline; 2014.

122. Figg WD, Dukes GE, Pritchard JF, Hermann DJ, Lesesne HR, Carson SW, et al. Pharmacokinetics of ondansetron in patients with hepatic insufficiency. J Clin Pharmacol. 1996; 36(3): 206–215. Epub 1996/03/01

123. Heit JA, Silverstein MD, Mohr DN, Petterson TM, O'Fallon WM, Melton LJ 3rd. Risk factors for deep vein thrombosis and pulmonary embolism: a population-based case-control study. Arch Intern Med. 2000; 160(6): 809–815. Epub 2000/03/29

124. Wu H, Nguyen GC. Liver cirrhosis is associated with venous thromboembolism among hospitalized patients in a nationwide US study. Clin Gastroenterol Hepatol. 2010; 8(9): 800–805. Epub 2010/06/23

125. Reichert JA, Hlavinka PF, Stolzfus JC. Risk of hemorrhage in patients with chronic liver disease and coagulopathy receiving pharmacologic venous thromboembolism prophylaxis. Pharmacotherapy. 2014; 34(10): 1043–1049. Epub 2014/07/24

126. Shatzel J, Dulai PS, Harbin D, Cheung H, Reid TN, Kim J, et al. Safety and efficacy of pharmacological thromboprophylaxis for hospitalized patients with cirrhosis: a single-center retrospective cohort study. J Thromb Haemost. 2015; 13(7): 1245–1253. Epub 2015/05/09

127. Kahn SR, Lim W, Dunn AS, Cushman M, Dentali F, Akl EA, et al. Prevention of VTE in nonsurgical patients: antithrombotic therapy and prevention of thrombosis, 9th ed: American college of chest physicians evidence-based clinical practice guidelines. Chest. 2012; 141(2 Suppl): e195S–226S. Epub 2012/02/15

128. Al-Dorzi HM, Tamim HM, Aldawood AS, Arabi YM. Venous thromboembolism in critically ill cirrhotic patients: practices of prophylaxis and incidence. Thrombosis. 2013; 2013: 807526. Epub 2014/01/05

129. Linkins LA, Dans AL, Moores LK, Bona R, Davidson BL, Schulman S, et al. Treatment and prevention of heparin-induced thrombocytopenia: antithrombotic therapy and prevention of thrombosis, 9th ed: American college of chest physicians evidence-based clinical practice guidelines. Chest. 2012; 141(2 Suppl): e495S–530S. Epub 2012/02/15

130. Swan SK, Hursting MJ. The pharmacokinetics and pharmacodynamics of argatroban: effects of age, gender, and hepatic or renal dysfunction. Pharmacotherapy. 2000; 20(3): 318–329. Epub 2000/03/24

131. Levine RL, Hursting MJ, McCollum D. Argatroban therapy in heparin-induced thrombocytopenia with hepatic dysfunction. Chest. 2006; 129(5): 1167–1175. Epub 2006/05/11

132. Keegan SP, Gallagher EM, Ernst NE, Young EJ, Mueller EW. Effects of critical illness and organ failure on therapeutic argatroban dosage requirements in patients with suspected or confirmed heparin-induced thrombocytopenia. Ann Pharmacother. 2009; 43(1): 19–27. Epub 2009/01/01

133. Saugel B, Phillip V, Moessmer G, Schmid RM, Huber W. Argatroban therapy for heparin-induced thrombocytopenia in ICU patients with multiple organ dysfunction syndrome: a retrospective study. Crit Care. 2010; 14(3): R90. Epub 2010/05/22

134. Nanchal RS, Ahmad S. Infections in liver disease. Crit Care Clin. 2016; 32(3): 411–424. Epub 2016/06/25

135. Arvaniti V, D'Amico G, Fede G, Manousou P, Tsochatzis E, Pleguezuelo M, et al. Infections in patients with cirrhosis increase mortality four-fold and should be used in determining prognosis. Gastroenterology. 2010; 139(4): 1246–1256. 56 e1–5. Epub 2010/06/19

136. Fernandez J, Acevedo J, Castro M, Garcia O, de Lope CR, Roca D, et al. Prevalence and risk factors of infections by multiresistant bacteria in cirrhosis: a prospective study. Hepatology. 2012; 55(5): 1551–1561. Epub 2011/12/21

137. Fernandez J, Navasa M, Gomez J, Colmenero J, Vila J, Arroyo V, et al. Bacterial infections in cirrhosis: epidemiological changes with invasive procedures and norfloxacin prophylaxis. Hepatology. 2002; 35(1): 140–148. Epub 2002/01/12

138. Merli M, Lucidi C, Giannelli V, Giusto M, Riggio O, Falcone M, et al. Cirrhotic patients are at risk for health care-associated bacterial infections. Clin Gastroenterol Hepatol. 2010; 8(11): 979–985. Epub 2010/07/14

139. Rolando N, Harvey F, Brahm J, Philpott-Howard J, Alexander G, Casewell M, et al. Fungal infection: a common, unrecognised complication of acute liver failure. J Hepatol. 1991; 12(1): 1–9. Epub 1991/01/01

140. Rolando N, Harvey F, Brahm J, Philpott-Howard J, Alexander G, Gimson A, et al. Prospective study of

bacterial infection in acute liver failure: an analysis of fifty patients. Hepatology. 1990; 11(1): 49–53. Epub 1990/01/01

141. Jalan R, Fernandez J, Wiest R, Schnabl B, Moreau R, Angeli P, et al. Bacterial infections in cirrhosis: a position statement based on the EASL special conference 2013. J Hepatol. 2014; 60(6): 1310–1324. Epub 2014/02/18

142. Halilovic J, Heintz BH. Antibiotic dosing in cirrhosis. Am J Health Syst Pharm. 2014; 71(19): 1621–1634. Epub 2014/09/17

143. Roberts JA, Paul SK, Akova M, Bassetti M, De Waele JJ, Dimopoulos G, et al. DALI: defining antibiotic levels in intensive care unit patients: are current beta-lactam antibiotic doses sufficient for critically ill patients? Clin Infect Dis. 2014; 58(8): 1072–1083. Epub 2014/01/17

144. Udy AA, Roberts JA, Lipman J. Clinical implications of antibiotic pharmacokinetic principles in the critically ill. Intensive Care Med. 2013; 39(12): 2070–2082. Epub 2013/09/21

145. Moore RD, Smith CR, Lietman PS. Increased risk of renal dysfunction due to interaction of liver disease and aminoglycosides. Am J Med. 1986; 80(6): 1093–1097. Epub 1986/06/01

146. Singh N, Yu VL, Mieles LA, Wagener MM. Beta-Lactam antibiotic-induced leukopenia in severe hepatic dysfunction: risk factors and implications for dosing in patients with liver disease. Am J Med. 1993; 94(3): 251–256. Epub 1993/03/01

147. Starr SP, Raines D. Cirrhosis: diagnosis, management, and prevention. Am Fam Physician. 2011; 84(12): 1353–1359. Epub 2012/01/11

148. Eshraghian A, Taghavi SA. Systematic review: endocrine abnormalities in patients with liver cirrhosis. Arch Iran Med. 2014; 17(10): 713–721. Epub 2014/10/13

149. Garcia-Compean D, Gonzalez-Gonzalez JA, Lavalle-Gonzalez FJ, Gonzalez-Moreno EI, Maldonado-Garza HJ, Villarreal-Perez JZ. The treatment of diabetes mellitus of patients with chronic liver disease. Ann Hepatol. 2015; 14(6): 780–788. Epub 2015/10/06

150. Griesdale DE, de Souza RJ, van Dam RM, Heyland DK, Cook DJ, Malhotra A, et al. Intensive insulin therapy and mortality among critically ill patients: a meta-analysis including NICE-SUGAR study data. CMAJ. 2009; 180(8): 821–827. Epub 2009/03/26

151. Chung K, Bang S, Kim Y, Chang H. Intraoperative severe hypoglycemia indicative of post-hepatectomy liver failure. J Anesth. 2016; 30(1): 148–151. Epub 2015/09/04

152. Pfortmueller CA, Wiemann C, Funk GC, Leichtle AB, Fiedler GM, Exadaktylos AK, et al. Hypoglycemia is associated with increased mortality in patients with acute decompensated liver cirrhosis. J Crit Care. 2014; 29(2): 316 e7–12. Epub 2013/12/18

153. American DA. 13. Diabetes care in the hospital. Diabetes Care. 2016; 39(Suppl 1): S99–104. Epub 2015/12/24

154. Ahmadieh H, Azar ST. Liver disease and diabetes: association, pathophysiology, and management. Diabetes Res Clin Pract. 2014; 104(1): 53–62. Epub 2014/02/04

155. Huang MJ, Liaw YF. Clinical associations between thyroid and liver diseases. J Gastroenterol Hepatol. 1995; 10(3): 344–350. Epub 1995/05/01

156. Silveira MG, Mendes FD, Diehl NN, Enders FT, Lindor KD. Thyroid dysfunction in primary biliary cirrhosis, primary sclerosing cholangitis and non-alcoholic fatty liver disease. Liver Int. 2009; 29(7): 1094–1100. Epub 2009/03/18

157. Tas A, Koklu S, Beyazit Y, Kurt M, Sayilir A, Yesil Y, et al. Thyroid hormone levels predict mortality in intensive care patients with cirrhosis. Am J Med Sci. 2012; 344(3): 175–179. Epub 2011/12/07

158. Caregaro L, Alberino F, Amodio P, Merkel C, Angeli P, Plebani M, et al. Nutritional and prognostic significance of serum hypothyroxinemia in hospitalized patients with liver cirrhosis. J Hepatol. 1998; 28(1): 115–121. Epub 1998/04/16

159. Fernandez J, Escorsell A, Zabalza M, Felipe V, Navasa M, Mas A, et al. Adrenal insufficiency in patients with cirrhosis and septic shock: effect of treatment with hydrocortisone on survival. Hepatology. 2006; 44(5): 1288–1295. Epub 2006/10/24

160. Iihara N, Kurosaki Y, Takada M, Morita S. Risk of hypoglycemia associated with thyroid agents is increased in patients with liver impairment. Int J Clin Pharmacol Ther. 2008; 46(1): 1–13. Epub 2008/01/26

161. Anastasiadis SN, Giouleme OI, Germanidis GS, Vasiliadis TG. Relative adrenal insufficiency in cirrhotic patients. Clin Med Insights Gastroenterol. 2015; 8: 13–17. Epub 2015/03/18

162. Marik PE, Gayowski T, Starzl TE, Hepatic Cortisol R,

Adrenal Pathophysiology Study G. The hepatoadrenal syndrome: a common yet unrecognized clinical condition. Crit Care Med. 2005; 33(6): 1254−1259. Epub 2005/06/09

163. Trifan A, Chiriac S, Stanciu C. Update on adrenal insufficiency in patients with liver cirrhosis. World J Gastroenterol. 2013; 19(4): 445−456. Epub 2013/02/06

164. Fede G, Spadaro L, Tomaselli T, Privitera G, Piro S, Rabuazzo AM, et al. Assessment of adrenocortical reserve in stable patients with cirrhosis. J Hepatol. 2011; 54(2): 243−250. Epub 2010/11/09

165. Thevenot T, Borot S, Remy-Martin A, Sapin R, Cervoni JP, Richou C, et al. Assessment of adrenal function in cirrhotic patients using concentration of serum-free and salivary cortisol. Liver Int. 2011; 31(3): 425−433. Epub 2011/02/02

166. Dorin RI, Qualls CR, Crapo LM. Diagnosis of adrenal insufficiency. Ann Intern Med. 2003; 139(3): 194−204. Epub 2003/08/06

167. Kazlauskaite R, Evans AT, Villabona CV, Abdu TA, Ambrosi B, Atkinson AB, et al. Corticotropin tests for hypothalamic-pituitary-adrenal insufficiency: a metaanalysis. J Clin Endocrinol Metab. 2008; 93(11): 4245−4253. Epub 2008/08/14

168. Degand T, Monnet E, Durand F, Grandclement E, Ichai P, Borot S, et al. Assessment of adrenal function in patients with acute hepatitis using serum free and total cortisol. Dig Liver Dis. 2015; 47(9): 783−789. Epub 2015/06/17

169. Vincent RP, Etogo-Asse FE, Dew T, Bernal W, Alaghband-Zadeh J, le Roux CW. Serum total cortisol and free cortisol index give different information regarding the hypothalamus-pituitary-adrenal axis reserve in patients with liver impairment. Ann Clin Biochem. 2009; 46(Pt 6): 505−507. Epub 2009/09/04

170. Bornstein SR, Allolio B, Arlt W, Barthel A, Don-Wauchope A, Hammer GD, et al. Diagnosis and treatment of primary adrenal insufficiency: an endocrine society clinical practice guideline. J Clin Endocrinol Metab. 2016; 101(2): 364−389. Epub 2016/01/14

171. Arabi YM, Aljumah A, Dabbagh O, Tamim HM, Rishu AH, Al-Abdulkareem A, et al. Low-dose hydrocortisone in patients with cirrhosis and septic shock: a randomized controlled trial. CMAJ. 2010; 182(18): 1971−1977. Epub 2010/11/10

172. Harry R, Auzinger G, Wendon J. The effects of supraphysiological doses of corticosteroids in hypotensive liver failure. Liver Int. 2003; 23(2): 71−77. Epub 2003/03/26

173. Dellinger RP, Levy MM, Rhodes A, Annane D, Gerlach H, Opal SM, et al. Surviving sepsis campaign: international guidelines for management of severe sepsis and septic shock, 2012. Intensive Care Med. 2013; 39(2): 165−228. Epub 2013/01/31

174. Nolin TD, Aronoff GR, Fissell WH, Jain L, Madabushi R, Reynolds K, et al. Pharmacokinetic assessment in patients receiving continuous RRT: perspectives from the kidney health initiative. Clin J Am Soc Nephrol. 2015; 10(1): 159−164. Epub 2014/09/06

175. Larsen FS, Schmidt LE, Bernsmeier C, Rasmussen A, Isoniemi H, Patel VC, et al. High-volume plasma exchange in patients with acute liver failure: an open randomised controlled trial. J Hepatol. 2016; 64(1): 69−78. Epub 2015/09/02

176. Karvellas CJ, Subramanian RM. Current evidence for extracorporeal liver support systems in acute liver failure and acute-on-chronic liver failure. Crit Care Clin. 2016; 32(3): 439−451. Epub 2016/06/25

177. Majcher-Peszynska J, Peszynski P, Muller SC, Klammt S, Wacke R, Mitzner S, et al. Drugs in liver disease and during albumin dialysis -MARS. Zeitschrift fur Gastroenterologie. 2001; 39(Suppl 2): 33−35. Epub 2005/10/11

178. Roth GA, Sipos W, Hoferl M, Bohmdorfer M, Schmidt EM, Hetz H, et al. The effect of the molecular adsorbent recirculating system on moxifloxacin and meropenem plasma levels. Acta Anaesthesiol Scand. 2013; 57(4): 461−467. Epub 2012/12/15

179. Personett HA, Larson SL, Frazee EN, Nyberg SL, El-Zoghby ZM. Extracorporeal elimination of piperacillin/tazobactam during molecular adsorbent recirculating system therapy. Pharmacotherapy. 2015; 35(8): e136−139. Epub 2015/08/21

180. Ruggero MA, Argento AC, Heavner MS, Topal JE. Molecular adsorbent recirculating system (MARS((R))) removal of piperacillin/tazobactam in a patient with acetaminophen-induced acute liver failure. Transpl Infect Dis. 2013; 15(2): 214−218. Epub 2013/01/03

181. Mueller SC, Majcher-Peszynska J, Hickstein H, Francke A, Pertschy A, Schulz M, et al. Pharmacokinetics of piperacillin-tazobactam in anuric intensive care patients during continuous venovenous

hemodialysis. Antimicrob Agents Chemother. 2002; 46(5): 1557–1560. Epub 2002/04/18

182. Matthew AW. Performance standards for antimicrobial susceptibility testing. Clinical and Laboratory Standards Institute: Wayne, PA; 2014.

183. Personett HA, Larson SL, Frazee EN, Nyberg SL, Leung N, El-Zoghby ZM. Impact of molecular adsorbent recirculating system therapy on tacrolimus elimination: a case report. Transplant Proc. 2014; 46(7): 2440–2442. Epub 2014/07/16

184. Wittebole X, Hantson P. Use of the molecular adsorbent recirculating system (MARS) for the management of acute poisoning with or without liver failure. Clin Toxicol. 2011; 49(9): 782–793. Epub 2011/11/15

185. Mousavi S, Levcovich B, Mojtahedzadeh M. A systematic review on pharmacokinetic changes in critically ill patients: role of extracorporeal membrane oxygenation. Daru. 2011; 19(5): 312–321. Epub 2011/01/01

186. Mehta NM, Halwick DR, Dodson BL, Thompson JE, Arnold JH. Potential drug sequestration during extracorporeal membrane oxygenation: results from an ex vivo experiment. Intensive Care Med. 2007; 33(6): 1018–1024. Epub 2007/04/04

187. Shekar K, Fraser JF, Smith MT, Roberts JA. Pharmacokinetic changes in patients receiving extracorporeal membrane oxygenation. J Crit Care.

2012; 27(6): 741 e9–18. Epub 2012/04/24

188. Shekar K, Roberts JA, Ghassabian S, Mullany DV, Ziegenfuss M, Smith MT, et al. Sedation during extracorporeal membrane oxygenation-why more is less. Anaesth Intensive Care. 2012; 40(6): 1067–1069. Epub 2012/12/01

189. Shekar K, Roberts JA, McDonald CI, Fisquet S, Barnett AG, Mullany DV, et al. Sequestration of drugs in the circuit may lead to therapeutic failure during extracorporeal membrane oxygenation. Crit Care. 2012; 16(5): R194. Epub 2012/10/17

190. Shekar K, Roberts JA, Mullany DV, Corley A, Fisquet S, Bull TN, et al. Increased sedation requirements in patients receiving extracorporeal membrane oxygenation for respiratory and cardiorespiratory failure. Anaesth Intensive Care. 2012; 40(4): 648–655. Epub 2012/07/21

191. Shekar K, Roberts JA, McDonald CI, Ghassabian S, Anstey C, Wallis SC, et al. Protein-bound drugs are prone to sequestration in the extracorporeal membrane oxygenation circuit: results from an ex vivo study. Crit Care. 2015; 19: 164. Epub 2015/04/19

192. Shekar K, Fraser JF, Roberts JA. Can optimal drug dosing during ECMO improve outcomes? Intensive Care Med. 2013; 39(12): 2237. Epub 2013/09/17

193. Goncalves-Pereira J, Oliveira B. Antibiotics and extracorporeal circulation—one size does not fit all. Crit Care. 2014; 18(6): 695. Epub 2015/02/13

非移植手术的考量：肝脏手术和肝脏外伤

18

托马斯·卡弗，尼古拉·查齐扎查阿里亚斯，T.克拉克·甘布林
（Thomas Carver, Nikolaos Chatzizacharias, T. Clark Gamblin）

摘　要

外科手术是治疗肝脏相关疾病的主要选择之一，包括良性或恶性肿瘤、胆道异常和创伤。肝脏切除是主要的手术手段，直到最近仍有很大的死亡风险。在过去的30年里，肝脏切除的预后有了显著的改善，全世界专科中心的术后病死率均低于3%。与此同时，肝外伤手术已经相当罕见，大多数患者都是通过非手术方式进行治疗。当必须手术时，大多数采用肝周填塞和分期手术。虽然这两类患者之间存在着较大的差异，但治疗都具有复杂性，患者往往需要入住重症监护病房（ICU）。护理肝病术后患者或肝外伤患者需要对每个疾病过程有透彻的了解，几乎每个重症监护室医生都会在整个职业生涯中遇到几个这样的患者。

在术后患者到达重症监护室之前，他们已经接受了全面的评估，以确保手术是最佳的治疗选择。在进行任何手术之前，都要考虑患者的可操作性、肿瘤可切除性和未来剩余肝脏的充分性。尽管如此，并发症的发生率仍然高达30%～45%，主要的并发症发生率在20%左右。肝外伤患者的发病率同样很高，在严重的肝损伤中，病死率超过40%。然而，非手术治疗和手术技术的改变提高了生存率。外科和创伤患者的并发症明显重叠，包括典型的外科并发症，如术后感染，以及器官衰竭、电解质异常、心肺事件和静脉血栓栓塞。在护理这一高危患者群体时，医护人员还必须熟悉肝脏特异性并发症，如出血、胆漏/胆汁瘤、肝脓肿、肝坏死和术后肝功能不全。肝脏相关外科疾病或肝脏创伤患者的重症监护管理可能会对最有经验的医生提出挑战；此外，由于这些患者病情复杂，应与能够提供最佳患者结果所需的诊断、内窥镜、医疗和手术治疗的多学科团队一起合作。

关键词

肝脏切除术；肝切除术；患者可操作性；肿瘤可切除性；未来残余肝脏；肝脏容积测定；门静脉栓塞；肝脏解剖学；布里斯班2000年肝切除术术语；并发症；高乳酸血症；低磷血症；肝切除术后出血；胆漏；肝切除术后肝衰竭；肝外伤；肝损伤；胆汁瘤；胆汁性腹膜炎；非手术治疗；实质性器官损伤；手术治疗；血管栓塞；

ERCP；内镜下逆行胰胆管造影；非手术预后；肝外伤病死率；肝外伤发病率；肝脏外伤病死率；肝脏外伤发病率；肝脏填塞；损伤控制手术；造影剂外渗；泛红反差；AAST 分级系统

学习目标

• 使读者熟悉非移植肝脏手术患者管理主要概念，特别强调其术后的护理。读者还将了解肝脏创伤的管理原则，损伤相关的并发症。

18.1　肝脏外科简介

自1888年 Carl Langenbuch 首次有计划地进行肝脏切除以来，肝脏手术随着时间的推移已经有了很大的发展[1]。对肝脏解剖学和生理学更深入的理解，麻醉领域的进步，以及先进的肝脏横切技术，都大大改善了手术效果。在世界各地的专业中心，即使是重大的肝脏切除手术，病死率也低于3%[2~4]。最近，微创技术，如腹腔镜和机器人手术，已经发展到成为一种治疗非复杂病例的标准方法[5~6]。

手术是治疗肝良、恶性疾病的最主要方式，在西方国家，最常见的肝脏切除指征是转移性肿瘤，其中以结直肠癌肝转移最为常见[7~8]。手术切除在处理非结直肠来源肝转移中也有一定作用，如神经内分泌肿瘤、肾细胞癌、卵巢癌、乳腺癌和黑色素瘤[9]。同时也是治疗原发性肝脏肿瘤的主要手段[10~13]，如肝细胞癌和胆管癌。肝部分切除适用于胆囊癌[14]和肝脏被邻近器官的肿瘤直接侵犯时，如结肠、胃、肾、肾上腺和腹膜后肉瘤。无症状的良性肿瘤和囊肿（腺瘤、血管瘤、局灶性结节性增生、囊腺瘤），存在恶性潜能或诊断不明确时，也可以切除。在一些良性胆道狭窄、肝内胆石症和肝脏感染性疾病（复发性化脓性脓肿、复发性胆管炎、寄生虫囊肿）

的病例中，当经皮或内窥镜治疗失败后仍然需要进行手术治疗[10]。最后，手术在肝脏创伤和肝脏移植中具有独特的作用。

由于适应征的多样性，以及该器官的复杂性和生理重要性，进行肝脏切除的决定是慎重的。应考虑疾病分期、生物学、以及患者的生理状况，并结合非手术治疗方式的作用制订个性化的计划。因此，一个专门的三级设置的多学科团队和方法是至关重要的。

18.1.1　术前计划

当考虑进行肝切除时，必须解决三个主要问题：① 患者的一般生理状况是否适合进行手术；② 手术管理在肿瘤学上是否合适，病变是否可以在适当的边缘下进行切除；③ 未来的肝脏残余体积是否足够？

18.1.1.1　患者的可操作性

肝脏切除术是有潜在危及生命并发症的大手术；因此，必须确定患者是否能够耐受手术。这是基于患者的功能状态和并发症，可以在对患者术前通过详细的病史、体检和基本的术前检查来评估。必要时，可以进行进一步的检查，如肺功能测定或心脏检查。如果病情表现不佳或有严重的并发症而不能进行手术，可采用多学科小组推荐的其他管理策略。最困难的是那些功能状态处于"边缘"的患者。在这些情况下，医疗和营养优化是非常有必要的，这样可以实现手术的可操作性，同时减少术后并发症的发生风险[15]。

在术前评估中应特别考虑到潜在的肝功能

障碍。进行肝脏手术的患者大多都有与肝脏相关的病症或疾病（如肝炎、酒精或非酒精相关的脂肪性肝炎、自身免疫或代谢相关的疾病等），从而无法实现最佳的器官功能。最具挑战性的患者是那些肝硬化伴或不伴门静脉高压的患者，人们提出了各种评分系统来对这些患者进行风险分层。最广泛使用的两个评分系统是Child-Pugh（表18-1）和终末期肝病模型（MELD）（表18-2）[16~17]。Child-Pugh评分最初是为了预测肝硬化背景下门静脉高压手术治疗的结果。一个Child's A型肝硬化患者的2年生存率约为85%。对于Child's B型患者，2年生存率降至57%，Child's C型患者降至35%。MELD评分最初是为了预测慢性肝病患者经颈静脉肝内门体分流术后3个月的病死率而开发的。随后，MELD评分被用作肝移植患者的一个有效的评估预后的工具，现在被用来对这些患者进行优先排序。尽管这两个评分系统都不是为了预测肝脏切除术后的发病率或病死率而设计的，但它们已被发现是可靠的替代。许多研究证实，Child's A患者对包括肝脏手术在内的大型手术的耐受性良好。

Child B级患者的围术期风险较高；因此，该组患者应根据个人情况考虑手术。对于在全麻下进行的小手术，Child's C型患者的围术期病死率仍可高达50%。同样，MELD评分<9分，一般认为肝脏手术是安全的。

18.1.1.2 病灶的可切除性

如果患者适合手术，那么重点就会转向对疾病的评估。对病情进行全面分期，并考虑疾病的肿瘤学行为和肿瘤的解剖学特征。造影剂增强计算机断层扫描（ceCT）、磁共振成像（MRI）、正电子发射断层扫描（PET-CT）和超声波（US）（经皮、内窥镜和术中）等方式都可用于分期和确定解剖结构[18~25]。手术计划取决于肿瘤的评估，因为即使是同一类型的癌症，肿瘤的临床和生物学行为也有很大差异。由于癌症护理的复杂性，应在多学科团队中制订个体化的管理计划。

只有在满足以下几个条件情况下才可以进行手术：切除后有清晰的组织学边缘（R0），有足够的FLR，充分的胆汁引流和血管流入/流

表18-1 Child-Pugh评分

评　　分			
参　　数	1分	2分	3分
总胆红素（μmol/L）	<34.2	34.2～51.3	>51.3
血清白蛋白（g/dL）	>3.5	2.8～3.5	<2.8
凝血酶原时间（s）	<4	4～6	>6
腹水	无	轻度的或用药物控制的	中度/重度或难治性
肝性脑病	无	Ⅰ～Ⅱ级	Ⅲ～Ⅳ级
解释			
分数	等级	1年生存率	2年生存率
5～6	A	100%	85%
7～9	B	81%	57%
10～15	C	45%	35%

表 18-2　终末期肝病模型（MELD）评分

评分	
原始计算公式。	
MELD=3.78×ln［血清总胆红素（mg/dL）］+11.2×ln［INR］+9.57×ln［血清肌酸酐（mg/dL）］+6.43	
UNOS 的修改。	
1. 如果患者在过去7天内做了两次透析，那么血清肌酐的系数应该是4（而不是3.78）。	
2. 为了防止MELD评分低于0，任何<1的数值都被赋予1的价值	

解　　释	
积　　分	3个月的病死率
<9	1.9%
10 ~ 19	6%
20 ~ 29	19.6%
30 ~ 39	52.6%
>40	71.3%

出。在器官外围或接近表面的小病变很容易切除。在不能满足上述标准的情况下，可以考虑术前化疗对肿瘤进行降期。化疗已被证明可以改善高达13%的可切除性[26~27]。术前化疗的一个问题是，治疗后偶尔会出现肿瘤在放射学上无法检测的情况。研究表明，完全的放射学反应并不总是与完全的病理学反应相关，如果不切除60% ~ 75%，结直肠肝转移灶会复发[28~30]。因此，即使在完全放射学反应的情况下，建议的处理策略是切除这些病灶。在治疗开始时放置放射学标志物，可以有助于病灶定位[31]。

18.1.1.3　未来肝脏残余（FLR）

术后并发症和肝功能与切除后剩余的肝脏体积密切相关，称为术后残余肝（FLR）[32~33]。术后肝功能取决于术后肝脏残余的体积和残余肝脏的功能状态。这意味着体型较大的患者或有肝病的患者可能需要较大的FLR来实现足够的肝功能。如果残余的肝脏功能正常或只有轻微的病变，可以通过CT容积测定法准确确定肝

脏功能容积；但是，在肝脏病变的情况下，如肝硬化、肝萎缩、胆道梗阻或大的空间占位病变，会出现不准确的情况[34]。由于肝脏体积分析并不总是与肝功能相关，因此有人提出了一些替代性的测试方法来评估FLR的充分性，包括吲哚菁绿清除率和肝胆显像[35~36]。然而，没有比较数据表明，使用这些方法可以改善手术效果。

考虑到潜在的测定不准确性，已经引入了一个有效的公式，该公式不仅考虑了CT容积测定法所测量的FLR的大小，而且还考虑了患者的体型大小[34]。

标准化FLR（sFLR）＝测量的FLR/计算的TLV

$$计算的TLV = -794.41 + 1\,267.28 \times 体表面积（BSA）（m^2）$$

如果认为FLR容积不足，可以考虑不同的处理方案，如消融、分期切除或两期肝切除，以及相关的肝脏分区和门静脉结扎（ALPPS）。在绝大多数肝脏治疗中心，门静脉栓塞（PVE）仍然是通过增加FLR的体积来促进切除的标准方法[37~40]。PVE最常见的是在放射学指导下经皮进行，在3 ~ 4周内增加FLR容积。患病肝脏、糖尿病或化疗后的肝脏可能需要更长的时间（≥5 ~ 6周）。除了改善FLR体积外，PVE后的肥大程度（DH）可提供预后信息。FLR DH≥5%的患者与增长≤5%的患者相比，切除后出现肝功能障碍的可能性较小。最后，需要考虑的一个参数是动力学生长率（KKR），它被定义为DH与时间（周）的比值[41]。KGR值<2%/周的患者肝切除术后肝功能不全和90天病死率明显较高。在PVE不能达到预期的FLR体积的情况下，肝静脉栓塞可能会促进FLR的进一步生长，就不能进行手术切除[42]。

对于基础肝脏健康的患者，主要的肝脏手术可以在FLR量大于TLV的20%时安全进行[43]。相反，对于有肝硬化或严重肝病的患者，FLR量

>40%是必要的。对于接受过术前化疗的患者，FLR量>30%被认为是安全的。如果对FLR的状态有疑问，可以进行肝脏活检。

18.1.2 肝脏手术的术中入路

对肝脏解剖的详细描述超出了本章探讨范围，但是简单的描述将有助于理解肝脏切除的不同类型和命名方法。肝脏的外科解剖是由肝内血管和胆道结构决定的。肝内动脉解剖可用于划定肝叶、断面和节段解剖[44]。根据肝脏主要动脉分支的动脉供应，将肝脏分为左叶和右叶（一般为40 : 60体积比）。根据肝动脉的分支，肝脏被分为若干部分和节段（Couinaud节段）（图18-1）[45～46]。肝内胆管解剖结构一般与动脉解剖结构遵循相同的模式。在右叶，门静脉的解剖和划分与肝动脉相似，而左门静脉则遵循与

血管的胚胎学功能相对应的独特路线。静脉流出由右、中和左三条肝静脉提供，最终汇入下腔静脉。

肝脏切除术大致可分为解剖型（遵循解剖学平面）和非解剖型。解剖型肝脏切除术使用的术语（布里斯班2000术语）是基于肝内动脉解剖学[47]。一般来说，手术目标包括消除所有恶性组织，在手术完成时止血，避免胆汁泄漏，以及防止FLR损伤。密切监测和定期临床评估是术后成功管理的基石。

18.1.3 肝脏手术患者的术后管理

在过去的30年里，肝脏手术后的结果有了明显的改善，病死率低于3%[2～4]。尽管如此，术后并发症发生率仍然很高。最近，美国外科医师学会国家外科质量改进计划（ACS NSQIP）对

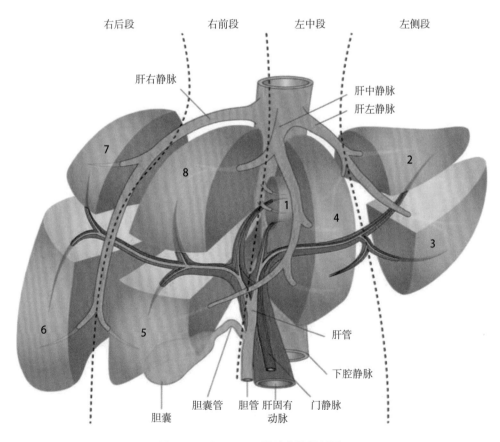

图18-1 Couinaud肝脏节段解剖图

摘自《结直肠癌出现同步肝转移的管理》。Siriwardena AK, et al. Nat Rev. Clin Oncol, 2014年8月；11（8）: 446-459。经许可使用

2 313例肝切除术的结果进行了研究,结果显示,30天病死率为2.5%,30天主要并发症发生率为19.6%[48]。术后并发症可分为任何手术后的典型并发症和肝脏手术的特殊并发症。常见的术后并发症包括呼吸道和泌尿道感染、手术伤口感染、肠梗阻、器官系统衰竭、心肺事件和静脉血栓栓塞。肝脏特定的并发症有:明显的出血、胆漏和胆汁瘤,以及术后肝功能不全。肝功能不全可能导致暴发性肝衰竭(表18-3)。

表18-3　肝切除术后并发症的ISGLS定义和分级

	定　义	分　级
出血	Hb下降>3 g/dL或需要任何术后输血或干预出血的情况	A:<2单位的PRBC
		B:>2单位的PRBC
		C:需要任何干预
胆汁泄漏	在第3天或之后引流液的胆红素水平比血清水平高3倍,或需要对胆漏/胆汁瘤进行任何放射学指导或手术干预	A:不需要改变常规护理计划
		B:需要非手术干预
		C:需要手术干预
肝功能不全或衰竭	第5天或之后肝脏合成、排泄或解毒功能受损(INR或胆红素升高)	A:不需要改变常规护理计划
		B:需要特别管理
		C:需要任何干预

Hb血红蛋白,PRBC红细胞悬液,INR国际正常化比率

此外,需要管理团队关注肝脏手术后的患者,他们可能会出现一些特殊的电解质异常。在患者的术后管理中应考虑特殊护理,以便早期发现、诊断和治疗并发症。由于这些并发症的潜在可能性,患者经常被送入重症监护室进行术后监测,重症监护人员必须对重大肝切除术后的预期(和意外)问题有一个全面的了解。

18.1.4　电解质异常

电解质异常在重大肝脏手术后很常见,特别是在肝硬化患者。在这一人群中出现的两种特殊的电解质异常是高乳酸血症和低磷血症。高乳酸血症通常在肝脏切除术后出现。术后的高动脉乳酸水平与这些患者的并发症发生率和病死率增加有关[49]。在术后,由于肝细胞的应激和损伤,乳酸由肝脏产生,而不用于糖异生,从而导致高乳酸血症[50]。因此,为了避免这种叠加效应,建议使用不含乳酸盐的静脉注射液[49]。

几乎所有肝脏大手术后的患者都会遇到的另一种电解质异常是低磷血症。有证据表明,它是由尿磷酸盐的丢失增加引起的,而尿磷酸盐丢失是磷酸盐介质磷脂蛋白水平增加的结果[51~52]。然而,目前尚不清楚肝切除术后患者体内磷脂蛋白水平的增加是由于肝脏产生的磷脂蛋白增加还是清除率下降所致。低磷酸盐可能导致能量代谢受损和细胞功能紊乱,影响每个主要器官系统。因此,需要仔细监测磷酸盐水平并进行充分的补充[50]。

18.1.5　术后出血的识别和治疗

肝脏血流占心输出量的25%,出血在术中和术后都很常见。从NSQIP的数据来看,术中大量输血[定义为使用4个单位以上的浓缩红细胞悬液(PRBC)]的比率为9%,而术后大量输血的比例为0.8%[53]。相反,不同的回顾性研究报道,肝切除术后出血的发生率在1%～8%之间[54~56]。国际肝脏外科手术研究小组(ISGLS)将肝切除术后出血定义为手术完成后血红蛋白下降超过3 g/dL和(或)需要输血和(或)干预(介入放射学或手术)的任何术后血红蛋白下降[57]。该定义仅限于术后,不包括术后在恢复室时需要立即

输注最多两个单位的PRBCs。根据严重程度，肝切除术后出血分为三个等级（A～C），这与死亡风险的增加相关。A级出血是任何需要输注1或2个单位的PRBC的情况。B级出血是指输注2个单位以上的PRBC。B级出血有17%的死亡风险。C级的定义是需要介入治疗或者手术治疗，相关的病死率高达50%[57]。因此肝切除术后出血的早期诊断和适当处理是至关重要的。

肝脏手术后出血的诊断包括对患者的临床评估，并辅以实验室数据和放射学检查。心动过速、低血压、少尿和意识状态改变都是出血的征兆，但在术后患者身上缺乏特异性。应该考虑患者的因素，例如，使用β-受体阻滞剂的患者可能不会在低血容量出现明显的心动过速，而使用硬膜外镇痛经常会引起低血压。临床检查可能会发现出血的迹象，然而由于术后疼痛或止痛药的作用，临床检查并不可靠。连续的腹部检查可以发现临床情况的变化，但是耗时且对诊断术后出血仍然缺乏敏感性。引流管内的血液可能表明有出血，但引流管放错位置或堵塞可能会误导床边医生。在没有血流动力学不稳定的情况下，当出血的诊断不确定时，可通过放射学成像来确诊并指导进一步的处理。

对患者的管理包括复苏和控制出血。最初可以使用晶体液进行复苏；然而，如果患者对液体没有反应或担心严重出血，则应尽早使用血液制品。对于急性出血的患者，应积极纠正潜在的凝血功能障碍。有证据表明，标准的凝血试验，如PT、aPTT和INR，并不能准确反映术后患者的凝血能力[53,58]。在肝脏手术后的早期，即使INR增加，血栓弹力图（TEG）显示血栓形成正常，如果有条件，术后TEG可以对患者的凝血状态进行更准确的评估[58]。

纠正凝血功能后仍未停止出血需要在放射科或手术室进行干预。彻底控制出血的方法取决于情况和可用的资源。如果病情不稳定，那么患者返回手术室通常是最安全的方法。在某些情况下，可以利用介入进行诊断和最终治疗。

18.1.6　术后胆漏和治疗

胆漏和胆汁瘤的形成是肝脏手术特有的并发症，据报道，其发生率为3.6%～12%[59]。ISGLS对胆漏的定义是：在术后第3天或之后，引流管内有任何液体，且胆红素水平比血清胆红素水平高三倍，和（或）需要对胆汁瘤或胆汁性腹膜炎进行任何干预（影像引导或手术）[59]。根据临床意义胆漏也有三个分级（A～C）。A级胆漏被定义为通过保守治疗可以解决的胆漏，而B级和C级是需要干预的胆漏，分别为非手术或手术。相关的病死率与胆漏的分级有关，报告的比率高达39%。

当有引流管存在时，胆漏的诊断就相对简单了。可以对引流管中液体的质量进行临床评估，也可以送检胆红素水平。当液体有胆汁或液体胆红素水平比血液胆红素高三倍时，就可以做出诊断。在没有引流管的情况下，若病情没有改善，腹痛加重，有腹膜刺激征，或有感染的证据，则应怀疑有胆漏。诊断通常是在发现并引流积液（通过CT扫描或超声）时做出。

胆漏的管理是基于充分引流和确保胆汁流出的原则[60]。如果有引流管，则通过留置引流管来维持控制，直到胆漏解决。如果没有手术引流，通常可以经皮进行引流。即使有些胆漏仅靠引流就能解决，但仍有必要进一步检查，以确定漏液来源，并排除肝脏胆道梗阻。MRCP可以回答这两个问题，并且具有非侵入性的优点。如果MRCP不能明确诊断，或发现狭窄或持续泄漏（>1周），应进行ERCP[59]。ERCP可以定位胆漏，还可以放置支架，这有利于胆汁流入十二指肠[61]。如果ERCP失败（患者不耐受、十二指肠憩室等），可以通过经皮经肝胆管造影（PTC）进入胆道系统，并放置顺行支架。ERCP和PTC都是侵入性手术，具有固有的并发症发生率和病死率，所以它们不应作为第一线治疗。值得庆幸的是，部分肝脏切除后的胆漏很少需要手术治疗。

18.1.7　肝功能不全和衰竭

术后肝功能不全或衰竭是肝切除术后最严重的并发症,有报道称发生率高达19%[60,62]。不幸的是,尽管采取最好的措施,肝切除术后肝衰竭相关的病死率高达90%[62]。

ISGLS将肝切除术后肝功能不全定义为在第5天或之后肝脏的合成、排泄或解毒功能受损[63],这是由血清胆红素和INR决定的。对于术前血清胆红素和INR正常的患者,在术后第5天(POD 5)或之后的数值升高就可以诊断。对于术前有高胆红素血症或INR水平升高的患者,POD 5的数值要与前一天的数值进行比较。在POD 5日或之后需要新鲜冷冻血浆来维持正常的INR,并伴有高胆红素血症也是可以诊断的。根据一项多中心国际研究,胆红素水平>119.7 μmol/L对预测90天病死率的敏感性和特异性高于90%,优势比为10.8[64]。在临床上,肝功能不全的情况从不需要特殊处理的轻微功能紊乱(A级),到需要采取额外措施的情况,有创(C级)或无创(B级)[63]。

肝切除术后肝功能不全的诊断主要是基于血液生化指标[63~64]。在术后早期,胆红素、肝酶、PT/INR的上升是常见的,也是可以预期的。这些指标到POD 7时往往会恢复到正常水平。碱性磷酸酶除外,它可能在切除术后12周内仍然升高。如果这些实验室没有迅速恢复正常,应考虑诊断为肝功能不全。此外,POD 1的低C反应蛋白(<32 g/dL)是肝切除术后肝功能衰竭的独立预测因素[65]。临床还可能出现的症状和体征,如黄疸、腹水,严重时可出现脑病。

初步诊断方法应包括造影CT和(或)肝脏超声检查,以排除胆漏并确保FLR有足够的血流。治疗主要起支持性作用,以促进再生。如果患者还没有转到ICU,就应该转到ICU。由于可能累及多器官系统,积极的支持性治疗可能是必要的[60]。应开始使用广谱抗生素,因为在急性肝衰竭的情况下,脓毒症并不罕见[60]。应考虑并优化营养状况。新鲜冰冻血浆、维生素K、白蛋白和利尿剂可能都需要分别治疗潜在的凝血障碍、低白蛋白血症和容量过负荷。肝移植可作为最后的手段,但对于因恶性肿瘤而接受切除手术的患者来说,并不是一种选择[60]。

18.2　肝脏外伤

肝脏的创伤是通过钝器或穿透机制发生的。虽然有肋骨的保护,但肝脏的大尺寸使其特别容易受到腹部穿透性损伤[66]。此外,薄的包膜对钝性创伤几乎没有保护作用,而大量的血管使肝脏裂伤具有生命危险[66~67]。自20世纪80年代以来,钝性肝损伤(BLI)的管理发生了巨大的转变,除非有明显的手术指征(即血流动力学不稳定或腹膜炎征兆),否则几乎所有患者都会试行非手术治疗(NOM)[68]。非手术和手术性肝外伤的处理都需要密切监测血流动力学,这些患者经常送入重症监护室(ICU)。本节讨论了肝脏创伤的治疗、预后和并发症的基本原理。

18.2.1　背景

肝脏损伤占所有创伤的5%,占腹腔内损伤的25%[69]。虽然穿透性损伤的比率因地区情况不同,但在过去几十年中,钝性肝损伤(BLI)的数量已经有所上升[67,70~71]。在5年期间(1975~1980年),48%的是钝性损伤,到20世纪90年代这个数字增加到74%[70]。虽然以前女性占少数,但现在女性占所有BLI的46%[70]。计算机断层扫描(CT)在钝性创伤中的广泛使用、图像质量的提高、更多的机动车碰撞(MVC)以及创伤患者数量的整体增加[70],可能使BLI发现率的上升而显示了发病率的上升[67,72]。

75%的肝脏损伤是由机动车碰撞(MVC)造成的[73]。在肝脏创伤的患者中,伴随损伤很常见，高达55%的患者有相关的腹部损伤[74~76]。在肝脏创伤中，脾脏、肾脏和肠道分别占21%、9%和4%[75]。腹部以外的伤害也经常发生，其中脑外伤占14%～17%，胸部外伤占46%，骨折占32%～72%[66,77~78]。令人惊讶的是，与高等级肝脏创伤的患者相比，低等级肝脏创伤的患者发现有更多的脾脏（21%和11%）和肠道（30%和10%）损伤[79]。

　　肝脏创伤后的病死率在0%～60%，取决于损伤的等级、最初的处理（手术与非手术）以及研究方法[80~81]。国家创伤数据库（NTDB）对超过21 000名肝损伤患者进行了分析，发现总体病死率为16.7%，随着损伤的严重程度而增加（表18-4）[80]。一项对所有8个前瞻性研究中的410名患者的系统回顾性观察性研究显示，非手术治疗的患者的综合病死率仅为2.4%[82]。由于大多数肝脏损伤都是轻微的（1～3级），所以综合研究的病死率可能会有偏差。当只考虑高级别（4～5级）的BLI时，新英格兰创伤中心联盟发现其非手术组的病死率为21.4%[74]。同一研究显示，需要立即手术的患者病死率为52.7%，但只有5.7%的NOM患者死亡（P<0.001）[74]。病死率的独立预测因素是高龄、ISS、血流动力学稳定、输血次数和存在头部损伤[79,83]。相关损伤（尤其是头部损伤）的影响不能被夸大，如果考虑到孤立的肝脏损伤，病死率会大幅下降（表18-5）[80]。尽管20世纪在创伤和重症监护方面取得了进展，但在腹部严重创伤的患者中，肝脏损伤仍然是严重腹部创伤患者的主要死亡原因[67]。

18.2.2 肝脏损伤的诊断

　　历史上，肝脏损伤的诊断是根据体检结果或诊断性腹膜灌洗（DPL）"阳性"之后再行剖腹手术进行诊断的。DPL过于敏感，许多肝脏受伤的患者没有进行任何手术[70]。从20世纪80年代开始，随着CT扫描的普及，被诊断为无症状的肝损伤的患者明显增加[70]。

表18-4　肝脏创伤的预后

肝损伤等级	患　者	病死率（%）	非手术管理（%）
Ⅰ和Ⅱ	14 403	12.7	90.5
Ⅲ	4 099	15.0	78.3
Ⅳ	2 250	27.9	70.8
Ⅴ	702	64.8	64.8
Ⅵ	78	94.9	62.8
共计	21 532	16.7	85.2

改编自Tinkoff等人，美国创伤外科协会的器官损伤量表Ⅰ：脾脏、肝脏和肾脏，基于国家创伤数据库的验证。J Am Coll Surg 2008; 207(5): 646-655

表18-5　不包括头部受伤的肝脏创伤的预后

肝损伤等级	患　者	病死率（%）	非手术管理（%）
Ⅰ和Ⅱ	9 086	7.0	91
Ⅲ	2 558	9.7	78.5
Ⅳ	1 310	20.8	72.2
Ⅴ	379	59.6	61.2
Ⅵ	40	92.5	52.5
共计	13 373	10.5	85.9

改编自Tinkoff等人，美国创伤外科协会的器官损伤量表Ⅰ：脾脏、肝脏和肾脏，基于国家创伤数据库的验证。J Am Coll Surg 2008; 207(5): 646-655

　　超声已被广泛用于评估创伤患者，并已取代DPL用于评估不稳定的患者。遗憾的是，超声检测游离液体的灵敏度在40%～80%，如果用于检测单个器官的损伤，灵敏度会更低[84~85]。肝功能检查（LFTs）已被用作儿科BLI的筛查，有些学者有意对成人患者使用LFTs[86]。LFT异常与肝损伤的等级有关[75]。虽然不同的水平被用作分界线，但最近的一个研究发现，AST为109 μ/L（AUC 0.88），ALT为97 μ/L（AUC 0.88）可以确定肝损伤[87]。虽然有人呼吁限制创伤患者所受的辐射量[88]，但CT扫描仍然是诊断BLI的最敏感和特异的方式。在任何情况下，每个进入ICU的创伤患者几乎都会有一个全面的评估,包括腹部的CT扫描。

18.2.3 肝损伤分级系统

美国创伤外科协会(AAST)器官损伤量表(OIS)于1988年首次制订,为管理创伤患者的医疗机构提供了标准化的肝脏损伤命名方法[80]。根据1994年修订的OIS,肝脏创伤的严重程度按1～6级分级(表18-6)[89]。1级损伤是轻微的,而5级代表可以存活的最严重损伤(图18-2)。1级和2级的肝脏损伤占所有肝脏创伤的67%。其余为3级(19%)、4级(10%)、5级(3%)和6级(0.3%)[80]。OIS已经使用一个大型创伤数据库进行了验证[80],但存在明显的评分者之间的差异[90]。即使在有经验的创伤外科医生和创伤放射科医生之间,也经常出现不一致的情况[90]。虽然为沟通、研究和质量改进措施提供了一致性,但肝损伤的OIS等级并不能预测手术干预的需要与否[67,90～91]。无论影像学结果如何,肝脏损伤的患者的血流动力学有可能稳定,也可能不稳定,这种差别决定了进一步的治疗措施。

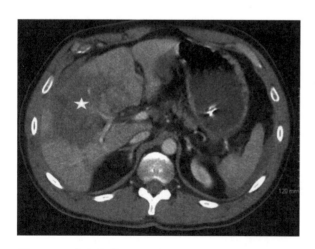

图18-2　5级肝损伤。星形标识了涉及中心静脉结构的肝脏裂伤

18.2.4 肝脏创伤患者的抢救

对肝脏创伤患者的初步评估和治疗遵循《高级创伤生命支持手册(第9版)》概述的原则。与其他创伤患者一样,迅速扭转休克,纠正酸中毒,预防(或治疗)体温过低是普遍的目标。大多数患者的肝脏出血会自动停止[92～93],许多人不需要输血。然而,在过去的10年中,有一个范式的转变,即在创伤复苏过程中更早地使用血液制品,并减少对晶体液的依赖[94～98]。包括平衡、止血或损伤控制复苏在内的几个术语被用来描述高血浆比的输血策略,这在Borgman等人的里程碑式的论文中得到了倡导[99]。据报道,接受较高比例新鲜冷冻血浆(FFP)和红细胞(RBC)的患者的生存率有所提高[100],因此美国各地的创伤中心都采用这种做法[94,98,101]。大量输血方案(MTP)实施,以更高的FFP和RBC比率提供血液产品虽然其有效性最近受到了质疑[102],但大量输血协议(MTP)的实施使血浆与红细胞的比例提高,病死率也有所下降[97,101]。MTP的结果是减少了总的输血量,降低了晶体液量,并提高了一期筋膜封闭率[97,101,103]。最佳的输血比例尚未确定,有人认为FFP和血小板与RBC的比例为1∶1∶1可能没有必要[104]。实际随机最佳血小板和血浆比例(PROPPR)研究比较了两种输血比例策略(1∶1∶1与1∶1∶2)。尽管在1∶1∶1比例组内发生了较少的失血,但该研究未能显示各组群之间的生存差异[105]。

最近,人们呼吁应该选择性地使用血液制品,因为盲目遵守输血比例可能无法充分治疗患者的潜在异常[104]。对止血所需的复杂的相互作用的回顾超出了本章的范围,但众所周知,传统的凝血功能测试(PTT/PT/INR、血小板计数、纤维蛋白原水平)都不能准确评估止血过程[96,98]。另一方面,血栓弹力图(TEG)或旋转式血栓弹力图(ROTEM)都能提供血凝块形成的图形,并可靠地识别凝血异常(图18-3)[95,104,106]。TEG上出现的纤维蛋白溶解与病死率的增加有关[107～108];但是,在一项研究中,使用TEG指导治疗被证明会增加病死率[109]。TEG指导下的复苏与血制品输注的减少有关,这可能通过减少总成

表 18-6　AAST 肝脏器官损伤量表（1994 年修订版）

等级	伤害类型	伤　害　描　述
I	血肿 裂伤	囊下型,<10% 的表面积 囊状撕裂,<1 cm 的实质深度
II	血肿 裂伤	囊下型,10%～50% 的表面积 沟内直径 <10 cm 囊内撕裂,1～3 cm 的实质深度,长度 <10 cm
III	血肿 裂伤	囊下型,表面积 >50% 或更大。 破裂的帽状体或实质血肿 沟内血肿 >10 cm 或更大 帽状体撕裂,<1 cm 的实质深度
IV	血肿 裂伤	沟内血肿破裂并有活动性出血 实质性破坏涉及 25%～75% 的肝叶或单个肝叶内 1～3 个 Couinaud 节段
V	撕裂伤 血管	实质性破坏涉及 >75% 的肝叶或在一个肝叶内有 >3 个 Couinaud 段 肝旁静脉损伤（即肝后腔静脉、中央大肝静脉）
VI	血管	撕脱

多发伤提高一个等级,最高为 III 级

改编自 Moore EE, Shackford SR, Pachter HL, et al: Organ Injury Scaling: Spleen and Liver (1994 Revision). The Journal of Trauma: Injury, Infection, and Critical Care, 1995; 38(3): 323-324

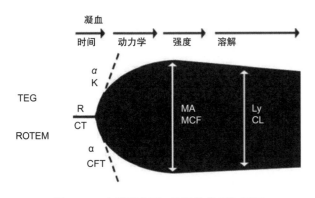

图 18-3　血栓弹力图：结果的分析和解释

R: 反应时间。CT: 凝固时间。K: 动力学。CFT: 血栓形成时间。α: α 角。MA: 最大振幅。MCF: 最大凝块牢固度。Ly: 纤溶。CL: 血凝块溶解。经许可转载自 Johansson PI et al. Thrombelastography (TEG) in Trauma. Scand J Trauma Resusc Emerg Med 2009; 17: 45

本和限制输注风险而最终使患者受益[109]。

重症监护中的输血要求（TRICC）临床研究表明,复苏后,如果采用限制性输血策略,创伤患者的结果是相同的[110]。尽管有这些证据,对美国创伤外科协会（AAST）成员的调查显示,约 40% 的受访者会给血红蛋白 >7 g/dL 的血流动力学稳定的创伤患者输血[110]。由于入院 24 小时内输血是创伤后并发症发生的独立风险因素（或为 6.4）,因此限制性策略显得尤为重要[111]。对于肝脏损伤来说,每输一个单位都会以剂量依赖的方式提高并发症的风险,即使是那些损伤程度较低的患者[111]。Sim 等人的调查结果显示,关于在稳定的创伤患者中输血的作用,仍然需要加大力度研究[110]。

尽管输血有一定的风险,但对活跃的出血患者应给予血液制品而不是晶体液。损伤控制复苏是一种积极的策略,理论上是在出现凝血功能障碍之前,提前输注 FFP 和血小板来控制出血[99]。虽然围绕着输血比例存在不确定性,但对出血患者的治疗已经有根本性改变,结果也得到了改善。在 20 世纪 70 年代,需要大量输血的患者的病死率为 90%,现在这一数字在 30%～70% 之间[104]。值得庆幸的是,大量的晶体液复苏,以及该策略的应用,如腹腔间室综合征、急性呼吸窘迫综合征、开放性和稀释性凝血病,已经很少见到。

18.2.5 肝脏外伤的非手术处理

实体器官损伤的非手术治疗（NOM）于1892年首次在脾脏创伤的患者中被描述[112]，并由Hinton于1926年再次提出[113]。最初的非手术治疗经验所带来的高病死率阻碍了进一步的尝试，直到有报道称脾切除的儿童出现了大量的脓毒血症，才重新引起人们对这种治疗策略的兴趣[73,112]。尽管有证据表明，轻微的肝脏损伤在手术时往往可以止血，但几十年来的主流观点是，严重的肝脏创伤不可能出现自发的止血[91]。19世纪70年代的报告证实了这种看法，Ledgerwood和Richardson都报告了0的NOM率[71]。随着外科医生对脾脏NOM的经验增加，NOM在肝脏创伤中的应用也在扩大[67]，到20世纪80年代变得普遍[113]。Croce及其同事在1995年发表了一项关于肝脏创伤NOM的前瞻性研究，结果显示绝大多数患者（89%）可以安全地避免手术[91]。现在回想起来，这个事实似乎是显而易见的，但这篇具有里程碑意义的论文有助于表明严重的肝脏损伤（3～5级）可以通过非手术方式处理[91]。对超过35 000名肝脏创伤患者的分析表明，1994～2003年期间，NOM的比率分别从74.6%上升到87.1%，并证明了NOM在创伤外科领域内的快速应用[73]。多项研究报告了NOM的优势，包括降低医院成本、缩短住院时间、减少非治疗性开腹手术、减少输血、减少感染和降低病死率[68,76,114]。即使是小规模的中心（low volume centers）也可以成功地进行NOM，其失败率为11%[115]。

NOM管理的既定标准包括血流动力学稳定和没有其他需要手术的腹腔内损伤[81,116]。最初，由于担心不可靠的体格检查会导致错过肠道损伤，意识状态改变被认为是NOM的禁忌证[112]。Archer等人回顾了他们在87名肝脏创伤患者中的经验，其中30人（34%）有神经损伤。

这两个队列的并发症发生率和病死率相似。此外，在意识状态改变组中没有发生NOM失败，这证明了NOM即使在这部分患者中也是可行的[112]。有关穿透性肝损伤的NOM文献越来越多[114,117~118]。10项临床研究显示，NOM的成功率为69%～100%[114]。在熟悉肝脏创伤管理的中心，使用严格的标准对穿透性损伤进行选择性的NOM是合适的[117]。与肝脏有关的并发症很常见（50%～52%），但NOM有可能降低非治疗性开腹手术的比率[114,117]。

虽然对"稳定"的定义有些主观，但复苏结局联盟（Resuscitation Outcomes Consortium）用以下标准来定义休克：收缩压<70毫米汞柱或收缩压71～90 mmHg，心率>108次/分钟[119]。根据高级创伤生命支持手册，"不稳定"患者的血压<90 mmHg或心率>120次/分，并有皮肤血管收缩或意识状态改变的证据[120]。许多"不稳定"患者在使用一或两个单位的RBC后血压会有所改善，应考虑采取NOM。虽然没有得到验证，但一些人觉得由于持续的、与肝脏有关的低血压而输血超过4个单位，就构成了NOM的失败[81,83,114]。早期对NOM的批评之一是这种管理策略会导致输血次数的增加[121]，在一项研究中，45%的患者需要输血[83]。尽管如此，研究一致显示，与手术策略相比，NOM导致的输血次数更少[121]。在肝脏和脾脏合并损伤的情况下，输血总数明显增加，在成功进行NOM的患者中平均为8.5单位[121]。虽然输血是肝脏创伤管理的重要组成部分，但在生理上合适的情况下应限制输血，特别是考虑到与剂量有关的感染和其他并发症增加的可能[83]。

18.2.6 非手术管理的预后

已有的研究中，NOM的失败率差别很大，在0%～24%之间。一项使用NTDB的研究显示，2000～2004年，在所有肝脏损伤中，NOM的成功率为85.2%（表18-4）[80]。Boese等人对前瞻性研究的系统回顾发现，NOM的失败率为9.5%（范围0% ~ 24%）。这一比率低于Carrillo在1998年报告的20% ~ 50%的失败率[82]。在单变量分析中，只注意到六个预测失败的因素：入院时低血压、较多的晶体液量、需要输血、腹膜体征、损伤严重程度评分和其他腹腔内损伤[82]。此外，其他腹腔内损伤可能在NOM的失败中起着特别重要的作用。Velmahos发现有9%的NOM失败率，但没有一个手术是因为肝脏的特殊原因而进行的[71]。前瞻性研究显示，年龄、性别和损伤等级与NOM的失败没有关系[82]。

由于轻微的肝脏创伤几乎不会导致NOM失败，一项单独的NTDB研究主要关注3627名严重肝脏损伤（AIS>4）患者的临床预后[122]。这些患者中有72.5%尝试过NOM，成功率为93.5%。Van der Wilden等人发现高等级损伤的NOM成功率同样很高（91.5%）[74]。NOM失败与病死率增加（21.2 vs. 7.1）和LOS增加（6 vs. 21天）有关。在另一项研究中，NOM失败的重要预测因素包括年龄（或为1.02）、男性（或为1.73）、低血压（或为2.07）、肝动脉栓塞（HAE）（或为6.96）和低血压（8.4%和16%）。同样，肝损伤的严重程度并不影响成功率[113]。

血流动力学不稳定的发展是75%的NOM失败的原因，但只有约50%的失败是由于肝脏损伤引起的[71,75,91,123]。Polanco等人注意到，在到达时有低血压的患者中，NOM的失败率有所增加[113]，这使他们得出结论：NOM的实施过于随意。相反，Hommes发现，入院时的低血压与严重肝损伤的NOM失败无关，并认为那些对复苏有反应的患者可以用非手术方式处理[76]。这些不同的因素必须在背景中考虑，因为唯一持续可靠的预测NOM失败的因素是血流动力学不稳定的发展，这通常发生在入院后48小时内[91]。肝脏损伤往往会早期出血，如果不出血，绝大多数NOM患者会成功[74]。

18.2.7 肝硬化的肝损伤

一组特别有趣的患者是那些有潜在肝病的遭受了肝脏损伤的患者。Talving等前瞻性地评估了92名肝硬化患者，并将他们与非肝硬化患者的匹配队列进行了比较[124]。他们发现并发症发生率明显较高，为31.5%和7.1%，病死率为20.7%和6.5%。末期肝病模型（MELD）评分大于10分者的病死率为30%，而MELD评分小于10分者为9.5%（P=0.016）。此外，还发现住院时间较长，肾衰竭（5.4%和0.5%）和脓毒症（8.7%和2.2%）的发生率较高[124]。Barmparas等利用NTDB探讨了肝损伤后肝硬化患者的结果[125]。83%的人尝试了NOM，14%的人失败，与对照组的失败率相同。虽然与肝脏相关的并发症没有明显差异，但肝硬化组的病死率为28%，而对照组为7%，肝硬化患者需要开腹手术的次数也明显增多，为58%和17%[125]。虽然NOM的失败是由于其他腹腔内损伤造成的，但肝硬化患者需要进行创伤性开腹手术，病死率大于50%，而对照组为4%[125]。

18.2.8 对NOM患者的具体管理

在NOM的早期，CT扫描是在受伤后的第3 ~ 7天进行的，然后在随后的12个月内每隔一段时间进行扫描，直到确认愈合[91]。Croce表明，在早期重复扫描时，肝脏损伤从未恶化，事实上，在出院时有15%的人已经痊愈。在长期跟踪时，大多数肝脏在37个月时已经痊愈[91]。一项对肝脏创伤的常规CT扫描的研究显示，503名患者中只有3名患者的放射学检查结果是必须要治疗的。由于这3名患者的症状与这些发现有关，该研究不建议进行后续扫描，除非有临床指征[126]。

在肝脏创伤中也没有必要长时间卧床休息或长时间入住ICU，除非有其他损伤需要[114]。活动的时间似乎并不影响失败率，但没有前瞻性研究支持或反驳这一说法[68]。由于大多数患者会在24小时内NOM失败，因此超过48小时后可能不需要进入ICU[75,127]。连续测量血红蛋白也是不必要的，因为如上所述，输血的决定必须由血流动力学的变化而不是单一的测量数字来驱动[127]。在儿童中，大多数在24小时后进行的输血是由于贫血而不是血流动力学不稳定[127]。使用血流动力学变化来指导实验室的必要性，而不是采用固定的方案，将抽血次数从每位患者5次减少到1.5次，对患者的预后没有负面影响[127]。

18.2.9 肝脏创伤的静脉血栓栓塞（VTE）预防措施

很少有条件像严重创伤那样成为高凝血症的代名词。在没有接受化学预防的创伤患者中，深静脉血栓（DVT）发生率超过50%[69,128]。即使有适当的预防措施，深静脉血栓率仍有约15%，肺栓塞（PE）的发生率为0.13%～0.55%[85]。虽然看起来微不足道，但创伤患者发生PE后的病死率可高达50%，PE是创伤患者存活24小时后的第三大死亡原因[69,85,129]。尽管有这些认识，但对开始VTE预防后出血的担心往往导致预防的延迟[130]。

多项回顾性研究评估了肝脏创伤中深静脉血栓预防的使用情况[69,128～131]。Datta等发表了一项来自加拿大的4年回顾性研究，研究对象为106名肝脏创伤患者。25%的患者在48小时内进行了预防，43%的患者在入院后超过48小时才开始预防（平均6天），32%的患者根本没有接受预防[69]。8例（7.5%）深静脉血栓和1例（0.9%）PE诊断出来，都是在延迟组。在一个只包括严重（3～5级）肝损伤的亚组中，在48小时内接受预防措施的患者没有出现深静脉血栓，而在>48小时组中，有23%的患者被诊断为深静脉血栓。此外，尽管伤害严重程度评分、ICU或住院时间相似，但两组都没有出现NOM失败[69]。Eberle等在一组接受低分子量肝素（LMWH）的患者中显示了类似的结果[128]。54名患者中的18名（33%）在受伤后3天内开始使用LMWH，其余的在受伤后3天以上开始。3名患者的NOM失败，但所有的失败实际上都发生在使用LMWH

之前。Eberle发现所有实体器官损伤的VTE率为1.3%，只有一名肝脏患者发生了深静脉血栓[128]。由于在VTE或NOM失败率方面没有显示出差异，作者认为LMWH可以安全地用于实体器官损伤的患者[128]。Joseph等的研究也显示，VTE率很低（1.7%），NOM失败率和预防后需要输血没有差别。事实上，只有一篇论文[129]提出接受VTE预防治疗的实体器官损伤患者的结果有任何明显的差异。尽管在NOM失败、VTE率（1.3%）或总体输血需求方面没有明显差异，但Murphy等指出，与那些在48小时后开始预防的患者相比，在48小时内接受LMWH的组别在开始LMWH后的输血率较高（55%和21%，$P=0.005$）[129]。

由于缺乏高质量的数据，东部创伤外科协会无法发布关于何时开始VTE预防的建议[68]，但美国胸科医师协会指出，只要没有持续出血的证据，大多数创伤患者应在36小时内开始预防[132]。最近的TEG数据显示，创伤的高凝状态在受伤后48小时左右开始[85]。由于早期和晚期的VTE预防组之间不存在明显的差异，因此建议在受伤后48小时内开始VTE预防，前提是没有其他禁忌证。正如Knudson所指出的，"死于PE的可能性比因预防性抗凝而导致的NOM失败更大。如果在这种情况下发生出血，对患者的治疗终将失败[128]"。

18.2.10 肝损伤的手术管理

肝脏创伤的手术已经成为一种罕见的现象，大多数外科住院医师在培训期间只做过一次控制肝脏出血的手术[133]。虽然NOM是标准治疗，但13.7%的肝脏创伤需要手术处理[133]。事实上，高达2/3的4～5级肝脏需要开腹手术[114]，重症监护医师必须熟悉这些手术中采用的手术技术。

在过去的100年里，肝脏创伤的手术治疗经历了广泛的演变[94]。虽然在20世纪初曾使用过填塞方法，但由于相关的病死率很高，这种做法被放弃了[94]。在第一次世界大战期间，肝脏外伤后的病死率为66%。随着医疗和手术的进步，到了20世纪70年代，病死率已降低到10%[134]。在这个积极的手术管理时期，外科医生使用了几种技术来控制肝脏出血，包括结扎或直接缝合控制血管、电凝、切除、网膜填塞和肝动脉结扎。不幸的是，这些手术都与大量失血和病死率有关[70,134]。虽然几十年来基本上被放弃了，但在20世纪70年代，发表有肝周填塞后存活的病例报告[134]，包括一系列4名患者在肝脏填塞后转到创伤中心后全部存活[135]。肝周填塞作为一种手术选择的重新出现，部分原因是意识到凝血功能是造成肝外伤死亡的原因[94,114]。20世纪80年代，丹佛外科小组认识到，失血性出血引发了致命的三联症（低温、凝血功能障碍和酸中毒），并建议在大量输血时输注血小板和FFP[94]。10年后，外科医生报道了一大批采用手术处理的患者，最终被称为"损伤控制手术"（DCS）。在这种技术中，患者接受初步手术以控制出血和污染，然后转入ICU以纠正其生理机能失调[94]。一旦酸中毒、凝血功能障碍和低体温得到纠正，患者就会回到手术室，完成手术。肝脏创伤的患者通常在48～72小时后返回手术室，这时将移除填塞，必要时进行最终的肝脏手术，或重复填塞。幸运的是，大多数肝脏出血（80%）会通过简单地用填塞物紧靠肝脏实质而停止[136~137]。与最终的肝脏手术相比，肝周填塞的失血量较少，病死率明显较低（34.5%和68%）[70]。

Suen等对14年间（1999～2013年）的731名肝脏创伤患者进行了回顾性分析，证明了损伤控制手术和肝周填塞的使用增加。在高等级损伤的队列中（90/731），31.1%接受了填塞，24.4%进行了局部出血控制，11.1%进行了切除，33%没有进行干预[79]。从1999年到2013年，损伤控制开腹手术从6.4%增加到23.2%，在此期间手术病死率明显下降（57.9%和21.6%）[79]。

18.2.11 造影剂外渗、血管造影和栓塞对肝脏创伤的影响

CT技术的进步可越来越多地识别出患者造影剂外渗（blushes）[138~139]，并且已经开发了一个分级系统来描述增强CT扫描中造影剂外渗的不同模式[139]。在1型外渗的患者中，造影剂汇集到腹膜。2型外渗的患者有腹腔积血和外渗，但造影剂停留在肝实质内。3型外渗的患者有肝实质内外渗，但没有腹腔积血[139]。在一项研究中，所有1型外渗的患者都需要在CT扫描后2小时内进行手术控制出血，而3型外渗的患者都不需要干预。67%的2型患者变得不稳定，但进入手术室的平均时间为约8小时[139]。造影剂汇集对预测手术需要的敏感性为63%[139]。另外两项研究证实了腹腔内造影剂汇集与手术需要相关的发现，在这两项研究中，这些患者100%都需要进行开腹手术[126,140]。

特别是由于这些CT结果可能与血管造影不相关，所以造影剂外渗的意义受到了质疑。一项对998名因肝脏创伤而接受血管造影的患者的系统回顾显示，347名（34.8%）被栓塞[72]，回顾性研究显示，CT上的外渗证据预测血管造影时的动脉出血，其敏感性仅为56%，特异性为83%[141]。Alarheyem等回顾了他们对788名BLI患者的经验，其中72名（9.1%）在CT扫描中出现了外渗。只有67%的患者在血管造影时被发现有外渗，但与被栓塞的组别相比，没有血管造影证据的22名患者的再出血率明显更高（32%和11%）[138]。基于这一发现，作者建议对CT扫描中出现外渗的患者进行经验性栓塞，尽管在重新出血的队列中没有死亡病例[138]。Gaarder等实施了一项方案，所有CT上有外渗证据的患者都接受了血管造影，然后将方案组与常规血管造影前的队列进行比较[142]。59名患者中有19名接受了血管造影，但只有6名被发现有活动性出血[142]。作为方案的一部分，接受血管造影的组别显示开腹手术的

需求明显减少（34%和58% *P*=0.009），但不影响NOM失败率（18%和13%）[142]。一些CT上有造影剂晕染的患者会从血管栓塞术中受益；但是，鉴于文献中报道的阴性血管造影的比例很高，这部分患者群体还没有被明确确定。

另一个考虑因素是血管造影在因肝脏创伤而接受手术的患者中的作用。一些作者推荐术后血管造影[133,137,142～143]或CT扫描[126]，指出在用肝周填塞处理的患者中活动性动脉出血率大于50%[133]。不幸的是，术后立即进行的血管造影对发现肝脏出血只有50%的敏感性和33%的特异性[126]。术后CT扫描如果能识别出外渗，则后续血管造影的敏感性和特异性分别提高到83%和75%[126]。用血管造影识别和治疗正在发生的出血可能是有益的。Asensio及其同事证明，接受血管栓塞术的术后创伤患者与未接受血管栓塞术的患者相比，病死率明显降低（30%和65%，*P*=0.02）[143]。

18.2.12　血管栓塞术后的并发症

在单中心研究中，血管栓塞术的并发症发生率高达50%[93,137,144～145]，其中肝坏死（14.9%）、脓肿（6.6%）、胆汁瘤/胆漏（10.6%）和胆囊坏死（4.9%）是最常见的并发症[72]。由于肝脏的双重血液供应，肝脏坏死并不常见，但当创伤性缺血与栓塞相结合时，大量的肝细胞会死亡[72]。与结扎或栓塞肝动脉主支时相比，选择性栓塞导致的肝坏死较少，但如果肝坏死确实发生，病死率约为7%[144]。值得注意的是，多达30%的接受栓塞治疗的患者仍然需要手术，究其原因，要么是因为出血，要么是因为其他并发症[113]。此外，即使栓塞手术在93%的情况下成功（77%～100%），仍有5%～12%的患者发生延迟性出血[72]。

18.2.13　肝脏外伤的并发症

并发症可分为早期或晚期组[111]。早期组包

括出血和腹腔间室综合征（ACS），通常在受伤后2天内发生。相反，胆道和感染性并发症往往发生在受伤后3天以上[111]。如前所述，无论手术或非手术处理肝外伤后的并发症发生率都很常见。除了漏诊外，并发症的风险随着伤势的严重程度而增加，1%的3级伤和高达63%的5级伤都会发生（表18-7）[68]。

表18-7　非手术处理的肝脏创伤的并发症

复杂情况	3级	4级	5级	总数（%）
出血	6	18	14	38（43.7）
<24 h	5	9	4	
>24 h	1	8	8	
再出血	0	1	2	
胆汁	6	22	1	29（33.3）
胆汁瘤	0	11	0	
胆汁渗漏	2	6	1	
腹膜炎	3	4	0	
胆静脉瘘	0	1	0	
胆管损伤	1	0	0	
感染	2	11	0	13（14.9）
腹腔脓毒血症	0	6	0	
脓肿	2	5	0	
肝脏坏死	1	0	1	2（2.3）
ACS	2	1	2	5（5.8）

改编自Kozar et al. Risk Factors for Hepatic Morbidity Following Non-Operative Management. Arch Surg. 2006; 141: 451-9

肝脏创伤的NOM后出血只发生在8%的严重肝脏损伤（3～5级）中，但占肝脏相关病死率的大部分[111]。这种并发症可以按照受伤后的时间（<24小时或>24小时）来区分。在35名出血的NOM患者中，有20名（57%）是在24小时

之内。虽然有15名患者被归入"晚期"出血组，但这些患者中除5名（14%）外在受伤后48小时内都有出血[111]。晚期出血的原因包括肝假性动脉瘤和胆道出血，分别只发生在1.2%和3%的肝脏创伤中[114,117]。伤后72小时以上的出血是罕见的，而且，创伤后出血（无论是早期还是晚期）69%可以通过非手术处理[114]。

腹腔间隔室综合征（ACS）虽然不是肝脏创伤所特有的，但作为钝器创伤的一种并发症值得一提。当腹腔内的血液、肠壁水肿、腹膜后血肿，甚至填塞导致腹腔内压力升高时，就会发生ACS[116]。休克（优势比为4.51）和钝性创伤（优势比为2.38）是主要的危险因素，这两种情况都常见于严重肝脏创伤的患者[146]。腹胀的患者在钝器创伤的情况下出现机械通气困难（峰值压力高、高碳酸血症、低氧）、肾功能衰竭或低血压时，应测量膀胱压力[116]。ACS的发展与26%的病死率有关，因此任何超过25 mmHg的测量值都应促使外科医生讨论是否需要进行减压开腹手术[146]。

胆道并发症占所有肝脏特定并发症的1/3[81]，平均在受伤后第12天出现[111]。其范围从无症状的小胆汁瘤（包含胆汁汇集）到胆汁瘤/渗漏和胆汁性腹膜炎[81]。当NOM首次被研究时，由于HIDA扫描对检测胆汁漏的敏感性/特异性几乎为100%，所以常规获得HIDA扫描[68]。虽然约20%的NOM患者出现了胆汁瘤，但90%以上的胆汁瘤会自行消退[91]。胆漏发生在4%～23%的肝脏损伤中[147]，通常也是良性的，但可能需要额外治疗。传统上，胆漏的诊断是基于持续的引流输出[81]，但在NOM时代，大多数胆漏是在腹腔内液体聚集的图像引导下诊断的[147]。渗漏分为轻度（<300 mL/d或>50 mL/d，持续<2周）或重度（>300～700 mL/d或>50 mL/d，持续>2周）[147]。只要充分引流，大多数轻微的胆漏在3周内自行好转[81,114,147]。一旦诊断为大量胆漏，建议进行括约肌切开术和支架植入术，因为降低压力梯度可以更快地解决漏点[81,148～149]。在两项研究中，胆漏在括约肌切开

术和支架植入术后6.7天[148]和9天[147]解决。

胆汁性腹膜炎是肝脏创伤后的另一种并发症，有几种重叠的体征，可能与败血症或漏诊的肠道损伤相混淆[150]。胆汁和血液会导致化学性腹膜炎，从而引发全身性的炎症反应。因此，患者可能出现发热（>38.5℃）、白细胞增多、心动过速、腹痛和（或）C反应蛋白升高[151]。在回顾性评估中，5%的患者（10/186）符合"腹膜炎症综合征"的诊断标准，该病在受伤后2～10天内发生[151]。在腹腔镜下抽出这种液体后，在统计学结果上发现心率和最高体温明显下降[150]。由于这些发现，Franklin和他的同事对高等级肝脏损伤的患者采取了常规的、延迟的腹腔镜清除积液[150]。

平均来说，肝脓肿直到受伤后第14天才被发现[111]。尽管很罕见，但在一个系列中，肝内脓肿与10%的病死率有关[68]。脓肿和肝脏坏死一般都有症状，任何有持续发热、白细胞增多或腹痛的肝脏创伤患者都应进行影像学检查[81,114]。大多数脓肿可以通过抗生素和经皮引流进行治疗，但正如休克创伤小组所主张的那样，肝坏死可能最好通过切除来治疗[144]。

漏诊的损伤可能出现在肝脏创伤后的早期或晚期。在NOM管理成为标准之前，3%～13%的患者在开腹手术时发现相关的腹腔内损伤[78]。值得庆幸的是，在用NOM处理的患者中，只有1%的患者发生小肠损伤[71,111]。在3年的时间里，Miller及其同事发现他们的患者中有2.3%漏诊了损伤，其中有两个小肠和三个膈肌损伤[49]。漏诊的后果包括住院时间延长（18天和10天）和病死率大大增加（43%和5%）。这些发现强调了在管理任何肝脏创伤的患者时需要保持警惕，特别是所有这些漏诊的损伤都发生于非手术处理的低等级的肝脏创伤患者[49]。

肝脏创伤后的并发症很常见，在所有患者中发生率为20%～90%[123,147]，但这些并发症很少需要手术干预[75,123]。虽然讨论了肝脏特有的并发症，但典型的ICU相关问题，如肺炎、菌血症、多器官系统衰竭等，也时有发生，它们对病死率

的影响不能不考虑[92,152]。严重肝损伤的患者能够存活下来并出现并发症，这证明了创伤患者的整体管理技术已经取得了很大的进步。

结　论

过去的30年，肝损伤的高病死率令人震惊，随着肝脏手术和肝脏损伤治疗技术的发展现在的病死率已有了极大改善。复杂的肝脏切除术在专业中心似乎已成为常规手术，几年前被认为是"无法切除"治疗的患者，现在由于医疗和手术技术的进步而得到了治愈。同时，肝脏创伤方面的进步是通过更简约的理念来实现的。绝大多数钝性肝损伤都是以非手术方式处理的，当患者需要开腹手术时，肝脏会被填塞起来，而不是采用复杂的止血方法，这种方法在过去一个世纪的大部分时间里主导着肝脏创伤手术。值得庆幸的是，如果发生并发症，可用内窥镜、血管内和经皮治疗而几乎完全不必再次手术。尽管如此，肝脏手术仍有很大的风险，重症监护医生不应低估危及生命的出血或感染可能性。由于这些患者的复杂性，外科医生和重症监护医生之间必须采取团队合作的方式，以确保患者得到最好的护理。

18.3　习题

1. 一般认为进行肝脏手术安全的MELD评分是多少？

    a. <15

    b. <12

    c. <9

    d. <6

    答案：c。MELD评分最初是为了预测慢性肝病患者经颈静脉内门静脉分流术（TIPS）后3个月的病死率而开发的。随后发现，MELD评分是肝移植患者有用的预后工具，现在被用来优先考虑用于此类患者。尽管这两个评分系统（MELD和Child-Pugh评分）都不是为了预测肝脏切除术后的并发症发生率或病死率而设计的，但在没有更好的预测模型下，它是一种可靠的替代品。一般认为，MELD评分小于9分的肝脏手术是安全的。

2. 根据目前的证据，患者的最佳标准化FLR是什么？

    a. 20%

    b. 30%

    c. 40%

    d. 50%

    答案：c。经过对手术结果的分析，人们认为对于基础肝脏健康的患者，在sFLR体积大于TLV的20%时可以安全地进行大型肝脏手术[43]。相反，对于肝硬化或严重肝病的患者，sFLR的体积必须大于40%。对于术前接受化疗的患者，sFLR量>30%被认为是安全的。

3. 根据ISGLS，用于定义肝切除术后胆汁漏的引流液胆红素水平是多少？

    a. 在术后第3天或之后>51.3 μmol/L

    b. 在术后第3天或之后，比正常上限高3倍

    c. 在术后第5天或之后>51.3 μmol/L

    d. 在术后第3天或之后，比血清胆红素水平高3倍

    答案：d。ISGLS将胆漏定义为在术后第3天或之后，引流管内有任何液体，且胆红素水平比血清胆红素水平高3倍，和（或）需要对胆汁瘤或胆汁性腹膜炎进行任何干预（影像指导或手术）。

4. 以下哪项血液检查在术后可能保持高水平，甚至长达12周？

    a. 碱性磷酸酶

    b. ALT（丙氨酸氨基转移酶）

    c. AST（天门冬氨酸氨基转移酶）

    d. 胆红素

    答案：a。在术后早期，胆红素、肝酶（ALT和ALP）、PT和INR的升高是常见的，也是预期

的[65]。然而，这些指标往往在术后第7天恢复到正常水平，但ALP除外，它可能在切除术后12周内持续保持高水平。

5. 一名丙型肝炎肝硬化患者因肝细胞癌接受了肝脏大切除手术。预测的FLR约为35%。她的INR升高至2，胆红素为85.5 μmol/L。她的意识状态改变了，而且她的心动过速越来越严重。关于肝切除术后的肝功能不全，哪个不正确？

   a. 这个患者应该立即转到ICU进行监测，因为与肝衰竭相关的病死率高达90%

   b. ALT和AST的快速升高显然与肝功能不全有关，用于确诊肝功能不全

   c. 与肝脏正常的患者相比，有潜在肝病的患者需要更大的功能性肝脏残余物

   d. 应进行肝脏超声检查以评估血管，因为动脉或静脉血栓都可能导致肝功能不全

   答案：b。该患者应在ICU环境下进行监测，因为他们很容易出现急性失代偿，包括需要插管的意识状态变化。对于有潜在肝病的患者，较大的残余肝脏是必要的。肝动脉血栓或门静脉血栓都会在大的切除术后发生，并可能导致肝衰竭。虽然肝脏手术后ALT和AST会急性升高，但胆红素和INR是用来确诊术后肝功能不全的化学指标。

6. 在一次车祸后，一名30岁的女性被发现有3级肝脏裂伤，骨盆严重骨折，以及肺挫伤。她的低血压和心动过速对容量补充有反应。关于该患者的说法以下哪项是正确的？

   a. 肝脏的血管栓塞术将使她的低血压得到改善

   b. 她的低血压很可能与正在进行的肝脏出血无关

   c. 由于存在输血反应的风险，应避免对该患者进行FFP输血

   d. 标准凝血测试准确地评估了该患者形成凝血块的能力

   答案：b。接受肝脏血管造影的患者中只有

30%进行了栓塞治疗，鉴于骨盆骨折，肝脏不太可能是她休克的来源。应以FFP与RBC至少1：2的比例进行FFP输注。标准凝血测试不能准确评估创伤患者或肝脏手术患者的凝血障碍。

7. 一名25岁的男子在受到枪伤后，腹部多处受伤。他有一个复杂的4级肝损伤，需要填塞止血。他的腹部在术后第2天被关闭，但在术后第8天，他的引流管仍有超过500 mL的胆汁排出。处理这一问题的下一步是。

   a. 继续进行保守治疗，因为胆汁漏应该在1周内解决

   b. 咨询胃肠科，进行括约肌切开术和支架植入术

   c. 让外科医生返回手术室，控制胆汁泄漏

   d. 获得MRCP以确定胆汁泄漏的位置

   答案：b。虽然大多数胆漏可自愈，但当发现大量胆漏时，应进行括约肌切开术和支架植入术，因为这已被证明可以减少胆漏的持续时间。回到手术室控制泄漏可能是必要的，但不是管理的第一步。MRCP将确认胆漏，但并不增加预后信息，在这种情况下没有必要，因为引流管的输出量足以诊断胆漏。

8. 一名18岁的男子车祸后不久入急诊科。他处于昏迷状态（格拉斯哥昏迷指数为7）。右前臂和左小腿有闭合性骨折。腹部CT扫描显示肝脏4级裂伤，脾脏裂伤，腹部有中等量的游离液体。以下所有情况都是正确的，但不包括：

   a. 脾脏损伤的存在降低了对其肝脏损伤进行非手术治疗的成功机会

   b. 如果在腹部CT上发现造影剂外渗，但被控制在肝脏内，他需要手术的风险更高

   c. 他不适合做非手术治疗，因为他的头部受伤限制了检测腹部检查变化的能力

   d. 如果他在到达后2小时内因为持续的低血压而需要6个单位的PRBCs，那么他的肝脏损伤的非手术治疗已经失败，应该被送入手术室

答案：c。头部损伤的存在并不排除试行非手术治疗的可能性。腹腔内合并损伤会增加肝脏损伤的NOM失败的风险。造影剂外渗和腹腔积血几乎总是与NOM的失败有关。由于血流动力学不稳定而需要4个单位以上的血液是NOM失败的定义内容。

9. 一个17岁的男孩在发生车祸后被送进医院。他的脉搏为每分钟90次，血压为110/70 mmHg。检查时他的腹部轻微压痛。腹部CT扫描显示肝脏左叶有一处裂伤，从圆顶处延伸到肝实质的一半以上。适当的处理包括以下所有内容，除了：

   a. 卧床休息12～24小时，然后如果他情况稳定的话，逐步增加运动量

   b. 如果他出现腹膜炎的征兆，要进行腹部探查

   c. 只有在患者的血流动力学发生变化时才检查血红蛋白水平

   d. 不在48小时内对肝脏裂伤病情稳定的患者进行深静脉血栓预防治疗

   答案：d。虽然没有前瞻性研究，但没有证据表明长期卧床>24小时可以提高NOM率。腹膜炎是进入手术室的一个原因。对于血流动力学正常的患者，跟踪血红蛋白水平并不能改善结果。深静脉血栓预防并不增加NOM失败的风险，除非有其他禁忌，否则应在48小时内开始。

10. 关于钝性肝外伤有关的真实说法包括以下哪项？

   a. 损伤的等级并不能预测非手术治疗的失败

   b. 手术中使用肝周填塞与较高的病死率有关

   c. FAST阴性可排除肝损伤的诊断

   d. 肝损伤的NOM后最常见的并发症是肝脓肿

   答案：a。虽然有几个因素与NOM失败有关，但损伤等级不是其中之一。与最初的创伤时进行明确的肝脏手术相比，肝周填塞降低了病死率。FAST缺乏排除肝脏损伤的特异性。出血是NOM最常见的早期并发症，胆道疾病是最常见的晚期并发症。

参考文献

1. Hardy KJ. Liver surgery: the past 2000 years. Aust N Z J Surg. 1990; 60(10): 811–817.

2. Tomlinson JS, Jarnagin WR, DeMatteo RP, Fong Y, Kornprat P, Gonen M, et al. Actual 10-year survival after resection of colorectal liver metastases defines cure. J Clin Oncol. 2007; 25(29): 4575–4580.

3. Nordlinger B, Guiguet M, Vaillant JC, Balladur P, Boudjema K, Bachellier P, et al. Surgical resection of colorectal carcinoma metastases to the liver. A prognostic scoring system to improve case selection, based on 1568 patients. Association Francaise de Chirurgie. Cancer. 1996; 77(7): 1254–1262.

4. House MG, Ito H, Gonen M, Fong YM, Allen PJ, DeMatteo RP, et al. Survival after Hepatic resection for metastatic colorectal cancer: trends in outcomes for 1,600 patients during two decades at a single institution. J Am Coll Surg. 2010; 210(5): 744–752.

5. Nguyen KT, Gamblin TC, Geller DA. World review of laparoscopic liver resection-2, 804 patients. Ann Surg. 2009; 250(5): 831–841.

6. Giulianotti PC, Bianco FM, Daskalaki D, Gonzalez-Ciccarelli LF, Kim J, Benedetti E. Robotic liver surgery: technical aspects and review of the literature. Hepatobiliary Surg Nutr. 2016; 5(4): 311–321.

7. Ueno H, Mochizuki H, Hatsuse K, Hase K, Yamamoto T. Indicators for treatment strategies of colorectal liver metastases. Ann Surg. 2000; 231(1): 59–66.

8. Frankel TL, D'Angelica MI. Hepatic resection for colorectal metastases. J Surg Oncol. 2014; 109(1): 2–7.

9. Kulik U, Lehner F, Bektas H, Klempnauer J. Liver resection for non-colorectal liver metastasis — standards and extended indications. Viszeralmedizin. 2015; 31(6): 394–398.

10. Maithel SK, Jarnagin WR, Belghiti J. Hepatic resection for benign disease and for liver and biliary tumors. In: Jarnagin W, Buchler MW, Chapman WC, D'Angelica M, DeMatteo RP, Hann LE, editors. Blumgart's surgery of the liver, biliary tract and pancreas. 5th ed.

Philadelphia: Elsevier Saunders; 2012. p.1461-1511.

11. Jarnagin W, Chapman WC, Curley S, D'Angelica M, Rosen C, Dixon E, et al. Surgical treatment of hepatocellular carcinoma: expert consensus statement. HPB (Oxford). 2010; 12(5): 302-310.

12. Hartog H, Ijzermans JN, van Gulik TM, Groot KB. Resection of Perihilar Cholangiocarcinoma. Surg Clin North Am. 2016; 96(2): 247-267.

13. Carpizo DR, D'Angelica M. Management and extent of resection for intrahepatic cholangiocarcinoma. Surg Oncol Clin N Am. 2009; 18(2): 289-305. viii-ix

14. Reid KM, Ramos-De la Medina A, Donohue JH. Diagnosis and surgical management of gallbladder cancer: a review. J Gastrointest Surg. 2007; 11(5): 671-681.

15. Dunne DFJ, Jack S, Jones RP, Jones L, Lythgoe DT, Malik HZ, et al. Randomized clinical trial of prehabilitation before planned liver resection. Brit J Surg. 2016; 103(5): 504-512.

16. Child CG, Turcotte JG. In: Child CG, editor. Surgery and portal hypertension. Philadelphia: Saunders; 1964.

17. Kamath PS, Wiesner RH, Malinchoc M, Kremers W, Therneau TM, Kosberg CL, et al. A model to predict survival in patients with end-stage liver disease. Hepatology. 2001; 33(2): 464-470.

18. Hagspiel KD, Neidl KF, Eichenberger AC, Weder W, Marincek B. Detection of liver metastases: comparison of superparamagnetic iron oxide-enhanced and unenhanced MR imaging at 1. 5 T with dynamic CT, intraoperative US and percutaneous US. Radiology. 1995; 196(2): 471-478.

19. Floriani I, Torri V, Rulli E, Garavaglia D, Compagnoni A, Salvolini L, et al. Performance of imaging modalities in diagnosis of liver metastases from colorectal cancer: a systematic review and meta-analysis. J Magn Reson Imaging. 2010; 31(1): 19-31.

20. Sahani D, Mehta A, Blake M, Prasad S, Harris G, Saini S. Preoperative hepatic vascular evaluation with CT and MR angiography: implications for surgery. Radiographics. 2004; 24(5): 1367-1380.

21. Kinkel K, Lu Y, Both M, Warren RS, Thoeni RF. Detection of hepatic metastases from cancers of the gastrointestinal tract by using noninvasive imaging methods (US, CT, MR imaging, PET): a meta-analysis. Radiology. 2002; 224(3): 748-756.

22. Bipat S, van Leeuwen MS, Comans EF, Pijl ME, Bossuyt PM, Zwinderman AH, et al. Colorectal liver metastases: CT, MR imaging, and PET for diagnosis — meta-analysis. Radiology. 2005; 237(1): 123-131.

23. Ariff B, Lloyd CR, Khan S, Shariff M, Thillainayagam AV, Bansi DS, et al. Imaging of liver cancer. World J Gastroenterol. 2009; 15(11): 1289-1300.

24. Baron RL, Brancatelli G. Computed tomographic imaging of hepatocellular carcinoma. Gastroenterology. 2004; 127(5 Suppl 1): S133-143.

25. Beavers KL, Semelka RC. MRI evaluation of the liver. Semin Liver Dis. 2001; 21(2): 161-177.

26. Adam R, Delvart V, Pascal G, Valeanu A, Castaing D, Azoulay D, et al. Rescue surgery for unresectable colorectal liver metastases downstaged by chemotherapy: a model to predict long-term survival. Ann Surg. 2004; 240(4): 644-657. discussion 57-58

27. Giacchetti S, Itzhaki M, Gruia G, Adam R, Zidani R, Kunstlinger F, et al. Long-term survival of patients with unresectable colorectal cancer liver metastases following infusional chemotherapy with 5-fluorouracil, leucovorin, oxaliplatin and surgery. Ann Oncol. 1999; 10(6): 663-669.

28. Bischof DA, Clary BM, Maithel SK, Pawlik TM. Surgical management of disappearing colorectal liver metastases. Br J Surg. 2013; 100(11): 1414-1420.

29. van Vledder MG, de Jong MC, Pawlik TM, Schulick RD, Diaz LA, Choti MA. Disappearing colorectal liver metastases after chemotherapy: should we be concerned? J Gastrointest Surg. 2010; 14(11): 1691-1700.

30. Kuhlmann K, van Hilst J, Fisher S, Poston G. Management of disappearing colorectal liver metastases. Eur J Surg Oncol. 2016; 42(12): 1798-1805.

31. Passot G, Odisio BC, Zorzi D, Mahvash A, Gupta S, Wallace MJ, et al. Eradication of missing liver metastases after fiducial placement. J Gastrointest Surg. 2016; 20(6): 1173-1178.

32. Abdalla EK, Denys A, Chevalier P, Nemr RA, Vauthey JN. Total and segmental liver volume variations: implications for liver surgery. Surgery. 2004; 135(4): 404-410.

33. Schindl MJ, Redhead DN, Fearon KCH, Garden OJ, Wigmore SJ. eLISTER. The value of residual liver volume as a predictor of hepatic dysfunction and infection after major liver resection. Gut. 2005; 54(2): 289-296.

34. Kishi Y, Abdalla EK, Chun YS, Zorzi D, Madoff DC, Wallace MJ, et al. Three hundred and one consecutive

extended right hepatectomies: evaluation of outcome based on systematic liver volumetry. Ann Surg. 2009; 250(4): 540–548.

35. Zipprich A, Kuss O, Rogowski S, Kleber G, Lotterer E, Seufferlein T, et al. Incorporating indocyanin green clearance into the model for end stage liver disease (MELD-ICG) improves prognostic accuracy in intermediate to advanced cirrhosis. Gut. 2010; 59(7): 963–968.

36. de Graaf W, van Lienden KP, Dinant S, Roelofs JJ, Busch OR, Gouma DJ, et al. Assessment of future remnant liver function using hepatobiliary scintigraphy in patients undergoing major liver resection. J Gastrointest Surg. 2010; 14(2): 369–378.

37. Shindoh J, Vauthey JN, Zimmitti G, Curley SA, Huang SY, Mahvash A, et al. Analysis of the efficacy of portal vein embolization for patients with extensive liver malignancy and very low future liver remnant volume, including a comparison with the associating liver partition with portal vein ligation for staged hepatectomy approach. J Am Coll Surg. 2013; 217(1): 126–133.

38. Aloia TA. Associating liver partition and portal vein ligation for staged hepatectomy portal vein embolization should remain the gold standard. JAMA Surg. 2015; 150(10): 927–928.

39. Ribero D, Abdalla EK, Madoff DC, Donadon M, Loyer EM, Vauthey JN. Portal vein embolization before major hepatectomy and its effects on regeneration, resectability and outcome. Brit J Surg. 2007; 94(11): 1386–1394.

40. Abdalla EK, Hicks ME, Vauthey JN. Portal vein embolization: rationale, technique and future prospects. Br J Surg. 2001; 88(2): 165–175.

41. Shindoh J, Truty MJ, Aloia TA, Curley SA, Zimmitti G, Huang SY, et al. Kinetic growth rate after portal vein embolization predicts posthepatectomy outcomes: toward zero liver-related mortality in patients with colorectal liver metastases and small future liver remnant. J Am Coll Surg. 2013; 216(2): 201–209.

42. Hwang S, Ha TY, Ko GY, Kwon DI, Song GW, Jung DH, et al. Preoperative sequential portal and hepatic vein embolization in patients with hepatobiliary malignancy. World J Surg. 2015; 39(12): 2990–2998.

43. Shindoh J, Tzeng CW, Aloia TA, Curley SA, Zimmitti G, Wei SH, et al. Optimal future liver remnant in patients treated with extensive preoperative

chemotherapy for colorectal liver metastases. Ann Surg Oncol. 2013; 20(8): 2493–2500.

44. Strasberg SM. Hepatic, biliary and pancreatic anatomy. In: Garden OJ, Parks RW, editors. Hepatobiliary and pancreatic surgery: a companion to specialist surgical practice. 5th ed. Edinburgh; New York: Elsevier Saunders; 2014. p.17–30.

45. Couinaud C. Lobes et segments hepatiques: notes sur l' architecture anatomiques et chirurgicales du foie. Presse Med. 1954; 62: 709–712.

46. Siriwardena AK, Mason JM, Mullamitha S, Hancock HC, Jegatheeswaran S. Management of colorectal cancer presenting with synchronous liver metastases. Nat Rev Clin Oncol. 2014; 11(8): 446–459.

47. Pang YY. The Brisbane 2000 terminology of liver anatomy and resections. HPB 2000; 2: 333–339. HPB (Oxford). 2002; 4(2): 99–100.

48. Aloia TA, Fahy BN, Fischer CP, Jones SL, Duchini A, Galati J, et al. Predicting poor outcome following hepatectomy: analysis of 2313 hepatectomies in the NSQIP database. HPB (Oxford). 2009; 11(6): 510–515.

49. Watanabe I, Mayumi T, Arishima T, Takahashi H, Shikano T, Nakao A, et al. Hyperlactemia can predict the prognosis of liver resection. Shock. 2007; 28(1): 35–38.

50. Wrighton LJ, O'Bosky KR, Namm JP, Senthil M. Postoperative management after hepatic resection. J Gastrointest Oncol. 2012; 3(1): 41–47.

51. Salem RR, Tray K. Hepatic resection-related hypophosphatemia is of renal origin as manifested by isolated hyperphosphaturia. Ann Surg. 2005; 241(2): 343–348.

52. Datta HK, Malik M, Neely RD. Hepatic surgery-related hypophosphatemia. Clin Chim Acta. 2007; 380(1–2): 13–23.

53. Tzeng CW, Katz MH, Fleming JB, Pisters PW, Lee JE, Abdalla EK, et al. Risk of venous thromboembolism outweighs post-hepatectomy bleeding complications: analysis of 5651 national surgical quality improvement program patients. HPB (Oxford). 2012; 14(8): 506–513.

54. Jarnagin WR, Gonen M, Fong Y, DeMatteo RP, Ben-Porat L, Little S, et al. Improvement in perioperative outcome after hepatic resection: analysis of 1,803 consecutive cases over the past decade. Ann Surg. 2002; 236(4): 397–406. discussion-7

55. Belghiti J, Hiramatsu K, Benoist S, Massault P, Sauvanet A, Farges O. Seven hundred forty-seven

hepatectomies in the 1990s: an update to evaluate the actual risk of liver resection. J Am Coll Surg. 2000; 191(1): 38−46.

56. Schroeder RA, Marroquin CE, Bute BP, Khuri S, Henderson WG, Kuo PC. Predictive indices of morbidity and mortality after liver resection. Ann Surg. 2006; 243(3): 373−379.

57. Rahbari NN, Garden OJ, Padbury R, Maddern G, Koch M, Hugh TJ, et al. Post-hepatectomy haemorrhage: a definition and grading by the International study group of liver surgery (ISGLS). HPB (Oxford). 2011; 13(8): 528−535.

58. De Pietri L, Montalti R, Begliomini B, Scaglioni G, Marconi G, Reggiani A, et al. Thromboelastographic changes in liver and pancreatic cancer surgery: hypercoagulability, hypocoagulability or normocoagulability? Eur J Anaesthesiol. 2010; 27(7): 608−616.

59. Koch M, Garden OJ, Padbury R, Rahbari NN, Adam R, Capussotti L, et al. Bile leakage after hepatobiliary and pancreatic surgery: a definition and grading of severity by the International Study Group of Liver Surgery. Surgery. 2011; 149(5): 680−688.

60. Russell MC. Complications following hepatectomy. Surg Oncol Clin N Am. 2015; 24(1): 73−96.

61. Dechene A, Jochum C, Fingas C, Paul A, Heider D, Syn WK, et al. Endoscopic management is the treatment of choice for bile leaks after liver resection. Gastrointest Endosc. 2014; 80(4): 626.

62. Kauffmann R, Fong Y. Post-hepatectomy liver failure. Hepatobiliary Surg Nutr. 2014; 3(5): 238−246.

63. Rahbari NN, Garden OJ, Padbury R, Brooke-Smith M, Crawford M, Adam R, et al. Posthepatectomy liver failure: a definition and grading by the International study group of liver surgery (ISGLS). Surgery. 2011; 149(5): 713−724.

64. Mullen JT, Ribero D, Reddy SK, Donadon M, Zorzi D, Gautam S, et al. Hepatic insufficiency and mortality in 1,059 noncirrhotic patients undergoing major hepatectomy. J Am Coll Surg. 2007; 204(5): 854−862. discussion 62−64.

65. Rahman SH, Evans J, Toogood GJ, Lodge PA, Prasad KR. Prognostic utility of postoperative C-reactive protein for posthepatectomy liver failure. Arch Surg. 2008; 143(3): 247−253. discussion 53

66. Sawhney C, Kaur M, Gupta B, Singh PM, Gupta A, Kumar S, et al. Critical care issues in solid organ injury: Review and experience in a tertiary trauma center. Saudi

J Anaesth. 2014; 8(Suppl 1): S29−35.

67. Cirocchi R, Trastulli S, Pressi E, Farinella E, Avenia S, Morales Uribe CH, et al. Non-operative management versus operative management in high-grade blunt hepatic injury. Cochrane Database Syst Rev. 2015; 8: CD010989.

68. Stassen NA, Bhullar I, Cheng JD, Crandall M, Friese R, Guillamondegui O, et al. Nonoperative management of blunt hepatic injury: an eastern association for the surgery of trauma practice management guideline. J Trauma Acute Care Surg. 2012; 73(5 Suppl 4): S288−293.

69. Datta I, Ball CG, Rudmik LR, Paton-Gay D, Bhayana D, Salat P, et al. A multicenter review of deep venous thrombosis prophylaxis practice patterns for blunt hepatic trauma. J Trauma Manag Outcomes. 2009; 3: 7.

70. Richardson JD, Franklin GA, Lukan JK, Carrillo EH, Spain DA, Miller FB, et al. Evolution in the management of hepatic trauma: a 25-year perspective. Ann Surg. 2000; 232(3): 324−330.

71. Velmahos GC, Toutouzas KG, Radin R, Chan L, Demetriades D. Nonoperative treatment of blunt injury to solid abdominal organs: a prospective study. Arch Surg. 2003; 138(8): 844−851.

72. Green CS, Bulger EM, Kwan SW. Outcomes and complications of angioembolization for hepatic trauma: a systematic review of the literature. J Trauma Acute Care Surg. 2016; 80(3): 529−537.

73. Hurtuk M, Reed RL 2nd, Esposito TJ, Davis KA, Luchette FA. Trauma surgeons practice what they preach: the NTDB story on solid organ injury management. J Trauma. 2006; 61(2): 243−254. discussion 54−55

74. van der Wilden GM, Velmahos GC, Emhoff T, Brancato S, Georgakis G, Jacobs L, et al. Successful nonoperative management of the most severe blunt liver injuries. a multicenter study of the research consortium of New England centers for trauma. Arch Surg. 2012; 147(5): 423−428.

75. Ward J, Alarcon L, Peitzman AB. Management of blunt liver injury: what is new? Eur J Trauma Emerg Surg. 2015; 41(3): 229−237.

76. Hommes M, Navsaria PH, Schipper IB, Krige JE, Kahn D, Nicol AJ. Management of blunt liver trauma in 134 severely injured patients. Injury. 2015; 46(5): 837−842.

77. She WH, Cheung TT, Dai WC, Tsang SH, Chan AC, Tong DK, et al. Outcome analysis of management of liver trauma: a 10-year experience at a trauma center. World J Hepatol. 2016; 8(15): 644−648.

78. Miller PR, Croce MA, Bee TK, Malhotra AK, Fabian TC. Associated injuries in blunt solid organ trauma: implications for missed injury in nonoperative management. J Trauma. 2002; 53(2): 238–242. discussion 42–44

79. Suen K, Skandarajah AR, Knowles B, Judson R, Thomson BN. Changes in the management of liver trauma leading to reduced mortality: 15-year experience in a major trauma centre. ANZ J Surg. 2015; 86(11): 894–899.

80. Tinkoff G, Esposito TJ, Reed J, Kilgo P, Fildes J, Pasquale M, et al. American association for the surgery of trauma organ injury scale I: spleen, liver, and kidney, validation based on the National trauma data bank. J Am Coll Surg. 2008; 207(5): 646–655.

81. Kozar RA, Moore FA, Moore EE, West M, Cocanour CS, Davis J, et al. Western trauma association critical decisions in trauma: nonoperative management of adult blunt hepatic trauma. J Trauma. 2009; 67(6): 1144–1148. discussion 8–9

82. Boese CK, Hackl M, Muller LP, Ruchholtz S, Frink M, Lechler P. Nonoperative management of blunt hepatic trauma: a systematic review. J Trauma Acute Care Surg. 2015; 79(4): 654–660.

83. Robinson WP, Ahn J, Stiffler A, Rutherford EJ, Hurd H, Zarzaur BL, et al. Blood transfusion is an independent predictor of increased mortality in nonoperatively managed blunt hepatic and splenic injuries. J Trauma. 2005; 58(3): 437–445.

84. Schnuriger B, Kilz J, Inderbitzin D, Schafer M, Kickuth R, Luginbuhl M, et al. The accuracy of FAST in relation to grade of solid organ injuries: a retrospective analysis of 226 trauma patients with liver or splenic lesion. BMC Med Imaging. 2009; 9: 3.

85. Chapman BC, Moore EE, Barnett C, Stovall RT, Biffl WL, Burlew CC, et al. Hypercoagulability following blunt solid abdominal organ injury: when to initiate anticoagulation. Am J Surg. 2013; 206(6): 917–922. discussion 22–23

86. Ritchie AH, Williscroft DM. Elevated liver enzymes as a predictor of liver injury in stable blunt abdominal trauma patients: case report and systematic review of the literature. Can J Rural Med. 2006; 11(4): 283–287.

87. Koyama T, Hamada H, Nishida M, Naess PA, Gaarder C, Sakamoto T. Defining the optimal cut-off values for liver enzymes in diagnosing blunt liver injury. BMC Res Notes. 2016; 9: 41.

88. Beatty L, Furey E, Daniels C, Berman A, Tallon JM. Radiation exposure from CT scanning in the resuscitative phase of trauma care: a level one trauma centre experience. CJEM. 2015; 17(6): 617–623.

89. Moore EE, Cogbill TH, Jurkovich GJ, Shackford SR, Malangoni MA, Champion HR. Organ injury scaling: spleen and liver (1994 revision). J Trauma. 1995; 38(3): 323–324.

90. Cohn SM, Arango JI, Myers JG, Lopez PP, Jonas RB, Waite LL, et al. Computed tomography grading systems poorly predict the need for intervention after spleen and liver injuries. Am Surg. 2009; 75(2): 133–139.

91. Croce MA, Fabian TC, Menke PG, Waddle-Smith L, Minard G, Kudsk KA, et al. Nonoperative management of blunt hepatic trauma is the treatment of choice for hemodynamically stable patients. Ann Surg. 1995; 221(6): 744–755.

92. Sikhondze WL, Madiba TE, Naidoo NM, Muckart DJ. Predictors of outcome in patients requiring surgery for liver trauma. Injury. 2007; 38(1): 65–70.

93. Bertens KA, Vogt KN, Hernandez-Alejandro R, Gray DK. Non-operative management of blunt hepatic trauma: does angioembolization have a major impact? Eur J Trauma Emerg Surg. 2015; 41(1): 81–86.

94. Roberts DJ, Ball CG, Feliciano DV, Moore EE, Ivatury RR, Lucas CE, et al. History of the innovation of damage control for management of trauma patients: 1902–2016. Ann Surg. 2016; 265(5): 1034–1044.

95. Di Saverio S, Sibilio A, Coniglio C, Bianchi E, Biscardi A, Villani S, et al. A proposed algorithm for multimodal liver trauma management from a surgical trauma audit in a western European trauma center. Minerva Anestesiol. 2014; 80(11): 1205–1216.

96. Zentai C, van der Meijden PE, Braunschweig T, Hueck N, Honickel M, Spronk HM, et al. Hemostatic therapy using tranexamic acid and coagulation factor concentrates in a model of traumatic liver injury. Anesth Analg. 2016; 123(1): 38–48.

97. Zaydfudim V, Dutton WD, Feurer ID, Au BK, Pinson CW, Cotton BA. Exsanguination protocol improves survival after major hepatic trauma. Injury. 2010; 41(1): 30–34.

98. Johansson PI, Sorensen AM, Larsen CF, Windelov NA, Stensballe J, Perner A, et al. Low hemorrhage-related mortality in trauma patients in a Level I trauma center employing transfusion packages and early thromboelastography-directed hemostatic resuscitation with plasma and platelets. Transfusion. 2013; 53(12):

3088–3099.

99. Cotton BA, Reddy N, Hatch QM, LeFebvre E, Wade CE, Kozar RA, et al. Damage control resuscitation is associated with a reduction in resuscitation volumes and improvement in survival in 390 damage control laparotomy patients. Ann Surg. 2011; 254(4): 598–605.

100. Borgman MA, Spinella PC, Perkins JG, Grathwohl KW, Repine T, Beekley AC, et al. The ratio of blood products transfused affects mortality in patients receiving massive transfusions at a combat support hospital. J Trauma. 2007; 63(4): 805–813.

101. Ball CG, Dente CJ, Shaz B, Wyrzykowski AD, Nicholas JM, Kirkpatrick AW, et al. The impact of a massive transfusion protocol (1 : 1 : 1) on major hepatic injuries: does it increase abdominal wall closure rates? Can J Surg. 2013; 56(5): E128–134.

102. Mitra B, O'Reilly G, Cameron PA, Zatta A, Gruen RL. Effectiveness of massive transfusion protocols on mortality in trauma: a systematic review and meta-analysis. ANZ J Surg. 2013; 83(12): 918–923.

103. Cotton BA, Au BK, Nunez TC, Gunter OL, Robertson AM, Young PP. Predefined massive transfusion protocols are associated with a reduction in organ failure and postinjury complications. J Trauma. 2009; 66(1): 41–48. discussion 8–9

104. Tapia NM, Chang A, Norman M, Welsh F, Scott B, Wall MJ Jr, et al. TEG-guided resuscitation is superior to standardized MTP resuscitation in massively transfused penetrating trauma patients. J Trauma Acute Care Surg. 2013; 74(2): 378–385. discussion 85–86

105. Holcomb JB, Tilley BC, Baraniuk S, Fox EE, Wade CE, Podbielski JM, et al. Transfusion of plasma, platelets, and red blood cells in a 1 : 1 : 1 vs a 1 : 1 : 2 ratio and mortality in patients with severe trauma: the PROPPR randomized clinical trial. JAMA. 2015; 313(5): 471–482.

106. Johansson PI, Stissing T, Bochsen L, Ostrowski SR. Thrombelastography and tromboelastometry in assessing coagulopathy in trauma. Scand J Trauma Resusc Emerg Med. 2009; 17: 45.

107. Ives C, Inaba K, Branco BC, Okoye O, Schochl H, Talving P, et al. Hyperfibrinolysis elicited via thromboelastography predicts mortality in trauma. J Am Coll Surg. 2012; 215(4): 496–502.

108. Whiting P, Al M, Westwood M, Ramos IC, Ryder S, Armstrong N, et al. Viscoelastic point-of-care testing to assist with the diagnosis, management and monitoring of haemostasis: a systematic review and cost-effectiveness analysis. Health Technol Assess. 2015; 19(58): 1–228. v–vi

109. Gonzalez E, Moore EE, Moore HB, Chapman MP, Chin TL, Ghasabyan A, et al. Goal-directed hemostatic resuscitation of trauma-induced coagulopathy: a pragmatic randomized clinical trial comparing a viscoelastic assay to conventional coagulation assays. Ann Surg. 2016; 263(6): 1051–1059.

110. Sim V, Kao LS, Jacobson J, Frangos S, Brundage S, Wilson CT, et al. Can old dogs learn new "transfusion requirements in critical care" : a survey of packed red blood cell transfusion practices among members of the American association for the surgery of trauma. Am J Surg. 2015; 210(1): 45–51.

111. Kozar RA, Moore FA, Cothren CC, Moore EE, Sena M, Bulger EM, et al. Risk factors for hepatic morbidity following nonoperative management: multicenter study. Arch Surg. 2006; 141(5): 451–458. discussion 8–9

112. Archer LP, Rogers FB, Shackford SR. Selective nonoperative management of liver and spleen injuries in neurologically impaired adult patients. Arch Surg. 1996; 131(3): 309–315.

113. Polanco PM, Brown JB, Puyana JC, Billiar TR, Peitzman AB, Sperry JL. The swinging pendulum: a national perspective of nonoperative management in severe blunt liver injury. J Trauma Acute Care Surg. 2013; 75(4): 590–595.

114. Coccolini F, Montori G, Catena F, Di Saverio S, Biffl W, Moore EE, et al. Liver trauma: WSES position paper. World J Emerg Surg. 2015; 10: 39.

115. Norrman G, Tingstedt B, Ekelund M, Andersson R. Non-operative management of blunt liver trauma: feasible and safe also in centres with a low trauma incidence. HPB (Oxford). 2009; 11(1): 50–56.

116. Chen RJ, Fang JF, Chen MF. Intra-abdominal pressure monitoring as a guideline in the nonoperative management of blunt hepatic trauma. J Trauma. 2001; 51: 44–50.

117. MacGoey P, Navarro A, Beckingham IJ, Cameron IC, Brooks AJ. Selective non-operative management of penetrating liver injuries at a UK tertiary referral centre. Ann R Coll Surg Engl. 2014; 96(6): 423–426.

118. Oyo-Ita A, Chinnock P, Ikpeme IA. Surgical versus non-surgical management of abdominal injury. Cochrane Database Syst Rev. 2015; 11: CD007383.

119. Bulger EM, May S, Kerby JD, Emerson S, Stiell IG, Schreiber MA, et al. Out-of-hospital hypertonic resuscitation after traumatic hypovolemic shock: a randomized, placebo controlled trial. Ann Surg. 2011; 253(3): 431-441.

120. ACo S, editor. Advanced trauma life support (ATLS) student course manual. 9th ed. Chicago, IL: American College of Surgeons; 2012.

121. Malhotra AK, Fabian TC, Croce MA, Gavin TJ, Kudsk KA, Minard G, et al. Blunt hepatic injury: a paradigm shift from operative to nonoperative management in the 1990s. Ann Surg. 2000; 231(6): 804-813.

122. Polanco PM, Pinsky MR. Practical issues of hemodynamic monitoring at the bedside. Surg Clin North Am. 2006; 86(6): 1431-1456.

123. Velmahos GC, Toutouzas K, Radin R, Chan L, Rhee P, Tillou A, et al. High success with nonoperative management of blunt hepatic trauma: the liver is a sturdy organ. Arch Surg. 2003; 138(5): 475-480.

124. Talving P, Lustenberger T, Okoye OT, Lam L, Smith JA, Inaba K, et al. The impact of liver cirrhosis on outcomes in trauma patients: a prospective study. J Trauma Acute Care Surg. 2013; 75(4): 699-703.

125. Barmparas G, Cooper Z, Ley EJ, Askari R, Salim A. The effect of cirrhosis on the risk for failure of nonoperative management of blunt liver injuries. Surgery. 2015; 158(6): 1676-1685.

126. Kutcher ME, Weis JJ, Siada SS, Kaups KL, Kozar RA, Wawrose RA, et al. The role of computed tomographic scan in ongoing triage of operative hepatic trauma: a western trauma association multicenter retrospective study. J Trauma Acute Care Surg. 2015; 79(6): 951-956. discussion 6

127. Acker SN, Petrun B, Partrick DA, Roosevelt GE, Bensard DD. Lack of utility of repeat monitoring of hemoglobin and hematocrit following blunt solid organ injury in children. J Trauma Acute Care Surg. 2015; 79(6): 991-994. discussion 4

128. Eberle BM, Schnuriger B, Inaba K, Cestero R, Kobayashi L, Barmparas G, et al. Thromboembolic prophylaxis with low-molecular-weight heparin in patients with blunt solid abdominal organ injuries undergoing nonoperative management: current practice and outcomes. J Trauma. 2011; 70(1): 141-146. discussion 7

129. Murphy PB, Sothilingam N, Charyk Stewart T, Batey B, Moffat B, Gray DK, et al. Very early initiation of chemical venous thromboembolism prophylaxis after blunt solid organ injury is safe. Can J Surg. 2016; 59(2): 118-122.

130. Joseph B, Pandit V, Harrison C, Lubin D, Kulvatunyou N, Zangbar B, et al. Early thromboembolic prophylaxis in patients with blunt solid abdominal organ injuries undergoing nonoperative management: is it safe? Am J Surg. 2015; 209(1): 194-198.

131. Rostas JW, Manley J, Gonzalez RP, Brevard SB, Ahmed N, Frotan MA, et al. The safety of low molecular-weight heparin after blunt liver and spleen injuries. Am J Surg. 2015; 210(1): 31-34.

132. Geerts WH, Bergqvist D, Pineo GF, Heit JA, Samama CM, Lassen MR, et al. Prevention of venous thromboembolism: American college of chest physicians evidence-based clinical practice guidelines (8th Edition). Chest. 2008; 133(6 Suppl): 381S-453S.

133. Kozar RA, Feliciano DV, Moore EE, Moore FA, Cocanour CS, West MA, et al. Western trauma association/critical decisions in trauma: operative management of adult blunt hepatic trauma. J Trauma. 2011; 71(1): 1-5.

134. Peitzman AB, Richardson JD. Surgical treatment of injuries to the solid abdominal organs: a 50-year perspective from the Journal of Trauma. J Trauma. 2010; 69(5): 1011-1021.

135. Calne RY. The treatment of major liver trauma by primary packing with transfer of the patient for definitive treatment. Br J Surg. 1979; 66(5): 338-339.

136. Di Saverio S, Catena F, Filicori F, Ansaloni L, Coccolini F, Keutgen XM, et al. Predictive factors of morbidity and mortality in grade IV and V liver trauma undergoing perihepatic packing: single institution 14 years experience at European trauma centre. Injury. 2012; 43(9): 1347-1354.

137. Letoublon C, Morra I, Chen Y, Monnin V, Voirin D, Arvieux C. Hepatic arterial embolization in the management of blunt hepatic trauma: indications and complications. J Trauma. 2011; 70(5): 1032-1036. discussion 6-7

138. Alarhayem AQ, Myers JG, Dent D, Lamus D, Lopera J, Liao L, et al. "Blush at first sight": significance of computed tomographic and angiographic discrepancy in patients with blunt abdominal trauma. Am J Surg. 2015; 210(6): 1104-1110. discussion 10-11

139. Fang JF, Chen RJ, Wong YC, Lin BC, Hsu YB, Kao JL, et al. Classification and treatment of pooling of

contrast material on computed tomographic scan of blunt hepatic trauma. J Trauma. 2002; 49(6): 1083-1088.

140. Fang JF, Wong YC, Lin BC, Hsu YP, Chen MF. The CT risk factors for the need of operative treatment in initially hemodynamically stable patients after blunt hepatic trauma. J Trauma. 2006; 61(3): 547-553. discussion 53-54

141. Poletti PA, Mirvis SE, Shanmuganathan K, Killeen KL, Coldwell D. CT criteria for management of blunt liver trauma: correlation with angiographic and surgical findings. Radiology. 2000; 216(2): 418-427.

142. Gaarder C, Naess PA, Eken T, Skaga NO, Pillgram-Larsen J, Klow NE, et al. Liver injuries — improved results with a formal protocol including angiography. Injury. 2007; 38(9): 1075-1083.

143. Asensio JA, Roldan G, Petrone P, Rojo E, Tillou A, Kuncir E, et al. Operative management and outcomes in 103 AAST-OIS grades IV and V complex hepatic injuries: trauma surgeons still need to operate, but angioembolization helps. J Trauma. 2003; 54(4): 647-653. discussion 53-54

144. Dabbs DN, Stein DM, Philosophe B, Scalea TM. Treatment of major hepatic necrosis: lobectomy versus serial debridement. J Trauma. 2010; 69(3): 562-567.

145. Monnin V, Sengel C, Thony F, Bricault I, Voirin D, Letoublon C, et al. Place of arterial embolization in severe blunt hepatic trauma: a multidisciplinary approach. Cardiovasc Intervent Radiol. 2008; 31(5): 875-882.

146. Strang SG, Van Imhoff DL, Van Lieshout EM, D'Amours SK, Van Waes OJ. Identifying patients at risk for high-grade intra-abdominal hypertension following trauma laparotomy. Injury. 2015; 46(5): 843-848.

147. Hommes M, Nicol AJ, Navsaria PH, Reinders Folmer E, Edu S, Krige JE. Management of biliary complications in 412 patients with liver injuries. J Trauma Acute Care Surg. 2014; 77(3): 448-451.

148. Lubezky N, Konikoff FM, Rosin D, Carmon E, Kluger Y, Ben-Haim M. Endoscopic sphincterotomy and temporary internal stenting for bile leaks following complex hepatic trauma. Br J Surg. 2006; 93(1): 78-81.

149. Anand RJ, Ferrada PA, Darwin PE, Bochicchio GV, Scalea TM. Endoscopic retrograde cholangiopancreatography is an effective treatment for bile leak after severe liver trauma. J Trauma. 2011; 71(2): 480-485.

150. Franklin GA, Richardson JD, Brown AL, Christmas AB, Miller FB, Harbrecht BG, et al. Prevention of bile peritonitis by laparoscopic evacuation and lavage after nonoperativetreatment of liver injuries. Am Surg. 2007; 73: 611-617.

151. Letoublon C, Chen Y, Arvieux C, Voirin D, Morra I, Broux C, et al. Delayed celiotomy or laparoscopy as part of the nonoperative management of blunt hepatic trauma. World J Surg. 2008; 32(6): 1189-1193.

152. Jung K, Kim Y, Heo Y, Lee JCJ, Youn S, Moon J, et al. Management of severe blunt liver injuries by applying the damage control strategies with packing-oriented surgery: experiences at a single institution in Korea. Hepatogastroenterology. 2015; 62(138): 410-416.

非肝移植肝脏手术围术期的麻醉管理

19

伦道夫·斯特德曼，辛那蒙·沙利文
（Randolph Steadman, Cinnamon Sullivan）

摘 要

目前在全球范围内，肝脏疾病的发病率在持续升高，并且已成为美国消化系统疾病中的第二大死亡原因。世界卫生组织的尸体检查数据显示，有4.5% ～ 9%的普通人群患有肝硬化，并且美国和世界各地肝脏手术的数量在持续不断上升。鉴于麻醉药物、麻醉技术，以及术中管理对该类患者并发症的发生率及病死率有显著影响，本章讨论了终末期肝病（end-stage liver disease, ESLD）患者术前检查以及优化，并且重点强调了ESLD的特殊治疗策略和常用治疗方案。

关键词

终末期肝病；肝硬化；肝衰竭；门静脉高压；静脉曲张；腹水；肝性脑病；肝肺综合征；门静脉肺动脉高压；肝硬化心肌病；肝肾综合征；肝硬化危险分层；肝硬化与凝血功能障碍；血栓形成与肝硬化；输血；凝血因子；黏弹性试验；收缩压变异；超声心动图；麻醉与肝硬化；血管加压素与肝硬化；血管内容量与肝硬化；TIPS；胆囊切除术；门静脉减压；括约肌成形术；右心功能；气泡研究；疝气修补术；食管十二指肠镜；内镜逆行胰胆管造影

学习目标

- 识别和描述慢性肝病患者（chronic liver disease, CLD）两种常见的危险分层方法；
- 明确终末期肝病常见的病理生理紊乱；
- 列出终末期肝病患者行择期手术的禁忌证；
- 认识到术前优化策略的重要性；
- 根据肝脏疾病的严重程度选择合适的术中监护方法；
- 评估红细胞、血浆、冷沉淀和血小板输注的适应证；
- 区分促凝剂（凝血酶原复合物和纤维蛋白原）和凝血因子替代品的优缺点；
- 评估终末期肝病的麻醉选择；
- 列出经颈静脉肝内门体静脉分流术的禁忌证；
- 认识终末期肝病患者行内镜、胆囊切除术和疝气修补术的麻醉管理差异。

19.1　术前评估与优化

191.1.1　术前风险分层

目前，越来越多的慢性肝病患者需要接受外科手术。腹水引起腹胀，再加上营养不良导致的肌张力丧失，因此，慢性肝性患者术后常常并发脐疝和切口疝[1]，有腹水的患者术后脐疝的发病率是正常患者的4倍[2]，消化性溃疡在慢性肝病中的发病率是慢性肝病的5倍，有8%～20%的肝病患者合并消化性溃疡[3]。胆结石的患病率高达25%，相比正常人群显著增高[4]。肝硬化的患者外科治疗除了胃肠道手术外，还包括骨科、心脏和血管手术[5]。在一项研究分析中，将接受四项指标手术（胆囊切除术，结肠切除术，腹主动脉修复术和冠状动脉血运重建术）之一的22 000名肝硬化患者与270万名非肝硬化患者进行比较，调整后的院内死亡风险比为3倍甚至更高[6]，提示了慢性肝病患者围术期存在显著风险，并且强调了术前风险评估和分层的重要性。

多项研究调查了肝硬化患者手术的风险[7～9]，明确了Child-Turcotte-Pugh综合评分以及评分的各个组成部分是围术期病死率的重要预判因素。1964年，Child和Turcotte将白蛋白，胆红素，腹水，肝性脑病和营养状况五个因素确定为肝硬化患者的重要预后因素。每个因素根据严重程度分成三个级别并评分，最后将所有评分结合起来产生判定病情严重程度综合评分并分类（A类、B类和C类，C代表最严重的肝功能障碍）。1972年，Pugh用凝血酶原时间代替营养状况（表19-1），该评分最初是为进行门体分流术的慢性肝病患者设计的，但随后被应用于接受其他手术的慢性肝病患者。在30多年的研究中，修改后的Child评分在预测术后病死率方面与实际相似：A类约10%，B类17%～30%，C类60%～80%[8～10]。未接受手术的住院患者的3个月病死率A类为4%，B类为14%，C类为51%[9]。

表 19-1　修正后的 Child-Push 评分

类　别	分　值[a]		
	1	2	3
白蛋白（g/dL）	>3.5	2.8～3.5	<2.8
凝血酶原时间			
延长的秒数	<4	4～6	>6
国际标准化比率	<1.7	1.7～2.3	>2.3
胆红素（µmol/L）[b]	<34.2	34.2～51.3	>51.3
腹水	无	轻到中度	重度
肝性脑病	无	Ⅰ～Ⅱ级	Ⅲ～Ⅳ级

[a] Child A 级 =5～6分；Child B 级 =7～9分；Child C 级 =10～15分
[b] 胆汁淤积性肝病（例如原发性胆汁性肝硬化）的胆红素升高与肝功能障碍不成比例。因此，应做以下调整：胆红素浓度68.4 µmol/L 为1分，68.4～171.0 µmol/L 为2分，大于171.0 µmol/L 为3分。Kamath PS. Clinical approach to the patient with abnormal liver rest results. Mayo Clin Proc. 1996; 71: 1089

终末期肝病模型（MELD）评分最初设计用于预测经颈静脉肝内门腔静脉分流术（TIPS）患者的病死率[11]。随后，由于它能够预测肝移植候选人90天病死率并以此确定等候名单，因此被证明能够补充 Child 评分对肝脏供体进行分配[12]。它用更客观的 INR 和肌酐代替了 Child 评分的主观因素（腹水，脑病），MELD 评分将连续变量线性或对数加权，而不是像 Child 任意分配类别，MELD 评分 =9.57× log（肌酐 µmol/L）+3.78× log（胆红素 µmol/L）+11.2× log（INR）+6.43。2016年1月，MELD 评分中添加了血清钠，将低钠血症列入影响等候移植者病死率的重要因素，特别是在 MELD 评分较低时[13]，计算公式为：MELD-Na=MELD+1.32×（137-Na）-[0.033×MELD×（137-Na）][14]，用在线计算器计算很方便，能够很快得到 MELD 的数值。

目前，MELD 评分已成为评估肝硬化患者围术期病死率的预测指标。在一项纳入140例手术的单中心研究中，MELD 评分预测30天病死率的能力的 c-统计量为0.72，在接受腹部手术的患者中，c统计量提高到0.80。在本研究中，MELD评分在25～30之间，与腹部手术后30天病死率为50%相关[15]。MELD得分在20分以内，与额外1%的病死率相关，超过20分则与额外2%的病死率相关。一项对772名肝硬化患者的研究也发现了类似的结果：MELD评分25分与30天病死率为50%相关。围术期病死率的其他预测因素是年龄（年龄>70相当于MELD 3分）和并存疾病（ASA身体状况>Ⅳ相当于MELD 5分）[5]。围术期并发症包括肝功能衰竭、出血、感染和肾功能衰竭。作者认为MELD评分低于11分的患者术后病死率较低，行择期手术的风险在可接受范围。在MELD评分为20分或更高的患者中，由于术后病死率风险高，患者在肝移植术前禁止进行择期手术。对于MELD评分在11～20之间的患者，建议在有肝移植中心的机构进行手术，以便在择期手术前进行移植评估[5]。

一项对733例肝硬化患者的回顾性研究表明，除了Child评分外，病死率还与许多因素有关：男性、腹水、病因不明的肝硬化（与其他病因相比）、肌酐升高、术前感染、ASA分级高以及呼吸系统手术[16]。每个危险因素都会带来额外的风险。例如，有6个危险因素的患者1年病死率超过80%；有2个危险因素的患者病死率约为30%。

对于肝酶升高、黄疸或凝血酶原时间升高，但既往无肝病诊断的患者，应先确定肝功能不全的病因。根据20世纪60年代和70年代的病例分析，急性肝炎给择期手术带来了极大的风险。在36例未确诊的肝炎患者中，近1/3的患者在腹部择期手术后死亡。急性病毒性或酒精性肝炎患者术后全部死亡。并发症包括细菌性腹膜炎、切口裂开和肝功能衰竭[17]。

随着现代诊断检测技术发展（丙型肝炎血清学检测、胆结石超声检测和肝癌影像学技术的改进），极大提高了急性肝炎患者术前明确诊断的可能性，不明原因肝炎患者的择期手术量显著降低。对于诊断为急性肝炎（病毒性或酒精性）的

患者，择期手术应推迟到患者临床和血清学改善后进行[18～19]。急性肝功能衰竭（ALF）是一种危及生命的疾病，其定义为既往26周内无肝病的患者出现黄疸、凝血功能障碍和肝性脑病。在这一人群中，择期手术应推迟到肝脏功能自发恢复或肝移植后（Steadman 2013）[20]。

19.1.2 麻醉前病情评估

肝功能的评估始于对CLD危险因素和症状的调查。应对有黄疸发病史，特别是与外科手术和麻醉相关的黄疸病史着重调查。饮酒、使用消遣或非法药物、药物（包括中草药制品）、文身、性滥交、食用生海鲜以及到肝炎流行地区旅行史应予以查询。疲劳、厌食、体重减轻、恶心、呕吐、易瘀伤、瘙痒、尿色暗、胆绞痛、腹胀和胃肠道出血等症状需要进一步调查是否并存肝病。

有以下体格检查阳性结果提示活动性肝病的可能：黄疸、手掌红斑、蜘蛛血管瘤、女性乳房发育症、肝脾肿大、腹水、睾丸萎缩、瘀点、瘀斑和紫绀。在没有提示有肝病的症状和体征的情况下，评估肝细胞完整性和肝脏合成功能的常规实验室检查是不必要的，因为在无症状患者中假阳性结果可能比真阳性结果更常见。在一项对7 600多名接受外科手术的患者进行常规术前筛查的研究中，700名无症状患者中约有1名（0.1%）出现肝酶检测异常，在11例肝酶升高的患者中，有3例患者（1/2 500或0.04%）出现了黄疸[21]。因为实验室测试的正常范围定义为平均值加上或减去2个标准差，5%的正常患者可能会超出正常上限2.5%以内。这种情况使肝酶轻微升高但低于正常范围2倍的结果可能没有临床意义[22]。如果无症状患者出现肝酶结果异常，最安全的方法是重新检测一遍，如果没有超过正常上限的2倍，则手术可以如期进行。

肝酶异常升高患者的因素主要包括酗酒、药物、慢性乙型和丙型肝炎、非酒精性脂肪肝、自身免疫性肝炎、血色素沉着病、威尔逊病和 α-1 抗

胰蛋白酶缺乏。非肝脏原因包括脂肪痢和肌肉疾病。药物性肝脏损伤的危险因素有应用抗生素、抗癫痫药物、降脂剂、非甾体抗炎药和磺酰脲类药物。

应对肝病患者进行全面的系统回顾,重点包括肝性脑病的症状和体征,呼吸困难(胸腔积液、肝肺综合征、肺动脉高压),因感染、电解质失衡、门肺动脉高压、冠心病以及肝功能失代偿导致的活动受限,腹水,胃肠道出血,尿量改变。近期有肝脏功能改变或者实验室检查结果不尽如人意以及有任何感染的症状或者体征的患者都应该住院治疗。实验室评估应包括血红蛋白、低钠血症和酸中毒、肌酐、凝血酶原时间/国际标准化比值、血小板计数、纤维蛋白原水平和胆红素的测定。吸空气状态下动脉氧饱和度(SaO_2)是筛查无症状肝肺综合征的一种可接受的检测方法。在即将接受大手术或可能伴有大量出血、液体丢失转移的手术的患者中,经胸超声心动图可筛查心肌收缩或舒张功能,以及是否伴有门肺动脉高压。

19.1.3 术前优化

肝硬化患者围术期管理内容包括优化术前准备,应着眼于治疗活动性感染,补充有效血管内容量和改善肾脏功能,同时加强利尿减少腹水,积极防治肝性脑病,通知血库准备好相应血型的浓缩红细胞、血浆,根据病情需要准备冷沉淀和血小板等促凝物质。在接受微创和经皮手术的患者中,要求血小板计数和纤维蛋白原水平分别达到 50×10^9/L 和 1.5 g/L 以上[23]。接受开放手术的患者,在没有活动性出血的情况下,术前预防性给予血浆、冷沉淀和血小板是很少见的。如果需要,血小板最好在手术室输注,因为在并存门脉高压的CLD患者中,因为脾脏隔离效应,血小板的循环水平只能维持短暂的有效性。黏弹性试验,如血栓弹性成像和血栓弹性测定反映了内源性促凝血和抗凝因子(蛋白S、蛋白C和抗凝血酶Ⅲ)水平同时降低的总体影响。如果可

行的话,黏弹性试验可用于指导凝血管理[24]。凝血酶原时间异常作为出血风险预测指标的临床意义受到了质疑,因为该试验仅反映促凝血因子水平,而不能够反映能产生正常凝血酶的再平衡止血系统水平[25]。有关凝血管理的更多信息,请参见"术中管理"章节。

很少有证据支持使用检验指标值或术前护理某些方面的特定目标导向指导围手术前管理。围术期的风险更多地取决于手术部位和肝损伤程度,而不是麻醉技术。与子宫切除术相比,上腹部手术(胆囊切除术)风险与肝酶异常有关,而与麻醉药物(氟烷、安氟醚或芬太尼)无关[26]。

除了特殊术前准备外,应考虑微创手术来尽量减少因手术创伤引起的并发症风险。回顾性研究发现,腹腔镜胆囊切除术对Child-Pugh A级和B级肝硬化患者是安全的,其优点包括病死率低和住院时间缩短[27~28]。Child-C级胆囊癌患者可能受益于经皮胆囊引流术,而不是腹腔镜手术[28]。在中国台湾省超过4 000例腹腔镜胆囊切除术中,肝硬化组(n=226)的病死率约为1∶100,而无肝硬化组的病死率为1∶2 000[29]。随机试验的荟萃分析显示,肝硬化患者行腹腔镜胆囊切除术较开腹胆囊切除手术出血量少,手术时间短,住院时间短[30~31]。术前应用TIPS行门静脉高压症减压可改善重度门静脉高压症患者的预后[32]。但是,TIPS与肺动脉压升高有关,并且可加重肝性脑病[33~34]。

19.2 术中管理

19.2.1 术中监测的选择

除了标准的无创监护仪外,还应考虑对肝病患者进行有创动脉压监测。这个决定是基于术前低血压、肝病的严重程度、患者年龄、其他器官系统的并存疾病、手术的类型和持续时间、预期的术中失血量,以及术中紧急实验室检测的需

要。在接受肝切除或肝门区手术的患者中，由于手术操作会阻断腔静脉，有创动脉压监测是非常有用的。

CVP监测的实用性是有争议的[35]，许多人已经放弃了在肝脏切除术中监测CVP[36]，在我们的实际操作中，我们并不专门为了压力监测而放置中心静脉导管。肺动脉插管（PAC）用于已知或可疑的肺动脉高压和（或）低射血分数的患者。经食管超声心动图（TEE）是评估前负荷、收缩力（包括局部室壁运动）、射血分数、静态和动态瓣膜异常、栓塞和心包液的决定性监测手段。应用TEE可以避免PAC。然而，PAC是术后监测的更好选择，并且与TEE相比，术中PAC提供了持续的，而不是间歇性的前负荷评估。通过TEE进行的前负荷评估使用短轴、胃内视图，这在肝脏手术期间在技术上可能不可行。尽管有这些不便，TEE还是一个有价值的、敏感的术中监护手段。在一小部分食管静脉曲张患者中，TEE普遍用于诊断，几乎不伴有出血的风险，是因为尽量避免了经胃检查以尽可能减少食管操作[38~39]。

19.2.2　凝血管理

如上所述，黏弹性试验可能是凝血管理的有用指南，因为它能够反映凝血和纤溶的整体平衡。维生素K缺乏引起的凝血障碍可以通过静脉注射维生素K来纠正。一些人建议在微创手术前血小板不少于 50×10^9/L[23]，而另一些人则认为应该区分中危和高危手术，在高危手术前建议血小板计数应在 100×10^9/L以上[40]。最近的研究数据强调了纤维蛋白原在血栓形成中的关键作用[41]，因此建议出血时维持纤维蛋白原水平在 $1.5 \sim 2.0$ g/L以上[42~43]。2016年发布的一项针对肝硬化危重患者管理的指南建议，在实施侵入性治疗过程中，患者的纤维蛋白原水平应保持在1.5 g/L以上[23]。这一水平与黏弹性试验中最佳血栓形成所需的纤维蛋白原水平一致[42]。

在没有出血的情况下，预防性应用FFP纠正

INR是有争议的。预防性输注FFP以纠正凝血酶原时间延长的效果有限[44]，并且可能通过增强容量过负荷（输血相关容量过负荷transfusion-associated volume overload，TACO）和加重门脉高压而产生反作用，导致静脉曲张出血和输血相关急性肺损伤（TRALI）风险增加[45]。尽管如此，在闭腔手术中，如开颅手术，术前使INR正常化是很常见的[46]。

血小板数量和功能的异常在一定程度上被血小板黏附蛋白血管性血友病因子（VWF）水平的升高和VWF裂解蛋白酶ADAMTS13水平的降低所补偿，能维持凝血酶的正常合成。因此，当血小板计数超过 50×10^9/L，该值与活动性出血密切相关[24]。

凝血酶原复合物浓缩物（PCC）最初是作为血友病B的促凝剂开发的，有3种因子复合物（Ⅱ、Ⅸ、Ⅹ）和4种因子复合物（Ⅱ、Ⅸ、Ⅹ、Ⅶ）2种产品。有些制剂含有内源性抗凝剂（蛋白C、蛋白S、蛋白Z、抗凝血酶Ⅲ），可加或不加肝素，以降低血栓形成的风险[47]。大部分凝血酶原复合物的安全性数据是在需要快速逆转华法林的患者中积累的，这些患者有血栓形成的高危因素，因此会忽略凝血酶原复合物可能会导致血栓形成。由于Ⅱ和Ⅹ因子的半衰期长（分别为60和30小时），因此不建议重复给药[47]。PCC及其各种剂型需要更多的临床经验来验证，目前在美国只有一种4因子复合物PCC可用，需要充分了解其在CLD患者管理中的作用和血栓风险。

纤维蛋白原浓缩物（FC）在欧洲很常用，但在美国却很少应用，因为美国更倾向使用冷沉淀。然而冷沉淀与感染风险、TRALI（输血相关急性肺损伤）和TACO（输血相关循环超负荷）相关。因为纤维蛋白原浓度变化较大，纤维蛋白原浓缩物使这些问题最小化。在两项比较疗效的研究中，FC似乎和冷沉淀一样有效[48~49]。

生命体征稳定的患者血红蛋白输注阈值为7 g/dL是合理的；然而，对有明显出血、伴有生命体征不稳定的患者以及冠心病或脑血管病患者，

可能需要更高水平的血红蛋白。如果没有肾脏疾病，不建议使用促红细胞生成素来刺激红细胞生成[23]。

19.2.3　慢性肝病对麻醉药物的影响

慢性肝病通过改变基础代谢率、药物与蛋白质结合和分布容积影响麻醉药物在体内的代谢与分布。肝病患者的代谢率降低，缘于肝质量减少和肝细胞功能障碍。影响肝脏清除率的因素包括流向肝脏的血流量、未与血浆蛋白结合的药物比例和内在清除率。低摄取率（<0.3）的药物能够限制肝脏清除作用。这类药物的清除率，如苯二氮䓬类药物，受蛋白质结合、肝酶的诱导或抑制、年龄和肝脏病理状态的影响，但不受肝血流量的影响。具有高提取率（>0.7）的药物经过广泛的首过代谢作用，这改变了口服给药后的生物利用度。无论采用何种给药途径，高提取率的药物都会受到肝血流变化的显著影响。肝脏组织切除时，血流动力学变化或肝血流阻断都会引起肝血流变化进而影响这类药物的清除率。高提取率药物的消除半衰期较短（如普萘洛尔$t_{1/2}$=3.9小时）。大多数麻醉诱导剂，包括氯胺酮、依托咪酯、异丙酚和硫喷妥钠，具有很高的亲脂性和提取率[50]。苯二氮䓬类药物在肝病患者体内消除半衰期延长。尽管这些患者的苯二氮䓬类药物代谢减少，但由于蛋白质结合率减少，游离药物可能增加[51~52]。总的来说，肝病患者对镇静剂和镇痛剂的敏感性增加。肝脏疾病患者体内阿片类药物代谢降低，单次静脉注射阿片类药物对消除的影响小于再分配到储存部位的持续输注，应增加阿片类药物的给药间隔，以避免药物积聚。应避免长期使用哌替啶，因为其代谢物去甲哌替啶可能导致癫痫发作和神经毒性[53]。

中长效神经肌肉阻滞剂维库溴铵和罗库溴铵由肝脏代谢，因此有肝脏疾病时其作用时间延长[54~55]。尽管如此，对初始剂量的神经肌肉阻滞剂的抵抗通常发生在 γ-球蛋白浓度和分布体积增加的患者［由于水肿和（或）腹泻］。阿曲库铵和顺式阿曲库铵经过非器官依赖性消除，其作用时间不受肝脏疾病的影响。肝病患者血浆胆碱酯酶活性降低导致琥珀酰胆碱代谢改变，但对临床影响很小。

19.2.4　升压药和容量复苏

与镇静剂相比，肝病患者对内源性血管收缩剂（包括血管紧张素Ⅱ、加压素和去甲肾上腺素）的反应性降低[56]。对儿茶酚胺的低反应性是通过释放一氧化氮、前列环素和其他内皮源性因子应对体液和机械刺激而导致的[57]。许多患者表现为高动力循环，全身血管阻力低、临界低血压和心输出量升高。这些患者可能无法耐受诱导或维持麻醉时没有血管升压药的支持。有证据表明，严重肝病患者缺乏内源性加压素[58]。除加压素外，去甲肾上腺素是围术期支持全身血管阻力波动的良好选择。

在接受腹部手术的患者中，无论是否有CVP监测，都应限制液体，以降低门静脉压力。当需要容量复苏时，有肝病和无肝病的患者对液体和血液制品的需求是相似的，但有个别例外。在慢性肝病患者中，人血白蛋白在功能上和数量上都有所下降[59]。由于白蛋白能够维持渗透压和减少术后水肿，因此应当选择白蛋白而不是晶体进行围术期容量复苏。白蛋白的特殊适应证包括大量腹水引流后（4~5 L）容量复苏、存在自发性细菌性腹膜炎以防止肾损害恶化，以及与内脏血管收缩剂联合使用治疗Ⅰ型肝肾综合征[60~62]。

19.2.5　麻醉药对肝脏的影响

麻醉药通过改变肝脏血流量和代谢产物的肝毒性影响肝脏功能。高提取率的药物受肝血流变化的影响显著，所以肝组织切除过程中，血流动力学变化或肝血流阻断会引起肝血流变化从而导致这类药物代谢减慢。

所有挥发性麻醉剂都会在一定程度上降低肝血流量。氟烷由于对心血管的抑制,对肝血流减少最显著。1.0 MAC的地氟可减少30%的肝血流量[63]。1.0 MAC的异氟醚和七氟醚几乎不会引起肝血流量减少[64]。在较高浓度下,异氟醚以剂量依赖的方式减少肝血流量。

挥发性麻醉剂在肝脏中进行代谢,产生反应性三氟乙酸(TFA)。这些中间产物可与奥古蛋白结合,发生导致肝损伤的免疫反应。TFA的产生量与麻醉剂氧化代谢程度(氟烷20%,异氟醚0.2%,地氟醚0.02%)高度相关。七氟醚代谢不产生TFA中间体[65]。很少有证据表明除氟烷以外的挥发性麻醉剂会引起严重的肝损伤;然而,也有个别病例报告,七氟醚经过新陈代谢,产生氟化物和六氟异丙醇(HFIP),这些物质被肝脏结合并由肾脏排出。没有证据表明这些代谢物,或化合物A(与二氧化碳吸收剂反应产生的另一种代谢物)会导致肝损伤[66]。氧化亚氮主要通过刺激交感神经系统来减少肝血流量[67]。此外,一氧化二氮可以抑制蛋氨酸合酶,即使只有短暂的接触。这些效应的临床意义尚不清楚;然而,长期接触可能导致维生素B_{12}缺乏[68]。

静脉麻醉药(异丙酚、依托咪酯、阿片类药物和咪达唑仑)诱导单次给药时,似乎不会影响肝功能。长期持续输注异丙酚可引起异丙酚输注综合征,其临床表现为乳酸酸中毒、高脂血症、横纹肌溶解症、高钾血症和心肌衰竭[69]。慢性肝病患者可能易患异丙酚输注综合征,因为这些患者的脂质代谢发生改变[70]。长期输注异丙酚的患者应监测是否出现乳酸酸中毒和血流动力学变化。

19.2.6　椎管内麻醉

椎管内麻醉对肝血流的影响与血压变化相关[71],硬膜外麻醉会降低肝血流量[72]。血管升压药是否改善或恶化肝血流目前还存在争论,因此高位椎管内阻滞和低血压似乎是严重CLD患者应该避免的麻醉方式。此外,严重CLD患者可能出现凝血障碍和血小板减少,这都是椎管内阻滞麻醉的禁忌证。最近一项评估大块肝组织切除术效果的研究发现,尽管术后凝血酶原时间增加,纤维蛋白原和血小板计数减少,黏弹性试验仍保持正常[75]。在这项研究中发现,尽管常规的实验室检查结果显示有凝血障碍,但16例患者中有2例出现肺栓塞,面对这种矛盾,在黏弹性测试的基础上制订是否需要椎管内麻醉的决策还为时过早。

如果没有特定禁忌证,可以对肝病患者实施区域麻醉,其潜在好处是改善疼痛控制,减少肺部、心血管和血栓栓塞并发症,加速腹部手术后肠道功能的恢复。不能接受椎管内阻滞治疗的晚期肝病患者可能受益于周围神经阻滞。腹部横切面(TAP)阻滞已成功地应用于肝脏疾病患者的腹部手术,尽管有腹壁血肿的报道[76]。

19.3　ESLD患者的常用治疗方法

在全球范围内,慢性肝病的患者数量继续增加,随之而来的是对外科手术的需求增加。除了CTP分级和MELD的危险分层外,麻醉和外科专业以及重症监护团队知识的变化也导致了术中和术后发病率和病死率的显著增加。对于终末期肝病(ESLD)患者,肝脏功能储备少且有多种并发症,应考虑转移到肝移植中心,以快速评估并促进向肝移植过渡。ESLD患者对手术和麻醉应激反应过度,可导致快速失代偿状态。尽管大多数MELD评分低(<8)或Child A级的患者可以在任何机构进行常规治疗,但MELD评分高、Child B级和Child C级的患者需要更复杂治疗,具有ESLD治疗专业知识的临床医生能使该类患者受益。

19.4 经颈静脉肝内门体分流术（TIPS）

某些肝病后遗症可直接归因于门脉高压症。TIPS治疗难治性腹水和二级预防静脉曲张破裂出血的疗效在对照试验中得到了很好的研究[77]。不同样本量的非对照研究表明，TIPS有以下适应证。

- 难治性静脉曲张急性出血
- 布加综合征
- 难治性肝性胸腔积液
- 门脉高压性胃病
- 肝肾综合征

除了以上适应证，TIPS也可用于降低其他手术的风险，如肝切除术、冠状动脉旁路移植术等。肝硬化患者手术后并发症的发病率和病死率很大一部分取决于术前门脉高压的程度。TIPS可降低术后出血和难治性腹水风险，从而降低患者Child分级。手术前至少一个月通过减轻门静脉高压降低术前MELD-Na评分或Child分级显著降低择期手术围术期病死率[1]。TIPS比外科分流术对门静脉减压的侵袭性小，可以作为治疗或术前干预的手段。这是一种通过经皮在肝静脉和门静脉肝内分支之间建立通道来降低门静脉高压症的方法，成功率>90%[77]。即使严重肝病病情复杂患者，TIPS术后的主要并发症发生率也不到5%[78]。TIPS绕过肝硬化的纤维化实质，创造从门静脉到体静脉系统的直接血流，虽然减少了某些问题，但也能导致其他问题。因此，需要进行系统的检查和评估，包括风险/收益分析，比较手术可能的并发症与手术指征的严重性。Child A级和B级评分为5～7分，即使是中度肝功能损伤，实施TIPS风险也低。MELD评分最初用于预测接受TIPS的患者的短期病死率，但也是估计一年生存率的可靠方法。MELD<14预后最好，而MELD>18提示预后较差。对于MELD>24的患者，应避免使用TIPS，除非将其作为控制活

动性静脉曲张出血的最后手段。对于高风险患者，在继续治疗前应咨询移植中心，因为患者随时可能出现肝脏功能衰竭。理想的检查可以发现任何绝对禁忌证，并为表中列出的相对禁忌证进一步讨论手术指征完善证据（表19-2）。

表19-2　TIPS的禁忌证

绝对禁忌证	相对禁忌证
重症进行性肝衰竭	门静脉和肝静脉血栓形成
重度肝性脑病	中度肺动脉高压
多囊肝	肝肺综合征
严重右心衰竭	活动性感染
重度肺动脉高压	分流路径中的肿瘤

19.5 预处理评估

在确定TIPS手术之前，都需要对肝性脑病（HE）的程度进行分级，完善经胸超声心动图（TTE）评估心脏以及气泡研究（重点是右心功能和右心室收缩压）以及凝血功能检查（表19-3）。

19.5.1 心功能评估

继发于TIPS的全身血管阻力（SVR）下降使高心输出量状态恶化，并且由于机械和神经体液原因导致肺血管阻力（PVR）增加，使肺动脉高压加重[33]。即使在血栓形成或计划逆转导致分流阻塞之后，尽管其它所有的血流动力学参数恢复正常，PVR仍然很高。对肺动脉压显著变化和右舒张末期容积增加的预测是TTE如此重要的原因。右心室的评估是困难的，因为它的形态不是圆柱形的，并且心室收缩运动是螺旋形的"拧毛巾"运动的同时呈垂直压缩。因此，对右心室功能只能进行定性评估。对右心和左心舒张功能的评估都是必需的，因为继发于TIPS的血流动力学变化会加重基线舒张功能障碍或潜在肝硬化

表 19-3　TTE 结果与 TIPS 前评估相关病理生理学

病理生理学	TEE 结果
右心收缩功能障碍	三尖瓣环平面收缩期偏移（TAPSE）<2
	三尖瓣环收缩速度（TASV）<15 cm/s
右心舒张功能障碍	三尖瓣 E/A 比 <0.8-放松受损
	0.8～2.1-伪正常填充
	>2.1 限制性填充
肝硬化性心肌病	对药物或运动负荷试验的反应迟钝
	静息射血分数 55%
	舒张功能障碍：E/A 1.0，延长减速 200 ms，或延长等容舒张时间 80 ms
肺动脉高压	平均肺动脉压 >25 mmHg
肝肺综合征	气泡实验阳性（5～6 次搏动之后）

心肌病的病情。当心率增加并且血管床容量扩张改变肺静脉的压力导致舒张时心室充盈的能力受损，这加剧了肺动脉高压和最初的肝肺综合征的症状。在通常情况下，由于后负荷的减少抑制了心力衰竭的表现，肝硬化性心肌病在稳定的情况下是无症状的，但是有研究显示 TIPS 后常并发明显心力衰竭和肺水肿，提示肝硬化性心肌病仍然是一个危险因素[79～80]。

19.5.2　止血注意事项

TIPS 前的凝血研究及其临床意义存在一定争议，如本章其他部分所述，外科手术出血的传统标志物不能作为终末期肝病患者的预测指标。血栓弹性成像（TEG）在指导肝硬化患者输血方面更为准确，因为它提供了一个更全面的图像，甚至可以发现那些在凝血酶原时间延长的情况下处于高凝状态的患者。一个专业的肝移植麻醉学团队因其对终末期肝病生理学的了解，大大降低了术中输血的概率，并且降低了术中止血的难度[81]。将承担手术风险的介入放射科医师通常不愿意在没有校正 INR 和血小板低于严重肝

硬化患者情况下进行 TIPS。他们的犹豫是可以理解的，因为腹腔出血常常是隐匿性的。然而，输注新鲜冰冻血浆和血小板不是万能的，也可能会造成意外伤害。Wu 和 Nguyen 博士在 2010 年的研究中发现，与对照组相比，45 岁或更年轻的肝病住院患者静脉血栓栓塞的患病率显著增加[82]。这意味着无肝病和静脉血栓栓塞患者的住院病死率从 9.8% 上升到有肝病和 VTE 患者的 18.6%，对于年龄小于 45 岁的 TIPS 患者，在校正 INR 和血小板之前，应考虑对下肢进行 DVT 双重扫描，特别是考虑到即使在有明显凝血功能障碍的终末期肝病患者中，侵入性手术后出血也很少见[83]。

19.6　围术期管理

19.6.1　血管内容量管理

在几项接受 TIPS 治疗的肝硬化患者中，研究了实施容量扩充和容量限制对术后血流动力学和并发症的影响。鉴于 TIPS 能显著增加循环容

量,有人提出限制液体量可能会避免血流动力学剧烈波动。总的来说,研究显示术前有舒张功能不全患者即使在TIPS前出现急性容量扩张,术后并发心力衰竭风险也与对照组没有差别[84]。

19.6.2 术后护理

TIPS患者术后通常在重症监护室或降压室过夜,以监测心力衰竭和肝性脑病恶化的常见迹象。通常情况下,患者会对新增的肝性脑病治疗手段有反应,但难治性肝性脑病或者只能降为4级的肝性脑病可能需要逆转TIPS。

19.7 胆囊切除术

肝硬化患者常常因胆囊结石需要行胆囊切除术,该手术是肝硬化患者最常见的肝外手术,约占非移植手术的60%[6]。在有长期肝硬化病史的患者中,高达29%的患者患有胆结石,是一般人群的2倍[85~86]。Child B级和C级的患者罹患胆石症的风险更大,相关风险因素包括胆汁浓缩、胆囊活动性进一步降低以及肠道舒张肽的血浆浓度增加[87]。幸运的是,大多数胆结石是"沉默的"或无症状的,并且是因其他腹部适应证行超声检查(US)期间被发现的。回顾性研究发现肝硬化患者行胆囊切除术的概率较高[88~89]。无论是在手术前因为过度检查发现并发的肝功能异常,还是在手术中探查发现的肝脏质地变硬,行胆囊切除术的肝硬化患者围术期病死率与未手术患者的比值是8.47[90]。与正常患者相似,肝硬化患者行开腹胆囊切除术比腹腔镜胆囊切除手术并发症更高,住院时间和恢复时间更长。

19.7.1 术前评估

肝硬化患者在行胆囊切除术或者姑息性胆囊穿刺引流手术前都必须进行肝脏功能评

估,CTP分级或者是MELD评分都是合适的评估方式。Child A级和B级患者的病死率没有比一般人群增加(0 ~ 1%),但发病率急剧增加(5% ~ 10%对1.9%)[29,91]。MELD评分<8的患者与一般人群死亡风险无明显差异,但当MELD评分≥8,正如本章前面部分所见,MELD每增加任何一分都与病死率增加1%相关,直至MELD为20。因此,应该在不断增加的MELD分数下进行风险-收益评估。Child C级患者行腹腔镜胆囊切除术的病死率为23% ~ 50%,通常被认为风险过高,建议进行药物治疗和(或)经皮胆囊造口术。最后,胆总管结石的存在使Child A或B级患者腹腔镜胆囊切除术的发病率和病死率分别提高到29%和9.6%。建议在手术前进行内镜括约肌切开术(ES)以降低发病率和病死率,但即使如此,死亡风险仍保持在7%[1]。在Child C级患者中,内镜括约肌切开术的出血风险仍然高得令人无法接受,因此应考虑球囊内镜成形术。

19.7.2 围术期管理

本章其他部分已经讨论了慢性肝病对麻醉药物的影响,反之亦然。是否使用抗焦虑药,诱导剂类型,麻醉剂量等的选择应根据每位患者肝病的严重程度来确定。然而,即使管理得最好,15%的患者在LC后肝脏疾病也会恶化,术后一个月内恢复到基线水平[92]。在术后即刻可能出现腹水,脐带端口部位的切口可能并发出血和感染,应每天进行评估。由于门静脉高压症患者出血风险增加,应放置肝下引流管,以便在术后即刻识别腹腔内出血。

19.8 内窥镜检查

在终末期肝病患者中常常需要重复进行上下内镜检查以监测和治疗门静脉高压症的后遗症。为了减少不适,这些检查通常在镇静条件下进行。在一般人群中,常规使用丙泊酚或咪达唑仑(含或不含麻醉剂)进行镇静。咪达唑仑快速起效和顺行性遗忘效应使其优于传统的苯二氮䓬类药物。然而,肝血流量减少和肝功能改变以及肝性脑病的存在限制了其在ESLD人群中的应用。与给予咪达唑仑的ESLD患者的神经认知测试NCT评分恶化和恢复时间增加相比,通过NCT诊断为亚临床HE的患者在使用异丙酚进行内窥镜检查程序后NCT评分没有更差。与丙泊酚相比,咪达唑仑平均可增加80分钟的放电时间,最多可增加120分钟[93]。在食管胃十二指肠镜检查(EGD)和内镜逆行胰胆管造影术(ERCP)期间,内镜医师能够抽吸任何残留的胃液并帮助防止误吸。然而,在决定是否需要气道保护性插管时,应考虑每位患者的误吸风险和手术对患者的体位要求。ERCP通常在患者处于俯卧位时进行,这使得气道管理变得困难并且如果患有腹水则使任何ESLD患者处于中度或重度肝病阶段,此时患者应考虑转入肝移植中心,以便在失代偿时使患者免于移植误吸危险之中。腹水患者即使在腹腔穿刺术后胃排空也延迟[94]。这种胃排空延迟与Child分级无关,平均比正常患者胃排空时间增加1.5倍。

围术期管理

ESLD患者内镜手术的术前评估与非ESLD患者不同,包括术前禁食、ERCP期间加强气道保护的计划,以及应对可能发生的切口和黏膜侵犯的手术中的出血风险增加的备血。对于失代偿期肝硬化患者,建议避免使用苯二氮䓬类药物,而异丙酚单独使用或者联合小剂量芬太尼都是可取的。液体管理和控制与正常患者没有区别。

19.9 总结和建议

- 在急性肝病患者中,应推迟择期手术直至确定病因。

- 在慢性肝病患者中,围术期风险与肝病的严重程度和手术部位有关。
- Child C级肝硬化或MELD评分为20或更高的患者的择期高风险手术应推迟至肝移植后。
- 当患有严重肝脏疾病的患者需要紧急手术时,应尽量评估微创和姑息手术的可能性。
- 中度或重度肝病患者应考虑转入肝移植中心,以便在失代偿时便于尽快进行肝脏移植手术。
- 术前医疗管理应着重于治疗感染,优化血容量和肾脏状况,尽量减少腹水和脑病。
- 应避免常规给予预防性血浆输注以纠正INR异常,因为容量负荷与门静脉压力增加可能加重出血。
- 虽然没有普遍优选的麻醉技术,但重症肝病患者往往存在凝血功能障碍,这可能是椎管区域阻滞术的禁忌。无论选择何种麻醉方案,应注重维持肝脏和肾脏的灌注。
- 接受TIPS的患者应该有一个专门研究右心功能的术前TTE。
- 在经皮介入治疗之前避免不必要的血小板和血浆输注。
- 腹水患者应默认为胃排空延迟,术前延长禁食时间,注重围术期气道保护。
- 应该在手术前进行MELD或Child分级的评估,并用于决定手术是否如期进行或者取消手术。

19.10 习题

一名患有酒精性肝炎的62岁男性拟行胆囊切除术。他每月进行一次腹腔穿刺术,诊断至少患有1级肝性脑病。其他ESLD并发症包括肝肾综合征,食管静脉曲张和GERD(反流性食管炎)。TTE检查中气泡研究显示为中度舒张功能障碍,三尖瓣环收缩期运动幅度(TAPSE)为2.0,肝肺综合征。术前实验室检查如下:钠132,钾2.8,碳酸氢钠20,肌酐2.3,胆红素3.5,血红蛋白

9.8，血小板46，INR 2.2。

1. 这个患者手术后30天死亡风险是多少？

答：该患者的风险必须考虑ASA分级和MELD-Na评分。该患者患有严重的全身性疾病，这对生命构成持续威胁，因此他的ASA分级为Ⅳ级。ASA分级为Ⅳ相当于MELD评分为5分，然后将其添加到MELD-Na公式中。这个患者的MELD-Na=MELD-Na-[0.025×MELD×(140-Na)]+140。对于该患者，MELD-Na评分为30，因此总MELD为35，提示该患者死亡风险为50%。

2. 在没有肝移植计划的情况下进行这种手术的风险是什么？

答：MELD评分高的患者手术后急性肝功能衰竭的风险增加，这可能需要对该类患者是否需要器官移植手术进行快速评估。急性慢性肝功能衰竭的多种并发症风险增加，包括感染，呼吸衰竭，出血和死亡。MELD评分高的患者手术应在移植中心进行，以便获得专门的术后护理以及有可能的话尽早进行肝脏移植手术。

3. 普通外科医生手术前希望输注血小板和新鲜冷冻血浆，使血小板计数>50，使INR在正常范围。他们要求您就术中可能出现的凝血障碍提出管理意见，你的建议是什么？

答：ESLD患者凝血和溶栓的平衡存在偏差，标准凝血试验不能反映手术止血的效果。由于INR不测量蛋白C和S，而蛋白C和S在ESLD中也降低，因此在决定输血时不太有用。黏弹性测试将有助于了解凝血与溶栓的平衡。如果需要输血，应评估患者的整体容量状况，并考虑检测凝血酶原复合物浓度，以防止容量超负荷。此外，应检查纤维蛋白原水平，并给予冷沉淀或纤维蛋白原浓缩物以保持纤维蛋白原水平高于1.5 g/L。

参考文献

1. Bhangui P, Laurent A, Amathieu R, et al. Assessment of risk for non-hepatic surgery in cirrhotic patients. J Hepatol. 2012; 57(4): 874-884.

2. Franco D, Charra M, Jeambrun P, et al. Nutrition and immunity after peritoneovenous drainage of intractable ascites in cirrhotic patients. Am J Surg. 1983; 146(5): 652-657.

3. Rabinovitz M, Schade RR, Dindzans V, et al. Prevalence of duodenal ulcer in cirrhotic males referred for liver transplantation. Does the etiology of cirrhosis make a difference? Dig Dis Sci. 1990; 35(3): 321-326.

4. Castaing D, Houssin D, Lemoine J, et al. Surgical management of gallstones in cirrhotic patients. Am J Surg. 1983; 146(3): 310-313.

5. Teh SH, Nagorney DM, Stevens SR, et al. Risk factors for mortality after surgery in patients with cirrhosis. Gastroenterology. 2007; 132(4): 1261-1269.

6. Csikesz NG, Nguyen LJ, Tseng JF, et al. Nationwide volume and mortality after elective surgery in cirrhotic patients. J Am Coll Surg. 2009; 208(1): 96-103.

7. Aranha GV, Sontag SJ, Greenlee HB. Cholecystectomy in cirrhotic patients: a formidable operation. Am J Surg. 1982; 143(1): 55-60.

8. Garrison RN, Cryer HM, Howard DA, et al. Clarification of risk factors for abdominal operations in patients with hepatic cirrhosis. Ann Surg. 1984; 199(6): 648.

9. Mansour A, Watson W, Shayani V, et al. Abdominal operations in patients with cirrhosis: still a major surgical challenge. Surgery. 1997; 122(4): 730-735. discussion 735-736

10. Neeff H, Mariaskin D, Spangenberg H-C, et al. Perioperative mortality after non-hepatic general surgery in patients with liver cirrhosis: an analysis of 138 operations in the 2000s using child and MELD scores. J Gastrointest Surg. 2011; 15(1): 1-11.

11. Malinchoc M, Kamath PS, Gordon FD, et al. A model to predict poor survival in patients undergoing transjugular intrahepatic portosystemic shunts. Hepatology. 2000; 31(4): 864-871.

12. Freeman RB, Wiesner RH, Harper A, et al. The new liver allocation system: moving toward evidence-based transplantation policy. Liver Transpl. 2002; 8(9): 851-858.

13. Kim WR, Biggins SW, Kremers WK, et al. Hyponatremia and mortality among patients on the liver-transplant waiting list. N Engl J Med. 2008; 359: 1018-1026.

14. Biggins SW. Use of serum sodium for liver transplant graft allocation: a decade in the making, now is it ready for primetime? Liver Transpl. 2015; 21: 279–281.

15. Northup PG, McMahon MM, Ruhl AP. Coagulopathy does not fully protect hospitalized cirrhosis patients from peripheral venous thromboembolism. Am J Gastroenterol. 2006; 101: 1524–1528.

16. Ziser A, Plevak DJ, Wiesner RH, et al. Morbidity and mortality in cirrhotic patients undergoing anesthesia and surgery. Anesthesiology. 1999; 90(1): 42–53.

17. Powell-Jackson P, Greenway B, Williams R. Adverse effects of exploratory laparotomy in patients with unsuspected liver disease. Br J Surg. 1982; 69(8): 449–451.

18. Rizvon MK, Chou CL. Surgery in the patient with liver disease. Med Clin North Am. 2003; 87(1): 211–227.

19. Friedman LS. Surgery in the patient with liver disease. Trans Am Clin Climatol Assoc. 2010; 121: 192–205.

20. Stravitz RT. Potential applications of thromboelastography in patients with acute and chronic liver disease. Gastroenterol Hepatol (NY). 2012; 8(8): 513–520.

21. Schemel WH. The unexpected hepatic dysfunction found by multiple laboratory screening. Anesth Analg. 1976; 55(6): 810–812.

22. Pratt DS, Kaplan MM. Evaluation of abnormal liver-enzyme results in asymptomatic patients. N Engl J Med. 2000; 342(17): 1266–1271.

23. Nadim MK, Durand F, Kellum JA, et al. Management of the critically ill patient with cirrhosis: a multidisciplinary perspective. J Hepatol. 2016; 64(3): 717–735.

24. Tripodi A, Massimo P, Veena C, et al. Thrombin generation in patients with cirrhosis: the role of platelets. Hepatology. 2006; 44(2): 440–445.

25. Lisman T, Bakhtiari K, Pereboom IT, et al. Normal to increased thrombin generation in patients undergoing liver transplantation despite prolonged conventional coagulation test. J Hepatol. 2010; 53(3): 355–361.

26. Viegas O, Stoelting RK. LDH5 changes after cholecystectomy or hysterectomy in patients receiving halothane, enflurane, or fentanyl. Anesthesiology. 1979; 51(6): 556–558.

27. Shaikh AR, Muneer A. Laparoscopic cholecystectomy in cirrhotic patients. JSLS. 2009; 13(4): 592–596.

28. Currò G, Iapichino G, Melita G, et al. Laparoscopic cholecystectomy in child-pugh class C cirrhotic patients. JSLS. 2005; 9(3): 311–315.

29. Yeh CN, Chen MF, Y. Y. Laparoscopic cholecystectomy in 226 cirrhotic patients. Surg Endosc. 2002; 16(11): 1583–1587.

30. Laurence JM, Tran PD, Richardson AJ, et al. Laparoscopic or open cholecystectomy in cirrhosis: a systematic review of outcomes and meta-analysis of randomized trials. HPB. 2012; 14(3): 153–161.

31. Cheng Y, Xiong X-Z, Wu S-J, et al. Laparoscopic vs. open cholecystectomy for cirrhotic patients: a systematic review and meta-analysis. Hepatogastroenterology. 2011; 59(118): 1727–1734.

32. Azoulay D, Buabse F, Damiano I, et al. Neoadjuvant transjugular intrahepatic portosystemic shunt: a solution for extrahepatic abdominal operation in cirrhotic patients with severe portal hypertension. J Am Coll Surg. 2001; 193(1): 46–51.

33. Van der Linden P. Pulmonary hypertension after transjugular intrahepatic portosystemic shunt: effects on right ventricular function. Hepatology. 1996; 23(5): 982–987.

34. Guevara M, Ginès P, Bandi JC, et al. Transjugular intrahepatic portosystemic shunt in hepatorenal syndrome: effects on renal function and vasoactive systems: transjugular intrahepatic portosystemic shunt in hepatorenal syndrome: effects on renal function and vasoactive systems. Hepatology. 1998; 28(2): 416–422.

35. Marik PE, Baram M, Vahid B. Does central venous pressure predict fluid responsiveness?: A systematic review of the literature and the tale of seven mares. Chest. 2008; 134(1): 172–178.

36. Niemann CU, Feiner J, Behrends M, et al. Central venous pressure monitoring during living right donor hepatectomy. Liver Transpl. 2007; 13(2): 266–271.

37. Spier BJ, Larue SJ, Teelin TC, et al. Review of complications in a series of patients with known gastro-esophageal varices undergoing transesophageal echocardiography. J Am Soc Echocardiogr. 2009; 22(4): 396–400.

38. Myo Bui CC, Worapot A, Xia W, et al. Gastroesophageal and hemorrhagic complications associated with intraoperative transesophageal echocardiography in patients with model for endstage liver disease score 25 or higher. J Cardiothorac Vasc Anesth. 2015; 29(3): 594–597.

39. Markin NW, Sharma A, Grant W, et al. The safety of transesophageal echocardiography in patients

undergoing orthotopic liver transplantation. J Cardiothorac Vasc Anesth. 2015; 29(3): 588–593.

40. Samama CM, Djoudi R, Lecompte T, French Health Products Safety Agency (AFSSAPS) Expert Group, et al. Perioperative platelet transfusion. Recommendations of the french health products safety agency (AFSSAPS) 2003. Minerva Anestesiol. 2006; 72(6): 447–452.

41. Rahe-Meyer N, Solomon C, Winterhalter M, et al. Thromboelastometry-guided administration of fibrinogen concentrate for the treatment of excessive intraoperative bleeding in thoracoabdominal aortic aneurysm surgery. J Thorac Cardiovasc Surg. 2009; 138(3): 694–702.

42. Spahn DR, Bouillon B, Cerny V, et al. Management of bleeding and coagulopathy following major trauma: an updated European guideline. Crit Care. 2013; 17(2): 1.

43. Kozek-Langenecker SA, Afshari A, Albaladejo P, et al. Management of severe perioperative bleeding: guidelines from the european society of anaesthesiology. Eur J Anaesthesiol. 2013; 30(6): 270–382.

44. Youssef W. Role of fresh frozen plasma infusion in correction of coagulopathy of chronic liver disease: a dual phase study. Am J Gastroenterol. 2003; 98(6): 1391–1394.

45. Amarapurkar PD, Amarapurkar DN. Management of coagulopathy in patients with decompensated liver cirrhosis. Int J Hepatol. 2011; 2011: 1–5.

46. Raschke RA, Curry SC, Rempe S, et al. Results of a protocol for the management of patients with fulminant liver failure. Crit Care Med. 2008; 36(8): 2244–2248.

47. Sorensen B, Spahn DR, Innerhofer P, et al. Clinical review: prothrombin complex concentrates — evaluation of safety and thrombogenicity. Crit Care. 2011; 15(1): 201.

48. Theodoulou A, Berryman J, Nathwani A, et al. Comparison of cryoprecipitate with fibrinogen concentrate for acquired hypofibrinogenaemia. Transfus Apher Sci. 2012; 46(2): 159–162.

49. Ahmed S, Harrity C, Johnson S, et al. The efficacy of fibrinogen concentrate compared with cryoprecipitate in major obstetric haemorrhage—an observational study: fibrinogen concentrate in major obstetric haemorrhage. Transfus Med. 2012; 22(5): 344–349.

50. Servin F, Desmonts JM, Haberer JP, et al. Pharmacokinetics and protein-binding of propofol in patients with cirrhosis. Anesthesiology. 1988; 69(6): 887–891.

51. Trouvin JH, Farinotti R, Haberer J, et al. Pharmacokinetics of midazolam in anaesthetized cirrhotic patients. BJA. 1988; 60(7): 762–767.

52. MacGilchrist AJ, Birnie GG, Cook A, et al. Pharmacokinetics and pharmacodynamics of intravenous midazolam in patients with severe alcoholic cirrhosis. Gut. 1986; 27(2): 190–195.

53. Tegeder I, Lötsch J, Geisslinger G. Pharmacokinetics of opioids in liver disease. Clin Pharmacokinet. 1999; 37(1): 17–40.

54. Hunter JM, Parker CJ, Bell CF, et al. The use of different doses of vecuronium in patients with liver dysfunction. Br J Anaesth. 1985; 57(8): 758–764.

55. Magorian T, Wood P, Caldwell J, et al. The pharmacokinetics and neuromuscular effects of rocuronium bromide in patients with liver disease. Anesth Analg. 1995; 80(4): 754–759.

56. Cahill PA. Vasoconstrictor responsiveness of portal hypertensive vessels. Clin Sci. 1999; 96(1): 3–4.

57. Cahill PA, Redmond EM, Sitzmann JV. Endothelial dysfunction in cirrhosis and portal hypertension. Pharmacol Ther. 2001; 89: 273–293.

58. Wagener G, Galina K, Moury M, Landry DW, et al. Vasopressin deficiency and vasodilatory state in end-stage liver disease. J Cardiothorac Vasc Anesth. 2011; 25(4): 665–670.

59. de Mattos A, Angelo. Current indications for the use of albumin in the treatment of cirrhosis. Ann Hepatol. 2011; 10(Suppl 1 (May)): S15–20.

60. Bernardi M, Ricci CS, Zaccherini G. Role of human albumin in the management of complications of liver cirrhosis. J Clin Exp Hepatol. 2014; 4(4): 302–311.

61. Runyon BA. Management of adult patients with ascites due to cirrhosis: an update. Hepatology. 2009; 49(6): 2087–2107.

62. Terg R, Adrian G, Mariano C, et al. Serum creatinine and bilirubin predict renal failure and mortality in patients with spontaneous bacterial peritonitis: a retrospective study. Liver Int. 2009; 29(3): 415–419.

63. Schindler E, Müller M, Zickmann B, et al. Blood supply to the liver in the human after 1 MAC desflurane in comparison with isoflurane and halothane. Anästhesiologie, Intensivmedizin, Notfallmedizin, Schmerztherapie: AINS. 1996; 31(6): 344–348.

64. Frink EJ. The hepatic effects of sevoflurane. Anesth Analg. 1995; 81(6 Suppl): S46–50.

65. Njoku D, Laster MJ, Gong DH, et al. Biotransformation

of halothane, enflurane, isoflurane, and desflurane to trifluoroacetylated liver proteins: association between protein acylation and hepatic injury. Anesth Analg. 1997; 84(1): 173–178.

66. Obata R, Bito H, Ohmura M, et al. The effects of prolonged lowflow sevoflurane anesthesia on renal and hepatic function. Anesth Analg. 2000; 91(5): 1262–1268.

67. Watkins PB, Seeff LB. Drug-induced liver injury: summary of a single topic clinical research conference. Hepatology. 2006; 43(3): 618–631.

68. Nunn JF. Clinical aspects of the interaction between nitrous oxide and vitamin B12. Br J Anaesth. 1987; 59(1): 3–13.

69. Parke TJ, Stevens JE, Rice AS, et al. Metabolic acidosis and fatal myocardial failure after propofol infusion in children: five case reports. BMJ. 1992; 305(6854): 613–616.

70. Otterspoor LC, Kalkman CJ, Cremer OL. Update on the propofol infusion syndrome in ICU management of patients with head injury. Curr Opin Anaesthesiol. 2008; 21(5): 544–551.

71. Kennedy WF, Everett GB, Cobb LA, et al. Simultaneous systemic and hepatic hemodynamic measurements during high peridural anesthesia in normal man. Anesth Analg. 1971; 50(6): 1069–1078.

72. Meierhenrich R, Wagner F, Schutz W, et al. The effects of thoracic epidural anesthesia on hepatic blood flow in patients under general anesthesia. Anesth Analg. 2009; 108(4): 1331–1337.

73. Tanaka N, Nagata N, Hamakawa T, et al. The effects of dopamine on hepatic blood flow in patients undergoing epidural anesthesia. Anesth Analg. 1997; 85(2): 286–290.

74. Hiltebrand LB, Krejci V, Sigurdsson GH. Effects of dopamine, dobutamine, and dopexamine on microcirculatory blood flow in the gastrointestinal tract during sepsis and anesthesia. Anesthesiology. 2004; 100(5): 1188–1197.

75. Dumitrescu G, Januszkiewicz A, Ågren A, et al. The temporal pattern of postoperative coagulation status in patients undergoing major liver surgery. Thromb Res. 2015; 136(2): 402–407.

76. McDonnell JG, O'Donnell B, Curley G, et al. The analgesic efficacy of transversus abdominis plane block after abdominal sur-gery: a prospective randomized controlled trial. Anesth Analg. 2007; 104(1): 193–197.

77. Boyer T, Haskal Z. AASLD practice guidelines: the role of transjugular intrahepatic portosystemic shunt (TIPS) in the management of portal hypertension. Hepatology. 2010; 51(1): 1–16.

78. Ripamonti R, Ferrl H, Alonzo M, et al. Transjugular intrahepatic portosystemic shunt-related complications and practical solutions. Semin Intervent Radiol. 2006; 23(2): 165–176.

79. Braverman AC, Steiner MA, Picus D, et al. High output congestive heart failure after transjugular intrahepatic portal-systemic shunting. Chest. 1995; 107(5): 1467–1469.

80. Salerno F. Humoral and cardiac effects of TIPS in cirrhotic patients with different "effective" blood volume. Hepatology. 2003; 19: 129–132.

81. Hevesi ZG, Lopukhin SY, Mezrich JD, et al. Designated liver transplant anesthesia team reduces blood transfusion, need for mechanical ventilation, and duration of intensive care. Liver Tranplant. 2009; 15(5): 460–465.

82. Wu H, Nguyen G. Liver cirrhosis is associated with venous thromboembolism among hospitalized patients in a nationwide US study. Clin Gastroenterol Hepatol. 2010; 8: 800–805.

83. DePietri L, Bianchini M, Montalti R, et al. Thromboelastographyguided blood product use before invasive procedures in cirrhosis with severe coagulopathy: a randomized, controlled trial. Hepatology. 2016; 63: 566–573.

84. Fili D, Falletta C, Luca A, et al. Circlatory response to volume expansion and TIPS: relationship with diastolic dysfunction. Dig Liver Dis. 2015; 47: 1052–1058.

85. Acalovschi M. Gallstones in patients with liver cirrhosis: Incidence, etiology, clinical and therapeutical aspects. World J Gastroenterol. 2014; 20(23): 7277–7285.

86. Conte D, Fraquelli M, Lodi L et al. Close Relation between cirrhosis and gallstones: cross-sectional and longitudinal survey. Arch Intern Med. 1999; 159: 49–52.

87. Barreca T, Franceschini R, Cataldi A, et al. Plasma somatostatin response to an oral mixed test meal in cirrhotic patients. J Hepatol. 1991; 12: 40–44.

88. Barbara L, Sama C, Morselli AM, et al. A population study on the prevalence of gallstone disease: the Sirmione Study. Hepatology. 1987; 7: 913–917.

89. Maggi A, Solenghi D, De Fazio C, et al. Prevalence and incidence of cholelithiasis in patients with liver cirrhosis. Ital J Gastroenterol Hepatol. 1997; 29: 330–

335.

90. Rai R, Nagral S, Nagral A. Surgery in a patient with liver disease. J Clin Exp Hepatol. 2012; 2: 238-246.

91. Duca S, Bala O, Al-Hajjar N, et al. Laparoscopic cholecystectomy: incidents and complications. A retrospective analysis of 9542 consecutive laparoscopic operations. Hepatobiliary. 2003; 5(3): 152-158.

92. Palanivelu C, Rajan PS, Jani K, et al. Laparoscopic cholecystectomy in cirrhotic patients; the role of subtotal cholecystectomy and its variants. J Am Coll Surg. 2006; 203: 145-151.

93. Iyad K, Nseir W, Alexandrov O, Mysh V, et al. Sub-clinical hepatic encephalopathy in cirrhotic patients is not aggravated by sedation with propofol compared to midazolam: a randomized controlled study. J Hepatol. 2011; 54(1): 72-77.

94. Schoonjans R, Van Vlem B, Vandamme W, et al. Gastric emptying of solids in cirrhotic and peritoneal dialysis patients: influence of peritoneal volume load. Eur J Gastroenterol Hepatol. 2002; 14: 395-398.

肝移植：围术期的注意事项　　20

马克·T.基根（Mark T. Keegan）

摘　要

为了肝移植手术（liver transplant，LT）的成功，高质量的重症监护支持必不可少。肝移植受者、候选者和潜在的候选者往往常规需要在重症监护室（intensive care unit，ICU）住院。在服务肝移植患者的众多专科医师中，重症监护医师发挥着多种作用，例如提供持续的床边监护，提供循证医学的证据，以治疗性的干预为基础，支持多个器官运转，同时对患者进行整体观察[1~3]。许多因素将会决定患者接受肝移植的最终结果。无论是在 ICU 中短暂的（如完成"常规"的肝移植手术后）还是长时间的（如肝移植患者在手术前、后都需要重症监护的支持）住院，ICU 所提供的高质量医疗护理服务是临床良好结局的关键因素。

关键词

肝移植；围术期管理；重症监护

20.1　简介

为了肝移植手术（liver transplant，LT）的成功，高质量的重症监护支持必不可少。肝移植受者、候选者和潜在的候选者往往常规需要在重症监护室（intensive care unit，ICU）住院。在服务肝移植患者的众多专科医师中，重症监护医师们发挥着独特的作用，他们提供持续的床边监护，提供循证医学的证据，以治疗性的干预为基础，支持多个器官的监护，同时对患者进行整体观察[1~3]。许多因素将会决定患者接受肝移植的

最终结果。无论是在 ICU 中短暂的（如完成"常规"的肝移植手术后）还是长时间的（如肝移植患者在手术前、后都需要重症监护的支持）住院，ICU 所提供的高质量医疗护理服务是医院提供良好结局的关键因素。

ICU 级别的支持强度和持续时间是根据移植前的疾病严重程度和手术过程而决定。在过去的 30 年，ICU 住院的肝移植候选者和接受者的特点已经发生了变化。在肝移植时代的初期，手术往往需要很多小时，并且需要准备大量的血液和血液制品。接下来就是移植后的漫长而又困难的 ICU 住院过程。如今，手术和麻醉技术的

进步已经简化了手术过程,但这仍是外科和麻醉团队的一个重大挑战,肝移植的术中经验提醒我们需要随机应变来减少围术期的并发症和损伤。活体供肝移植(living donor liver transplantation, LDLT)为移植前优化患者情况提供了更多的时间,并且"快速追踪"方案使得术后ICU滞留时间大大缩短。这些因素使LT患者所需的术后机械通气时间和ICU干预次数和强度减少了。在许多肝移植中心,一些患者顺利完成手术后,在手术结束时就能进行拔管,并且在中间护理区进行看护,而不需要在ICU中进行。当然,仍有许多患者给手术室(operative room, OR)团队带来了极大的智力和体力的挑战,这些挑战在重症监护室中依然存在,但总的来说,术后的立即护理随着时间的推移变得更加容易。

这种情况可能再次发生改变。在使用终末期肝病模型(model of end-stage liver disease, MELD)作为供体器官分配以及越来越多的患者接受扩大标准供体的时代,移植候选者和接受者的数量已经大大增加[4~5]。在移植当天,很少有患者从门诊到手术室,而是从普通病房或重症监护室转到手术室[5~7]。在终末期肝病模型时期,接受肝移植的患者的疾病更严重,有更多的急性疾病,有更多的移植前共存病,有更紊乱的实验室检测值,并且对术中血管活性和输血支持有更高的要求。这些呼吸衰竭、血流动力学不稳定或者高等级的肝性脑病患者更有可能需要术前的ICU治疗。这些因素可能导致了ICU住院时间的延长。因此,"未来肝移植受者的手术室经历可能只是两次长时间ICU住院之间的短暂时期"[8]。在某些情况下,术后ICU的作用可能是对移植前极度虚弱的患者进行康复和慢性通气。

LT患者通常在普通ICU接受照顾,但在一些大型的机构中,也有专门为移植准备的ICU[9]。重症监护医师在重症监护患者方面的参与度是国家、机构和单位特有的。重症监护非常昂贵,资源紧张,ICU工作人员长期的工作问题也引起了关注。移植项目应尽可能寻求减少患者在ICU

的时间以降低成本,同时选择病情较重的患者进行移植。而且移植和重症监护团队之间的合作至关重要。

本章将重点介绍接受肝移植的成年患者的术中管理和早期术后ICU治疗,包括那些接受"直接"肝移植的患者和那些术前需要ICU支持和复杂的围术期管理的患者。

虽然这一章将部分采取一种基于器官的方法来管理一个患者,但是我们不能忘记,在管理患者时,关心的不仅仅是肝移植的接受者的各个器官系统,还需要考虑患者及其家庭方面的需求。

20.2 术中管理

虽然具体情况因机构不同而有所不同,但LT的关键人员一般包括手术团队、麻醉团队和"支持"团队。手术团队至少由一位主刀医生,一位助理医生,一位手术洗手护士,一位巡回护士构成。麻醉团队通常有一位麻醉师,一位麻醉护士和(或)一位麻醉师同事和(或)住院医师协助。而对于拥有大型LT项目的机构来说,拥有专门的LT团队或成为更大的"移植"团队的一部分是很常见的。"支援"小组包括输血医疗服务人员(包括"血库"和术中自身输血)、临床化验人员和(或)药学人员等基本人员。其他围术期工作人员可能包括负责放射科、呼吸治疗、临床监测和透析[11]的人员。在提供围术期重症监护的同时,重症监护医师要与麻醉组和手术组通力合作。此外,他们经常参与候选者的评估,特别是那些在计划移植时病情危重的人。

20.2.1 肝移植手术的各个时期

在LT中,可分为三个时期,见表20-1[12~14]。同种异体肝的再灌注期是区分无肝期和新肝期(又名无肝后期)的一个相对较短的时期,大多数

表20-1　肝移植手术的分期及相关特征

时　期	无肝前期	无肝期	再灌注期	新肝期
时机	切开至将肝脏从血液循环中分离	游离肝循环至再灌注	新肝连接入患者的血液循环	再灌注到手术结束
特征	• 麻醉诱导 • 植皮切口 • 切除病变肝脏 • 显性和隐性失血 • 体液变化 • 在剥离过程中对血管的压迫 • 已存在的凝血功能障碍的恶化	• 从循环中分离原肝 • 切除病变肝 • 植入新肝 • 减少静脉回流（程度取决于技术。现代"背驮式肝移植"对静脉回流的影响小于完整的下腔静脉闭塞技术） • 进行性凝血障碍 • 进行性代谢性酸中毒 • 低钙血症	• 引入新的肝脏进入循环 • 最不稳定的时间 • 钾负荷、细胞因子负荷、栓子、体液温度低 • 常见的低血压 • 颅内压可能升高 • 肺动脉高压可能加重 • 心律失常 • 凝血功能障碍可能加重	• 从再灌注到手术结束 • 重建肝动脉 • 构建胆道吻合口 • 新肝脏开始工作 • 止血 • 继续纠正凝血障碍、代谢和酸碱紊乱 • 优化心血管参数 • 为紧急情况做准备

来自基根MT，克雷默DJ Perioperative care of the liver trans-plant patient. Crit Care Clin 32 (2016) 453-473

不稳定的情况往往在这个时期发生。

20.2.2　麻醉技术

LT是在全身麻醉下进行的。通过使用能提供镇静、止痛、肌松效果和最好的手术条件的药物，进行麻醉诱导和维持，并且需要根据肝病患者出现的电解质紊乱情况进行调整，同时尽量减少对终末器官的损伤[12～14]。在一般情况下不会在手术结束后立即对患者拔管（见下文），但选择合适的麻醉药物和剂量是为了在手术完成时，无论是在OR还是ICU，能相对快速的拔管[15]。通常首先静脉注射咪达唑仑和芬太尼，然后用丙泊酚或依托咪酯或氯胺酮诱导。对于已经在ICU进行插管的患者，经气管插管（endotracheal tube，ETT）使用挥发性药物诱导吸入是首选的麻醉方法。在考虑是否应该采用快速顺序诱导和插管时，必须权衡维持血流动力学稳定和误吸的风险。为了在手术过程中保持麻醉状态，通常使用一种"平衡"的麻醉技术，即联合使用静脉注射麻醉剂（通常使用芬太尼，剂量不超过20 mcg/kg）、挥发性麻醉药（通常使用异氟烷或七氟醚）

和非去极化肌松剂。顺阿曲库铵或阿曲库铵是选择性神经肌肉阻滞剂，它们的代谢独立于肝脏和肾脏。对于那些担心发生颅内高压的急性肝功能衰竭（acute liver failure，ATF）的患者（容易发生恶性高热的罕见患者），可以使用全静脉麻醉（total intravenous anesthetic，TIVA）[16～19]。以TIVA来说，通常使用丙泊酚注射来代替挥发性麻醉剂。当使用TIVA时，许多麻醉师会通过处理过的脑电图同时对大脑的情况进行监测。

20.2.3　血管通路、监测仪器和其他考虑事项

对于可能发生大量失血和血流动力学紊乱的肝移植手术来说，建立足够的血管通路是十分重要的。由于类似的原因，需要那些超过了美国麻醉师协会（american society anesthesiologists，ASA）标准的监测仪器。根据患者和机构的实际情况，血管通路的建立可以在麻醉诱导之前或之后进行。在建立血管通路的过程中，应放置一个或多个大口径外周静脉导管（例如"创伤导管"）并将其连接到快速输液装置。可以将包装好的多单位红细胞和血液制品放入通用快速输液装

置的储液器中，并同时高流速给药。这种装置通常可以进行液体和血液制品的高流量灌注，同时对其进行加热和碎片/空气过滤。而且在这些设备中也可使用液体丸剂给药。但是血小板和冷沉淀通常是通过不同的途径，因为它们可以引起凝血和快速输液设备系统的故障。

动脉导管通常放置在桡部和肱部（也可于股部），以便持续的监测动脉血压和采集动脉血供实验室分析。通过颈内静脉穿刺置管和放置肺动脉导管（pulmonary arterial catheter，PAC），可以获得大口径的中心静脉通路。通常使用PACs来测定血氧。连续心输出量监测器可以代替或附加于PAC。如果周围通路不理想或计划静脉-静脉旁路术（现在不太常用）时，则需要放置额外的大口径中心静脉通路。在一些机构和某些场合常规使用经食管超声心动图。术中由于多种原因，患者体温的维持很重要，所以通常放置上下两层保暖毯。

由于许多肝脏疾病的患者本身已经出现了全身血管阻力下降，通常使用去甲肾上腺素（norepinephrine，NE）来拮抗挥发性诱导麻醉所引起的血管舒张（由于类似的目的，过去也常使用多巴胺，但如今已比较少见）。通常将非乳酸缓冲平衡电解质晶体液作为维持液。

一般会在晶体液中补充胶体，例如5%或25%的白蛋白溶液，这样就能以更少的液体进行液体复苏并且补充在手术中丢失的腹腔体液，尽管这样会导致机体的钠负荷过高。

随着技术的进步，LT的补液需求减少了，常规手术血液需求量（手术常规准备的血液单位量）也降低了[20]。尽管如此，LT仍普遍需要大量输血，没有可靠和有效的输血支持，LT是不可能成功的。除了恶性肿瘤或感染的患者，一般可进行自体输血。自体输血也被称为"节约细胞装置"，是指从手术区域抽吸出的血液中，去除手术中的组织碎片和非红细胞物质后，进行储存和包装，最后重新注入患者体内的过程。但是由于大量输血，可能会导致稀释性凝血功能障碍、由柠檬酸中毒引起的低钙血症、高钾血症和体温过低。

在手术中，需要对患者的电解质（特别是观察高钾血症、低钙血症和血清钠的变化趋势）、葡萄糖、全血细胞计数、凝血参数和动脉血气进行多次测量。这就需要临床化学实验室位于手术室附近，并且能够进行快速的处理分析样本和报告。

20.3 术后快速监护

在完成LT后，患者通常会保持插管和通气的状态，并使用镇静剂（通常是丙泊酚），然后直接转移到ICU[21]。然而，正如下面所讨论的，情况并非总是如此，在一些移植中心，特定的患者在术后立即转入麻醉后监测治疗室（post-anesthesia care unit，PACU），随后转入病情进展监护室（progressive care unit，PCU），而不转入ICU。除特别说明，本章其余部分默认术后立即转移到ICU。

一旦转入ICU，最初进行的评估与任何重大腹部外科手术后的评估相似，但需要一些额外的考虑。需要考虑以下方面，其中有些内容将在稍后部分进行更详细地讨论：

- **呼吸状态**：主要是通过体格检查和检查呼吸机功能，对氧合和通气充分性作初步的评估。

气管导管的位置应经过临床和放射学的评估。在转移患者过程中，可能会出现：将患者从手术室转移时，由于疏忽大意，气管插管脱出；或者将导管推进到支气管右主干。医生应注意避免这两种情况的发生。除了评估气管导管的位置外，胸X线片还用于评估肺实质和胸膜腔，以及评估血管通路装置、鼻胃管和胸管（如果存在）的位置。术中应采用调整潮气量以达到理想体重的肺保护策略，术后应继续采用这种策略。高呼吸频率需要确保足够的每分钟通气量。重要的是，至少在最初阶段，ICU呼吸机上设置的每分钟通气量应与手术室提供的通气量相匹配（假如最后一次的手术室血气检测结果良好）。为了弥补术中常见的代谢性酸中毒，可能需要高流量给氧。如果不能认识到这一点，并在术后早期使用"普通"流量给氧，可能会导致患者出现快速进展的酸血症。因为LT患者容易出现肺不张和低氧血症，所以经常使用呼气末正压（positive end-expiratory pressure，PEEP）。PEEP可以改善氧合，防止肺不张，同时尽量减少右心房压力的增加，以免影响肝静脉输出量。患者到达ICU后应尽快对其进行动脉血气分析，并根据结果调整机械通气。

- **神经肌肉阻滞**：由于术中给予非去极化肌松剂，患者到ICU时通常仍然存在神经肌肉阻滞，可以用周围神经刺激器来评估神经肌肉阻滞的程度。一旦有足够的四个成串刺激被记录，即可通过新斯的明（加甘吡洛溴）逆转神经肌肉阻滞。一些重症监护医师习惯等待药物（一般是阿曲库铵或顺式阿曲库铵）代谢完毕后，再给予神经肌肉阻滞拮抗剂。但当患者出现药理性麻痹时，需要保持其足够深度的镇静状态。

- **血流动力学**：患者在转到ICU时，经常被低剂量输注NE等血管活性药物，但大多数患者能保持着相对稳定的状态。无并发症肝移植术后早期的收缩压与术前血压相似，通常为90～120 mmHg，这反映了终末期肝病患者的血压相对较低。进入ICU后不久，随着患者体温升高，患者将会出现血管舒张和血管内容量再分布（包括将血液重新进入手术区域），并且有可能出现低血压状态。通常使用晶体和胶体（通常是白蛋白）的混合物来处理这种情况，也可根据具体情况滴注去氧肾上腺素或麻黄素（根据心率）和（或）升压剂。如果已经使用PAC，则应在术后早期将其留在原位，一旦患者体温恢复，就可以通过它来测量心脏指数（cardiac index，CI）和肺毛细血管楔压（pulmonary capillary wedge pressure，PCWP）。这些测量值可用于一整套血流动力学参数的计算。之后，可通过持续显示中心静脉压（central venous pressure，CVP）和肺动脉压（pulmonary artery pressures，PAPs），并根据需要评估CI和PCWP，来跟踪患者的容量状态和血流动力学状态。CVP反映了肝的流出压力，CVP的升高可能与肝充血有关。血管内容量减少（当然，这可能代表持续性的出血）会导致低血压和心动过速。通过测量体循环血管阻力指数（systemic vascular resistance index，SVRI），可以将其与血管舒张区分开来，SVRI在容量耗尽状态下高，在血管舒张状态下低。在ICU的最初几个小时内，患者的血流动力学可能会波动，这就需要输液和（或）使用血管升压药以确保足够的灌注压。由于肝硬化心肌病患者的左心室功能可能出现损伤，这种情况下，NE是一个很好的选择，因为它提供平衡的 α-和β-肾上腺素能支持，并可以保持心排血量和维持后负荷。同时可以加入糖皮质激素以减少NE的使用剂量。将患者的平均动脉压维持在65～70 mmHg是一个合理的目标。如果移植肝极度充血——术后多普勒超声提示不稳定指数高——那么可以选择维持在较高的目标压力值。

- **心电图（electrocardiogram，ECG）**：术后应常规进行心电图检查，并与术前心电图进行比较，以评估有无缺血或电解质紊乱。如果需要，它会作为术后基准与随后的心电图进行比较，这对于评估患者情况很有帮助。

- **神经功能评估**：术前放置颅内压（intracranial pressure，ICP）监测仪，可对标准的神经功能评估进行补充。

- **镇静**：丙泊酚是在术后早期使用的典型药物。手术结束后，在手术室先进行输液并且输液应持续到手术后的一个小时，期间可有静息期，对患者进行评估，并进行常规的术后护理和检查。丙泊酚通常使用的剂量为每分钟20～100 mcg/kg，最初剂量根据里士满躁动镇静量表（richmond agitation sedation scale，RASS）评分-1到-2来滴定[22,23]。之后，若患者身体状况良好，可以迅速撤除丙泊酚，以便快速苏醒和拔管。药物的选择主要取决于临床医生和医疗机构，右美托咪啶便是其中的一种选择。但如果可能，应避免服用苯二氮草类药物，特别是对于进行边缘供体移植的患者，苯二氮草类药物可能会使他们的新陈代谢低下。

- **镇痛：**患者将在术中接受适当剂量的阿片类药物，但通常在术后早期需要额外的镇痛。

注射（护士控制或患者控制）或输注芬太尼（每小时 0.25 ～ 2 mcg/kg）都是很好的止痛选择。也可以选择或有时需要更长效的制剂，如氢化吗啡酮，但通常不是首选。除此之外，也可以使用成人疼痛行为量表，根据血流动力学和身体表现对镇静和镇痛药物进行滴定[24]。值得一提的是，许多患者，尤其是本身患有脑病的患者，对阿片类药物敏感，术后往往只需要最小剂量的或不需要额外的止痛药。如果通过静脉注射的方式使用阿片类药物，随着时间推移，通常会逐渐转变为口服弱效阿片类药物（如羟考酮、曲马多），也可与对乙酰氨基酚等非阿片类镇痛剂联合使用，但如果移植肝脏功能有问题，则不能使用对乙酰氨基酚。虽然接受 LT 的患者可能会经历剧烈的疼痛，但相比于其他上腹部手术，患者对止痛剂的需求相对较小[25]。对于疼痛难以治疗或疼痛不匹配的患者，则可以使用氯胺酮。尽管对接受一般手术的人来说，酮咯酸是一种非常有用的止痛剂，但对待接受 LT 的患者时，应慎重考虑，尤其需要考虑其潜在的肾毒性和对血小板功能的影响。

- **腹部评估：**应该对患者的腹部进行临床评估，观察是否有提示可能持续出血的体征。体格检查是一种主观评估，而测量腹围可以对其进行补充，这将提供一种实用的客观测量方法，同时还可以进行连续的比较。腹深部引流速度、引流液的体积和性质可为评估患者是否出血，是否需要进行输血或返回 OR 提供帮助。急促的引流（有时引流速度快得惊人）则可能提示患者正在出血，或者患者出现凝血障碍需要进行紧急纠正。如果引流停止，则可能需要对引流管进行处理或"剥离"，以确保管中的液体不会凝结。胆管外引流管可在原位；产生金黄色胆汁是移植肝脏

功能正常的标志。

- **尿量：**患者将在术前或术中放置留置导尿管，并记录每小时的尿量。可接受的患者尿量约为每小时 0.5 mL/kg，但在复苏良好、血流动力学稳定的患者中，尿量通常比复苏差者要多得多。患者出现的少尿通常是肾前性的，应该考虑患者是否出现心功能不全，但最有可能的原因是血管容量衰竭。移植前肾功能障碍相对常见，而尿量是决定是否开始、继续或停止透析的一系列指标之一。多尿则通常出现在容量超负荷的肾功能完整的患者，服用呋塞米的患者，也可能继发于低温诱导的利尿作用。尽管过去有报道，急性肝功能衰竭患者发生了移植术前脑死亡，但因尿崩症而出现多尿的可能性不大。

- **体温管理：**围术期体温过低被公认为与凝血障碍、伤口愈合受损和心肌功能障碍等不良反应相关[26～27]。一旦神经肌肉阻滞药的效果褪去，患者可能会出现寒战，导致机体的耗氧量的增加。麻醉和手术引起的热量再分配和蒸发散热以及冰冷的器官保存液，均会使患者的体温降低。尽管使用了加温毯、气道气体加湿器和液体加温器，但术中体温过低仍很常见。在转入 ICU 时，通常需要对患者进行积极的保暖升温。以恒温为目标，患者体温优化的方法包括 ICU 房间的预热，应用暖毯和强制空气加温装置，以及使用液体加热器。

- **实验室分析：**重要的实验室分析应在患者转入 ICU 后，尽早进行，包括全血细胞计数、电解质、BUN 和肌酐、INR、APTT、纤维蛋白原、血栓弹力图（thromboelastogram, TEG）和动脉血气分析。这些通常是惯例方案的一部分。

- **跨学科讨论：**虽然患者的医疗记录提供了许多有关患者术前状态的信息，但这有助于手术团队成员较全面地了解患者的情况。ICU 小组应与麻醉师和外科医生交流讨论手术情况。团队应注意插管或建立血管通路时，可能会出现的突发情况。麻醉管理的细节应包括对液体或药物的血流动力学反应的讨论，以及对移植物再灌注

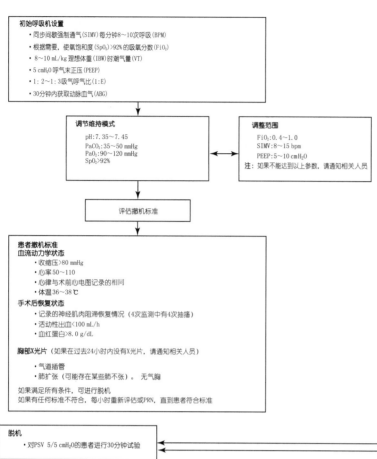

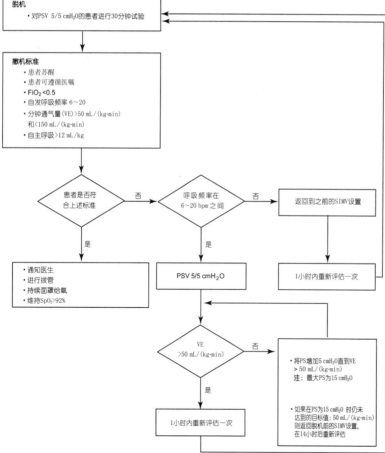

图20-1　作者所在机构所使用的肝移植后呼吸机的撤机方案

From Findlay JY, Keegan MT. Respiratory Failure and ARDS in Wagener G. Liver Anesthesiology and Critical Care. Springer, New York, 2012

前后事件的描述。外科医生可以深入了解供者的年龄和捐赠性质（脑死亡后捐献, donation after brain death , DBD或心脏死亡后捐献, donation after cardiac death , DCD）, 外科解剖和吻合的情况, 器官缺血时间, 以及同种异体移植物的外观和初始功能。

• **家庭讨论**: 对患者的家人和亲人来说, 围术期是精神压力很大的时期。手术团队应该与他们交流手术情况。因为手术前患者在ICU住院, 重症监护小组可能已经见过家属。如果没有, 在术后早期, 可与患者家属进行一个简短有效的介绍性交流, 以建立融洽的关系, 减轻焦虑和管理患者家属的预期。

20.3.1 临床路径和方案

临床路径、方案和"捆绑"的引入是为了使护理标准化, 坚持循证模式的实践, 并减少错误的遗漏[28~29]。这种护理模式适合LT患者的术后早期护理。呼吸机管理、呼吸机脱机、术后实验室检查和影像学检查只是患者程序化护理的一些方面, 还有电解质替代和血糖控制等其他方面。

20.3.2 同种异体移植肝脏的功能

同种异体移植肝脏的情况是影响术后病程的主要因素。良好的移植物功能对血流动力学的稳定、代谢性酸中毒的缓解、凝血障碍的改善和脑病的恢复有重要意义。术后血清转氨酶立即升高通常是由于再灌注损伤所致（AST最先达到峰值, 通常在24～48小时内）。术后一周内, 转氨酶下降。胆汁淤积期随之而来, 持续7～10天的胆红素值高峰与碱性磷酸酶的升高有关, 并且可出现持续性升高。如果胆汁淤积与恶化的脑病和凝血障碍相关, 那么就需要考虑是否出现了移植物衰竭。通常在术后即刻和术后第一天进行移植肝脏的床边超声检查, 并对肝动脉和门静脉进行多普勒彩超检查。在移植中心, 超声医

师和放射科医师往往对术后肝脏超声的表现具有更为专业的解释。因此, 他们能够分辨预期中的术后结果、手术操作引起的相关问题和移植物功能障碍的表现。如果发现了某些异常（如门静脉或肝动脉血栓形成）, 就能进行有效的干预和挽救移植物。

在获取、保存和植入同种异体移植物的过程中, 移植物可能会出现缺血性损伤, 这些损伤则导致了"初始功能不良"。尽管在此期间可能需要治疗凝血障碍和代谢性酸中毒, 但有了适当的心肺和血流动力学支持, 这些问题会逐渐得到解决。虽然供体标准的拓宽使可供移植的肝脏数量增加了, 但这也增加了由于移植"边缘"移植物而导致的初始功能不良的发生率。而更令人担忧的是移植物出现"原发性无功能"的情况, 这是一种罕见但极其严重的免疫学损伤。免疫反应开始于OR植入移植物时, 并导致移植物功能衰竭, 需要紧急再次移植[30]。无功能的移植物会导致机体出现代谢性酸中毒、乳酸升高、转氨酶升高、肾功能恶化、高钾血症和低血糖。也可能出现持续的肝性脑病或进一步发展的情况以及颅内压升高的迹象。

尽管在移植术过程中, 常规使用他克莫司进行免疫抑制, 降低了出现急性细胞排斥反应的风险, 可是术后排斥反应仍有可能出现。即使是在老年人和重症患者, 这种情况也较少见[31]。如果肝移植术后5～10天, 患者胆红素下降的趋势出现逆转或血清转氨酶突然升高, 则应考虑排斥反应。

临床表现或生化数据很难区分血管受损、胆管破裂和排斥反应, 可能需要通过多普勒超声、胆管造影或肝活检等方式进一步的评估。

20.4 基于系统的术后管理

20.4.1 呼吸方面的注意事项

第二部分11专门讨论了肝病的肺部并发症。

这类患者低氧血症的原因有很多，而且由于全身麻醉诱导引起的肺不张，以及上腹部手术引起的呼吸运动的改变，都可能导致围术期患者的氧合情况进一步恶化。

胸腔积液（严重肝病患者中的5%会出现肝性胸腔积液）可能会使患者难以脱离通气支持。如果术中未引流，术后可能需要胸腔穿刺术[32]。大量腹水也会影响通气，但通常术中已将其引流。将新的肝脏植入先前肝硬化导致的萎缩肝脏所占据的空腔中，也会使肺活量进一步减少。同时LT还会导致患者膈肌功能出现紊乱。

20.4.1.1 "常规"肝移植术后机械通气撤机

肝移植术后拔管的时机一直存在争议[33~34]。在"常规"情况下，接受LT的患者不需要长时间的机械通气，患者通常在2小时内拔管，也可以在6小时内拔管。心脏外科首创的"快速追踪"是一种在手术中使用短效药物（除其他外），使患者迅速从麻醉中苏醒并快速撤除通气支持的方法[35~36]。对那些被选择的合适的患者来说，"快速通道"或"快速恢复"途径是安全和高效的。这一概念已经被肝移植界接受，大多数移植项目都制订了以迅速拔管为目标的方案。在梅奥诊所，专家们已经证实了在术中使用咪达唑仑、丙泊酚、低于20 mcg/kg的芬太尼和中效的非去极化肌松剂可帮助患者早期撤机[15]。患者在ICU的住院时间取决于ICU的工作流程和已建立的方案，早期解除呼吸机可能不会减少患者的住院时间[15]。"及时拔管"的定义因制度而异（在作者所在的机构，目标是让合适的患者在手术后2小时内拔管）。呼吸科医生和护士采用可以减轻患者镇静程度和符合拔管要求的撤机方案。

目前提倡手术后立即拔管的原因包括，早期拔管可以降低患者患呼吸机相关性肺炎的风险，对患者的内脏和肝脏血流有好处，同时可以避免转入ICU，并可减少患者住院的时间和费

用[37~38]。另一方面，反对术后立即拔管的理由包括，认为术后一段时间的通气可以降低患者出现误吸、肺不张或必要时再次插管进行手术探查的风险，并在交感神经刺激减少的情况下巩固移植物功能[5,34,37]。反对者们认为，将拔管推迟些许小时可以保证患者血流动力学的稳定性、止血和移植物功能的完好，并有助于在不损害患者气道和呼吸状态的情况下滴定用于术后疼痛的麻醉性止痛药。在一些医学中心，合适的患者在手术室拔管，然后在麻醉后监护室（post-anesthesia care unit, PACU）复苏，再转移到专门的外科病房，并不需要在ICU滞留[37~39]。在相同住院时间的情况下，将PACU和ICU的住院费用进行比较，两者的费用差距不大，由此可见在PACU或外科病房的护理水平是至关重要的[2]。曼德尔（Mandell）等对接受LT治疗并在手术完成后一小时内拔管的391名分别来自7个移植中心（美国5个，欧洲2个）的患者组成的同期小组进行研究[40]。研究结果表明其中7.7%的患者在手术后72小时内发生不良事件，其中大多数不良事件并不严重。在一些中心，60%～70%的患者进行了早期拔管，因此许多患者并不需要转入ICU，还降低了患者的住院费用[38,41~42]。但目前对于LT术后即刻拔管、早期拔管和延迟拔管的随机试验的相关研究尚未发表。

20.4.1.2 不能早期进行呼吸机撤机的患者

许多患者不宜在LT后进行早期拔管。如前所述，在这个根据MELD评分分配捐献器官的时代，LT患者的敏锐度有所提高，这类患者可能不适合进行"快速追踪"。有些患者可能因为肺部疾病（如α-1抗胰蛋白酶缺乏、肝肺综合征）、严重营养不良或术前脓毒症而需要术前通气。手术过程中的膈肌损伤使问题更加严重。一旦手术过程中出现问题导致大量输血、严重和持续性代谢性酸中毒、持续出血和气道问题等，就需要为患者进行延迟拔管。值得注意的是，有些患者在拔管前可能需要利尿处理。肝功能衰竭或经

历过复杂腹部手术的患者可能会出现炎症性肺损伤，并且被认为是输血引起的[43~44]。法恩扎（Faenza）和他的同事已经确认，术后早期PaO_2/FiO_2受损可作为术后通气时间延长的预测指标[45]。在其他患者中，给药后引起红细胞中柠檬酸的代谢问题可能会导致患者出现代谢性碱中毒，继而导致其通气不足，从而延迟拔管。在这种情况下可使用乙酰唑胺[46]。并且若患者术前出现脑病，则可能导致患者术后苏醒延迟，从而影响拔管时间。

袁（Yuan）等报告了2002至2008年间移植的10 517例肝移植受者的数据。研究表明长时间机械通气与年龄较大（年龄>50岁）、女性、需要移植前透析或腹水等因素相关[47]。其中急性肝衰竭的患者需要进行LT时，严重的术中血流动力学紊乱、严重的术前脑病和肾功能障碍可作为术后通气时间延长的预测指标[48]。

需要较长时间机械通气的LT受者应根据公布的指南和建议解除机械通气[49~50]。建议包括早期考虑撤机，使用自主呼吸试验来评估撤机的适宜性，最初使用30分钟的T管或低压支持试验，压力支持或辅助控制模式脱机，以及对特定的患者进行无创通气[49,51~56]。

在接受LT的患者中，很少需要实施气管切开术[57]。如果对患者实施了气管切开术，机械通气的时间往往需要推迟2~3周。在ICU中对患者实施经皮气管切开术越来越常见，同时也积累了对移植者进行气管切开术的经验[58,59]。

20.4.1.3 术后肺水肿

LT后患者出现肺水肿的情况并不少见。高尔菲利（Golfieri）等曾报告，根据X射线检查结果，45%的患者会发生肺水肿[60]。在大多数病例中，肺水肿是间质性的，并与其他液体超负荷的迹象相关，可以通过限制液体摄入和使用利尿剂而缓解。据阿杜恩（Aduen）等报告，在100例LT患者中，患病率为52%[61]。那些术后立即出现肺水肿并在24小时内消退的患者的预后与无肺水肿的患者相似。持续性肺水肿患者（18%）或术后并发肺水肿患者（9%）的机械通气时间和ICU住院时间延长。持续性或迟发性肺水肿与较高的MELD评分相关，并且更可能与毛细血管通透性改变有关，而不是流体静水压的改变。

20.4.1.4 肝移植术后急性呼吸窘迫综合征（acute respiratory distress syndrome，ARDS）

手术创伤、再灌注时细胞因子释放、输血相关的急性肺损伤、脓毒症、术前（或可能性较小的麻醉诱导前）误吸和单克隆抗体治疗均可能会导致患者LT后出现急性呼吸窘迫综合征（acute respiratory distress syndrome，ARDS）[61~64]。据赵（Zhao）等报告，2004~2013年，在同一中心接受LT治疗的1 726名成人患者中，ARDS（根据柏林标准定义）的发病率为4.1%[65]。ARDS与术前脑病、术前插管、血清胆红素升高和术中升压相关。这种情况与机械通气时间、住院时间和病死率的增加有关。

NIH资助的ARDSNet ARMA试验结果显示了低潮气量、肺保护策略的优势，该实验不适用于重症肝病的患者[66]。在患有急性呼吸窘迫综合征（ARDS）的肝移植受者中倡导这样的策略是合理的。使用呼气末正压（positive end expiratory pressure，PEEP）通气，并将压力达到超过胸膜压力的水平，既可改善机械通气患者的氧合，且对ARDS患者效果显著[67~68]。虽然理论上PEEP的应用可能会使肝脏充血，损害移植物的功能，但PEEP水平达到约15 cmH_2O不会影响肝脏的流入和流出[69~71]。而更高的PEEP水平对患者的影响是不能确定的。在LT后的患者出现允许性高碳酸血症和使用高频振荡的相关报道数量很少。而对患者使用俯卧位通气的报道提供了相反的信息[72~73]。体外膜氧合（Extracorporeal membrane oxygenation，ECMO）越来越多地被用于各种心脏和呼吸疾病患者的抢救治疗，包括ARDS[74]。帕克（Park）等描述了18例成人LT术后发生呼吸衰竭（12例合并肺炎，6例合并 ARDS）的静脉-静脉 ECMO 的应用，机械通气的同时吸入一氧化氮对这些呼衰患者是无效的。其中有 8 名患者存活[75]。

20.4.1.5　无创通气的术后应用

无创通气支持［持续气道正压（continuous positive airway pressure, CPAP）或双相气道正压（biphasic positive airway pressure, BiPAP）］可用于尚未准备好完全停止机械通气但需要拔管的难于撤机的 LT 患者[76]。治疗时，患者出现的一些可逆性疾病（例如，容量超负荷引起的肺水肿，或阿片类药物引起的通气不足），可避免重新插管[77]。然而，在 LT 术后对患者使用无创通气的最常见目的是使用 CPAP 治疗越来越常见的阻塞性睡眠呼吸暂停症。

20.4.1.6　呼吸机相关性肺炎（ventilator-associated pneumonia, VAP）

虽然 VAP 是一个主要的医源性问题，也是在 ICU 中患者出现最多的并发症和导致患者死亡的主要原因，但 VAP 不大可能出现在那些迅速脱离呼吸机的 LT 患者中[78~79]。对于那些需要更长时间的呼吸机支持的患者，患 VAP 的风险相对升高。这类疾病的预防、调查和治疗应遵循已公布的指南[78,80~81]。对于 VAP 患者的抗菌治疗，可能需要支气管镜检查和支气管肺泡灌洗（BAL）的结果来选择治疗方案。此外，也可以咨询移植相关感染性疾病的专家。

20.4.1.7　术后肝肺综合征（hepatopulmonary syndrome, HPS）

HPS 已在第 11 章中详细讨论。在肝移植后期，若患者在吸入 100% 氧气后，PaO_2 未见充分提高，意味着趋向严重的低氧血症[82~84]。此时未作机械通气支持是有一定风险的，拔管后，患者可能需要高流量给氧或在 ICU 进行持续无创通气支持。据 Gupta 等报道，LT 后患者通气时间的中位数为 1 天，但其中 23% 的患者出现了低氧性

呼吸衰竭并需要长达 60 天的通气支持[85]。拔管后的吸氧大概持续数周至数月[86~87]。患者采取头低足高位、静脉注射亚甲蓝或吸入 N（G）-硝基-L-精氨酸甲酯对治疗术后严重的 HPS 相关性低氧血症有一定效果[88~90]。

20.4.1.8　术后门脉性肺动脉高压症（portopulmonary hypertension, PPH）

如第 9 章所述，PPH 患者在 LT 前需要进行仔细的筛查和干预[91~103]。然而，即使经过充分的干预，这类患者仍是围术期的高危人群，因为患者可能会出现容量超负荷、代谢性或呼吸性酸中毒或低氧血症，每一种情况都会使肺动脉压升高，并可能在再灌注时或术后早期导致右心室衰竭。同时，这类患者往往处于血容量超负荷状态，导致患者出现严重的肝脏和肠系膜淤血。若患者出现低心输出量的情况，则后续可能发展为移植物缺血和多器官衰竭。

PPH 患者的移植前的相关治疗应在围术期继续进行，移植后数周再尝试停止此类治疗。对接受环前列烯醇持续输注的患者来说，重要的是保障持续输注而不间断，因为即使是短暂的间断也可能导致反跳性肺动脉高压。新发或加重的右心功能不全和肺动脉高压可通过吸入一氧化氮、西地那非、波生坦或静脉注射环前列腺素治疗。在极端情况下，可能需要放置右心室辅助装置或施行房间隔造口术[104~109]。

20.4.2　心脏相关注意事项

评估患者是否适合进行 LT，心脏疾病的筛查是一个重要环节。评估通常使用由美国心脏病学会和美国心脏协会制订的指南，但也可能会进行额外的测试[110]。通常进行静息和负荷超声心动图检查。前者提供了心室的基线和瓣膜功能的信息，以及对右心室收缩压的估计，以筛查肺动脉高压。尽管多巴酚丁胺负荷超声心动图试验（DSE）在 LT 候选患者中的应用存在一些疑

问，但它目前被广泛用于术前筛查，在心脏病学家进行进一步的评估后，确认患者是否存在诱发性缺血[111~114]。

虽然这一筛选过程意味着只有心功能符合要求的患者才会被选为LT候选患者，但患者仍有可能出现严重的心功能障碍，需要在围术期进行观察和干预。如第9章所述，终末期肝病患者会出现血管扩张相关的高动力循环。心房和右心室扩大可能伴随舒张功能障碍，特别是腹水患者，因为一氧化氮或内皮素-1的作用会加重上述情况[115~116]。高动力循环状态会持续到术后，若术后未能发现，则提示可能是因为血容量不足、心肌功能障碍或不明显的原因[117]。肝移植后，血管扩张状态会随着时间的推移而缓解。因血色病而接受肝移植的患者可能会出现限制性心肌病，这种情况会使患者的高动力状态得到缓解。

根据是否出现高动力循环状态、低钠血症、门脉性肺动脉高压、心功能不全和营养不良的程度，可以对LT术后患者的心脏病严重程度进行分类[116,118]。尽管对接受LT的患者有明显的心肌活力和围术期容量管理的要求，但肝硬化性心肌病患者相对更容易出现血管内负荷过重。为了确保移植肝和其他重要器官的充分灌注，需要谨慎的输液，但术后也有可能需要正性肌力药物或血管收缩剂的支持。可以使用去甲肾上腺素或肾上腺素，前者应用更加广泛，因为它有强大的血管收缩作用和伴随的肌力特性，再加上不会引起过度的相关性心动过速。偶尔使用多巴酚丁胺，但由于其"扩张剂"特性，通常需要同时使用血管收缩剂。血管加压素是一种用于恢复血压的二线药物，成本限制了它在一些机构的使用，但可以作为辅助治疗或作为儿茶酚胺的替代剂使用。与此同时，血管加压素也会减少门脉的血流量，从而导致肝脏灌注量的减少。与此相关的更多细节，请参见第9章。

在移植手术几天后，少数患者可能会出现

左心室射血分数下降。这种移植后扩张型心肌病会导致肺水肿和呼吸衰竭，通常需要再次转入ICU并开始有创或无创通气支持[119]。通过利尿和强心等支持性治疗，这种情况通常是可逆的。值得一提的是，患者有时出现心尖部出现气球样的膨胀，提示患者患Takotsubo心肌病或应激性心肌病[120~121]。

少数情况下，患者术后出现持续性低血压，可能是由心包积血导致的心包填塞引起的。这可能是因为在进行LT中的"梅赛德斯"切开的过程中损伤了壁心包，也可能是在实施上腔静脉吻合术时损伤了右心房，又或者是由于放置了中心静脉导管而导致了上腔静脉或心脏穿孔。心输出量减少、充盈压高和心腔的压力趋于均衡是其典型的表现，但严重的血管扩张或血容量不足将会改变其血流动力学特征。主要通过临床表现和超声心动图对其进行诊断，通过心包穿刺和（或）手术干预对患者进行治疗。

在许多LT计划中，术后都要对患者进行连续的肌钙蛋白水平测定。芬德莱（Findlay）等对119名患者进行了相关研究，其中有14名患者的肌钙蛋白水平升高，这反映患者术中出现缺血情况，而不是患者出现严重的冠状动脉疾病[113]。持续的术后心肌缺血相对罕见。虽然肝素、抗血小板药物、溶栓和经皮冠状动脉介入等治疗不是治疗的理想的选择，但也不能直接舍弃这些方法。这时，经过外科医生、心脏病医生、重症医生和患者共同讨论后，一般都能得到较好的解决发案。

20.4.2.1　术后高血压

术后，患者出现高血压可能是由于对气管插管不耐受、切口疼痛、焦虑、低血糖、高碳酸血症、容量超负荷和（或）既往存在的慢性高血压。如果收缩压大于160 mmHg，则需要对患者进行干预[122]。在术后早期，静脉给药拉贝洛尔或肼肽嗪是最有效的。一旦"补充液体"期结束，就可以改用长效的肠溶剂。使用环孢素和他克莫司可激活肾素-血管紧张素-醛固酮系统,也可导致高血压,但通常发生在患者从ICU转出后。术后肺动脉高压已在先前部分介绍。

20.4.2.2 术后心律失常

电解质失衡(尤其是钾、钙和镁的紊乱)、代谢性酸中毒、低氧血症和高碳酸血症、容量超负荷或耗竭、中心静脉导管位置错误和心肌缺血均可能引起患者LT术后心律失常。房性心律失常,尤其是心房颤动,由于容量超负荷和心房扩张而相对常见[123]。心房颤动的治疗包括解除诱因和使用β-受体阻滞剂或钙拮抗剂实现心率控制,这些措施可实现窦性心律的转换。虽然胺碘酮在控制心率和恢复窦性心律方面效果不错,但由于其存在潜在的肝毒性,并不是LT术后的理想选择。

20.4.3 神经系统

多达25%的患者在围术期出现神经功能障碍,最常见的是脑病和癫痫发作[124~128]。

LT术后患者苏醒的速度与麻醉药物和镇静剂的重新分配和新陈代谢速率以及术前的精神状态有关。术前脑病与患者术后苏醒延迟有关。术后精神错乱与LT患者预后较差有关[129]。如前所述,由于短效制剂的使用以及作为"快速通道"方案一部分的中、低剂量止痛药,大部分患者可在6小时内苏醒,甚至更短。

急性肝功能衰竭(acute liver failure,ALF)和脑水肿的患者应该与没有这种情况的患者进行不同的治疗干预。术前已进行的治疗应在术后早期继续进行。这些干预措施包括最大限度地减少伤害性刺激,避免机械性脑静脉梗阻,轻度过度通气,甘露醇或高渗盐水灌注,使用反向Trendelenburg体位,以及使患者保持中度低温[130~137]。镇静状态下撤机和苏醒应谨慎进行,最好在颅内压(intracranial pressure,ICP)监测仪的引导下进行,因为镇静剂的使用是治疗脑水肿

的关键管理技术之一。随着时间的推移,功能正常的移植肝可使患者的颅内压降低。脑疝可导致患者的死亡和移植肝的功能衰竭,但术中和术后早期患者出现脑疝的相关报道很少。

术后癫痫发作较少见。颅内出血或梗死、中枢神经系统感染、严重的低钠血症或低钙血症,以及钙调神经磷酸酶抑制剂的毒性均可导致癫痫发作。其中钙调神经磷酸酶抑制剂也可引起躁动、震颤和急性混乱状态。

由于渗透压的改变,患有低钠血症的患者血清钠的迅速升高可能会导致中央脑桥髓鞘溶解(central pontine myelinolysis,CPM)[126,138]。李(Lee)等报告了1992~2005年接受LT的1 247名患者中,有11名(0.88%)出现了CPM(或类似情况,桥外髓鞘溶解症)[139]。较严重的术前肝功能障碍和围术期患者体内的钠浓度变化过大与此相关。在意识到这种情况后,通过减少碳酸氢钠的使用,再加上非钠缓冲剂(如氨丁三醇)的有效性增加,降低了CPM的发生率[126,138~141]。

心理应激在LT术后患者中很常见。Biancofiore及其同事使用ICU环境应激源量表对受试者进行评估,他们指出,失眠、疼痛、各种医疗管状器械和输液管以及家庭成员接触的限制是患者出现心理应激主要的应激源[142]。

20.4.4 肾脏方面的注意事项

LT前肾功能不全较为常见(如第20章所述),但是肾功能不全也可能发生在术后。肝肾综合征(hepatorenal syndrome,HRS)只是众多潜在的原因之一,作为一种排他性诊断,通常在手术前就已被确诊。除非发生不可逆转的损伤,LT术后HRS一般可恢复。更常见的原因包括血管内容量耗竭,脓毒症引起的急性肾小管坏死,肾毒素,以及许多原发肾脏病[143~148]。如果肾功能不全持续时间长,并且被认为是不可逆转的,可以对患者进行肝肾联合移植。

肾功能不全患者出现术中高钾血症的后果

尤其严重。移植肝的再灌注给体循环带来了很大的钾负荷，输注多个单位的浓缩红细胞也与钾负荷有关。酸血症的存在会加重高钾血症。可以从输液设备中获取低钾红细胞，并用于严重肾功能不全的患者。术中出现高钾血症，那么高钾血症有可能会持续到术后。对于出现高钾血症的患者，可以用常规的措施来保护心脏，通过将血浆中的钾转移到细胞内，并降低体内的钾含量。在机械通气患者中，过度通气可与静脉补钙（直到心电图异常消除为止）联合使用，这种方法可作为降低血钾和保护心肌功能的初步措施。胰岛素与葡萄糖、β-2 激动剂和碳酸氢钠一起使用也可降低机体钾含量。但 β-2 激动剂可改善或加重患者在高钾状态下发生的心律失常。当考虑对患者使用碳酸氢钠（通常在 ICU 很容易获得）时，必须同时考虑高钾血症的严重程度和是否存在低钠血症。可通过服用呋塞米（如果患者能自主排尿）或透析减少全身钾的储存。使用聚磺苯乙烯的效果可能不显著，并会导致多种相关的并发症。

在进行间歇性血液透析的患者中，应尝试在 LT 前改善其机体的液体和电解质状态，即在手术前对患者进行一次血液透析。一些 ICU 的患者，由于血流动力学不稳定出现了肾功能衰竭，对此在 LT 之前需要持续的肾脏替代治疗（continuous renal replacement therapy，CRRT）。CRRT 通常不会在术中进行，尽管这样做可以治疗严重的代谢性酸中毒和高钾血症，并减轻患者的容量负荷和减少肝脏充血[149～150]。理论上，对于颅内压升高和门脉性肺动脉高压的患者，CRRT 的疗效优于间歇性 HD。

术后应根据常规标准评估患者再次进行透析的必要性。相关数据表明，1/3 的术前肾功能衰竭患者需要术后进行肾脏替代治疗，5% 的术前肾功能衰竭患者需要长期透析。

在术后，肾脏替代疗法需要满足新的要求。患者在围术期出现低血容量、低血压或心功能不全可引起氮质血症，脓毒症继发的急性肾小管坏死或外科手术引起的炎症状态可导致肾损伤[151]。术后移植肝的功能障碍可能导致新的肾功能障碍，肾毒性药物，特别是免疫抑制剂（如他克莫司）和抗菌药（如两性霉素）也可导致肾功能障碍。此外，大量含氯液体的使用也与肾脏损害有关[152]。无论是否需要肾脏替代治疗，血流动力学的改善和潜在病因的治疗可以使肾脏功能得到一定的恢复。肾活检无结构性异常与肝移植的预后相关[153]。然而，活体组织检查是一种有创检查，这限制了它在术后早期的广泛应用。

20.4.5　代谢方面的注意事项

20.4.5.1　血糖控制

由于手术应激反应、类固醇和外源性儿茶酚胺的应用以及与肝功能衰竭相关的胰岛素抵抗，LT 患者较容易出现高血糖。危重患者的围术期血糖控制和血糖管理一直是重要的研究课题[154～157]。术中血糖控制可能会影响肝肾移植患者的移植物功能和术后并发症，但这方面的数据报道并不完整[158]。低血糖是治疗术前有肝功能障碍和糖原储存改变的患者以及术后边缘移植物功能不全患者时的需要考虑问题。尽管有研究分析了一些回顾性的相关数据[158～161]，但术后血糖控制这一措施对 LT 患者的作用仍不确定。

马文（Marvin）和他的同事对 32 名接受 LT 的患者进行研究，将患者围术期的血糖控制在 100 到 139 μmol/L 之间，目标值是通过基于计算机的算法进行确定的，但这项研究并没有对血糖控制的意义进行评估[161]。研究中，对 80～110 μmol/L 的血糖目标与低于 180 μmol/L 的目标进行了回顾性比较[160]。尽管只有 24% 的时间，患者的血糖控制达到了目标浓度，结果表明低目标值组的患者，出现感染的概率和排斥率降低，但这部分患者需要机械通气和输血。目前尚不清楚这些结果是因果性的还是偶然性的。

Ammori等将2004年至2006年间移植的184例成人患者分为血糖控制达到"严格"（术中平均血糖<8.3 mmol/L）或"差"（术中平均血糖≥8.3 mmol/L）的患者[159]。这些患者出现的术后并发症中，大多数的发生率是相似的，但血糖控制不良与移植后30天感染率显著增加和1年病死率增加有关。在一项对680名肝移植受者的大型研究中，Park等进行了多变量分析，结果表明术中血糖>11.1 mmol/L与术后手术部位感染风险增加相关[162]。

在梅奥诊所，往往从手术室就开始对患者输注胰岛素，一直持续到术后。ICU护士最先使用的血糖控制方案也被使用。我们已经证明了适当的血糖管理对患者是十分安全有效的[163]。在输注胰岛素时，应该每小时检查一次血糖，以避免ALF患者和边缘移植物功能不全患者出现低血糖。治疗低血糖应使用50%的葡萄糖，持续输注5%或10%的葡萄糖，并调整胰岛素用量。

20.4.5.2 营养

蛋白质营养不良症在晚期肝病中很常见，并且由于手术而出现的应激反应导致机体分解代谢变化和不易在移植后立即实现蛋白质正平衡，蛋白质热量营养不良症在围术期很可能出现恶化[164, 165]。LT顺利完成后，患者的胃肠道功能可较快恢复，因此一般在术后24～48小时内，重新开始经口进食。在一些中心，术后进行鼻饲或鼻空肠喂养是为了保持肠道黏膜的完整性和提供热量摄入，但这不是一种标准方案。通常不需要完全肠外营养，而且比肠内喂养更不可取，因为它可能与脂肪性肝炎和中央导管相关性血流感染有关。

20.4.5.3 其他电解质和代谢问题

在大量输血的情况下，红细胞中的柠檬酸盐类防腐剂可螯合钙离子而导致低钙血症，从而影响血流动力学和凝血功能。输血应通过静脉途径进行。磷酸盐是肝实质再生所必需的，在接受

活体供肝移植（living donor liver transplantation, LDLT）或裂肝植入（a split liver）的患者中，应治疗并预防低磷血症[166]。

脓毒症患者的相对性肾上腺功能不全的概念在过去10年中一直是热门的研究主题[167～168]。鉴于脓毒症和肝病都有血管扩张的发现，马里克（Marik）和他的同事评估了肝病患者的肾上腺功能[169]。即使患者的内源性激素水平不足，但在术中给予患者大剂量的类固醇激素也能提供足够的外源性糖皮质激素。除此之外，相对性肾上腺功能不全也可能发生在肝移植后几个月[170]。

20.4.6 凝血功能管理

肝病患者出现的凝血功能紊乱在第20章中有详细介绍[171]。在围术期，患者出血的风险必须与肝动脉或门静脉血栓形成的风险进行权衡。随着移植肝脏开始发挥功能，凝血参数将趋于正常化。与此同时，必须有效预防术中和术后出血的发生；若出现出血，则必须及时止血。几乎所有的患者在移植后都会出现血小板减少症，最低水平出现在术后第3天和第4天。除了常规的凝血指标如INR、APTT和血小板计数外，血栓弹力图TEG还广泛应用于LT患者的围术期处理。TEG由肝移植麻醉师首创，用于术中处理，是一种全血的凝血试验[172]。它显示为随时间凝结的图形。TEG通过评估R时间（从测试开始到血栓形成开始，并通过注射新鲜冰冻血浆进行校正）、K时间（从血栓开始到幅度为20 mm，并受到纤维蛋白原的影响）、角度α（测量纤维蛋白形成的速度，也受到纤维蛋白原的影响）、MA（最大幅度，代表纤维蛋白凝块的极限强度，受血小板的影响）和MA+30和MA+60，30分钟和60分钟时进行凝块溶解的测量，并可通过氨基己酸进行校正。在无严重出血的情况下，凝血试验的合理指标为INR1.5～2，纤维蛋白原>50 μmol/L，血小板>50×10^9/L。围术期凝血处理方案如图20-2所示。

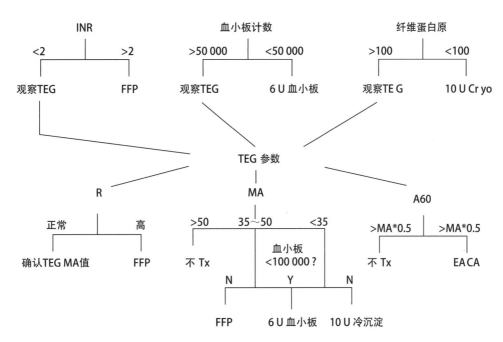

图20-2　原位肝移植患者围术期凝血功能异常的评估和治疗

FFP：新鲜冰冻血浆；Cryo：冷沉淀；TEG：血栓图；R-TEG：反应时间；MA：TEG最大波幅；A60 TEG：出现MA60分钟后的波幅；Tx：处理；EACA：氨基己酸。From Stapelfeldt W. Liver, Kidney, Pancreas Transplantation. In Critical Care Medicine: Perioperative Management, 2nd edition. Murray MJ, Coursin DB, Pearl RG, Prough DS eds. Lippincott Williams and Wilkins, Philadelphia, 2002. Page 728

20.4.7　免疫抑制

与其他实体器官移植相比，移植肝的免疫原性较低，但谨慎使用免疫抑制剂是移植物和患者存活的关键，更加有效的免疫抑制剂的开发使LT方兴未艾。第一剂免疫抑制剂药物通常在手术室使用。针对不同的LT方案，都有具体的免疫抑制剂使用的推荐方案，但典型的方案包括皮质类固醇、霉酚酸酯、钙调神经磷酸酶抑制剂，他克莫司或环孢素。成功护理肝移植术后患者需要庞大的多人、多学科团队，明确免疫抑制剂的使用方案和管理责任是至关重要的。ICU的药剂师或移植团队的药剂师起着至关重要的作用。剂量遗漏和不适当的剂量均会影响移植物存活率或对其他器官造成伤害。环孢素和他克莫司均具有一定的肾毒性和神经毒性[173～176]。围术期患者出现的伤口延迟愈合和肝动脉血栓形成与西罗莫司有关，但在未来可能作为钙调神经磷酸酶抑制剂的替代品引入。在肾功能受损的患者中，

由于肾毒性，钙调神经磷酸酶抑制剂并不作为首选，胸腺球蛋白和IL-2受体拮抗剂可用于诱导免疫抑制。这些药物引起的细胞因子释放可能导致肺水肿和血流动力学不稳定。

除非移植后发生移植物原发性无功能，否则移植后第一周通常不会出现排斥反应，因此这通常不是ICU的问题[173～174,176]。如果术后发生早期排斥反应，往往出现在接受过ABO血型不合的供者移植物或表现出强阳性交叉配型的体内已经存在抗体的患者中。排斥反应在老年人中并不常见[31,177]。排斥反应的特征包括胆红素、转氨酶和淀粉酶升高，并且可能出现胆汁性质的改变。患者可能会发热，也可能不发热。可以通过肝活检明确是否出现排斥反应。排斥反应的一线治疗为大剂量静脉注射皮质类固醇，治疗无效者则可选择抗淋巴细胞治疗。

20.4.8　感染性疾病的相关问题

在移植前，LT患者容易出现感染，包括自发

性细菌性腹膜炎。由于患者需要长时间住院治疗，这无疑增加了患者感染耐药微生物（包括耐甲氧西林金黄色葡萄球菌和耐万古霉素肠球菌）的风险。虽然感染是导致 LT 患者死亡的主要原因，但并不是移植后立即死亡的最常见原因。然而，考虑到移植前患者虚弱的状态，移植后会发生感染并不奇怪，这种感染主要影响肺部或腹腔。通常在术中使用第三代头孢菌素预防手术部位感染，尽管细菌是导致术后感染的主要病原体，但真菌如念珠菌或曲霉菌也可能导致早期的呼吸道感染[178]。本章的先前部分讨论了 VAP。有关肝病患者的感染性疾病注意事项的更详细讨论，请参阅第 15 章。

20.4.9　术后并发症

20.4.9.1　术后出血

大约 10% 的患者，由于持续的腹腔内出血，需要在 24 ～ 48 小时内再次手术[122,179～180]。低血压、腹胀、少尿、膀胱（>20 cmH$_2$O）和气道（>40 cmH$_2$O）压力升高以及输血后血红蛋白未能升高是持续出血的指征。腹腔内出血通常表现为深部腹腔引流管内流出血性液体，若引流管损坏或引流管内血液凝结则可能掩盖出血的程度。如果担心腹腔内大出血，则应完全纠正患者的凝血功能障碍，以减少"内科"出血。重症监护团队和外科团队的成员之间应该进行持续的沟通交流，以确保患者在必要时可迅速转回手术室。但重新手术探查并不总是能确定出血的原因。通常情况下，清除腹内血块，进行腹部冲洗后，患者即转回 ICU。外科出血的主要来源包括血管吻合处、胆囊窝、肝撕裂伤和腹壁血管。接受 LDLTs 或劈离肝移植的患者的移植肝脏新鲜的巨大创面则会增加出血的风险。腹部出血患者的剖腹探查会导致患者血流动力学的改变。不利的一面是，麻醉诱导和释放腹腔内血块的填塞效应可能会导致患者出现低血压和进一步出血。但通常情况下，通过剖腹和对持续出血的处理，由腹腔

室间隔综合征导致的通气困难和血流动力学损害可得到改善。患者通过介入的方式控制移植后出血，但这种方案并不普遍适用[181]。

20.4.9.2　血管、胆道和伤口并发症

血管并发症发生于 6% ～ 12% 的患者，但许多患者并不会在 ICU 期间出现血管并发症[182]。血栓形成是最常见的并发症，但也可能出现动脉狭窄、假性动脉瘤和动脉夹层等并发症。在术后早期，必须充分权衡血管血栓形成的风险和手术部位出血的风险。肝动脉属于相对较小的血管。术后肝动脉血栓形成可表现为转氨酶显著升高和临床表现的迅速恶化。胆道系统从肝动脉获得血液供应，由于胆管缺血而导致的胆漏，也可能发生。如果出现肝坏死，则需要再次移植。如果手术团队担心患者术中肝动脉的质量和通畅性出现问题，可以输注前列腺素 E1（"前列地尔"）[183]。该药物的最低剂量为每分钟 40 mck/kg，逐渐增加到患者可建立全身血压耐受的最高剂量每分钟 160 mck/kg。

门静脉血栓形成较少发生。门静脉血栓的临床表现多种多样，包括腹水、静脉曲张出血和严重的肝功能障碍。重症监护和外科团队应该密切关注这类可损害移植物功能的血管并发症，若发生及时返回手术室进行干预可挽救移植肝脏。

LT 患者中，有 6% ～ 34% 发生胆道并发症。接受部分移植的患者风险更高。胆汁漏表现为发热、腹痛、腹膜炎和胆汁流入腹腔。通常需要进行手术修复。在术后早期 ICU 住院时，患者通常不会出现胆道梗阻。在 LT 患者中，出现包括感染和裂开在内的伤口并发症相对常见，但它们通常不属于 ICU 的问题。

20.4.10　特别注意事项

20.4.10.1　急性肝功能衰竭

急性肝功能衰竭（acute liver failure, ALF）患

者的治疗是强化治疗面临的最大挑战之一。第8章和第21章详细讨论了相关的注意事项。指导如何管理患者的共识指南已经发布[18,184]。此类患者的围术期的护理面临许多挑战。若出现多器官衰竭则必须由麻醉师和重症医生谨慎处理，尤其要注意患者颅内压的控制。出现ALF的LT患者在术后的头几天仍然非常虚弱，至少在开始时需要对患者继续术前的相关治疗，如肾脏替代治疗、血管活性支持和颅内压管理。

20.4.10.2　活体供肝移植

一般情况下，活体供肝移植患者的ICU护理与接受尸体供肝移植的受者相似。实际上，LDLT受者的围术期过程可能会更顺利，因为这一过程通常是在选择性的基础上进行的，从而可在移植前对患者情况进行医学优化，除非患者患有ALF。但劣势也是存在的。LDLT患者的移植肝脏新鲜的巨大创面则增加了术后出血的风险。而且LDLT患者的胆道并发症更常见，相对较细的动脉吻合也使血栓发生率更高[185～186]。

在许多移植项目中，ICU团队也会在手术后的晚上对肝脏捐赠者进行护理。为了将供体发病率降至最低，并使供体病死率降至零，需要将供体转入ICU，这作为额外的"安全边界"，以确保医生的专业知识可立即识别和治疗供体出现的并发症。神经轴技术（硬膜外导管或脊髓单次注射）可为接受扩大的右肝切除术的患者提供术后镇痛。由于这类患者术后可能出现凝血障碍和出现硬膜外血肿的风险，虽然风险小，但仍引起了人们对硬膜外镇痛的担忧。通过"单次注射"技术进行鞘内注射阿片类药物是术后镇痛的一个不错选择，但这可能使得患者出现瘙痒和（或）延迟性呼吸抑制[187]。

20.4.10.3　符合扩展标准的捐赠者和心脏死亡后的器官捐赠

器官捐赠的"边缘"或扩展标准的设立是为了满足增加可供移植的器官数量的需要。此外，

美国器官共享联合网络的一项倡议导致美国政府增加了心脏死亡后获得的器官数量[188]。这些器官的接受者可能会因为移植物的功能不佳而面临更为艰巨的术后挑战。尽管在某些情况下，可能会出现统筹安排上的困难，但由不同的ICU团队照顾潜在的捐赠者和潜在的接受者至关重要。

20.5　从ICU转出和重新转入

许多接受肝移植的患者在手术后24小时内离开ICU。正如前面所讨论的，有些患者可能一开始就没有转入ICU。一旦患者准备出院，通常不需要留置大口径的中心静脉导管。可以通过导线换成直径较小的中心静脉导管，也可以完全移除导管。外周静脉通路不足的患者可放置外周插入的中心导管。

在1984～1996年间接受移植的1 200例肝移植患者中，19%需要再次转入ICU[189]。再次转入与较差的移植物结果、增加的发病率和增加的费用相关。在Levy的研究中，患者心肺功能恶化是大多数患者重新转入ICU的原因，这在今天也是相似的。患者从ICU转出时的高血容量和吸气量降低与再转次入ICU相关[190]。患者移植后出现的神经问题也是再次转入ICU的原因之一。不出所料，那些有较长ICU停留时间或在移植前已住在ICU的患者有更高的再次转入ICU的风险。

结　论

对于经常出现多器官系统功能紊乱的患者，LT是一项极为重要的外科手术。LT患者的围术期护理已成为一种"常规"。但这并不意味着管理这类患者十分容易。手术和麻醉团队与重症监护服务之间需要多学科的方法和协作，以确保

患者从手术室到ICU再到外科病房的平稳过渡。功能好的移植肝可使患者的术后病程变得更加顺畅。尽管如此，仍需要对患者进行仔细的心肺支持管理，同时优化代谢状态和解决凝血功能障碍。重症监护团队必须警惕与手术过程直接或间接相关的术后并发症的发展，并做好必要时迅速干预的准备。既要节约资源，又要在患者敏锐性和器官适合性方面"突破极限"，同时又不能忽视对良好预后的保障，这就是重症监护团队所面临的新的挑战。

参考文献

1. Wiklund RA. Preoperative preparation of patients with advanced liver disease. Crit Care Med. 2004; 32: S106–115.

2. Hastie J, Moitra VK. Routine postoperative care after liver transplantation. In: Wagener G, editor. Liver anesthesiology and critical care medicine. New York: Springer; 2012.

3. Humar A, Payne W. Critical care of liver and intestinal transplant recipients. In: Irwin R, Rippe J, editors. Critical care medicine. 6th ed. Philadelphia: Lippincott Williams and Wilkins; 2008. p.2133–2149.

4. Freeman RB Jr, Wiesner RH, Roberts JP, McDiarmid S, Dykstra DM, Merion RM. Improving liver allocation: MELD and PELD. Am J Transplant. 2004; 4(Suppl 9): 114–131.

5. Xia VW, Taniguchi M, Steadman RH. The changing face of patients presenting for liver transplantation. Curr Opin Organ Transplant. 2008; 13: 280–284.

6. Findlay JY, Fix OK, Paugam-Burtz C, et al. Critical care of the end-stage liver disease patient awaiting liver transplantation. Liver Transpl. 2011; 17: 496–510.

7. Knaak J, McVey M, Bazerbachi F, et al. Liver transplantation in patients with end-stage liver disease requiring intensive care unit admission and intubation. Liver Transpl. 2015; 21: 761–767.

8. Keegan MT, Plevak DJ. Critical care issues in liver transplantation. Int Anesthesiol Clin. 2006; 44: 1–16.

9. Angus DC, Shorr AF, White A, Dremsizov TT, Schmitz RJ, Kelley MA. Critical care delivery in the United States: distribution of services and compliance with Leapfrog recommendations. Crit Care Med. 2006; 34: 1016–1024.

10. Adhikari N, Sibbald W. The large cost of critical care: realities and challenges. Anesth Analg. 2003; 96: 311–314.

11. Schumann R, Mandell MS, Mercaldo N, et al. Anesthesia for liver transplantation in United States academic centers: intraoperative practice. J Clin Anesth. 2013; 25: 542–550.

12. Liu LL, Niemann CU. Intraoperative management of liver transplant patients. Transplant Rev (Orlando). 2011; 25: 124–129.

13. Hannaman MJ, Hevesi ZG. Anesthesia care for liver transplantation. Transplant Rev (Orlando). 2011; 25: 36–43.

14. Hall TH, Dhir A. Anesthesia for liver transplantation. Semin Cardiothorac Vasc Anesth. 2013; 17: 180–194.

15. Findlay JY, Jankowski CJ, Vasdev GM, et al. Fast track anesthesia for liver transplantation reduces postoperative ventilation time but not intensive care unit stay. Liver Transpl. 2002; 8: 670–675.

16. Bernal W, Wendon J. Acute liver failure. N Engl J Med. 2013; 369: 2525–2534.

17. Lee WM, Stravitz RT, Larson AM. Introduction to the revised American association for the study of liver diseases position paper on acute liver failure 2011. Hepatology. 2012; 55: 965–967.

18. Stravitz RT, Kramer AH, Davern T, et al. Intensive care of patients with acute liver failure: recommendations of the U. S. Acute liver failure study group. Crit Care Med. 2007; 35: 2498–2508.

19. Bernal W, Lee W, Wendon J, LArsen F, Williams R. Acute liver failure: a curable disease by 2024? J Hepatol. 2015; 62: S112–120.

20. Findlay JY, Long TR, Joyner MJ, Heimbach JK, Wass CT. Changes in transfusion practice over time in adult patients undergoing liver transplantation. J Cardiothorac Vasc Anesth. 2013; 27: 41–45.

21. Ramsay M. Justification for routine intensive care after liver transplantation. Liver Transpl. 2013; 19(Suppl 2): S1–5.

22. Ely EW, Truman B, Shintani A, et al. Monitoring sedation status over time in ICU patients: reliability and validity of the richmond agitation-sedation scale (RASS). JAMA. 2003; 289: 2983–2991.

23. Sessler CN, Gosnell MS, Grap MJ, et al. The richmond

agitation-sedation scale: validity and reliability in adult intensive care unit patients. Am J Respir Crit Care Med. 2002; 166: 1338–1344.

24. Brown D, Whalen F, Keegan M, et al. Validation of a new adult behavior pain scale in surgical intensive care unit patients. Crit Care Med. 2006; 43: A83.

25. Eisenach JC, Plevak DJ, Van Dyke RA, et al. Comparison of analgesic requirements after liver transplantation and cholecystectomy. Mayo Clin Proc. 1989; 64: 356–359.

26. Sessler DI. Perioperative heat balance. Anesthesiology. 2000; 92: 578–596.

27. Sessler DI. Temperature monitoring and perioperative thermoregulation. Anesthesiology. 2008; 109: 318–338.

28. Ely EW, Bennett PA, Bowton DL, Murphy SM, Florance AM, Haponik EF. Large scale implementation of a respiratory therapist-driven protocol for ventilator weaning. Am J Respir Crit Care Med. 1999; 159: 439–446.

29. Todd SR, Sucher JF, Moore LJ, Turner KL, Hall JB, Moore FA. A multidisciplinary protocol improves electrolyte replacement and its effectiveness. Am J Surg. 2009; 198: 911–915.

30. Brokelman W, Stel AL, Ploeg RJ. Risk factors for primary dysfunction after liver transplantation in the University of Wisconsin solution era. Transplant Proc. 1999; 31: 2087–2090.

31. Aduen JF, Sujay B, Dickson RC, et al. Outcomes after liver transplant in patients aged 70 years or older compared with those younger than 60 years. Mayo Clin Proc. 2009; 84: 973–978.

32. Garcia N Jr, Mihas AA. Hepatic hydrothorax: pathophysiology, diagnosis, and management. J Clin Gastroenterol. 2004; 38: 52–58.

33. Mandell MS, Campsen J, Zimmerman M, Biancofiore G, Tsou MY. The clinical value of early extubation. Curr Opin Organ Transplant. 2009; 14: 297–302.

34. Steadman RH. Con: immediate extubation for liver transplantation. J Cardiothorac Vasc Anesth. 2007; 21: 756–757.

35. Myles PS, Daly DJ, Djaiani G, Lee A, Cheng DC. A systematic review of the safety and effectiveness of fast-track cardiac anesthesia. Anesthesiology. 2003; 99: 982–987.

36. Campos JH. Fast track in thoracic anesthesia and surgery. Curr Opin Anaesthesiol. 2009; 22: 1–3.

37. Ozier Y, Klinck JR. Anesthetic management of hepatic transplantation. Curr Opin Anaesthesiol. 2008; 21: 391–400.

38. Mandell MS, Lezotte D, Kam I, Zamudio S. Reduced use of intensive care after liver transplantation: patient attributes that determine early transfer to surgical wards. Liver Transpl. 2002; 8: 682–687.

39. Taner CB, Willingham DL, Bulatao IG, et al. Is a mandatory intensive care unit stay needed after liver transplantation? Feasibility of fast-tracking to the surgical ward after liver transplantation. Liver Transpl. 2012; 18: 361–369.

40. Mandell MS, Stoner TJ, Barnett R, et al. A multicenter evaluation of safety of early extubation in liver transplant recipients. Liver Transpl. 2007; 13: 1557–1563.

41. Biancofiore G, Romanelli AM, Bindi ML, et al. Very early tracheal extubation without predetermined criteria in a liver transplant recipient population. Liver Transpl. 2001; 7: 777–782.

42. Glanemann M, Langrehr J, Kaisers U, et al. Postoperative tracheal extubation after orthotopic liver transplantation. Acta Anaesthesiol Scand. 2001; 45: 333–339.

43. Looney MR, Roubinian N, Gajic O, et al. Prospective study on the clinical course and outcomes in transfusion-related acute lung injury. Crit Care Med. 2014; 42: 1676–1687.

44. Manez R, Kusne S, Martin M, et al. The impact of blood transfusion on the occurrence of pneumonitis in primary cytomegalovirus infection after liver transplantation. Transfusion. 1993; 33: 594–597.

45. Faenza S, Ravaglia MS, Cimatti M, Dante A, Spedicato S, Labate AM. Analysis of the causal factors of prolonged mechanical ventilation after orthotopic liver transplant. Transplant Proc. 2006; 38: 1131–1134.

46. Carton EG, Plevak DJ, Kranner PW, Rettke SR, Geiger HJ, Coursin DB. Perioperative care of the liver transplant patient: part 2. Anesth Analg. 1994; 78: 382–399.

47. Yuan H, Tuttle-Newhall JE, Chawa V, et al. Prognostic impact of mechanical ventilation after liver transplantation: a national database study. Am J Surg. 2014; 208: 582–590.

48. Joshi D, O'Grady J, Patel A, et al. Cerebral oedema is rare in acute-on-chronic liver failure patients presenting with high-grade hepatic encephalopathy. Liver Int. 2014; 34: 362–366.

49. MacIntyre N. Discontinuing mechanical ventilatory support. Chest. 2007; 132: 1049−1056.

50. Boles JM, Bion J, Connors A, et al. Weaning from mechanical ventilation. Eur Respir J. 2007; 29: 1033−1056.

51. Burns KE, Adhikari NK, Keenan SP, Meade M. Use of non-invasive ventilation to wean critically ill adults off invasive ventilation: meta-analysis and systematic review. BMJ. 2009; 338: b1574.

52. Brochard L, Thille AW. What is the proper approach to liberating the weak from mechanical ventilation? Crit Care Med. 2009; 37: S410−415.

53. Epstein SK. Weaning from ventilatory support. Curr Opin Crit Care. 2009; 15: 36−43.

54. Mauri T, Pivi S, Bigatello LM. Prolonged mechanical ventilation after critical illness. Minerva Anestesiol. 2008; 74: 297−301.

55. Girard TD, Ely EW. Protocol-driven ventilator weaning: reviewing the evidence. Clin Chest Med. 2008; 29: 241−252.

56. Esteban A, Alia I, Tobin MJ, et al. Effect of spontaneous breathing trial duration on outcome of attempts to discontinue mechanical ventilation. Spanish lung failure collaborative group. Am J Respir Crit Care Med. 1999; 159: 512−518.

57. Frustos-Vivar F, Esteban A, Paezteguia C, Anzueto A, et al. Outcome of mechanically ventilated patients who require a tracheostomy. Crit Care Med. 2005; 33: 290−298.

58. Pirat A, Zeyneloglu P, Candan S, Akkuzu B, Arslan G. Percutaneous dilational tracheotomy in solid-organ transplant recipients. Transplant Proc. 2004; 36: 221−223.

59. Waller EA, Aduen JF, Kramer DJ, et al. Safety of percutaneous dilatational tracheostomy with direct bronchoscopic guidance for solid organ allograft recipients. Mayo Clin Proc. 2007; 82: 1502−1508.

60. Golfieri R, Giampalma E, Morselli Labate AM, et al. Pulmonary complications of liver transplantation: radiological appearance and statistical evaluation of risk factors in 300 cases. Eur Radiol. 2000; 10: 1169−1183.

61. Aduen JF, Stapelfeldt WH, Johnson MM, et al. Clinical relevance of time of onset, duration, and type of pulmonary edema after liver transplantation. Liver Transpl. 2003; 9: 764−771.

62. Ranieri VM, Rubenfeld GD, Thompson BT, et al. Acute respiratory distress syndrome: the Berlin definition. JAMA. 2012; 307: 2526−2533.

63. Yost CS, Matthay MA, Gropper MA. Etiology of acute pulmonary edema during liver transplantation : a series of cases with analysis of the edema fluid. Chest. 2001; 119: 219−223.

64. Sachdeva A, Matuschak GM. Diffuse alveolar hemorrhage following alemtuzumab. Chest. 2008; 133: 1476−1478.

65. Zhao W, Ge X, Sun K, et al. Acute respiratory distress syndrome after orthotopic liver transplantation. J Crit Care. 2016; 31: 163−167.

66. The Acute Respiratory Distress Syndrome Network. Ventilation with lower tidal volumes as compared with traditional tidal volumes for acute lung injury and the acute respiratory distress syndrome. N Engl J Med. 2000; 342: 1301−1308.

67. Brower RG, Lanken PN, MacIntyre N, et al. Higher versus lower positive end-expiratory pressures in patients with the acute respiratory distress syndrome. N Engl J Med. 2004; 351: 327−336.

68. Villar J, Kacmarek R, Perez-Mendez L, Aguirre-Jaime A. A high positive-end expiratory pressure, low tidal volume ventilatory strategy inproves outcome in persistent acute respiratory distress syndrome: a randomized control trial. Crit Care Med. 2006; 34: 1311−1318.

69. Saner FH, Damink SW, Pavlakovic G, et al. Is positive end-expiratory pressure suitable for liver recipients with a rescue organ offer? J Crit Care. 2009; 25(3): 477−482.

70. Saner FH, Olde Damink SW, Pavlakovic G, et al. Positive end-expiratory pressure induces liver congestion in living donor liver transplant patients: myth or fact. Transplantation. 2008; 85: 1863−1866.

71. Saner FH, Pavlakovic G, Gu Y, et al. Effects of positive end-expiratory pressure on systemic haemodynamics, with special interest to central venous and common iliac venous pressure in liver transplanted patients. Eur J Anaesthesiol. 2006; 23: 766−771.

72. Sykes E, Cosgrove JF, Nesbitt ID, O'Suilleabhain CB. Early noncardiogenic pulmonary edema and the use of PEEP and prone ventilation after emergency liver transplantation. Liver Transpl. 2007; 13: 459−462.

73. De Schryver N, Castanares-Zapatero D, Laterre PF, Wittebole X. Prone positioning induced hepatic necrosis after liver transplantation. Intensive Care Med. 2015; 41(10): 1833.

74. Brodie D, Bacchetta M. Extracorporeal membrane oxygenation for ARDS in adults. N Engl J Med. 2011; 365: 1905−1914.

75. Park YH, Hwang S, Park HW, et al. Effect of pulmonary support using extracorporeal membrane oxygenation for adult liver transplant recipients with respiratory failure. Transplant Proc. 2012; 44: 757–761.

76. Ferrer M. Non-invasive ventilation as a weaning tool. Minerva Anestesiol. 2005; 71: 243–247.

77. Antonelli M, Conti G, Bufi M, et al. Noninvasive ventilation for treatment of acute respiratory failure in patients undergoing solid organ transplantation: a randomized trial. JAMA. 2000; 283: 235–241.

78. Chastre J, Fagon JY. Ventilator-associated pneumonia. Am J Respir Crit Care Med. 2002; 165: 867–903.

79. Hunter JD. Ventilator associated pneumonia. BMJ. 2012; 344: e3325.

80. Dodek P, Keenan S, Cook D, et al. Evidence-based clinical practice guideline for the prevention of ventilator-associated pneumonia. Ann Inten Med. 2004; 141: 305–313.

81. Coffin SE, Klompas M, Classen D, et al. Strategies to prevent ventilator-associated pneumonia in acute care hospitals. Infect Control Hosp Epidemiol. 2008; 29(Suppl 1): S31–40.

82. Koch DG, Fallon MB. Hepatopulmonary syndrome. Clin Liver Dis. 2014; 18: 407–420.

83. Fauconnet P, Klopfenstein CE, Schiffer E. Hepatopulmonary syndrome: the anaesthetic considerations. Eur J Anaesthesiol. 2013; 30: 721–730.

84. Hoeper MM, Krowka MJ, Strassburg CP. Portopulmonary hypertension and hepatopulmonary syndrome. Lancet. 2004; 363: 1461–1468.

85. Gupta S, Castel H, Rao RV, et al. Improved survival after liver transplantation in patients with hepatopulmonary syndrome. Am J Transplant. 2010; 10: 354–363.

86. Collisson EA, Nourmand H, Fraiman MH, et al. Retrospective analysis of the results of liver transplantation for adults with severe hepatopulmonary syndrome. Liver Transpl. 2002; 8: 925–931.

87. Taille C, Cadranel J, Bellocq A, et al. Liver transplantation for hepatopulmonary syndrome: a ten-year experience in Paris, France. Transplantation. 2003; 75: 1482–1489. discussion 46–47.

88. Schenk P, Madl C, Rezaie-Majd S, Lehr S, Muller C. Methylene blue improves the hepatopulmonary syndrome. Ann Intern Med. 2000; 133: 701–706.

89. Brussino L, Bucca C, Morello M, Scappaticci E, Mauro M, Rolla G. Effect on dyspnoea and hypoxaemia of inhaled N(G)-nitro-L-arginine methyl ester in hepatopulmonary syndrome. Lancet. 2003; 362: 43–44.

90. Roma J, Balbi E, Pacheco-Moreira L, et al. Methylene blue used as a bridge to liver transplantation postoperative recovery: a case report. Transplant Proc. 2010; 42: 601–604.

91. Nayak RP, Li D, Matuschak GM. Portopulmonary hypertension. Curr Gastroenterol Rep.2009; 11: 56–63.

92. Krowka MJ, Plevak DJ, Findlay JY, Rosen CB, Wiesner RH, Krom RA. Pulmonary hemodynamics and perioperative cardiopulmonary-related mortality in patients with portopulmonary hypertension undergoing liver transplantation. Liver Transpl. 2000; 6: 443–450.

93. Humbert M, Sitbon O, Chaouat A, et al. Pulmonary arterial hypertension in France: results from a national registry. Am J Respir Crit Care Med. 2006; 173: 1023–1030.

94. Krowka MJ, Swanson KL, Frantz RP, McGoon MD, Wiesner RH. Portopulmonary hypertension: results from a 10-year screening algorithm. Hepatology. 2006; 44: 1502–1510.

95. Swanson KL, Wiesner RH, Nyberg SL, Rosen CB, Krowka MJ. Survival in portopulmonary hypertension: Mayo Clinic experience categorized by treatment subgroups. Am J Transplant. 2008; 8: 2445–2453.

96. Kawut SM, Krowka MJ, Trotter JF, et al. Clinical risk factors for portopulmonary hypertension. Hepatology. 2008; 48: 196–203.

97. Cartin-Ceba R, Krowka MJ. Portopulmonary hypertension. Clin Liver Dis. 2014; 18: 421–438.

98. Kim BJ, Lee SC, Park SW, et al. Characteristics and prevalence of intrapulmonary shunt detected by contrast echocardiography with harmonic imaging in liver transplant candidates. Am J Cardiol. 2004; 94: 525–528.

99. Kim WR, Krowka MJ, Plevak DJ, et al. Accuracy of doppler echocardiography in the assessment of pulmonary hypertension in liver transplant candidates. Liver Transpl. 2000; 6: 453–458.

100. Krowka MJ, Mandell MS, Ramsay MA, et al. Hepatopulmonary syndrome and portopulmonary hypertension: a report of the multicenter liver transplant database. Liver Transpl. 2004; 10: 174–182.

101. Hoeper MM, Gall H, Seyfarth HJ, et al. Long-term outcome with intravenous iloprost in pulmonary arterial hypertension. Eur Respir J. 2009; 34: 132–137.

102. Sussman N, Kaza V, Barshes N, et al. Successful liver

transplantation following medical management of portopulmonary hypertension: a single-center series. Am J Transplant. 2006; 6: 2177–2182.

103. Ashfaq M, Chinnakotla S, Rogers L, et al. The impact of treatment of portopulmonary hypertension on survival following liver transplantation. Am J Transplant. 2007; 7: 1258–1264.

104. Ghofrani HA, Rose F, Schermuly RT, et al. Oral sildenafil as long-term adjunct therapy to inhaled iloprost in severe pulmonary arterial hypertension. J Am Coll Cardiol. 2003; 42: 158–164.

105. Channick RN, Simonneau G, Sitbon O, et al. Effects of the dual endothelin-receptor antagonist bosentan in patients with pulmonary hypertension: a randomised placebo-controlled study. Lancet. 2001; 358: 1119–1123.

106. Kuo PC, Johnson LB, Plotkin JS, Howell CD, Bartlett ST, Rubin LJ. Continuous intravenous infusion of epoprostenol for the treatment of portopulmonary hypertension. Transplantation. 1997; 63: 604–606.

107. Ramsay M. Portopulmonary hypertension and right heart failure in patients with cirrhosis. Curr Opin Anaesthesiol. 2010; 23: 145–150.

108. Ramsay MA, Spikes C, East CA, et al. The perioperative management of portopulmonary hypertension with nitric oxide and epoprostenol. Anesthesiology. 1999; 90: 299–301.

109. Findlay JY, Harrison BA, Plevak DJ, Krowka MJ. Inhaled nitric oxide reduces pulmonary artery pressures in portopulmonary hypertension. Liver Transpl Surg. 1999; 5: 381–387.

110. Fleisher LA, Fleischmann KE, Auerbach AD, et al. 2014 ACC/AHA guideline on perioperative cardiovascular evaluation and management of patients undergoing noncardiac surgery: executive summary: a report of the American college of cardiology/American heart association task force on practice guidelines. Circulation. 2014; 130: 2215–2245.

111. Plotkin JS, Benitez RM, Kuo PC, et al. Dobutamine stress echocardiography for preoperative cardiac risk stratification in patients undergoing orthotopic liver transplantation. Liver Transpl Surg. 1998; 4: 253–257.

112. Williams K, Lewis JF, Davis G, Geiser EA. Dobutamine stress echocardiography in patients undergoing liver transplantation evaluation. Transplantation. 2000; 69: 2354–2356.

113. Findlay JY, Keegan MT, Pellikka PP, Rosen CB, Plevak DJ. Preoperative dobutamine stress echocardiography, intraoperative events, and intraoperative myocardial injury in liver transplantation. Transplant Proc. 2005; 37: 2209–2213.

114. Diedrich DA, Findlay JY, Harrison BA, Rosen CB. Influence of coronary artery disease on outcomes after liver transplantation. Transplant Proc. 2008; 40: 3554–3557.

115. Valeriano V, Funaro S, Lionetti R, et al. Modification of cardiac function in cirrhotic patients with and without ascites. Am J Gastro. 2000; 95: 3200–3205.

116. McGilvray ID, Greig PD. Critical care of the liver transplant patient: an update. Curr Opin Crit Care. 2002; 8: 178–182.

117. Nasraway SA, Klein RD, Spanier TB, Rohrer RJ, Freeman RB, Rand WM, Benotti PN. Hemodynamic correlates of outcome in patients undergoing orthotopic liver transplantation. Evidence for early postoperative myocardial depression. Chest. 1995; 107: 218–224.

118. Lowell J, Shaw B. Critical care of liver transplant recipients. In: Maddrey W, Schiff E, Sorrell M, editors. Transplantation of the liver. Philadelphia: Lippincott Williams and Williams; 2001. p.385–404.

119. Sampathkumar P, Lerman A, Kim BY, et al. Post-liver transplantation myocardial dysfunction. Liver Transpl Surg. 1998; 4: 399–403.

120. Adar T, Chen S, Mizrahi M. A heartbreaking case of Wilson's disease: Takotsubo cardiomyopathy complicating fulminant hepatic failure. Transpl Int. 2014; 27: e109–111.

121. Harika R, Bermas K, Hughes C, Al-Khafaji A, Iyer M, Wallace DJ. Cardiac arrest after liver transplantation in a patient with takotsubo cardiomyopathy. BJA. 2014; 112: 594–595.

122. Plevak DJ, Southorn PA, Narr BJ, Peters SG. Intensive-care unit experience in the Mayo liver transplantation program: the first 100 cases. Mayo Clin Proc. 1989; 64: 433–445.

123. Xia VW, Worapot A, Huang S, et al. Postoperative atrial fibrillation in liver transplantation. Am J Transpl. 2015; 15: 687–694.

124. Fu KA, DiNorcia J, Sher L, et al. Predictive factors of neurological complications and one-month mortality after liver transplantation. Front Neurol. 2014; 5: 275.

125. Saner F, Gu Y, Minouchehr S, et al. Neurological complications after cadaveric and living donor liver transplantation. J Neurol. 2006; 253: 612–617.

126. Ardizzone G, Arrigo A, Schellino M, et al. Neurological complications of liver cirrhosis and orthotopic liver transplant. Transplant Proc. 2006; 38: 789–792.

127. Wijdicks EF. Impaired consciousness after liver transplantation. Liver Transpl Surg. 1995; 1: 329–334.

128. Zivkovic SA. Neurologic complications after liver transplantation. World J Hepatol. 2013; 5: 409–416.

129. Lescot T, Karvellas CJ, Chaudhury P, et al. Postoperative delirium in the intensive care unit predicts worse outcomes in liver transplant recipients. Can J Gastro. 2013; 27: 207–212.

130. Wijdicks EF, Nyberg SL. Propofol to control intracranial pressure in fulminant hepatic failure. Transplant Proc. 2002; 34: 1220–1222.

131. Wijdicks EFMPD, Rakela J, et al. Clinical and radiologic features of cerebral edema in fulminant hepatic failure. Mayo Clin Proc. 1995; 70: 119–124.

132. Wijdicks EF. The diagnosis of brain death. N Engl J Med. 2001; 344: 1215–1221.

133. Dmello D, Cruz-Flores S, Matuschak GM. Moderate hypothermia with intracranial pressure monitoring as a therapeutic paradigm for the management of acute liver failure: a systematic review. Intensive Care Med. 2010; 36: 210–213.

134. Stravitz RT, Larsen FS. Therapeutic hypothermia for acute liver failure. Crit Care Med. 2009; 37: S258–264.

135. Daas M, Plevak DJ, Wijdicks EF, et al. Acute liver failure: results of a 5-year clinical protocol. Liver Transpl Surg. 1995; 1: 210–219.

136. Jalan R, O Damink SW, Deutz NE, Lee A, Hayes PC. Moderate hypothermia for uncontrolled intracranial hypertension in acute liver failure. Lancet. 1999; 354: 1164–1168.

137. Jalan R, Olde Damink SW, Deutz NE, et al. Moderate hypothermia prevents cerebral hyperemia and increase in intracranial pressure in patients undergoing liver transplantation for acute liver failure. Transplantation. 2003; 75: 2034–2039.

138. Wijdicks EF, Blue PR, Steers JL, Wiesner RH. Central pontine myelinolysis with stupor alone after orthotopic liver transplantation. Liver Transpl Surg. 1996; 2: 14–16.

139. Lee EM, Kang JK, Yun SC, et al. Risk factors for central pontine and extrapontine myelinolysis following orthotopic liver transplantation. Eur Neurol. 2009; 62: 362–368.

140. Bronster DJ, Emre S, Boccagni P, Sheiner PA, Schwartz ME, Miller CM. Central nervous system complications in liver transplant recipients-incidence, timing, and long-term follow-up. Clin Transpl. 2000; 14: 1–7.

141. Hudcova J, Ruthazer R, Bonney I, Schumann R. Sodium homeostasis during liver transplantation and correlation with outcomes. Anesth Analg. 2014; 119: 1420–1428.

142. Biancofiore G, Bindi ML, Romanelli AM, Urbani L, Mosca F, Filipponi F. Stress-inducing factors in ICUs: what liver transplant recipients experience and what caregivers perceive. Liver Transpl. 2005; 11: 967–972.

143. Gines P, Guevara M, Arroyo V, Rodes J. Hepatorenal syndrome. Lancet. 2003; 362: 1819–1827.

144. Bellomo R, Ronco C, Kellum JA, Mehta RL, Palevsky P. Acute renal failure-definition, outcome measures, animal models, fluid therapy and information technology needs: the second international consensus conference of the acute dialysis quality initiative (ADQI) group. Crit Care. 2004; 8: R204–212.

145. Lebron Gallardo M, Herrera Gutierrez ME, Seller Perez G, Curiel Balsera E, Fernandez Ortega JF, Quesada GG. Risk factors for renal dysfunction in the postoperative course of liver transplant. Liver Transpl. 2004; 10: 1379–1385.

146. Cabazuelo J, Ramirez P, Rios A, et al. Risk factors of acute renal failure after liver transplantation. Kidney Int. 2006; 69: 1073–1080.

147. Sort P, Navasa M, Arroyo V, et al. Effect of intravenous albumin on renal impairment and mortality in patients with cirrhosis and spontaneous bacterial peritonitis. N Engl J Med. 1999; 341: 403–409.

148. Mulkay JP, Louis H, Donckier V, et al. Long-term terlipressin administration improves renal function in cirrhotic patients with type 1 hepatorenal syndrome: a pilot study. Acta Gastroenterol Belg. 2001; 64: 15–19.

149. Gali B, Keegan M, Leung N, Findlay J, Plevak D. Continuous renal replacement therapy during high risk liver transplantation. Liver Transpl. 2006; 12: C-117.

150. Townsend DR, Bagshaw SM, Jacka MJ, Bigam D, Cave D, Gibney RT. Intraoperative renal support during liver transplantation. Liver Transpl. 2009; 15: 73–78.

151. Cabezuelo JB, Ramirez P, Rios A, et al. Risk factors of acute renal failure after liver transplantation. Kidney Int. 2006; 69: 1073–1080.

152. Nadeem A, Salahuddin N, El Hazmi A, et al. Chloride-liberal fluids are associated with acute kidney injury after liver transplantation. Crit Care. 2014; 18: 625.

153. Wadei HM, Geiger XJ, Cortese C, et al. Kidney allocation to liver transplant candidates with renal failure of undetermined etiology: role of percutaneous renal biopsy. Am J Transpl. 2008; 8: 2618–2626.

154. Akhtar S, Barash PG, Inzucchi SE. Scientific principles and clinical implications of perioperative glucose regulation and control. Anesth Analg. 2010; 110: 478–497.

155. Finfer S, Chittock DR, Su SY, et al. Intensive versus conventional glucose control in critically ill patients. N Engl J Med. 2009; 360: 1283–1297.

156. Griesdale DE, de Souza RJ, van Dam RM, et al. Intensive insulin therapy and mortality among critically ill patients: a meta-analysis including NICE-SUGAR study data. CMAJ. 2009; 180: 821–827.

157. Moghissi E, Korytkowski M, DiNardo M, et al. American association of clinical endocrinologists and American diabetes association consensus statement on inpatient glycemic control. Endocr Pract. 2009; 15: 353–369.

158. Marvin M, Morton V. Glycemic control and organ transplantation. J Diabetes Sci Technol. 2009; 3: 1365–1372.

159. Ammori JB, Sigakis M, Englesbe MJ, O'Reilly M, Pelletier SJ. Effect of intraoperative hyperglycemia during liver transplantation. J Surg Res. 2007; 140: 227–233.

160. Hsaiky L, Bajjoka I, Patel D, Abouljoud M. Postoperative use of intense insulin therapy in liver transplant recipients. Am J Transplant. 2008; 8(S2): 260.

161. Marvin M, Rocca J, Farrington E, et al. Intensive perioperative insulin therapy in liver transplant patients–effective implementation with a computer-based dosage calculator. Am J Transplant. 2006; 6(S2): 986.

162. Park C, Hsu C, Neelakanta G, et al. Severe intraoperative hyperglycemia is independently associated with surgical site infection after liver transplantation. Transplantation. 2009; 87: 1031–1036.

163. Keegan MT, Vrchota JM, Haala PM, Timm JV. Safety and effectiveness of intensive insulin protocol use in post-operative liver transplant recipients. Transplant Proc. 2010; 42: 2617–2624.

164. Stephenson GR, Moretti EW, El-Moalem H, Clavien PA, Tuttle-Newhall JE. Malnutrition in liver transplant patients: preoperative subjective global assessment is predictive of outcome after liver transplantation. Transplantation. 2001; 72: 666–670.

165. Nompleggi DJ, Bonkovsky HL. Nutritional supplementation in chronic liver disease: an analytical review. Hepatology. 1994; 19: 518–533.

166. Pomposelli JJ, Pomfret EA, Burns DL, et al. Life-threatening hypophosphatemia after right hepatic lobectomy for live donor adult liver transplantation. Liver Transpl. 2001; 7: 637–642.

167. Annane D, Sebille V, Charpentier C, et al. Effect of treatment with low doses of hydrocortisone and fludrocortisone on mortality in patients with septic shock. JAMA. 2002; 288: 862–871.

168. Sprung CL, Annane D, Keh D, et al. Hydrocortisone therapy for patients with septic shock. N Engl J Med. 2008; 358: 111–124.

169. Marik PE. Adrenal-exhaustion syndrome in patients with liver disease. Intensive Care Med. 2006; 32: 275–280.

170. Iwasaki T, Tominaga M, Fukumoto T, et al. Relative adrenal insufficiency manifested with multiple organ dysfunction in a liver transplant patient. Liver Transpl. 2006; 12: 1896–1899.

171. Barton CA. Treatment of coagulopathy related to hepatic insufficiency. Crit Care Med. 2016; 44: 1927–1933.

172. Stravitz RT. Potential applications of thromboelastography in patients with acute and chronic liver disease. Gastroenterol Hepatol (N Y). 2012; 8: 513–520.

173. Cohen SM. Current immunosuppression in liver transplantation. Am J Ther. 2002; 9: 119–125.

174. Buckley RH. Transplantation immunology: organ and bone marrow. J Allergy Clin Immunol. 2003; 111: S733–744.

175. Wijdicks EF. Neurotoxicity of immunosuppressive drugs. Liver Transpl. 2001; 7: 937–942.

176. Textor SC, Taler SJ, Canzanello VJ, Schwartz L, Augustine JE. Posttransplantation hypertension related to calcineurin inhibitors. Liver Transpl. 2000; 6: 521–530.

177. Manez R, Kusne S, Linden P, et al. Temporary withdrawal of immunosuppression for life-threatening infections after liver transplantation. Transplantation. 1994; 57: 149–151.

178. Aduen JF, Hellinger WC, Kramer DJ, et al. Spectrum of pneumonia in the current era of liver transplantation and its effect on survival. Mayo Clin Proc. 2005; 80:

1303-1306.

179. Liang TB, Bai XL, Li DL, Li JJ, Zheng SS. Early postoperative hemorrhage requiring urgent surgical reintervention after orthotopic liver transplantation. Transplant Proc. 2007; 39: 1549-1553.

180. Biancofiore G, Bindi ML, Romanelli AM, et al. Intra-abdominal pressure monitoring in liver transplant recipients: a prospective study. Intensive Care Med. 2003; 29: 30-36.

181. Harman A, Boyvat F, Hasdogan B, Aytekin C, Karakayali H, Haberal M. Endovascular treatment of active bleeding after liver transplant. Exp Clin Transplant. 2007; 5: 596-600.

182. Cavallari A, Vivarelli M, Bellusci R, Jovine E, Mazziotti A, Rossi C. Treatment of vascular complications following liver transplantation: multidisciplinary approach. Hepato-Gastroenterology. 2001; 48: 179-183.

183. Gatta A, Dante A, Del Gaudio M, et al. The use of prostaglandins in the immediate postsurgical liver transplant period. Transplant Proc. 2006; 38: 1092-1095.

184. Polson J, Lee WM. AASLD position paper: the management of acute liver failure. Hepatology. 2005; 41: 1179-1197.

185. Liu LU, Schiano TD. Adult live donor liver transplantation. Clin Liver Dis. 2005; 9: 767-786.

186. Trotter JF, Wachs M, Everson GT, Kam I. Adult-to-adult transplantation of the right hepatic lobe from a living donor. N Engl J Med. 2002; 346: 1074-1082.

187. Borromeo CJ, Stix MS, Lally A, Pomfret EA. Epidural catheter and increased prothrombin time after right lobe hepatectomy for living donor transplantation. Anesth Analg. 2000; 91: 1139-1141.

188. Bernat JL, D'Alessandro AM, Port FK, et al. Report of a national conference on donation after cardiac death. Am J Transpl. 2006; 6: 281-291.

189. Levy MF, Greene L, Ramsay MA, et al. Readmission to the intensive care unit after liver transplantation. Crit Care Med. 2001; 29: 18-24.

190. Cardoso FS, Karvellas CJ, Kneteman NM, Meeberg G, Fidalgo P, Bagshaw SM. Respiratory rate at intensive care unit discharge after liver transplant is an independent risk factor for intensive care unit readmission within the same hospital stay: a nested case-control study. J Crit Care. 2014; 29: 791-796.

急性和慢加急性肝功能衰竭的体外肝脏支持治疗

21

康斯坦丁·卡尔维拉,乔迪·奥尔森,拉姆·萨勃拉曼尼亚
(Constantine J. Karvellas, Jody C. Olson, Ram M. Subramanian)

摘 要

人工(非生物)体外肝脏支持(ECLS)装置旨在清除白蛋白结合毒素和水溶性毒素,以恢复和保护肝功能,并在肝脏恢复或肝移植期间减轻或限制多器官功能衰竭的进展。当前的ECLS装置主要在所用膜的选择性方面不同;与选择性较低(~ 250 kDa)的血浆置换(high volume plasmapheresis, HVP)/血浆分离和过滤(Prometheus,普罗米修斯系统)技术相比,基于透析的技术如分子吸附再循环系统(MARS)将肾脏替代治疗与白蛋白透析和高选择性(<50 kDa)滤过器相结合。ECLS设备已用于急性肝功能衰竭(ALF)和慢加急性肝功能衰竭(ACLF)患者的支持治疗。这些设备已被证明是安全的。已知以下有益作用:改善黄疸、改善血流动力学的不稳定性、降低门静脉高压和改善肝性脑病。然而,唯一显示非移植存活率改善的多中心、前瞻性、随机对照试验是针对HVP的。生物(基于细胞)体外肝脏支持系统(B-ECLS)旨在通过解毒和合成功能来支持衰竭的肝脏,其安全性和益处值得进一步研究。

关键词

体外肝脏支持;白蛋白透析;急性肝功能衰竭;慢加急性肝功能衰竭;体外肝脏辅助设备;肝移植

缩写

ACLF:慢加急性肝功能衰竭
ALF:急性肝功能衰竭
ECLS:体外肝脏支持
FPSA:血浆成分分离和吸附
HE:肝性脑病

HRS:肝肾综合征
INR:国际标化率
LT:肝脏移植
MAP:平均动脉压
MARS®:分子吸附再循环系统
SBP:自发性细菌性腹膜炎
SMT:标准内科治疗

SOFA：序贯性器官衰竭评估评分

SPAD：单次白蛋白通过透析

SVRI：全身血管阻力指数

TNF：肿瘤坏死因子

学习目标

- 支持衰竭肝脏的解毒和合成功能是应用体外肝脏支持（ECLS）系统的基本原理；
- 生物型 ECLS 系统结合了一个生物反应器，其中含有各种形式的肝细胞，以提供合成功能；
- 非生物型和生物型人工肝支持装置已在急性和慢加急性肝衰竭患者的治疗中显示出一定的解毒能力和生物学改善，但其作用未能与生存获益相关联；
- 大剂量血浆置换（HVP）是唯一一种在 ALF 患者非移植存活方面显示出具有统计学意义获益的治疗方法；
- 进一步细化目标人群和适当的终点、优化治疗和避免无效治疗，似乎是未来 ECLS 针对 ALF 和 ACLF 患者特定亚群标准治疗的必要步骤。

21.1 简介：肝衰竭的两种类型

21.1.1 急性肝功能衰竭

急性肝功能衰竭（ALF）的定义是无基础慢性肝病患者在出现肝病首发症状 26 周内发生肝性脑病（HE）和凝血障碍[1]。在北美和欧洲，引起 ALF 的最常见原因是对乙酰氨基酚（APAP）[2~3]。特别是在 APAP 诱导的 ALF 中，脑水肿和颅内高压（ICH）仍然是全身炎性反应综合征（SIRS）导致的多器官功能衰竭的发生及死亡的主要原因[4~5]。目前对 ALF（特别是超急性

ALF）的治疗策略旨在减少颅内高压，包括渗透剂（甘露醇或高渗盐水）[6]、控制血压、降氨治疗（例如血液滤过[7]）和治疗性低体温（TH）[8]。

21.1.2 慢加急性肝功能衰竭（ACLF）

与急性肝功能衰竭相反，慢加急性肝衰竭（ACLF）的定义是肝硬化患者因急性失代偿（AD）伴相关器官衰竭，因短期死亡风险显著增加而住院[9]。

ACLF 通常表现为已患有慢性肝病的患者在 2~4 周内出现肝功能急性恶化。与 ALF 相似，肝脏代谢和调节功能的缺乏会导致危及生命的并发症，包括静脉曲张出血、急性肾损伤（AKI）、肝性脑病（HE）、心血管衰竭和感染易感性，最终导致多器官功能衰竭[10]。最近，CLIF-SOFA 评分表明，ACLF 患者在未接受移植的情况下器官衰竭的累积与病死率的增加有关[9]。

21.2 ALF 和 ACLF 应用 ECLS 的基本原理

在 ALF 和 ACLF 中，由于肝脏的毒素清除功能受损，毒素会累积。氨、炎性细胞因子、芳香族氨基酸和内源性苯二氮䓬类药物与 HE 和脑水肿（ALF）的发生有关。一氧化氮和细胞因子等其他全身性因素与肝功能衰竭时的循环和肾功能障碍有关。促炎细胞因子和损伤相关分子模式（DAMPs）分子具有广泛的作用，从增加毛细血管通透性到调节细胞死亡和免疫失调。

目前，当满足不良预后标准时，肝移植（LT）是治疗 ALF 和 ACLF 患者的唯一确定疗法。不幸的是，许多患者在获得合适的供体之前死亡；对于进展为多器官功能衰竭的患者，肝移植不是其适应证。对于 APAP-ALF 综合征患者，肝脏通常保持一定的再生能力，从而可利用支持性治疗和体外系统为 LT 创造或延长机会窗口。理想情

况下，这些干预措施将促进APAP-ALF的自然肝脏恢复，而不会出现脑水肿及多器官功能衰竭，在ACLF病例中，可建立一个器官可用前的稳定期[11]。

从理论角度看，有效的体外肝脏支持系统（ECLS）应辅助三大肝功能：解毒、生物合成和调节。

在ALF和ACLF，ECLS的目标是清除多种毒素，防止肝功能衰竭进一步加重，刺激肝脏再生，改善肝功能衰竭的病理生理特征[12]。然而，目前可用的设备都不能完全满足这些要求。

21.3 体外肝脏支持系统：非生物和生物人工肝支持系统

经过临床检验的ECLS系统属于以下两类之一：

非生物型体外人工肝脏支持系统（ECLS）：该系统基于吸附和过滤原理，旨在通过应用不同孔径的膜和吸附柱来去除循环毒素（表21-1）。

生物型体外人工肝脏支持系统（B-ECLS）：

表21-1　ALF/ACLF的体外非生物人工肝脏支持系统的数据

研　究	例　数	装　置	生　化	CVS	CNS	生存率
ACLF						
Mitzner[18]	13	MARS	是	是	否	是（7天37.5%与0%）
HEemann[19]	24	MARS	是	是	是	是（30天90%与55%）
Sen[43]	18	MARS	是	否	是	否（均是45%）
Laleman[27]	18	MARS/Prometheus	是	否	未评估	未评估
Hassinien[20]	70	MARS	是	未评估	是	未评估
Kribben[28]	143	Prometheus	是	未评估		28天、90天生存率无差异
Banares[i]	189	MARS	是	未评估	是	28天生存率无差异
ALF						
Schmidt[22]	13	MARS	是	是	未评估	否
El Banayosi[23]	27	MARS	否	未评估	未评估	是（50%与32%）a
Saliba[24]	102	MARS	是	未评估	未评估	无差异
Larsen[33]	82	HVP	是	是	是	是

MARS：分子吸附再循环系统；Prometheus：血浆成分分离与吸附系统；HVP：大剂量血浆置换；CVS：心血管系统；CNS：中枢神经系统
生化改善：胆红素、胆汁酸、肌酐、氨在统计学上显著降低
a 患者可能患有急性肝损伤（缺血性肝炎），而不是急性肝功能衰竭

是将肝细胞整合在一个生物活性平台,以提高解毒能力和支持肝脏合成功能的混合装置[13]。细胞来源包括人(包括肝母细胞瘤)和猪(表21-2)。

21.4　非生物ECLS：解毒与"白蛋白假说"

输注白蛋白已被证明对自发性细菌性腹膜炎和肝肾综合征有益,部分原因是其结合毒素的能力[14]。人工ECLS技术利用白蛋白作为结合和清除分子。基于白蛋白的不同ECLS装置根据以下特征而有所不同：

- 膜类型/孔隙率/选择性
- 吸附柱/滤过器的类型
- 采用肾脏替代治疗的方式
- 需要富含白蛋白的透析液
- 所需体外容量

透析相关技术包括分子吸附剂再循环系统(MARS)和单向白蛋白透析(SPAD)[15]。这些技术包括在高选择性/小孔隙率(<50 kDa)的高通量滤过膜上用含白蛋白溶液透析血液。血液结合的毒素通过扩散清除,并被白蛋白透析液的结合位点吸收。相比之下,血浆成分分离和吸附

(普罗米修斯)和大剂量血浆置换(HVP)等血浆吸附技术采用的是非选择性膜(～250 kDa)较多,且不采用并联透析液回路。

21.5　分子吸附剂再循环系统（MARS）

MARS最初是由斯坦格和米茨纳(德国特拉克林公司,Teraklin AG)在1993年开发的[16]。该系统由一个血液回路、一个白蛋白回路和一个经典的"肾"回路组成。通过白蛋白浸渍的高通量透析膜透析血液;白蛋白回路中的20%人白蛋白600 mL用作透析液。白蛋白透析液随后通过两个依次含有活性炭和阴离子交换树脂的吸附柱净化。这些吸附柱可以去除大部分与白蛋白结合的毒素。分子量大于50 kDa的物质,例如与白蛋白结合的必需激素和生长因子等,因膜孔径小而不被去除[17]。

21.6　MARS和ACLF：临床研究

2000年,Mitzner等报告了13名ACLF和1型HRS患者接受了MARS治疗[18]。患者平均接受

表21-2　ALF/ACLF中生物型人工肝脏支持系统的数据

研　　究	例　数	装　　置	细胞类型	生存率
ACLF				
VTI-208 2015	203	ELAD	人(培养的C3A)	无差异 (90天59%与62%, P=0.74)
ALF				
Ellis[38]	24	ELAD	人(培养的C3A)	无差异
Demetriou[39]	171	HepatAssist	猪(冷冻保存)	无差异(30天71%与 62%,P=0.26)

生化改善：胆红素、胆汁酸、肌酐和氨统计学上显著降低

了5次治疗,没有使用升压药,也没有接受任何移植。在第7天显示出37.5%的绝对生存收益,而对照组为0。MARS组的肌酐和胆红素也显著降低。

随后,Heemann和他的同事将23名ACLF患者(其中19人是酗酒者)随机分为两组,一组接受MARS治疗,另一组接受标准内科治疗(包括必要的透析)[19]。纳入标准包括胆红素高于340 μmol/L、2级以上肝性脑病和AKI。第30天时,MARS组中12名患者中11名患者仍存活,而对照组中11名患者中仅6名患者存活(P<0.05)。在MARS组中,43%的患者胆红素,29%的患者胆汁酸也出现具有统计学意义的下降,而在对照组中则没有。在MARS组中观察到平均动脉压具有统计学意义的升高(P<0.05),肌酐和肝性脑病严重程度降低(P<0.06)。

2007年,Hassanein和他的同事发表了一项随机对照研究,研究对象为70名接受MARS(39例)或标准内科治疗(31例)治疗的ACLF 3级或4级肝性脑病患者[20]。两组患者对通气和镇静的需求相当。MARS组患者接受每日6小时、持续5日或直至肝性脑病达到2级的治疗,在MARS组中,34%的患者肝性脑病改善到2级,而标准内科治疗(SMT)组中为19%(P=0.044)。本研究没有评估病死率。

Banares及其同事于2013年报告了ACLF应用MARS的最大随机试验(RELIEF研究)的结果[21]。在本研究中,来自19个欧洲中心的189例ACLF患者被随机分配接受MARS+SMT(95例)或单独SMT(94例)。本研究的主要终点是28天生存率。随机分配到MARS组的患者接受了最多10次6～8小时的MARS治疗。在MARS组中肝性脑病的改善也更多(从Ⅱ～Ⅳ级到0～Ⅰ级;63%对38%;P=0.07)。然而,无论是意向治疗还是按方案分析,MARS组和SMT组之间的28天生存率均无差异(60.7%对58.9%;60%对59.2%)。两组中的不良事件相似,这一事实已在不同研究中观察到。

21.7　MARS和ALF

2003年,Schmidt和他的同事进行了一项研究,旨在评估13例(APAP 10例)肝性脑病Ⅷ/Ⅳ级的ALF患者接受单一6小时MARS治疗对血流动力学、耗氧量和生化特征的影响[22]。其中8人接受了MARS治疗,5人接受了SMT并降温治疗,以匹配由MARS诱导的低体温。在6小时运行治疗期间,MARS组的全身血管阻力指数(SVRI)增加了46%,而对照组只增加了6%(P<0.000 1)。MARS组的MAP也升高了(P<0.001),而对照组的血压没有变化。与基线相比,MARS组中胆红素、肌酐和尿素水平显著降低(P<0.05),而血氨水平未降低。各组之间的存活率相似。巴纳约西在一项针对27例因心源性休克而接受ALF治疗的患者的对照研究中,显示结合胆红素和总胆红素以及病死率均无显著下降[23](表21-1)。然而,尚不清楚该人群是否真正符合ALF标准,因为未提及肝性脑病分级。

Saliba和他的同事最近在16个法国移植中心进行了一项随机对照试验,对MARS在ALF中的作用进行了最稳健的研究(FULMAR研究)[24]。研究比较了在符合移植标准的ALF患者中,MARS+SMT与SMT单用的影响。随机分配53名患者接受MARS治疗,49名患者接受SMT治疗。总体上,6个月生存率在MARS(85%)与SMT(76%)组之间无显著差异(P=0.28)。然而,一个主要的混杂因素是从上机到移植的中位时间仅为16.2小时,75%的纳入患者在24小时内接受了移植。在MARS组中,53名患者中有14名在肝移植或死亡前至少5小时未完成MARS治疗。因此,尽管总体上呈阴性,但本研究可能未充分显示APAP-ALF患者6个月非移植存活的潜在益处(MARS 85%对SMT 68%,P=0.40),而这是一个肝脏恢复潜力更大的组。

21.8 MARS和炎症概况

Stadlbauer等采用随机交叉设计，评估了8例不同病因的ACLF患者接受MARS和普罗米修斯系统（Prometheus）交替治疗时的细胞因子水平[25]。共有34次治疗（17次MARS，17次普罗米修斯）可供分析。虽然可检测到IL-6、IL-8、Il-10和TNF-α的血浆清除率变化，但MARS或普罗米修斯系统对此无显著影响。基于这些研究，MARS似乎对ACLF的炎症特征没有显著影响。

21.9 SPAD：单程白蛋白透析

单次白蛋白透析（SPAD）与MARS的不同之处在于，它采用了标准的连续肾脏替代治疗系统，无需任何额外的吸附柱或回路。应用标准透析液透析血液，在透析液中加入4.4%白蛋白。SPAD已在APAP-ALF中以病例对照的方式进行了评估，但未能显示出生化或病死率的改善[26]。

21.10 普罗米修斯系统：血浆成分分离与吸附

普罗米修斯系统（费森尤斯，汉堡）或血浆成分分离和吸附（FPSA）最初于1999年推出。在该回路中，患者血浆通过截断值为250 kDa的白蛋白渗透过滤器进行分离。白蛋白和其他血浆蛋白跨膜后经过串联的两个柱；一个是阴离子交换柱，另一个是中性树脂吸附器。净化后的白蛋白/血浆返回标准血池回路，然后通过常规高通量血液透析进行处理。

到目前为止，很少有重要的对照研究检验普罗米修斯系统的影响，以下研究只研究了ACLF患者。拉勒曼和他的同事比较了普罗米修斯系统和MARS对18例继发于重度酒精性肝炎的

ACLF患者（Maddrey评分>60）的血流动力学影响[27]。6例患者接受了MARS治疗，6例接受了普罗米修斯系统治疗，6例接受了SMT（包括肾脏替代治疗）。与普罗米修斯系统相比，连续3天治疗（平均～6 h）后，MARS和普罗米修斯系统均降低血清胆红素（$P<0.005$），平均动脉压上升（+9 mmHg，$P<0.05$）和SVRI（+220 dyne.s/cm^5/m^2，$P<0.05$）。普罗米修斯系统和SMT之间未观察到血流动力学差异。MARS组内源性去甲肾上腺素、醛固酮和加压素水平降低（$P<0.05$），而普罗米修斯系统组或SMT组差异无统计学意义。

2012年，克利本和同事报告了一项对145名ACLF患者的前瞻性研究（HELIOS研究），这些患者被随机分配接受普罗米修斯系统联合SMT，或单独接受SMT[28]。研究的主要终点是第28天和第90天的存活率，与肝移植无关。两组基线相似，与单独SMT组相比，随机分配接受FPSA治疗的患者血清胆红素水平显著下降。在意向性分析中，普罗米修斯系统（66%）和SMT组（63%）的28天生存率相似（$P=0.70$），90天生存率也相似（普罗米修斯系统47%对SMT 38%，$P=0.35$）。与预后不良独立相关的基线因素是高SOFA评分、胃肠道出血、自发性细菌性腹膜炎、AKI以及肝病的酒精和病毒病因组合。类似RELIEF研究（MARS），HELIOS研究可能因适应证混淆而影响其价值；作为肝移植候选者的ACLF患者与非肝移植候选者的ACLF患者可能有不同的自然病程。

21.11 高容量血浆置换

应用新鲜冷冻血浆的大剂量血浆置换（HVP）是一种用于免疫驱动疾病的既定疗法。ALF患者中的HVP被系列病例证明是安全的[29~30]，可降低肝性脑病的严重程度，减少血管加压用药[31~32]。最近，拉森和他的同事发表了首篇在ALF患者中进行的体外人工肝脏支持

的研究，应用HVP证明了在非移植患者存活率方面具有统计学意义的益处[33]。他们在3个欧洲中心对183例ALF患者（1998～2010年）进行了前瞻性随机分配，其中91例患者接受了SMT，92例患者接受了在SMT基础上的HVP治疗。HVP定义为理想体重15%（8～12 L）的新鲜冷冻血浆，每次单独HVP治疗持续约9小时。患者平均接受了2.4次治疗，HVP组中只有一名患者由于早期肝移植而未接受治疗。在意向性分析中，接受HVP治疗的患者到出院时的生存率为58.7%，而单独接受SMT的患者为47.8%［HVP与SMT的危险比，肝移植分层为0.56（95%置信区间0.36～0.86；P=0.008 3）］。与对照组相比，HVP组的生化指标（INR、胆红素、血氨）显著改善。此外，在一项对30例ALF患者分组的嵌套队列研究中，接受HVP治疗的患者损伤相关分子模式分子（DAMPs，包括循环组蛋白相关DNA）、TNF-α和IL-6显著降低。此外，单核细胞和中性粒细胞活化（IL-8表达）的表型标记物被下调；提示HVP抑制与ALF相关的全身炎症反应。

21.12 体外人工肝脏支持系统：不良反应概况

止血是促凝血、抗凝和纤溶蛋白之间复杂相互作用的结果，其中许多蛋白可能受到肝功能衰竭以及ECLS的影响[34]。理论上，由于应用的滤过器孔径较大，普罗米修斯系统等选择性较低的系统可能比MARS系统面临更高的风险。一些ECLS循环需要肝素[35]或柠檬酸盐进行抗凝，这可能会进一步加重凝血异常[36]。费比克和他的同事描述了33名患者接受了61次MARS治疗（15例为ALF，15例为ACLF，3例为移植后肝功能障碍）[37]。尽管血小板和纤维蛋白原降低的差异有统计学意义，但通过血栓弹力图测量的血小板功能未受影响。尽管如此，在ALF和ACLF中进行的更大规模的MARS、普罗米修斯和

HVP随机对照研究未显示SMT期间出血等不良事件显著增加[21,24,28,33]。

21.13 生物型体外人工肝脏支持系统：设计

理论上，生物型体外人工肝脏支持系统可以通过提供合成替代物和解毒功能而具有优于非生物型体外人工肝脏支持系统的优势，特别是在APAP-ALF中，这十分有助于肝脏的恢复。传统上它们需要来源于人或猪肝细胞的细胞来源。限制它们被广泛评价和采用的是它们的复杂性；大量生物活性物质的必要性、更复杂繁琐的技术、成本以及在已经应用猪肝细胞系的情况下异种传播的风险。到目前为止，在ALF和ACLF进行的评估生物型体外人工肝脏支持系统的适用性和疗效的研究中，绝大多数研究只纳入了少数患者，且未设对照。迄今为止，已对两种设备进行了详细评估；体外肝脏辅助设备（ELAD）和肝脏辅助设备HeaptAssit。

21.14 急性肝衰竭的生物型体外人工肝脏支持

ELAD是基于人类来源的肝母细胞瘤细胞的一个平台。埃利斯和他的同事在ALF中对24名患者进行了研究，其中7名符合不良预后标准。患者被均匀地随机分为ELAD加SMT组和SMT[38]。患者按符合或不符合不良预后标准分为：不符合（第一组，17例）和符合（第二组，7例）进行分层。然而，低风险组（第一组78%对75%）和高风险组（第二组33%对25%）的存活率没有差异[38]。最近，一项ELAD治疗重度酒精性肝炎的随机对照试验已经结束，其结果已经以摘要形式发表[39]。在这项研究（VTI-208）中，203名重度酒精性肝炎患者（定义为Maddrey判

别函数>32）和 MELD ≤ 35 的患者被随机分配到 3 ～ 5 天的 ELAD 治疗组（96 例）或 SMT 组（107 例）。这项研究的主要终点是 91 天的总生存率。在意向性分析中，存活率无显著差异（52.1% 对 52.3%，风险比 1.027，P=0.9）。

然而，在 MELD<28（120 例）的患者的预定义亚组中，ELAD 与 91 天总体生存率升高的趋势相关（71% 对 57%，P=0.077）。基于这一假设生成的亚组分析，计划开展一项后续研究，旨在评估 ELAD 在酒精性肝炎患者患病较少人群中的疗效。肝辅助系统（HeaptAssist）将纯化的猪肝细胞整合到生物反应器中，并已在一项大规模、随机、多中心临床试验中进行了评估[40]。迪米特里乌和他的同事随机分配了 171 名 ALF 或肝移植后原发性无肝功能的患者，这些患者被随机分配接受 SMT 或 SMT 联合 HeaptAssist 的治疗。本研究的主要终点为 30 天生存率（有或无肝移植），并在多变量模型中通过混杂因素进行调整。每名患者接受肝脏辅助治疗的次数为 1 ～ 9 次（平均 2.9 次）。结果是，在排除原发性非功能性患者后（P=0.12），整个队列中各组的 30 天生存率相似（HeaptAssist 组 71% 对 SMT 组 62%，P=0.26）。由于在预先确定的安全性中期分析中无效，试验提前停止。在针对 ALF 或 ACLF 患者的荟萃分析中汇集 ECLS 数据是否明智？

由于研究数量不足，理论上荟萃分析或荟萃回归有助于确定 ECLS 是否增加了单项研究中未定义的优点。然而，近年来已发表了数篇系统综述和荟萃分析的结果不一。克杰儿加德和同事从 12 个随机试验中分别汇总了 ECLS（非生物型和生物型）治疗 ALF 和 ACLF 的数据[41]。与 SMT 比较，ECLS 对 HE 有显著的有利影响（RR，0.67；95% CI，0.52 ～ 0.86），但对病死率无显著影响（RR，0.86；95% CI，0.65 ～ 1.12）。荟萃回归分析表明，肝脏支持系统的作用取决于肝功能衰竭的类型。ECLS 似乎将 ACLF 的病死率降低了 33%（RR，0.67；95% CI，0.51 ～ 0.90），但在 ALF 中没有（RR，0.95；95% CI，0.71 ～ 1.29）。

相反，斯图奇菲尔德及其同事的荟萃分析得出结论，ECLS（非生物型和生物型）显著提高了 ALF 的生存率（RR，0.70；P=0.05），但在 ACLF 中没有（RR，0.87；P=5.37）[42]。最近的荟萃分析（包括 1973 ～ 2012 年的研究）发现，接受非生物型 ECLS 治疗的 ACLF 患者的病死率下降（RR，0.80；95% CI，0.66 ～ 0.96，P=5.018），在接受生物型 ECLS 治疗的 ALF 患者中（RR，0.69；95% CI，0.50 ～ 0.94；P=0.018）没有发现下降[43]。这些荟萃分析相互矛盾的结果表明，纳入的观察性研究存在显著的混杂/偏倚。考虑到这些研究在随访期的异质性、ALF、ACLF 的病因以及疾病、器官衰竭的严重程度，出现不同的结果、结论在所难免。鉴于这些研究均不包括近期的大型 MARS（RELIEF 研究，FULMAR 研究）或 HVP 研究，因此这些研究都不可能回答个体试验中提出的问题。

21.15 讨论：未来方向

ECLS 仍然有很大的益处和潜力。目前，很难提出支持非生物型 ECLS 的循证建议。在这一组中，MARS 是 ALF 和 ACLF 研究最好的白蛋白透析技术。尽管已有的研究一直表明应用 MARS 可改善生化指标和改善肝性脑病[20]，但最近在 ACLF（RELIEF 研究）[21] 和 ALF（FULMAR 研究）[24] 进行的大规模随机研究显示无生存益处。赫利俄斯对 ACLF 普罗米修斯系统的研究也令人失望[28]。这些研究在研究设计中有一些共同的方法学局限。在 ALF 和 ACLF 的研究中，具有不同自然病史、不同病因的异质性患者组经常被归为一类。有几项研究没有根据疾病的严重程度对患者进行分层（如 ACLF 中的 MELD 评分，CLIF-SOFA），因此很难评估患者匹配情况以及潜在疾病对接受或不接受治疗的患者病死率的影响。此外，由于肝移植等联合干预，并非所有患者都接受了预先指定时长的 ECLS 治疗。

当回顾RELIEF和HELIOS研究时，仅研究作为肝移植候选对象的ACLF患者可能更为睿智，因为ACLF患者的多器官功能衰竭预示着不良结局[9]。成功将患者桥接至肝移植可能需要进一步考虑，作为30～90天生存率的主要终点。

在ALF中，将未来的研究重点放在对乙酰氨基酚诱导的ALF患者上可能是明智的，因为他们有最高的肝功能自行恢复的机会，并且即使在由于生理或医学禁忌证而不适合肝移植的患者中，ECLS也有可能作为恢复的桥梁而发挥作用。尽管是唯一一个存在潜在病死率差异的亚组，但FULMAR研究未能充分评估该亚组[24]。对此的一种解释是，超急性ALF发生脑水肿及多器官功能衰竭的主要机制是由于大量肝细胞坏死导致促炎细胞因子、DAMPs的激活和释放[43]。在唯一一项显示有利于非移植存活的非生物型ECLS研究中，拉森和同事在接受HVP的ALF患者中证明，HVP组患者的DAMPs和促炎细胞因子水平显著降低，同时中性粒细胞活化减少[33]。SIRS级联效应的减弱也与SO FA、CLIF-SOFA评分及多器官功能衰竭改善一致。鉴于APAP-ALF患者早期表现为多器官功能衰竭和SIRS应答上调，未来非生物型和生物型ECLS装置的研究应考虑其对促炎级联反应的影响，尤其是在APAP-ALF中。

虽然目前的非生物型和生物型ECLS设备有局限性，但未来研究的最大领域可能是生物型ECLS的改进及完善。迄今为止，对ELAD（人来源的肝细胞）和HepatAssist（猪肝细胞）的研究令人失望[38,40]。对其他功能性细胞来源（遗传修饰的肝细胞系、人源化猪细胞、肝细胞球状体）的进一步研究正在进行中[44]。与纯解毒系统（如HVP）相比，未来的研究可能需要权衡复杂性和费用的增加程度。

无论技术如何进步，未来的研究都需要避免过去的方法论陷阱。目标患者人群在病因方面应该是同质的（如APAP-ALF）或自然病史（如仅列出ACLF患者进行肝移植）。纳入未来研究的患者在疾病严重程度方面应具有可比性（如器官衰竭的数量，CLIF-SOFA）、是需要进一步描述以避免无效治疗的目标亚群。其他联合治疗（机械通气、抗生素和肾脏替代治疗）需要保持一致，以便联合干预不会影响结果。

参考文献

1. O'Grady JG, Williams R. Classification of acute liver failure. Lancet. 1993; 342: 743.
2. Fagan E, Wannan G. Reducing paracetamol overdoses. BMJ. 1996; 313: 1417-1418.
3. Larson AM, et al. Acetaminophen-induced acute liver failure: results of a United States multicenter, prospective study. Hepatology. 2005; 42: 1364-1372.
4. Ware AJ, D'Agostino AN, Combes B. Cerebral edema: a major complication of massive hepatic necrosis. Gastroenterology. 1971; 61: 877-884.
5. Bernal W, Wendon J. Acute liver failure; clinical features and management. Eur J Gastroenterol Hepatol. 1999; 11: 977-984.
6. Murphy N, et al. The effect of hypertonic sodium chloride on intracranial pressure in patients with acute liver failure. Hepatology. 2004; 39: 464-470.
7. Slack AJ, et al. Ammonia clearance with haemofiltration in adults with liver disease. Liver Int. 2014; 34: 42-48.
8. Jalan R, et al. Moderate hypothermia in patients with acute liver failure and uncontrolled intracranial hypertension. Gastroenterology. 2004; 127: 1338-1346.
9. Moreau R, et al. Acute-on-chronic liver failure is a distinct syndrome that develops in patients with acute decompensation of cirrhosis. Gastroenterology. 2013; 144: 1426-1437. 37. e1-9
10. Sen S, Williams R, Jalan R. The pathophysiological basis of acute-on-chronic liver failure. Liver. 2002; 22(Suppl 2): 5-13.
11. Sen S, Williams R, Jalan R. Emerging indications for albumin dialysis. Am J Gastroenterol. 2005; 100: 468-475.
12. Nyberg SL. Bridging the gap: advances in artificial liver support. Liver Transpl. 2012; 18(Suppl 2): S10-14.
13. Allen JW, Hassanein T, Bhatia SN. Advances in bioartificial liver devices. Hepatology. 2001; 34: 447-455.

14. Evans TW. Review article: albumin as a drug — biological effects of albumin unrelated to oncotic pressure. Aliment Pharmacol Ther. 2002; 16(Suppl 5): 6–11.

15. Mitzner S, et al. Albumin regeneration in liver support-comparison of different methods. Ther Apher Dial. 2006; 10: 108–117.

16. Stange J, et al. Dialysis against a recycled albumin solution enables the removal of albumin-bound toxins. Artif Organs. 1993; 17: 809–813.

17. Stange J, et al. Molecular adsorbent recycling system (MARS): clinical results of a new membrane-based blood purification system for bioartificial liver support. Artif Organs. 1999; 23: 319–330.

18. Mitzner SR, et al. Improvement of hepatorenal syndrome with extracorporeal albumin dialysis MARS: results of a prospective, randomized, controlled clinical trial. Liver Transpl. 2000; 6: 277–286.

19. Heemann U, et al. Albumin dialysis in cirrhosis with superimposed acute liver injury: a prospective, controlled study. Hepatology. 2002; 36: 949–958.

20. Hassanein TI, et al. Randomized controlled study of extracorporeal albumin dialysis for hepatic encephalopathy in advanced cirrhosis. Hepatology. 2007; 46: 1853–1862.

21. Banares R, et al. Extracorporeal albumin dialysis with the molecular adsorbent recirculating system in acute-on-chronic liver failure: the RELIEF trial. Hepatology. 2013; 57: 1153–1162.

22. Schmidt LE, et al. Systemic hemodynamic effects of treatment with the molecular adsorbents recirculating system in patients with hyperacute liver failure: a prospective controlled trial. Liver Transpl. 2003; 9: 290–297.

23. El Banayosy A, et al. First use of the Molecular Adsorbent Recirculating System technique on patients with hypoxic liver failure after cardiogenic shock. Asaio J. 2004; 50: 332–337.

24. Saliba F, et al. Albumin dialysis with a noncell artificial liver support device in patients with acute liver failure: a randomized, controlled trial. Ann Intern Med. 2013; 159: 522–531.

25. Stadlbauer V. Effect of extracorporeal liver suppor by MARS and Prometheus on serum cytokines in acute-on-chronic liver failure (AoCLF). Crit Care. 2006; 10: 1–20.

26. Karvellas CJ, et al. A case-control study of single-pass albumin dialysis for acetaminophen-induced acute liver failure. Blood Purif. 2009; 28: 151–158.

27. Laleman W, et al. Effect of the molecular adsorbent recirculating system and Prometheus devices on systemic haemodynamics and vasoactive agents in patients with acute-on-chronic alcoholic liver failure. Crit Care. 2006; 10: R108.

28. Kribben A, et al. Effects of fractionated plasma separation and adsorption on survival in patients with acute-on-chronic liver failure. Gastroenterology. 2012; 142: 782–789. e3

29. Kondrup J, et al. High volume plasma exchange in fulminant hepatic failure. Int J Artif Org. 1992; 15: 669–676.

30. Nakamura T, et al. Effect of plasma exchange on serum tissue inhibitor of metalloproteinase 1 and cytokine concentrations in patients with fulminant hepatitis. Blood Purif. 2000; 18: 50–54.

31. Larsen FS, et al. Systemic vascular resistance during high-volume plasmapheresis in patients with fulminant hepatic failure: relationship with oxygen consumption. Eur J Gastroenterol Hepatol. 1995; 7: 887–892.

32. Larsen FS, et al. Cerebral blood flow, oxygen metabolism and transcranial Doppler sonography during high-volume plasmapheresis in fulminant hepatic failure. Eur J Gastroenterol Hepatol. 1996; 8: 261–265.

33. Larsen FS, et al. High-volume plasma exchange in patients with acute liver failure: an open randomised controlled trial. J Hepatol. 2015. https://doi.org/10.1016/j.jhep.2015.08.018.

34. Doria C, et al. Thromboelastography used to assess coagulation during treatment with molecular adsorbent recirculating system. Clin Transplant. 2004; 18: 365–371.

35. Tan HK, et al. Anticoagulation minimization is safe and effective in albumin liver dialysis using the molecular adsorbent recirculating system. Artif Organs. 2007; 31: 193–199.

36. Meijers B, et al. A prospective randomized open-label crossover trial of regional citrate anticoagulation vs. anticoagulation free liver dialysis by the Molecular Adsorbents Recirculating System. Crit Care. 2012; 16: R20.

37. Faybik P, et al. Molecular adsorbent recirculating system and hemostasis in patients at high risk of bleeding: an observational study. Crit Care. 2006; 10: R24.

38. Ellis AJ, et al. Pilot-controlled trial of the extracorporeal

liver assist device in acute liver failure. Hepatology. 1996; 24: 1446–1451.

39. Thompson JA, et al. The effect of extracorporeal C3a cellular therapy in severe alcoholic hepatitis — the Elad trial. Hepatology. 2015; 62(6, Suppl), Abstract # LB-1, 1379A.

40. Demetriou AA, et al. Prospective, randomized, multicenter, controlled trial of a bioartificial liver in treating acute liver failure. Ann Surg. 2004; 239: 660–667. discussion 7–70

41. Kjaergard LL, et al. Artificial and bioartificial support systems for acute and acute-on-chronic liver failure: a systematic review. JAMA. 2003; 289: 217–222.

42. Stutchfield BM, Simpson K, Wigmore SJ. Systematic review and meta-analysis of survival following extracorporeal liver support. Br J Surg. 2011; 98: 623–631.

43. Antoniades CG, et al. The importance of immune dysfunction in determining outcome in acute liver failure. J Hepatol. 2008; 49: 845–861.

44. Glorioso JM, et al. Pivotal preclinical trial of the spheroid reservoir bioartificial liver. J Hepatol. 2015; 63: 388–398.

重症患者的肝功能评估

22

米希尔·莎,拉胡尔·南查尔(Mihir Shah, Rahul Nanchal)

摘 要

肝功能可以通过两大类检查方法进行评估:静态检查和动态检查。传统上的静态检查指标如胆红素、转氨酶、白蛋白、凝血因子以及其他指标已用于评估肝功能。静态检查用于评估肝细胞损伤的程度、黄疸的类型、监测肝病时的肝功能,亦可以作为如终末期肝病评分模型(model for end stage liver disease, MELD)等评分系统的组成部分。动态检查可能更适合重症患者,因为它们能够快速监测到肝功能的变化。动态检查通过监测肝脏一段时间内清除或代谢特定物质的能力来评估肝功能。这些检查指标可以重复进行,并提供更全面的肝功能评估。

关键词

肝功能检查;静态检查;动态检查;吲哚氰绿排泄试验;单乙基二甲苯甘氨酸;危重病;肝功能;肝血流量;肝代谢

22.1 简介

评估危重患者的肝功能非常重要,因为肝脏虽是一个独立的器官,但具有多种错综复杂的功能。

肝脏是人体最大的器官,约占人体总重量的2%,平均重量1.36 ~ 1.81 kg。肝脏接受门静脉和肝动脉双重血液供应。肝脏每分钟从门静脉回流约1050 mL血液,同时从肝动脉泵入约300 mL,因此每分钟通过肝脏的总血流量可达1 350 mL,约占27%的静息状态下心输出量[1]。

22.2 生理学

肝脏的基本功能单元称为肝小叶。它围绕中心静脉构成,血液先流入肝静脉,最后汇入下腔静脉。肝小叶主要由肝细胞组成,肝细胞像车轮辐条一样从中心静脉向外分散排列。除肝细胞外,静脉窦的构成还包括[1]典型的内皮细胞和[2]库普弗细胞(肝巨噬细胞)。

肝脏体积可发生扩张,其血管中储存着大量血液。肝窦中储存了约450 mL血液,约占人体总血容量的10%[1]。当右心房压过高时,血液回流压力增高,造成静脉充血,导致肝脏内潴留多达 1～1.5 L的血液。

与毛细血管相比,肝窦状隙具有更高的通透性,蛋白质和液体易于从这些通道流入窦间隙(Disse腔)。从肝脏排出的淋巴液中蛋白质浓度约为6 g/dL,略低于血浆中浓度。

巨噬细胞系统是肝脏内的血液清洁系统。毛细血管回流的血液中可能带有肠道来源的多种细菌。从门静脉采集的血液样本几乎都含有结肠相关细菌,而在体循环中结肠相关细菌却极为罕见。库普弗细胞(肝巨噬细胞)在接触细菌的0.01秒内即可将其吞噬。从肠道进入门脉血的细菌中,不到1%能通过肝脏进入体循环。

肝脏的代谢功能[1]如下:

1. 碳水化合物代谢
   - 储存大量糖原。
   - 将半乳糖和果糖转化为葡萄糖。
   - 脂肪和蛋白质的糖异生。
   - 将碳水化合物代谢的中间产物转化成多种化合物。
2. 脂肪代谢
   - 脂肪酸氧化为机体供能。
   - 合成大量胆固醇、磷脂和脂蛋白。
   - 将蛋白质和碳水化合物合成脂肪。
3. 蛋白质代谢
   - 氨基酸的脱氨基作用。
   - 通过合成尿素将氨排出体外。
   - 合成血浆蛋白(除丙种球蛋白外,基本上所有血浆蛋白都在肝脏中合成)。
   - 各种氨基酸间相互转化以及由氨基酸转化成其他化合物。
4. 维生素的储存场所
5. 肝脏是合成凝血级联反应中各种凝血因子的场所,如凝血酶原、纤维蛋白原、促凝血球蛋白,VII因子和其他几种因子。凝血酶原、VII因子,IX因子和X因子的合成需要维生素K。

22.3 静态和动态检查

传统上,危重患者的肝功能可通过静态检查评估,例如肝酶的血清活性,肝脏的蛋白质合成(凝血因子、白蛋白)和胆红素测定。

另一方面,基于对排泄特定物质(如吲哚菁绿)或合成代谢物(如将利多卡因转化为单乙基二甲苯甘氨酸或碳14氨基比林)等复杂的肝功能动态评估检查还可发现其他隐藏的信息(图22-1)[2]。

22.3.1 静态检查

静态检查仅用于抽查,是一种能力非常有限的肝功能评估方法。

静态检查的优点:
— 易于执行。
— 每个机构都可以轻松进行。
— 劳动强度低。

静态检查的缺点:
— 受限制于不能快速跟踪肝功能的变化。
— 这些检查可能受肝外因素的影响。
— 与动态检查相比,预测结局的敏感性较差[3]。

胆红素:
— 生理上,胆红素(血红素代谢产物)会被肝细胞吸收,与葡萄糖醛酸结合后形成直接胆红素,被水溶解后排泄到胆汁中。
— 高胆红素血症可分为三种不同的病理:
  肝前性(例如溶血)。
  肝性(例如肝炎,各种毒素导致的肝细胞损伤)。
  肝后性(例如胆汁淤积)。
— 综合直接胆红素和间接胆红素及肝酶的定量分析可以区分不同的病理类型。
— 在ICU和多种评分系统中,胆红素是评估肝功能障碍最广泛使用的指标之一。

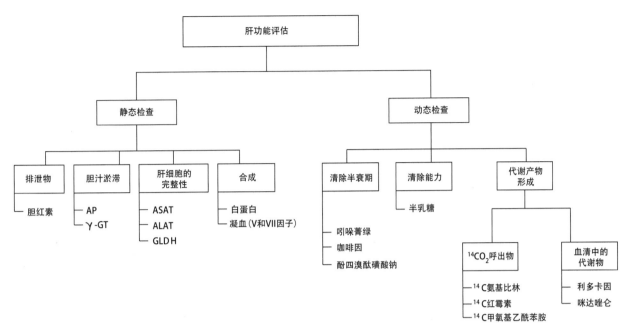

图21-1　肝功能评估—动态和静态检查

肝脏特异性酶：

— 血清中的转氨酶（AST/ALT）活性可用于临床评估肝功能和肝损伤。

— 肝酶能反映肝细胞坏死（转氨酶）或胆汁淤积（碱性磷酸酶或 γ-谷氨酰转移酶）的程度。

— 在各种肝脏疾病中，血清转氨酶活性均升高，但是仅有预后价值，不能反映肝细胞坏死的程度[4]。

— 碱性磷酸酯有助于水解有机磷酸酯，可作为胆汁淤积的标志物，但它并非肝脏中所独有。

— γ-谷氨酰胺基转移酶负责多肽之间的 γ-谷氨酰基基团的转移。其在胆汁淤积、长期饮酒和抗惊厥治疗的患者中水平升高。

肝细胞合成功能：

— 通过凝血系统的不同参数（如PT/INR，活化的凝血活酶时间）或白蛋白浓度进行评估。

— 反映功能性肝脏质量减轻和肝脏合成功能的变化程度。

22.3.2　动态检查

动态检查通过测定肝脏即时清除或代谢特定物质的能力来评估肝脏功能。

动态检查的优点[5~6]：

— 测量当时即可反馈即时的肝功能，并能立即重复检查。

— 提供更全面的肝功能测量指标。

— 可用于监测急骤变化的危重症相关的肝功能异常。

动态检查的缺点：

— 并非随时都能开展。

— 耗时且技术繁琐。

— 不同的肝段功能差异很大，临床效用被质疑。

常用的动态检查指标如下[5]：

（1）吲哚菁绿（ICG）清除试验

（2）咖啡因试验

（3）酚四溴酞磺酸钠（Bromosulfophthalein，BSP）清除率

（4）氨基酸清除率

（5）单乙基二甲苯甘氨酸（MEGX）检测

（6）氨基比林试验。

22.3.2.1　吲哚菁绿（ICG）清除试验

吲哚菁绿（ICG）是一种水溶性荧光染料，溶于血浆时，在800 nm波长处具有光谱吸收性[7]。静脉给药时，它与血浆蛋白（如白蛋白和脂蛋白）结合，并被肝细胞选择性吸收。以原形排入胆汁，并且不经历肠肝循环。

ICG的清除依赖以下三方面因素[7,8]：

— 肝血流

— 肝细胞功能

— 胆汁排泄

ICG是一种安全的物质，不良反应非常少（1：40 000）。过量使用相关风险尚未见报道[9]。由于它是一种基于碘的染料，碘化物过敏或甲状腺毒症患者应慎用ICG[10]。

由于上述特征，人们认为ICG的清除与肝功能密切相关，因此可用于动态肝功能检查。ICG消除可以表示为半衰期、血液清除率或血浆消失率（plasma disappearance rate，ICG-PDR）。对于ICG-PDR，在起始的初始浓度被认为是100%，ICG-PDR是随时间变化的百分比（每分钟百分率变化）。目前，ICG-PDR可以在床旁使用非侵入性经皮系统进行测量，结果可以在6～8分钟内获得[11]。ICG-PDR的正常值应当大于18%/min。可以使用多种技术评估ICG-PDR。但金标准是在注射ICG之后进行连续血液采样，并进行分光光度分析以获得浓度。经皮脉冲光度法也是一种非侵入性测量技术，其根据氧合血红蛋白和ICG之间的吸光度差异来测量动脉血浓度。

ICG-PDR测量的局限性：

1. 损害肝血流动力学的因素，如血栓形成或肝内分流，将导致肝血流量的变化，从而改变ICG的清除率。导致其反应的是"整体"肝功能，而不能解释局部变化。

2. 在脂肪变性和肝炎中，某些转运多肽被下调，从而影响ICG的吸收，导致所有测量值降低[12]。

3. 高胆红素血症（>51 μmol/L）会降低ICG-PDR，可能是因为ICG和胆红素使用相同的运输载体，因此竞争性地抑制了彼此的摄取。

4. 它测量的是整体肝功能，而不是测量局部变化。

ICU中的效用：

传统上，ICG-PDR用于评估接受肝切除或肝移植患者的肝功能，作为其他检查的补充。

Kortgen等人进行了一项前瞻性研究关于入住ICU的严重脓毒症患者肝功能障碍的发展。他们每天计算APCHE Ⅱ评分，MOD（多器官功能障碍）评分和SOFA（脓毒症相关器官衰竭评估）评分。通过股动脉导管测量ICG-PDR，并进行常规肝功能实验室检查。死亡组在纳入时具有更高的APACHE Ⅱ、MOD和SOFA评分。在第1天和第3天时，存活组较死亡组的ICG-PDR显著增高，而常规的肝损伤标志物并未能预测两组之间的任何差异。ICG-PDR低于8%/分时，预测死亡的敏感性为81%，特异性为70%。他们得出的结论是，ICG-PDR在预后方面优于常规肝脏标志物[13]。

同样，Sakka等也分析了ICG-PDR在重症患者中的预后价值。他们使用了最差的ICG-PDR值，证明ICG-PDR在死亡组中显著降低，是区别于脓毒症诊断的独立危险因素。ICG-PDR<8%/分的患者病死率为80%，ICG-PDR>16%/分的患者生存率为80%。

22.3.2.2　咖啡因试验

咖啡因在肝脏中被代谢为对黄嘌呤、可可碱和茶碱。口服300 mg咖啡因后，4、8和12小时后的血样中计算出的代谢物/咖啡因比可以评估肝功能障碍。

与健康志愿者相比，肝硬化患者清除咖啡因所需的时间明显增加，其代谢物/咖啡因比较低。

重症患者中进行此试验的有效性的数据有

限，同时由于此试验需要复杂的实验室设备（高效液相色谱，HPLC）。因此，咖啡因试验具有一定局限性，并不适用于重症患者。

22.3.2.3　酚四溴酞磺酸钠清除率

静脉注射BSP后，肝脏会快速、彻底地吸收BSP。使用%mg/kg计量BSP，在注射后30和45分钟时进行血清测定。在健康个体中，30分钟后剩下的BSP应当低于10%，45分钟时低于5%。

该试验可能造成严重的全身反应（可能致命），且需要特殊的实验室设备，因此在临床中基本被抛弃[14]。

22.3.2.4　单乙基二甲苯甘氨酸（MEGX）检测

MEGX检测基于利多卡因通过肝转化为MEGX这一概念，这与细胞色素P450（CYP450）系统有关。像所有其他动态检测一样，MEGX检测取决于肝血流量和肝代谢能力。

在实践中，建议在静脉注射利多卡因（1 mg/kg）之前和注射后15分钟采血测定MEGX[15]。MEGX血清浓度的定量测量需要免疫测定、HPLC或气相色谱法。

在重症患者中，Schroter等研究显示，在入ICU第4天时，存活组中的MEGX浓度为53 ng/mL，显著高于死亡组（23 ng/mL）[16]。在另一项研究中，在入ICU第3天时，与包括ICG-PDR在内的其他肝功能检查相比，MEGX浓度具有最高的预后价值[17]。

与ICG-PDR相比，MEGX检测的缺点是无法在床旁进行。MEGX检测与通过CYP450系统进行的利多卡因代谢有关，对重症患者进行评估时，多种药物的相互作用可能严重影响解毒结果。例如，抗生素和抗抑郁药可能会由于CYP450同工酶降低而抑制MEGX的形成，而其他药物则可能会增加更多的MEGX。

22.4　静态和动态检测的总结

通过监测各种代谢物进而评估"肝功能"存在许多难题，对重症患者的整体肝功能进行快速而准确的评估困难重重，常规的静态测量（即胆红素和转氨酶）无法满足快速测量的需求。

在没有肝脏疾病或先前存在肝脏疾病的情况下，评估肝脏的分泌功能是监测危重患者肝功能损害的关键指标。目前，在没有肝病的前提下，通过肝硬化患者的MELD和胆红素以及ICG-PDR或MEGX的定量检测来评估肝功能是最好的方法。ICG-PDR和MEGX的检测在临床上都是非常准确并且可重复的，但是ICG-PDR的优势是可以在床旁进行非侵入性的测量，并在数分钟内能提供检测结果。

参考文献

1. Guyton and Hall Textbook of Medical Physiology, 12th edition, Chapter 70, The Liver as an Organ; 881–886. Saunders Elsevier 2011

2. Paxian M, Bauer I, Rensing H, et al. Recovery of hepatocellular ATP and pericentral apoptosis after hemorrhage and resuscitation. FASEB J. 2003; 17: 993–1002.

3. Oellerich M, Burdelski M, Lautz HU, et al. Assessment of pretransplant prognosis in patients with cirrhosis. Transplantation. 1991; 51: 801–806.

4. Reichling JJ, Kaplan MM. Clinical use of serum enzyme in liver diseases. Dig Dis Sci. 1988; 33: 1601–1614.

5. Sakka SG. Assessing liver function. Curr Opin Crit Care. 2007; 13: 207–214.

6. Hoekstra LT, de Graaf W, Nibourg GAA, Heger M, Bennink RJ, Stieger B, van Gulik TM. Physiological and biochemical basis of clinical liver function tests: a review. Ann Surg. 2013; 257: 27–36.

7. Faybik P, Hetz H. Plasma disappearance rate of indocyanine green in liver dysfunction. Transplant Proc. 2006; 38: 801–802.

8. Faybik P, Krenn C-G, Baker A, Lahner D, Berlakovich G, Steltzer H, Hetz H. Comparison of invasive and noninvasive measurement of plasma disappearance rate of indocyanine green in patients undergoing liver transplantation: a prospective investigator-blinded study. Liver Transpl. 2004; 10: 1060–1064.

9. Sakka SG, Koeck H, Meier-Hellmann A. Measurement of indocyanine green disappearance rate by two different dosages. Intensive Care Med. 2004; 30: 506–509.

10. http://www.drugs.com/drp/indocyanine-green.html.

11. Sakka SG, Reinhart K, Meier-Hellmann A. Comparison of invasive and non invasive measurements of ICG-PDR in critically ill patients with mechanical ventilation and stable hemodynamics. Intensive Care Med. 2000; 26: 1553–1556.

12. Vos JJ, Scheeren TWL, Lukes DJ, de Boer MT, Hendriks HGD, Wietasch JKG. Intraoperative ICG plasma disappearance rate helps to predict early post-operative complications after orthotopic liver transplantation. J Clin Monit Comput. 2013; 27: 591–598.

13. Kortgen A, Pixian M, Werth M, Recknagel P, Rauchfuss F, Lupp A, Krenn CG, Muller D, Claus RA, Reinhart K, Settmacher U, Bauer M. Prospective assessment of hepatic function and mechanisms of dysfunction in critically ill. Shock. 2009; 32: 358–365.

14. Babb RR, McPherson JR. The sulfobromophthalein sodium test: a review. Manit Med Rev. 1966; 46: 124–126.

15. Oellerich M, Armstrong VW. The MEGX test: a tool for real time assessment of hepatic function. Ther Drug Monit. 2001; 23: 81–92.

16. Schroter J, Wandel C, Bohrer H. Lignocaine metabolite formation: an indicator of liver dysfunction and predictor of survival in surgical intensive care patients. Anaesthesia. 1995; 50: 850–854.

17. Maynard ND, Bihari DJ, Dalton RN, et al. Liver function and splanchnic ischemia in critically ill patients. Chest. 1997; 111: 180–187.